国家卫生和计划生育委员会"十二五"规划教材
全国高等医药教材建设研究会"十二五"规划教材
全国高等学校教材

供卫生管理及相关专业用

社会医学
Social Medicine

主　编　卢祖洵　姜润生

副主编　鲍　勇　洪　倩

编　者（以姓氏笔画为序）

王　全（武汉大学公共卫生学院）　　　李淼晶（牡丹江医学院公共卫生学院）

王　健（山东大学公共卫生学院）　　　汪文新（江苏大学工商管理学院）

卢祖洵（华中科技大学同济医学院　　　初　炜（大连医科大学公共卫生学院）
　　　　公共卫生学院）　　　　　　　陈少贤（中山大学公共卫生学院）

白　丽（齐齐哈尔医学院公共卫生　　　胡晓燕（上海中医药大学社会科学部）
　　　　学院）　　　　　　　　　　　姜润生（昆明医科大学公共卫生学院）

刘军安（华中科技大学同济医学院　　　洪　倩（安徽医科大学卫生管理学院）
　　　　公共卫生学院）　　　　　　　柴　云（湖北医药学院公共管理学院）

李伟明（昆明医科大学公共卫生学　　　郭继志（潍坊医学院公共卫生学院）
　　　　院）　　　　　　　　　　　　鲍　勇（上海交通大学公共卫生学院）

秘　书　刘军安（华中科技大学同济医学院公共卫生学院）

人民卫生出版社

图书在版编目（CIP）数据

社会医学/卢祖洵，姜润生主编. —北京：人民卫
生出版社，2013

ISBN 978-7-117-18034-4

Ⅰ．①社… Ⅱ．①卢… ②姜… Ⅲ．①社会医
学-医学院校-教材 Ⅳ．①R1

中国版本图书馆 CIP 数据核字（2013）第 222489 号

人卫社官网	www.pmph.com	出版物查询，在线购书
人卫医学网	www.ipmph.com	医学考试辅导，医学数
		据库服务，医学教育资
		源，大众健康资讯

社 会 医 学

主　　编：卢祖洵　姜润生

出版发行：人民卫生出版社（中继线 010-59780011）

地　　址：北京市朝阳区潘家园南里 19 号

邮　　编：100021

E - mail：pmph @ pmph.com

购书热线：010-59787592　010-59787584　010-65264830

印　　刷：中国农业出版社印刷厂

经　　销：新华书店

开　　本：787×1092　1/16　　印张：28　　插页：8

字　　数：594 千字

版　　次：2013 年 11 月第 1 版　2019 年 4 月第 1 版第 7 次印刷

标准书号：ISBN 978-7-117-18034-4/R·18035

定价（含光盘）：56.00 元

打击盗版举报电话：010-59787491　**E-mail**：WQ @ pmph.com

（凡属印装质量问题请与本社市场营销中心联系退换）

全国高等学校卫生管理专业
第二轮规划教材修订说明

我国卫生管理专业创办于1985年,第一本卫生管理专业教材出版于1987年,时至今日已有26年的时间。随着我国卫生事业的快速发展,卫生管理专业人才队伍逐步壮大,卫生管理专业教材从无到有,从少到多。为适应我国卫生管理专业的发展和教学需要,人民卫生出版社于2005年2月出版了第1轮全国高等学校卫生管理专业规划教材,其中单独编写教材10种,与其他专业共用教材5种,共计15种。这套教材出版八年来,为我国卫生管理人才的培养,以及医疗卫生管理事业科学化、规范化管理做出了重要的贡献。

当前,随着我国医疗卫生体制改革的不断深入,国家对卫生管理专业人才的需求量增加,卫生管理专业有了日新月异的发展,知识更新越来越快速,专业设置越来越细化,使得第1轮的教材已不能适应目前国内卫生管理专业发展和人才培养的需要。2012年在原卫生部领导的支持和关心下,全国高等医药教材建设研究会、人民卫生出版社开始组织第二轮规划教材的编写工作。全国高等医药教材建设研究会在2011年9月成立了"第二届全国高等学校卫生管理专业教材评审委员会",经过会上及会后的反复论证最终确定本次修订工作出版31种教材,并计划作为2013年秋季教材和2014年春季教材在全国出版发行。此次教材的修订工作是在贯彻党的十八大关于"深化教育领域综合改革"精神的背景下,在落实教育部、原卫生部联合下发的《关于实施临床医学教育综合改革的若干意见》的前提下,根据《国家医药卫生中长期人才发展规划(2011—2020年)》的任务要求,并结合国家卫生和计划生育委员会的总体要求,坚持"三基、五性、三特定"的原则,组织全国各大院校卫生管理专业的专家一起编写。

第二轮教材的修订工作从2012年7月开始,其修订和编写特点如下:

1. 教材编写修订工作是在教育部、国家卫生和计划生育委员会的领导和支持下,由全国高等医药教材建设研究会规划,卫生管理专业教材评审委员会审定,院士专家把关,全国各医学院校知名专家教授编写,人民卫生出版社高质量出版。

2.教材编写修订工作是根据教育部培养目标、卫生管理部门行业要求、社会用人需求,在全国进行科学调研的基础上,借鉴国内外医学人才培养模式和教材建设经验,充分研究论证本专业人才素质要求、学科体系构成、课程体系设计和教材体系规划后,科学进行的。

3.在全国广泛、深入调研基础上,总结和汲取了第一轮教材的编写经验和成果,尤其是对一些不足之处进行了大量的修改和完善,并在充分体现科学性、权威性的基础上,更考虑其全国范围的代表性和适用性。

4.教材编写修订工作着力进行课程体系的优化改革和教材体系的建设创新——科学整合课程、淡化学科意识、实现整体优化、注重系统科学、保证点面结合。继续坚持"三基、五性、三特定"和"多级论证"的教材编写原则,以确保教材质量。

5.教材内部各环节合理设置,含有丰富的内容和活跃的版式设计。包含章前案例、知识拓展、知识链接、本章小结、关键术语、习题、教学建议等,从多方面、多角度给予知识的讲授,促进知识的理解,深化内容的记忆。

6.为适应教学资源的多样化,实现教材系列化、立体化建设,每种教材都配有配套光盘,方便老师教学和学生自主学习。

本轮卫生管理专业规划教材共计31种,全部为核心课程,单独编写教材,不再与其他专业共用。其中"管理基础课程部分"7种,"专业课程部分"20种,"选择性课程部分"4种。

本套教材所有31种书均为国家卫生和计划生育委员会"十二五"规划教材,计划于2013年秋季和2014年春季全部出版发行。

说明:2013年2月本套教材基本完稿,2013年3月"中华人民共和国卫生部"(简称"卫生部")更名为"中华人民共和国国家卫生和计划生育委员会"(简称"国家卫生和计生委")。本套教材的编委会已经考虑到此类问题,并把教材中相关名称作了修改,但是许多法规和文件还在沿用以前的名称,为了保持学术的严谨性,此类地方出现的名称不做修改。由于时间紧张,如有修改不到位的地方还请广大师生批评指正!

全国高等学校卫生管理专业
第二轮规划教材目录

书　名	版　次	主　编
1. 管理学基础	第2版	冯占春　吕　军
2. 经济学原理		刘国恩　李　玲
3. 组织行为学	第2版	刘　毅
4. 公共事业管理概论		殷　俊
5. 公共关系学		王　悦
6. 人际沟通及礼仪		隋树杰
7. 公文写作与处理	第2版	邱心镜
8. 管理流行病学		毛宗福　姜　潮
9. 卫生管理统计及软件应用		贺　佳
10. 卫生管理运筹学	第2版	秦　侠
11. 卫生管理科研方法		王　健
12. 社会医学		卢祖洵　姜润生
13. 卫生事业管理学		张　亮　胡　志
14. 卫生服务营销管理	第2版	梁万年
15. 卫生经济学		孟庆跃
16. 卫生法学		黎东生
17. 医疗保障学	第2版	姚　岚　熊先军
18. 卫生政策学	第2版	郝　模
19. 药品管理学		张新平　刘兰茹
20. 卫生监督学	第2版	樊立华
21. 医院管理学	第2版	张鹭鹭　王　羽
22. 卫生保健伦理学		佟子林
23. 卫生财务管理		程　薇
24. 卫生人力资源管理		毛静馥
25. 卫生信息管理学	第2版	胡西厚
26. 卫生项目管理		王亚东
27. 卫生技术评估		陈　洁　于德志
28. 卫生应急管理		吴群红　杨维中
29. 国际卫生保健		马　进
30. 健康管理学		郭　清
31. 公共卫生概论		姜庆五

全国高等学校卫生管理专业
第二届教材评审委员会名单

顾　问
王陇德　文历阳　陈贤义

主任委员
张　亮

副主任委员
郝　模　孟庆跃　胡　志　杜　贤

委　员
（以姓氏笔画为序）

马　进　王　羽　王　悦　毛宗福　孔军辉
申俊龙　任　苒　杨　晋　李士雪　吴群红
邱鸿钟　张新平　张鹭鹭　高建民　郭　岩
郭　清　梁万年　景　琳　曾　诚

秘　书
王　静　戴薇薇

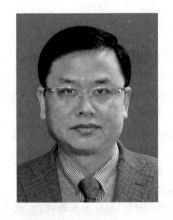

卢祖洵

男，1959年9月出生，教授、博士生导师，现任华中科技大学同济医学院社会医学与卫生管理系主任、社会医学研究所所长、湖北省全科医学培训中心常务副主任。长期从事教学和科研工作，已培养博士研究生90多名，主持完成国家级、省部级课题30多项，发表学术论文400多篇，其中SCI收录论文30多篇。主编教材及专著9部，包括主编全国规划教材《社会医学》、《社会医疗保险学》、《全科医学概论》等。获得多项科研成果，包括省级科技进步二等奖2项。享受国务院政府特殊津贴。

主要学术兼职：教育部预防医学与全科医学指导委员会委员、中华预防医学会社会医学学会副主任委员、武汉市社区卫生协会会长、国家自然科学基金委员会管理科学部终审专家、卫生部社区卫生专家、《中国社会医学杂志》主编、美国《World Medical & Health Policy》杂志编委。

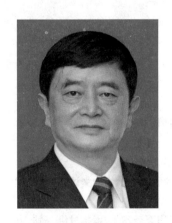

姜润生

男，1957年6月生于北京，现任昆明医科大学校长、教授、博士生导师。兼任教育部教学指导委员会委员、教育部全科医学委员会委员、中国高等教育学会医学教育管理分会常务委员、中华医学会理事、中华医学会云南省分会副会长、中华预防医学会社会医学分会第五届常务理事、中国社会医学委员会副主任委员等，同时担任《中华医学杂志》和《中华全科医师杂志》编委。

从事教学工作30年，在社会医学领域，学术造诣深厚，成果业绩突出，在国内具有较大影响力和较高知名度。主持完成科技部国家软科学研究计划项目《云南省区域卫生规划与卫生资源配置研究》、云南省应用基础研究计划项目《云南省城市社区预防和控制艾滋病健康促进研究》、中华医学基金会《中国云南省和泰国宋卡府农村卫生人力资源的比较研究》、《云南多民族边疆地区农村卫生人员培训》等研究项目。以第一作者或通讯作者在社会医学与卫生事业管理领域的相关刊物上发表论文50余篇，主编教材2部，《社会医学（案例版）》（科学出版社出版）和《乡村医生规范化培训实用教材》（北京大学医学出版社出版）；副主编《临床医学导论》（人民卫生出版社出版）；参编教材专著多部。培养指导研究生20多名。获国家级教学成果二等奖1项，省级教学成果一等奖1项，省级科技进步三等奖1项。2011年获云南省人民政府授予的教育功勋奖。

副主编简介

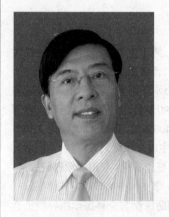

鲍 勇

男，1956年10月出生于江苏。现任上海交通大学医院战略研究所副所长、社会医学教研室主任、教授、博士生导师。

主要社会兼职：中华预防医学会社会医学分会常委、中华医学会健康管理分会常委、上海市中西医结合学会社区医学分会主任委员、上海市医学会健康管理学分会副主任委员；《中华全科医学杂志》副主编、《中华健康管理学杂志》编委、《中国社会医学杂志》编委、《中国全科医学杂志》编委。

从教30年，开设从研究生到本科生多个学历层次课程，主讲社会医学、卫生事业管理学、全科医学、循征医学等课程，其中卫生事业管理和社会医学课程为上海交通大学精品课程。2012年社会医学、卫生事业管理学选修课获教学成果优秀奖。共承担国家自然科学基金等各级课题60项，发表论文200余篇，出版专著20余部。

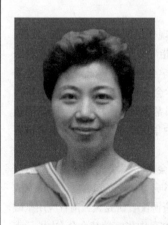

洪 倩

女，1963年10月生于安徽省铜陵市。现任安徽医科大学卫生管理学院卫生服务与健康管理适宜技术研究中心副主任、教授、硕士研究生导师；安徽医科大学研究生培养督导委员会委员、本科生教学督导委员会委员。

主要社会兼职：中华预防医学会社会医学学会委员会委员；教育部学位与研究生教育发展中心学位论文评审、学科建设和评估咨询专家。

从事卫生管理专业教研工作至今28年，承担过纵、横向多项科研项目，曾获省级科技进步奖，近5年发表学术论文30余篇。主讲社会医学、社会调查研究方法学和流行病学等课程，社会医学课程教学面向卫生管理、预防医学和临床医学等专业，涵盖研究生、本科生等层次。教学深受学生喜爱，曾获"教学名师"称号。

前　言

社会医学是20世纪80年代初在我国医学领域产生的一门新兴学科,同时也是我国现代卫生软科学的源头学科。经过30多年的发展,社会医学已成为我国医学院校各专业、各层次学生的必修课或选修课,这门课程所弘扬的正确医学模式,有助于医学生树立正确的医学观,在整个医学教育体系中具有不可替代的重要地位。

作为"卫生管理专业规划教材"之一,《社会医学》具有基础课及专业课的双重特点。社会医学的基本理论和方法是本专业学生应该掌握的基础知识,社会卫生分析与评价、社会卫生策略和政策的制定等内容则具有专业课程的特点。因此,教材编写的基本思想在于强调理论性和实用性。尽管社会医学教材的内容框架已趋成熟,但由于我国卫生体制改革及医疗卫生服务的快速发展,仍有较多的具体内容、指标、观点等需要更新。

根据教育部、国务院学位委员会关于学科、课程体制改革与建设规划,《社会医学》教材的编写工作以马列主义、毛泽东思想、邓小平理论和"三个代表"为指导,认真贯彻落实医药学专业本科生的培养目标,兼顾研究生和专科生的培养要求,以培养医学生正确的医学观为宗旨。在以基本理论、基本知识和基本技能为重点的前提下,推荐社会医学的新成果、新方法和新进展,紧密联系医药卫生体制改革的实际及社会卫生发展变化,体现中国特色,展示教材的思想性、科学性、先进性、启发性和实用性。本教材在广泛吸纳原有教材内容的基础上,注重社会医学基本构架的完整和全面,力求创新。对传统教材取舍不定的内容尽量融汇其中。与目前已出版的《社会医学》教材比较,虽然本教材的章节设置没有大的变化,但对"医学模式"、"社会医学基本理论"、"社会医学研究方法"、"健康管理与健康危险因素评价"、"社区卫生服务"等章节修改的内容较多。尤其是系列教材统一规定的编写要求,如教学建议、学习目标、各章内容小结、习题、配套多媒体课件等,具有明显的创新性,必然赋予本教材更多的特点。

本教材编委会由全国医药院校的中青年教师组成,各位编委作出了积极的贡献,社会医学的前辈也给予了悉心的指导。在教材的编写工作中,人民卫生出版社、华中科技大学、昆明医科大学及各编委所在院校都给予了大力支持。在此,对关心和支持本教材编写和出版的各位教授和同仁致以衷心的感谢。

由于编者水平有限,本教材存在一些错误在所难免,恳切希望各院校教师和读者提出宝贵意见。

卢祖洵　姜润生
2013年7月

目 录

第一章 绪 论

第二章 医 学 模 式

第三章 社会医学基本理论

第四章 社会医学研究方法

第五章　社会卫生状况

第六章　社会因素与健康

第七章　心理、行为生活方式与健康

第八章　生命质量评价

第九章　健康管理与健康危险因素评价

第十章 卫生服务研究

第十一章 社会卫生政策分析

第十二章 社会卫生策略

第十三章 家 庭 保 健

第十四章 社区卫生服务

第十五章 弱势群体的社会医学

第十六章 社会因素相关疾病的防治

绪 论

章前案例

武汉市某大型工厂职工宿舍的健康问题

20世纪80年代初,武汉市某中央直属大型工厂的10栋职工宿舍里居住着1万多名职工和家属。在两年时间里,有17人被查出患癌症,其中9人死亡。宿舍居民人心惶惶,怀疑住所和工作环境中存在致癌物。职工生活和工作均受到严重影响。工厂职工医院邀请当地医学院预防医学系的公共卫生专家组成联合调查组进行全面调查。经过10多天的调查、访谈、检测、监测,收集了大量资料,得出了结论并作出了解释。

讨论: 1. 如何分析和判断这一事件?

2. 如何分析事件的原因?调查、访谈、检测、监测的主要内容是什么?

3. 简述事件的处理方案。

医学的研究对象是人,而人具有生物和社会两种属性。在现代医学中,大多数基础学科和临床学科以研究与人类健康和疾病密切相关的生物学现象为主。社会医学(social medicine)主要是从社会的角度,应用社会科学的理论和方法研究人类健康和疾病的一门医学学科。社会医学研究社会卫生状况、社会因素和健康之间的相互关系及其规律,制订社会卫生措施,保护和增进人群的身心健康和社会生活能力,提高生命质量。

第一节 社会医学的性质、内容与任务

一、社会医学的性质

在现代社会,随着社会生产实践和科学技术的发展,学科发展有两个显著的特点: 高度分化与高度综合。这一对矛盾是事物辩证存在的两个方面,具有对立性和统一性。一方面学科的分化是适应科学研究不断发展的需要,是科学探索、

笔记

发现和创新的需要。纵观近代医学，许多经典学科不断分化，产生分支学科。另一方面为了解决社会生产实践中的实际问题，需要多学科理论、方法、知识和技术的交叉、融合，这就是交叉科学产生的基础。正如钱学森所说："交叉学科的发展是历史的必然，具有强大的生命力。"交叉学科的生命力在于它符合科学的发展规律——综合化、整体化，进而推动科学的持续发展。目前，许多发展迅速的学科，如信息科学、计算机科学、环境科学、生物工程学等都是交叉学科，它们是社会生产实践和科学技术发展的需要。

社会医学是医学与社会科学相结合的一门交叉学科，它的知识基础主要来自两个方面：①医学科学，包括基础医学、临床医学、公共卫生与预防医学等；②社会科学，包括社会学、人类学、经济学、伦理学、心理学、政治科学、管理科学等。社会医学的研究对象是社会人群，研究内容是影响人类疾病和健康的社会因素及防治措施，其实践活动主要在医学领域，因此社会医学是一门医学学科。目前，在医学学科分类中，社会医学一般归属于预防医学。事实上，社会医学广泛涉及健康与疾病的许多方面，几乎所有医学学科，包括基础医学、临床医学、预防医学等都与它有密切关系。从医学思维和观念角度看，社会医学具有方法学的特点。

案例1-1

印度狼孩的故事

1920年9月19日，在印度加尔各答西面约1000千米的丛林中，发现两个狼哺育的女孩。年长的大约8岁，年幼的一岁半，分别取名为卡玛拉与阿玛拉。狼孩刚被发现时，生活习性与狼一样：不会讲话，只会嚎叫；不会用手，不能直立行走；白天睡觉，晚上活动；怕火、光和水；不吃素食而吃肉。阿玛拉在被发现后不久即死去。卡玛拉经过7年多的艰难教育，才掌握了45个单词，勉强能讲几句话，16岁左右死亡，其智力只相当于三四岁的儿童。尸体解剖发现阿玛拉的大脑结构与同龄人没多大的差别。儿童10岁时大脑在重量和容量上已达到成人的95%，脑细胞间的神经纤维发育也接近完成。卡玛拉被发现时已经8岁了，因为长期脱离人类社会，大脑的功能没有得到开发。

讨论：1. 人的社会化及社会环境对健康的重要性。

2. 儿童时期的社会化及社会环境对儿童成长更为重要。

人不能脱离社会而生存，随着社会的发展，人的社会属性越来越突出。人刚出生时只是一个生物体，只有经过社会化，具备必要的生产和生活技能，才是真正的人，即社会人。所谓社会化即培养人生产和生活技能的过程。在医疗卫生实践中，任何与疾病和健康有关的研究和服务都不能忽略人的社会属性。如果

笔记

说其他医学学科主要研究健康和疾病的自然属性或生物学属性,是以分析和解决源于生物因素的健康和疾病问题为主要目的,那么社会医学则主要研究疾病和健康的社会属性,以分析和解决起源于社会因素的健康和疾病问题为主要目的。

二、社会医学的研究内容

社会医学的研究内容非常广泛,涉及人的衣、食、住、行、社会心理行为等诸多方面。随着社会的发展和人们价值观的改变,一方面新的社会医学问题不断出现;另一方面已经探讨的社会医学命题需要重新研究。尽管社会医学具体研究内容广泛且不断变化,但总体上可以分为以下三个层面:

1. **社会卫生状况** 主要是人群健康状况,以及与之相关的社会经济和居民生活条件、卫生行为、卫生服务等。社会医学应用流行病学、卫生统计学及有关社会科学的理论和方法,通过社会卫生调查和资料挖掘,广泛收集信息,分析社会卫生状况及其变化规律,寻找主要的社会医学问题,发现高危人群和主要疾病,作出社会医学"诊断"。

2. **影响健康的社会因素** 在明确社会卫生问题的基础上,进行社会病因学分析。主要运用描述、比较、分析的方法,以及社会科学的理论和技术,研究社会制度、经济状况、社会文化、人口发展、生活和劳动条件、心理与行为生活方式等社会因素对人群健康的影响,发现社会卫生问题的原因,为制订社会卫生策略和措施提供科学依据。

3. **社会卫生策略与措施** 社会医学不仅要通过对社会卫生状况及社会病因的研究,找出存在的社会医学问题及其原因,更重要的是针对现实存在的问题和原因,提出改善社会卫生状况、保护和提高人群健康水平的社会卫生对策与措施,即开出社会医学"处方"。社会卫生对策与措施的重点不是指医疗卫生技术措施,而是指社会卫生战略及策略,包括卫生发展的目标和重点,努力开发、合理分配、有效使用社会卫生资源的政策,科学组织社会卫生服务的策略,保护人群健康的经济、法律、教育及组织措施等。

三、社会医学的基本任务

社会医学的基本任务可以概括为: 通过社会卫生调查,掌握社会卫生状况,特别重视人群健康状况及其变动规律,发现主要社会卫生问题及其影响因素,提出改善社会卫生状况即保护人群健康状况的策略与措施,为有关部门特别是卫生管理及决策部门制订卫生工作方针政策、确定卫生工作重点、编制卫生事业发展规划、科学组织卫生服务、加强卫生工作的监督和评价及卫生事业决策提供科学依据。在我国,社会医学的主要任务是从中国的实际出发,研究并解决中国的社会医学问题,也要研究世界卫生状况及其发展规律,了解世界各国面临的社会卫生问题及全球卫生策略,借鉴国外发展卫生事业的经验。从学科的发展及医疗卫生工作实践的需要来看,目前我国社会医学的基本任务主要有以下几个方面:

笔记

1. 倡导积极的健康观 世界卫生组织（World Health Organization，WHO）在1948年即提出了身体、心理、社会适应三方面完好状态的健康观，并在全世界进行广泛的倡导。但是，半个世纪过去了，正确的健康观对人类的影响程度及其效果并不令人满意。不良的行为生活方式在人群中还广泛存在，危害健康的社会因素也广泛存在，而且社会适应、心理健康的理念没能对维护健康的措施产生实质性的影响。因此，在疾病防治和医学教育计划和实践中，必须宣传和倡导正确的健康观，使医务工作者和广大人民群众认识到影响健康既有生物因素，也有社会、心理因素；对某些疾病，社会、心理因素往往比生物因素更为重要，只有采取综合性的卫生保健措施，才能有效地防治疾病和促进健康。

2. 弘扬正确的医学模式 医学模式是社会医学的精髓，社会医学不仅要研究医学模式，而且要研究促进医学模式转变的策略和措施。生物–心理–社会医学模式的提出已有30多年的历史，虽然它被认为是适合于时代的医学模式，但人们在理论上的接受与实际行动中的保守或拒绝形成了鲜明的反差和不协调，正确的医学模式在医疗卫生保健实践中还未产生应有的作用和效应。促进医学模式的实质性转变是一项社会系统工程，社会医学的主要任务是：加强医学模式的研究，完善现代医学模式理论体系，增强其在医疗卫生实践中的可操作性；以生物–心理–社会医学模式为指导，全方位改革医学教育体系，加强社会医学教学，造就新型医药卫生人才；注重卫生宣传和健康教育，积极营造现代医学模式氛围，逐步转变广大群众的健康观念和意识。

3. 发现社会卫生问题 由于研究社会卫生状况是社会医学的基本内容之一，因此，发现社会卫生问题，及时提出防治措施，是社会医学的重要任务。通过系统分析社会卫生状况的现状、特征、变化及发展趋势，明确影响人群健康的各种因素，尤其是危害健康的主要因素的作用强度和影响范围（如特殊人群等），以便采取及时有效的防治策略和措施；采用评价技术，如健康危险因素评价、生命质量评价、卫生服务评价等，评价社会因素对疾病和健康的危害程度，发现卫生保健工作中存在的问题。事实上，在医疗卫生实践中，社会医学的理念已经得到了体现，如特殊人群的行为监测、重大疾病的防治、卫生技术评估等，其目的都是为制订及时有效的维护健康和防治疾病的措施提供科学依据。

4. 制订卫生政策和策略 社会医学的研究内容和研究思路与制定卫生政策和策略的程序和方法具有一致性。发现卫生问题 – 分析问题的原因 – 提出解决问题的办法，这不仅是社会医学研究的基本步骤，也是制定卫生政策的基本程序，而且二者皆以人群为主要目标。因此，社会医学不仅有广泛的卫生政策研究命题，而且为医疗卫生部门尤其是卫生行政部门开展决策、计划和管理方面的研究承担了社会医学的主要任务，同样也是社会医学学科与卫生工作实践相结合的重要途径。

5. 常见病的社会防治 由于社会、行为因素是心血管疾病、恶性肿瘤主要危险因素，也与艾滋病、结核病等重大传染病的传播密切相关，社会卫生措施已成为这些重大疾病防治方案不可缺少的部分。社会医学的基本理论、方法、观点在疾病防治工作中得到了广泛的运用。因此，研究常见病的防治措施是社会医学的重要任务。

6. 促进人群健康 社会医学的研究对象是社会人群。研究人群保健策略和措施,促进人群健康,是社会医学的使命。卫生保健重点针对高危人群,是社会医学倡导的重要卫生保健策略。因此,研究特殊人群(如妇女、儿童、老年人、残疾人和从事有害作业人群等)的卫生保健是社会医学的重要任务。在普通人群中,与社会因素关系密切的社会性疾病,如意外伤害、药物滥用、酗酒、吸毒、性病及艾滋病等,涉及面大,对人群健康的危害严重。高危人群的医疗保健及社会性疾病的防治都是社会性很强的工作,必须动员全社会参与,加强各部门的合作。

7. 加强社会医学教育 社会医学教育的目的在于宣传社会医学的新思想、新观点和新方法,主要包括两个方面的任务: 第一,在一般人群中倡导积极的健康观,促进有利于健康的行为。受生物医学模式的长期影响,许多人甚至一些医务工作者都认为"健康就是没有病"、"没有病就是健康",不注重消除危害健康的行为,忽视促进健康的行为。因此,要大力宣传积极的健康观,促进健康观念和行为的转变。第二,在医学生和医务人员中,加强社会医学教育,培养正确的医学观。1988年,在爱丁堡召开的世界医学教育大会指出: 医学教育的目的是培养促进全体人民健康的医生,即要求医学生必须获得不仅对个人,而且对人群的健康和处理疾病的能力。因此,医学生和医务人员学习社会医学的目的在于: 树立正确的医学观,适应医学模式的转变; 开拓思维,认识疾病和健康的本质; 提高专业素质和技能,努力为人民健康服务。

第二节 社会医学与相关学科的关系

社会医学作为一门新兴学科,逐渐形成了自己特定的研究内容、基本理论和研究方法。然而,相互渗透和相互交叉是学科发展的重要特点。社会医学作为一门交叉科学,必然与许多学科互相关联,如与基础医学、临床医学、预防医学以及社会学、卫生管理学、医学伦理学、卫生经济学、医学社会学、医学心理学、健康教育学、社区医学等学科均有密切关系。

一、预防医学

我国的社会医学是从预防医学(preventive medicine)中分化出来的一门学科,社会医学会是中华预防医学会的一个二级学会,国家自然科学基金委员会将社会医学列为预防医学的二级学科。但是,社会医学与预防医学是有区别的。以改善人的生存环境、预防疾病发生及流行、保护人群健康为内容的预防医学由来已久,是经济发展、社会进步的必然产物。19世纪生物医学的发展,特别是病原微生物学及免疫学的发展,为预防医学提供了医学技术基础。环境卫生、食品卫生、职业卫生监控及传染病防治,大大改善了人们的生活条件,提高了社会卫生水平,急、慢性传染病得到了有效的控制,人类疾病谱发生了很大改变。心血管病、恶性肿瘤、意外伤害及精神病、性病等成了危害人群健康及生命的主要原

笔记

5

因,而这些疾病的主要危险因素不是生物病原,而是社会因素。社会医学于是在这种背景中从预防医学中分化、发展起来。这是人类疾病谱及健康危险因素改变的结果,也是预防医学深化发展的产物。社会医学以保护人群健康及提高人们的生活质量为基本任务,这与预防医学一致,但社会医学中以保障人群医疗卫生服务的社会卫生服务等内容却超出了预防医学的范畴。因此,社会医学是一门源于预防医学而又超出预防医学的一门学科。社会医学的产生为预防医学注入了社会预防的思想,从传统的生物预防扩大到社会预防,使其更具有生命力。

二、卫生管理学

国内外都将社会医学与卫生管理学(health management)看作是姊妹学科。20世纪80年代初,我国在进行医学学科分类时,提出"社会医学与卫生管理学"这个学科。经过20多年的发展,社会医学、卫生管理学已发展成为两门相对独立的学科,但是在国务院学位委员会规定的研究生招生目录中,"社会医学与卫生事业管理"作为一个学科(专业)归属于管理学中的公共管理学学科,即为公共管理学的二级学科。在美国等国家,医学院或公共卫生学院设有"卫生政策与卫生管理系(health policy and management)",类似于我国的"社会医学与卫生管理学"。这两门学科的基本任务是一致的,即根据卫生服务需求,合理利用卫生资源,组织卫生服务,提高卫生事业的科学管理水平与卫生事业的社会经济效益。社会医学研究社会卫生状况及社会卫生措施,为卫生事业的科学决策与合理组织卫生服务提供科学依据;卫生管理学应用管理学的原理与方法,研究卫生事业的计划、控制、组织与管理,以提高卫生事业的科学管理水平。

三、社区医学

社区医学(community medicine)的重点是研究社区内卫生服务的供给和卫生服务的组织管理。社区是社会的基层组织,也是开展卫生服务的基本单位。社区医学强调卫生保健的开展以社区为中心,提供连续性、综合性的集预防、医疗、保健、康复、健康教育和计划生育为一体的服务。社会医学与社区医学均以人群为研究对象,以提供卫生服务和保障人群健康为目标。相比而言,社会医学研究内容比较宏观,比较广泛;社区医学研究内容比较具体,更注重实践。目前,开展社区卫生服务是我国卫生服务体系改革的重要方面,由于社会医学的研究内容、基本理论与理念等与社区卫生服务和全科医学有密切关系,有关社区卫生服务的研究和实践已成为我国社会医学的一个重要领域。

四、医学社会学

医学社会学(medical sociology)是社会学的一个重要分支学科,主要从社会学角度研究社会环境、社会结构、社会变动及社会行为与医学的关系,研究医学职业、医疗组织和医疗卫生活动中的人际关系。社会医学与医学社会学是两门既有区别又有联系的相关学科。主要区别在于:第一,学科的性质不同,社会医学是医学的一个分支学科,属于医学的范畴;医学社会学属于社会学的范畴。第

笔记

二,研究的侧重点不同,社会医学主要研究社会因素对健康和疾病的影响;医学社会学重点研究社会组织与卫生组织的关系及医疗保健活动中的人际关系。第三,学科队伍构成不同,从事社会医学研究的主要是以医学背景为主的专业人员;从事医学社会学研究的主要是以社会科学背景为主的专业人员。这两门学科又是相互联系的:都是以社会、人群为研究对象;以社会科学研究方法,如社会调查和统计分析等为基本研究方法。

五、医学心理学

医学心理学(medical psychology)是心理学的一个分支,主要研究心理因素在疾病发生、发展以及诊断治疗中的作用。医学心理学体系包括病理心理学、临床心理学、身心医学(心理诊断、心理治疗、心理咨询等)与心理卫生学等,其中心理卫生、心理咨询与社会医学的关系更为密切。心理行为在生物-心理-社会医学模式的内涵中占有很重要的地位,两门学科必然有多方面的相互渗透和交叉。社会心理因素是社会医学和医学心理学共同的研究内容,二者的目的都是为了防治身心疾病,培养健全的人格,提高生命质量,但社会医学更多地从群体和社会的角度考虑社会心理因素对健康的影响,医学心理学则更多地指向以个体为基础的临床服务。

六、临床医学

社会医学认为,疾病是一个生物现象,也是一个社会现象。在临床医学(clinical medicine)各个学科和专业中均有丰富的社会医学内涵。临床医生学习社会医学的意义主要在于:第一,理解人的社会属性,有利于医务工作者去掉"见病不见人"的传统习惯,在诊治疾病时,充分考虑病人的家庭、生活、工作背景,树立以人为中心的观念,尊重病人的人格,关心爱护病人,全心全意为人民服务。第二,认识致病因素的复杂性(如多因多果的观点),综合分析,立体思维,培养正确、全面、科学的医学思维方式。第三,重视社会因素在疾病发生、发展及转归过程中的重要作用,提倡生物-心理-社会"三维诊断",提高诊治方案的准确性。第四,注重心理行为因素(包括遵医行为等)对疾病防治效果的作用,提高防治措施的有效性。另外,社会医学不能脱离生物医学科学技术的现状与发展,正因为癌症、心血管疾病、艾滋病等危害健康的主要疾病和重大疾病在生物医学方面未获得根本性的突破,社会医学才强调社会因素在疾病防治中的重要性,社会医学的基本观点才逐渐被医学界所接受。

七、健康管理学

健康管理(health management)主要是对人群的健康危险因素进行监测、分析、预测、评估,制订预防措施,维护人群健康。从内容上看,健康管理学与社会医学密切相关,甚至可以看作社会医学的分支学科。2005年10月,国家人力资源和社会保障部正式命名"健康管理师"这一新的职业,其职责主要是规避疾病风险,维护健康。加强健康管理理论、方法和实践的研究,有利于增强社会医学学科的实用性。

笔记

第三节　社会医学的发展历史

社会医学是一门社会性、综合性很强的应用学科,其产生和发展均受到政治、经济、社会、法律、道德、自然科学和社会科学发展等多种因素的影响。在医学领域,任何一门医学学科的产生和发展必须具备三个条件:第一,维护健康及防治疾病的需要;第二,学科先驱的作用、影响和贡献;第三,学科对医学发展和医疗卫生实践的作用及意义。社会医学思想的萌发、学科的创立与发展的过程均离不开这三个基本条件。社会医学的产生是解决社会卫生问题、维护人群健康的需要;不少高瞻远瞩、忧国忧民的社会改革家和医学家为社会医学的创立和发展作出了不朽的贡献;社会医学在医学学科体系和疾病防治领域不可替代的地位和作用,是它存在和发展的基础。

一、社会医学的萌芽

社会医学作为一门医学学科产生于欧洲,至今只有150多年的历史。但是,社会因素在疾病发生、发展过程中的作用早就引起了古代先贤及医学家的关注。被誉为医学之父的古希腊医生希波克拉底(Hippocrates,约公元前450—377年)就注意到人的生活环境与健康的关系,要求医生熟悉病人的生活环境和生活方式,他认为"知道什么样的人患病比知道这个人患的是什么病更重要","医生医治的不仅仅是病,更重要的是病人"。古罗马医师盖伦(Galen,约130—200年)重视心理因素的致病作用,强调人体健康与社会心理因素之间的关系。阿拉伯医学的主要代表人物阿维森纳(Avicenna,980—1037年)认为土壤和水可以传播疾病,并且重视精神感情活动对机体健康的影响。意大利的拉马兹尼(Ramazzini,1669—1714年)在其著作《论手工业者的疾病》中描述了52种职业工人的健康状况,探讨职业因素对工人健康的影响。限于当时社会经济条件及医学科学技术的影响,尤其是中世纪欧洲医学的发展受到神学的禁锢,古代医学家们对人类健康、疾病与社会因素之间的关系还缺乏深刻认识,医学活动基本上是医生与病人之间的个人医疗行为。

从文艺复兴开始,欧洲进入了一个新的发展时期。产业革命后,手工业生产方式逐步被大工业生产所代替,生产社会化促进了医学的社会化进程。资本主义早期生产发展带来了社会卫生状况恶化,促进人们进一步认识到医学的社会性,人类健康及疾病流行与社会生活条件密切相关。一些进步医学家提出了国家和社会应对人民健康负责的观点,在当时具有启蒙作用。德国卫生学家彼得·弗兰克(Peter Frank,1745—1821年)提出了居民的悲惨生活是疾病的温床的观点;他在《全国医学监督体制》一书中提出了用医学监督计划使政府采取措施来保护公众健康的主张。这种观点认识到健康、疾病和社会因素密切相关,在公共卫生和社会医学发展阶段具有里程碑的意义。

资本主义进一步发展及人口城市化进程带来了一系列社会医学问题,如童工及女工的健康问题,城市下水道、食品卫生及传染病流行等问题,英国伦敦首

笔记

任医官西蒙（Simon，1816—1904年）专门研究了伦敦的食品卫生、住宅和工厂卫生，认为这些因素与英国工人健康密切相关。恩格斯在《英国工人阶级状况》一书中指出，英国的工业是建立在破坏工人健康的基础上发展起来的。工人运动促进了社会卫生组织的建立和社会卫生措施的逐步完善。

二、西方国家社会医学的创立与发展

1848年法国医师盖林（Guerin，1801—1886年）第一次提出社会医学概念，提倡医学界要把分散和不协调的医学监督、公共卫生、法医学等构成一个整体的学科，统称为"社会医学"。他把社会医学分为四个部分：社会生理学研究人群的身体和精神状态及其与社会制度、法律及风俗习惯的关系；社会病理学研究疾病发生、发展与社会问题的联系；社会卫生学研究各种增进健康、预防疾病的措施；社会治疗学研究各种社会卫生措施。

19世纪后半叶，细菌学的发展使有些医学家仅重视生物病原体的致病作用而忽视了社会因素对疾病和健康的影响。但是，不少医学家不同意夸大单纯生物病原体的致病作用。德国医学家诺尔曼（Neumann，1813—1908年）及病理学家魏尔啸（Virchow，1821—1902年）都强调社会经济因素对健康和疾病的重要作用，提出"医学科学的核心是社会科学"，"医学是一门社会科学，政治从广义上讲就是医学罢了"等观点。魏尔啸参加斑疹伤寒流行病学调查，指出流行病的社会属性，提出单纯治疗，不开展社会预防是不能控制斑疹伤寒流行的观点。法国的格罗蒂扬（Grotijahn，1869—1931年）根据社会科学的理论，通过调查研究，提出了社会医学的概念。他在《社会病理学》一书中，提出了用社会观点研究人类疾病的原则，如疾病的社会意义取决于疾病发生的频率；社会状况恶化能直接引起疾病，影响病情的发展；疾病对社会发展具有反作用；医疗能否成功取决于社会因素；采用社会措施来控制疾病；注意病人的社会经济环境等。他还强调社会卫生调查中要应用统计学、人口学、经济学和社会学方法，主张将社会医学列入医学课程。1920年他首次在柏林大学开设社会卫生学课程。

20世纪中期，疾病谱发生了明显改变，以生物病原体为主的传染病逐渐减少，而心脑血管病、恶性肿瘤、意外伤害和精神系统疾病等与社会、心理、行为生活方式等危险因素密切相关的慢性非传染性疾病逐渐增加，并已成为危害人类健康的主要疾病。维护和促进人群健康，改善社会卫生状况，必须深入研究社会因素对健康的作用，采取综合性社会卫生措施。这些观点已经成为广大卫生工作者的共识，从而促进了社会医学在各国进一步发展。

德国是社会医学的发源地。在第二次世界大战以前，社会医学与社会卫生学两个名词交替使用，以社会卫生学为主，战后逐步改用社会医学。目前，德国大学医学院一般都设有社会医学系，社会医学的主要任务包括慢性病的防治研究，以及社会因素与健康、心理行为因素与健康、卫生政策与管理等方面的研究。同时，对卫生机构的管理人员进行公共卫生（大卫生）培训。

英国19世纪末就开设了公共卫生学课程，20世纪40年代开设社会医学课程。牛津大学成立了社会医学研究院。在英国，社会医学是指有关人群的医学，

笔记

泛指疾病的控制及有关增进或影响人群健康的科学。英国与爱尔兰社会医学会（Society for Social Medicine–UK&Ireland）成立于1956年，现有会员1500余人。20世纪70年代，英国较多的大学设立社会医学系，社会医学学科发展较快，如Bristol大学社会医学系现在的教学研究人员达80余人。

知识链接

英国与爱尔兰社会医学会简介

学会的前身是1930年成立的社会医疗协会（The Socialist Medical Association）。到20世纪40年代，一些大学开始开设社会医学课程、成立社会医学与公共卫生学系，为学会的成立创造了条件。1956年学会成立后，每年召开一次学术年会，选举学会主席和理事，学会主席任期一年，一般不连任。学会网址（http://www.socsocmed.org.uk）详细介绍学会的基本情况和动态，包括现任学会主席和理事介绍、荣誉理事名单、学会历史和宪章、历年年会主题及其演讲人、消息和报道、学科新人及其研究介绍等。

在美国，卫生政策与管理学科（health policy and management）与我国的社会医学与卫生事业管理学科极为相似，社会医学独立作为一门学科始于20世纪70年代，哈佛大学、北卡大学相继设立社会医学系，在机构渊源上与预防医学、医学人类学、医学伦理学等学科或系部有着密切的联系，其根本原因还是社会医学教学和研究发展的需要。

在日本，社会医学与基础医学及临床医学并列，包括公共卫生、卫生统计、法医学、环境医学及卫生管理学等，课程内涵与我国预防医学相似。

苏联于1922年在莫斯科大学医学院成立了社会卫生学教研室，由当时的保健部长谢马什柯和索洛维约夫执教。1923年成立了国立社会卫生学研究所，后改称为社会卫生学与保健组织学研究所。社会卫生学的基本任务是研究社会与环境因素对人群健康的影响以及消除这些有害因素采取的综合性卫生措施。20世纪40年代初社会卫生学改称保健组织学，以保健史、保健理论、卫生统计与保健组织为主要内容。20世纪60年代中期改称为社会卫生与保健组织学，以加强对社会医学问题的研究。

目前，各国社会医学的发展既有共性，亦有特性。共性的一面主要体现在社会医学的基本研究内容是一致的，即注重社会因素与疾病和健康的关系及其相互作用规律的研究，并且深入到公共卫生及临床医学等领域。各国社会医学的发展的特点主要体现在实践方面，美国的社会医学不仅注重有关卫生政策的研究，而且与卫生职能部门有密切联系，社会医学提供卫生保健决策和咨询服务已具有产业化的特点；德国社会医学较好地将大卫生的理念与卫生实践相结合，广泛的公共卫生管理培训使社会医学的实践性得到了充分体现；英国的社会医学强调社区的理念，在医学教育方面巩固了社会医学的地位，在社区卫生服务中发展社会医学应用与实践的内涵。

三、我国社会医学的发展

我国古代医学家早就注意到了环境及精神因素对健康的影响,现存最早的医书《黄帝内经》中就有气候改变、饮食起居及精神因素等与疾病有关的论点。西周初期我国就建立了社会医事组织,以医师为"众医之长,掌医之政令",并制定了医师考核制度,根据医术高低定级俸给,要求医师治病有记录,病人死亡要报告。汉朝设立了为贫民看病的机构。南宋元嘉二十年(公元443年)设"医学",置太医博士及助教,是我国最早设置的医学学校。但在漫长的封建社会里,我国的卫生设置和医事制度主要为封建统治者服务。广大人民的医疗事业主要靠民间医生,并没有建立良好的医事组织。

近代西洋医学从19世纪传入中国。1820年英国医师玛利逊(Marrison)及来温斯敦(Levingstone)在澳门开办医院,1834年英国教会医师派克(Parker)在广州开设眼科医院,为我国早期建立的西医医院。1866年美国医学传教会在广州开办博济医学校,是我国最早的西医学校。

1910年东北鼠疫流行,伍连德医师在山海关设立检疫所实行卫生检疫,这是我国自己举办的卫生防疫机构。1905年清政府在警政部警保司下设卫生科,次年改属内政部,第三年改称卫生司,是我国最早建立的中央卫生行政机构。1898年(光绪二十四年)上海公共租界工商部卫生处是我国最早成立的地方卫生行政机构。从1928年起,陆续在上海吴淞区、高桥区建立卫生示范区。1931年后又在河北定县、山东邹平县、南京晓庄乡、江苏江宁县等地建立乡村卫生实验区,在实验区里开展医疗、防疫、卫生宣教、学校卫生、助产与妇婴卫生、劳动卫生、生命统计和卫生人员培训等。1939年成立中央卫生设施实验处,1941年改为中央卫生实验院,并设立社会医事系,主要任务是社会医务人员登记及考试。1949年以前,一些医疗卫生专家曾倡导过"公医制度",试图建立社会卫生组织,限于当时的政治经济条件,收效甚微。

1949年新中国成立后,建立了从中央到地方的全国性卫生行政组织和卫生服务机构,发展社会卫生事业,保障人民健康成为国家的责任。在党和政府领导下,我国卫生事业迅速发展,社会卫生状况发生巨大变化,人民健康水平显著提高。

1949年,中国医科大学建立了公共卫生学院并设立了卫生行政学科,开设了卫生行政学。1952年引进苏联的《保健组织学》,作为医学生的一门必修课。1954年起,一些医学院校先后举办卫生行政进修班、保健组织专修班及工农干部卫生系,培训卫生管理干部。在此期间,许多医学院校成立保健组织教研组,开展教学研究工作。1956年卫生部成立中央卫生干部进修学院,负责培训省市卫生管理干部,并于次年举办了第一届保健组织学师资讲习班,交流保健组织学的教学和研究工作经验,编写了《保健组织学》教材。1964年在上海举行了全国保健组织学教学研究交流会,交流各地教学研究经验,提出了加强学科建设的建议。但由于当时历史条件的限制并未发挥作用,1965年起一度顺利发展的保健组织学科被迫中断。

知识拓展

与社会医学密切相关的国内外杂志

杂志名称	周期	主办机构或国家	影响因子
中国社会医学杂志	双月刊	华中科技大学	
医学与社会	月刊	华中科技大学	
医学与哲学	半月刊	中国自然辩证法研究会	
Health Affairs	月刊	美国	4.4
Social Science and Medicine	半月刊	美国	2.7
The Journal of Epidemiology and Community Health	月刊	英国	3.2
American Journal of Public Health	月刊	美国	3.9
Health Policy and Planning	月刊	英国	2.6
Health Service Research	双月刊	美国	2.1

十一届三中全会以后,我国社会经济发展进入了一个新时期,教育科技事业发展迅速,社会医学进入一个蓬勃发展的时期。1978年由钱信忠主编的《中国医学百科全书》中列有《社会医学与卫生管理学》分卷。1980年卫生部发出了《关于加强社会医学与卫生管理学教学研究工作的意见》,要求有条件的医学院校,成立社会医学与卫生管理学教研室,开展教学研究工作,培训各级卫生管理干部。20世纪80年代初期,卫生部在六所医学院校成立了卫生管理干部培训中心,有力地推动了社会医学学科建设和卫生管理干部培训工作。80年代初《医学与哲学》等杂志开辟"医学、健康与社会"、"医学模式转变"及"卫生发展战略"专栏,探讨医学与社会发展的双向关系,对促进医学现代化与社会化发挥了重要作用。1983年起武汉医学院连续举办了三期社会医学与卫生管理学高级师资班。1984年在成都召开了首届全国社会医学与卫生管理学术研讨会。《国外医学》社会医学分册(1984年)、《中国社会医学》(1985—1996年)及《医学与社会》(1988年)杂志先后创刊,2005年,经国家新闻出版局批准,《国外医学》社会医学分册改为国家级中文杂志,更名为《中国社会医学杂志》。1985年起招收社会医学硕士研究生,目前多所院校有"社会医学与卫生事业管理"硕士点及博士点。1988年9月在西安召开了全国社会医学学术会议,成立了中华社会医学学会,至今已经连续多次召开了全国性学术会议。目前社会医学已成为高等医药院校及中等卫生学校各专业各层次学生的必修课或选修课,有一大批专门从事社会医学的教学和研究工作的专业人员。自1989年起,社会医学界共编写出版了20多个版本的《社会医学》教材,2000年出版了《社会医学》规划教材,近10年预防医学和卫生管理学两个系列规划教材中都有《社会医学》教材。2010年启动新编的《中国医学百科全书》设立《社会医学》分卷。

在学术研究领域,社会医学工作者与卫生行政部门密切合作,密切联系卫生

笔记

工作实际,应用社会医学的基本理论与方法,参与学术研究,促进社会医学的发展。近20多年来社会医学工作者积极参与城乡卫生服务调查,制订区域卫生规划及预防保健目标,探索发展社区卫生服务及初级卫生保健的策略,参与重大疾病,如结核、麻风、性病艾滋病及意外伤害、自杀的控制。在卫生部的一些重大软科学研究中,都有社会医学人员的积极参与,在建立具有中国特色的卫生服务体系,完善健康保障体系,建立与小康经济水平相适应的健康指标等研究领域,都作出了有益的贡献。

但是,社会医学的发展仍然任重道远。当前及今后相当一段时期,我国社会医学发展的方向和任务主要有:促进医学模式的转变仍然是社会医学的核心任务;加强学科群体的研究实力是提高学科整体水平的关键;加强社会医学教学,是巩固学科地位的重要措施;密切与卫生职能部门及卫生服务实践的联系,是社会医学持续发展的基础。

知识链接

中国社会医学学会简介

学会由原上海医科大学顾杏元、同济医科大学梁浩材和西安医科大学龚惠馨等学者申请发起,于1988年9月10日在西安召开社会医学学会成立大会,是中华预防医学会的二级学会。学会在成立之初确定每年召开一次全国性学术会议,交流学科建设的进展,以及展示学术研究的成就。为了精简会议和提高学术会议的质量,1997年以后每两年举行一次全国性学术会议。

本 章 小 结

1. 社会医学是从社会的角度,应用社会科学的理论和方法研究人类健康和疾病的一门医学学科。是医学与社会科学相结合的一门交叉科学,与预防医学和卫生管理等学科关系密切。

2. 社会医学基本内容是通过社会卫生调查,掌握社会卫生状况,特别重视人群健康状况及其变动规律,发现主要社会卫生问题及其影响因素,提出改善社会卫生状况即保护人群健康状况的策略与措施。

3. 社会医学主要任务是倡导积极的健康观,弘扬正确的医学模式,发现社会卫生问题,制订卫生政策和策略,强化常见病的社会防治,促进人群健康和加强社会医学教育。

4. 社会医学产生于欧洲,至今有150多年的历史,其产生和发展是维护人类健康的需要,在医学学科体系和疾病防治领域具有不可替代的地位和作用。

笔记

关键术语

社会医学　　　　　　　　　　医学心理学
social medicine　　　　　　　medical psychology

预防医学　　　　　　　　　　社区医学
preventive medicine　　　　　community medicine

卫生政策与管理　　　　　　　医学社会学
health policy and management　medical sociology

讨论题

1.如何看待社会医学在疾病防治领域的地位和作用？

2.如何站在社会角度,审视人类的健康问题和疾病的发生与流行？

3.结合学生专业情况,讨论学习社会医学的意义。

思考题

1.填空题

(1)社会医学是＿＿＿＿＿与＿＿＿＿＿相结合的一门交叉学科。

(2)社会医学具体内容包括三个层面:＿＿＿＿＿＿、＿＿＿＿＿、＿＿＿＿＿。

2.单选题

(1)社会医学概念是谁第一次提出来的(　　　)

　　A.盖林　B.魏尔啸　C.格罗蒂扬　D.彼得·弗兰克

(2)社会医学是(　　　)

　　A.临床医学的分支学科　B.理论学科

　　C.社会科学的分支学科　D.交叉学科

3.名词解释

(1)社会医学

(2)医学社会学

4.问答题

(1)试述社会医学的基本任务。

(2)社会医学在发展过程中有哪些特点？

（卢祖洵）

医学模式

章前案例

专家挑战传统医学模式提出医学整合

2009年11月在北京召开的"首届医学发展高峰论坛"上,数百位国内医疗卫生领域的专家探讨着一个挑战传统医学模式的话题:"医学整合"。这是面对医学之"病"医生们开出的药方。临床医学要和公共卫生整合,大医院要和社区卫生机构整合,医学要和人文科学整合……。与会者发表了《北京共识》:医学必须有较大的改变,为患者提供更廉价、合理的健康方案(不仅仅是发病后的治疗,还有平常的预防保健)才能够回归到它存在的价值本原,而且人类面临的新健康问题也促使它必须这样做。

一些研究者指出,由于长期"技术至上"的思维,医生们对技术本身产生了迷恋,而它的对象反而变得无足轻重。一场手术下来,医生关注的是难度的大小,被切除的面积和重量,而对手术台上是男是女、多大岁数却毫不关心。

进入21世纪后,慢性病取代传染病成为人类的主要杀手。与传染病不同的是,慢性病与许多危险因素密切相关,控制这些危险因素才可以极大降低慢性病的发病率和死亡率,而以单一治疗方法为特征的医疗方式往往事倍功半。研究显示,控制目前知道的9种传统危险因素,可以降低90%心肌梗死的危险,而要等到病发再去治疗,不仅花费昂贵无比,其效果也并不总让人放心。类似的情况也表现在其他疾病上,比如癌症。最新的理论认为,癌症不仅与基因有关,而且与环境、生活方式、心理情绪有关。对于它的诊疗,如果只从单一病源角度,就很难找到法门。

中国肺癌发病率居恶性疾病之首,胸外科医生往往认为,只要完成了局

笔记

部手术切除,就可以达到根治的目的。然而,肺癌是一个全身性疾病。不少手术除了能够炫耀医生手术的"高难度"外,对病人几乎没有什么好处,他们等待的依然是死亡。这些新情况、新问题说明,在某种程度上,沿袭几百年的生物医学模式及其衍生的特异性病因说陷入了困境。

中国人的心肌梗死死亡率迅速升高且呈年轻化。中华医学会心血管学分会主任委员胡大一指出,盲目做支架,不去改善生活方式,不做预防,不做控制,防治心肌梗死这场战争不可能打赢。唯一可行的办法似乎是,医院尤其是大的医疗中心走出大门,运用临床实践中积累的资料,和预防机构一起,开展健康管理,指导人们改变各种不良的生活方式和行为方式。这不仅仅会大大减少人们的痛苦,也是花费较低的选择。

讨论:1. 当慢性病成为人类主要杀手时,传统生物医学模式显现出哪些不足?

2. 如何理解"医学整合"的内涵?

资料来源:全球医院网http://xinwen.qqyy.com/a/1001/04/47ff_1.html

医学模式涉及整个医学科学与卫生事业的各个领域,医学模式对不同历史阶段的医学科学的发展和医学实践起着重要的导向作用,对人们认识疾病和健康的本质及医学教育的发展具有重要的指导意义。历史上的每一种医学模式的产生,都影响着特定时代的医学观、医学方法论和医疗实践。社会医学的重要任务之一就是研究和倡导适合于时代的医学模式,提高维护人类健康和疾病防治措施的效果。所以,正确认识医学模式,已成为当今国内外医学理论研究者和卫生实践工作者共同关心的重要问题。

第一节 医学模式的概念、特点与作用

一、医学模式的概念

模式(model)简单理解就是从不断重复出现的事件中发现和抽象出来的规律,是解决问题形成经验的高度归纳总结。模式是人们认识和解决问题的思想和行为方式,包括认识和实践操作两个环节。建立模式是科学研究中分析和表达事物间关系和本质的常用方法。

医学模式(medical model)是指在不同历史阶段和科学发展水平条件下,人类与疾病作斗争和处理医学领域中各种问题的思想和方法,是人类对健康和疾病观察与处理方法的宏观概括,其核心就是医学观。一般来说,医学模式包括医学认知模式(medical model)和医学行为模式(medical pattern)。前者是指一定历史时期人们对医学自身的认识,即医学认识论;后者是指一定历史时期人们医药实践活动的行为规范,即医学方法论。医学模式是从实践中抽象出来的理论概念,常用语言文字或图像表示。医学模式一经形成,便会成为人们考虑和研究医学问题时所遵循的总的原则和总的出发点,不仅指导医学理论研究、医学实践的

笔记

发展,也指导着卫生管理实践的发展。

二、医学模式的特点

1. **医学模式产生的社会性** 医学模式属于自然辩证法领域,自然科学和社会科学的发展对其产生和演变有深远的影响。人类社会各项事业的发展进步,推动着世界观、方法论以及探索自然的方法不断创新和发展,必然影响到医学的发展,影响到医学模式的产生与发展。

2. **医学模式存在的普遍性** 医学模式来自并应用于人类医学实践,普遍存在于人们的思想行为中。不论是卫生工作者,还是普通人群,每个人对健康和疾病都有着自身的认识或态度。卫生工作者从更专业的角度对健康和疾病进行认识和理解,相比而言,普通人群的医学观浅显而朴素。

3. **医学模式作用的广泛性** 医学模式是对医学实践自觉反思的结果,这种结果一旦形成高度的概括和总结,对医学科学研究、医学教育方向和卫生实践就会起着广泛而重要的指导作用。

4. **医学模式发展的动态性** 医学模式的演变与生产力的发展水平、生产关系的性质、政治和文化背景、科学技术发展水平以及哲学思想等相关联。因此随着社会发展到一定阶段,达到一定水平,医学模式也将发生相应的改变。医学模式的发展是一个不断扬弃和提高的过程,即"医学实践 – 医学模式建立 – 医学再实践 – 新的医学模式建立"的过程。

三、医学模式的作用

1. **推进医学理论的发展** 不同的医学模式会对不同的医学理论提供不同的思路。为应对人群健康不断出现的新问题,适应医学实践活动的需要,许多经典医学学科不断分化并产生分支,如现代医学正逐步向细胞、分子等层次深入。与此同时,解决日益复杂化的健康问题,需要多学科的理论、知识和方法的交叉和融合,因此促进了一些交叉边缘学科的产生,如社会医学、医学社会学、卫生经济学、卫生事业管理学、卫生信息学、医学伦理学等。

2. **指引医学实践的改进** 在传染病居疾病谱和死因谱的主要位置时,人们专注于探讨特异生物因素和针对性的诊疗方法,忽略心理、社会等因素的作用。随着人们对健康认识的深化和自我保健意识的增强,人们逐步认识到健康不仅与生物因素有关,还与心理、社会、经济、文化等多种因素相关。医学实践也从关注消除生物因素所致疾病的基础上,拓展到关注心理治疗、消除社会不良因素和改变不良行为生活方式等领域,从而使医学实践更具综合性。

3. **促进医学教育的革新** 在与病因较单一的疾病如传染病斗争的医学实践过程中,生物医学的教育和研究得到加强。1910年发表了医学教育史上著名的Flexner报告,引起了人们对专科医学教育的重视,促使医学教育向专科化的趋势发展。但随着疾病谱和死因谱的改变和医学科学的发展,人们逐渐认识到,与疾病和健康相关联的因素,除生物因素外,还有心理因素和社会因素,医学教育又有了重新"定向"。医学生除接受医学科学教育外,还必须接受健康与疾病的

笔记

心理、社会因素协调发展相关内容的教育,学习理解医学与社会学、心理学等学科的关系,在态度、知识、能力等方面适应医学模式的转变。

第二节 医学模式的演变

医学模式的演变过程是一个漫长而曲折的过程,是随着医学科学的发展及人类对健康需求的不断变化而发展的。在不同的历史和社会发展阶段,产生不同的医学模式,每种医学模式的形成和发展过程也是一个充实和完善的过程,即使新的医学模式取得支配地位,旧的医学模式也不会即刻消失,仍会继续发挥作用。医学模式经历了神灵主义医学模式、自然哲学医学模式、机械论医学模式、生物医学模式、生物-心理-社会医学模式等发展阶段(图2-1),其演进过程凸显出人类对医学本质的认识在不断深化。

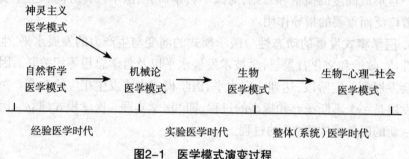

图2-1 医学模式演变过程

一、神灵主义医学模式

神灵主义医学模式(spiritualism medical model)是远古时代的医学模式。远古时代,由于生产力发展水平低下,科学技术水平落后,原始人类对自然的认识非常局限,诸如风雨、雷电、山洪、地震等自然现象不能理解,对人体自身的生理现象如生育、疾病、死亡、梦等也无法理解并作出科学解释。先民们认为,与自然界万物一样,人也受到一种超自然的神灵支配,人类的生命和健康是上帝所赐予,疾病和灾祸乃是神灵的惩罚或者是妖魔鬼怪附身。这种把人类的健康与疾病,生与死都归之于无所不在的神灵的认识,就是人类早期的健康与疾病观,即神灵主义医学模式。基于这种"医学理论",先民们对健康的保护和疾病的防治主要采取占卜、祭祀、祈祷等方式,巫医在疾病的诊治中扮演着极其重要的角色。神灵主义医学模式从本质上说是荒诞的,既未揭示人体疾病的本质,也未给人们提供医治疾病的科学方法,但从人类医学模式演进历史过程上看,还是具有一定历史作用的。神灵主义医学模式是人类历史上第一个有结构的医术体系,它是人类形成科学医学模式过程中不可超越的一环,保存和传播了原始人类的医药经验,鼓舞和增强了先民们战胜疾病的勇气和力量。巫医、巫术为其主要代表。

二、自然哲学医学模式

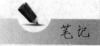

自然哲学医学模式(natural philosophical medical model)是运用朴素的辩证

法和唯物主义观解释健康和疾病现象,把哲学思想与医疗实践联系起来,以直观的自然因素现象说明生理病理过程的一种医学模式。人们开始运用自然因素解释疾病的发生,将医学实践与哲学思想联系起来。如古希腊的"四体液"学说、印度的"三元素"学说、中国的"阴阳五行"学说等。大约在公元前400年,"医学之父"古希腊医生希波克拉底将基于土、气、火、水为"万物始基"的"四元素"理论,发展成为"四体液"学说,并在此基础上提出气质与体质理论。古印度提出了关于健康与疾病的"三元素"学说,三元素即气、胆、痰之间必须均衡,人体才能保持健康,若失衡,就会产生疾病。在这一时期,我国医学产生了"阴阳"和"五行(金、木、水、火、土)"病理学说和内因(喜、怒、忧、思、悲、恐、惊)、外因(风、寒、暑、湿、燥、火)等病因学说,利用自然界的现象来解释人体健康与疾病的现象,并据此产生了中医学理论体系。

知识链接

希波克拉底誓言

仰赖医神阿波罗·埃斯克雷彼斯及天地诸神为证,鄙人敬谨宣誓愿以自身能力及判断力所及,遵守此约。凡授我艺者敬之如父母,作为终身同业伴侣,彼有急需我接济之。视彼儿女,犹我兄弟,如欲业,当免费并无条件传授之。凡我所知无论口授书传俱传之吾子,吾师之子及发誓遵守此约之生徒,此外不传他人。

我愿尽余之能力及判断力所及,遵守为病家谋利益之信条,并检束一切堕落及害人行为,我不得将危害药品给予他人,并不作该项之指导,虽有人请求亦不与之。尤不为妇人施堕胎手术。我愿以此纯洁与神圣之精神,终身执行我职务。凡患结石者,我不施手术,此则有待于专家为之。

无论至于何处,遇男或女、贵人及奴婢,我之唯一目的,为病家谋幸福,并检点吾身,不做各种害人及恶劣行为,尤不做诱奸之事。凡我所见所闻,无论有无业务关系,我认为应守秘密者,我愿保守秘密。尚使我严守上述誓言时,请求神祇让我生命与医术能得无上光荣,我苟违誓,天地鬼神实共殛之。

东西方医学的起源都包括了辩证法和朴素唯物论的思想,把健康、疾病与人类生活的自然环境和社会环境联系起来观察、思考,应用自然现象的客观存在和发展规律来认识疾病和健康问题,体现了朴素、辨证、整体等特点,有力地推动了医学的发展(表2-1)。

表2-1 东西方早期医学理论

古国名	自然观	人体观	疾病观
古希腊	万物由火、气、水、土组成	黏液、血液、黑胆汁、黄胆汁构成人体四元素	四体液失衡与破坏则生病
古印度	万物由地、水、火、风组成	气、胆、痰构成人体三要素	三要素平衡破坏则生病

笔记

续表

古国名	自然观	人体观	疾病观
古代中国	万物由金、木、水、火、土组成，阴阳对立于一体	经络、藏象与阴阳五行类比，人体是有机的衡动整体	阴阳、五行失衡破坏则生病

三、机械论医学模式

机械论医学模式（mechanistic medical model）是基于机械唯物主义观点，以机械运动的原理解释一切生命现象的医学观和方法论。15世纪初，欧洲文艺复兴运动兴起，产生了新的哲学思想和思维方式，为近代科学和医学的诞生创造了重要的物质条件和思想基础。这个时期的哲学实质上已是唯物主义哲学。英国著名自然科学家、哲学家培根（Bacon，1561—1626年）认为新时代的哲学必须建立在科学观察和实验基础上，只有观察和实验才是真正的科学方法，提出用实验方法研究自然的观点。培根主张医生应放弃一切庸俗的观点面向大自然，将医学任务分为三个方面，即保持健康、治疗疾病和延长寿命，倡导研究解剖学和病理解剖学，强调关注医学理论。在实验思想的影响下，机械学与物理学有了很大进步。机械用于生产，不仅提高了劳动生产率，也促进了人类思维的发展。当时盛行以机械运动来解释一切生命现象的观点，如把人体看成是由许多零件组成的复杂机器，心脏是水泵、上肢活动是杠杆活动、饮食是补充燃料、大脑如操纵盘等。法国杰出的哲学家、生理学家和数学家笛卡尔（Descartes，1596—1650年）在《动物是机器》一书中，将动物和人体看作是具备多种生理功能的自动机器，心脏是一部制热机，肺脏是冷却器，并用机械的原理解释人体的功能。法国医生拉美特例（La Mettrie，1709—1751年）在其所著《人是机器》中提出人是自己发动自己的机器，疾病是机器出现故障和失灵，因此需要修补和完善。

机械论将生命活动解释为机械运动，认为保护健康就是保护机器。在机械论唯物主义哲学观的影响下，医学取得了较大进步。如促进了解剖学发展；推动了生理学发展，促使英国医生哈维（Harvey，1578—1657年）发现了血液循环；德国动物学家施旺（Schwann，1810—1882年）发现了动物细胞，并由德国病理学家魏尔啸提出了细胞病理学说；促进了病理解剖学的发展，为近代医学奠定了基础。

机械论医学模式批判了唯心主义的生命观和医学观，将医学引入实验医学时代，对推动现代医学的发展起到了重要作用，但其局限性也很突出。它简单地将人比作机器，忽视了生命的复杂性，也忽视了人的社会性和生物学特性，产生了对人体认识的片面性和机械性。

四、生物医学模式

生物医学模式（biomedical model）是基于生物科学认识健康与疾病，反映病因、宿主和自然环境三者内在规律联系的医学观和方法论。19世纪的技术革命

笔记

和工业革命,促使欧洲大部分国家进入现代资本主义社会。生产力水平的提高,为科学研究提供了物质基础,推动了自然科学的迅速发展。细胞学说、生物进化论、能量守恒与转化定律等一系列重要发现,促成了新的科学革命,人们的思维方式发生了根本性改变,逐步形成了辩证唯物主义哲学观,为医学发展提供了新的科学思维,使医学取得前所未有的进步,奠定了现代医学发展的基础。

资产阶级的工业革命推进了城市化,同时也带来了传染病的蔓延。19世纪40年代霍乱、伤寒大流行,促使法国化学家巴斯德(Louis Pasteur,1822—1895年)和德国细菌学家科赫(Robert Koch,1843—1910年)在细菌学方面进行了开创性研究,使人们对疾病本质的认识深入到细胞水平,揭示出传染性疾病的真正原因,奠定了疾病的细菌学病因理论。在同急性传染病抗争过程中,人们逐步掌握其流行规律,认识了特异性病原体,形成了单因单果的疾病与病因关系模式。在此基础上,提出了符合传染病为主的疾病谱的"流行病学三角模式",认为健康就是要维持宿主、环境和病原体三者之间的动态平衡,平衡破坏就会生病。

生物医学推动了整个医学由经验时代迈向实验时代,促使了对人体生理活动及疾病的定量研究,为解决临床医学和预防医学的一些重大难题奠定了科学基础。在基础医学方面形成了各个医学基础科学,阐明了生物因素是造成的人类疾病的原因,有针对性地开展防治;在临床医学领域,相继攻克了外科手术的疼痛、感染和失血三大难关;在预防医学领域,采用杀菌灭虫、预防接种和抗菌药物三大武器,有效控制了急性传染病和寄生虫病,大幅度降低了其发病率和死亡率,取得了第一次卫生革命的重大胜利,并且在医学发展中仍将发挥着不可取代的重要作用。

生物医学模式的基本理论观点有心身二元论和还原论。心身二元论认为躯体和精神彼此存在相互分工,疾病的产生必然或最终可以在躯体上找到病理变化;还原论认为每一种疾病,完全可以用偏离正常的可测量的生物学变量来说明,必然并且可以在器官、细胞或分子上找到可以测量的形态学或化学改变,可以确定出生物或理化的特定原因,也都能找到特异性的治疗手段或方法。

在特定的历史阶段,生物医学模式对防治疾病、维护人类健康做出了巨大贡献。直到现在,生物医学模式还是医学科学界占统治地位的主要思维方式,成为大多数专科医生处理其领域内医学问题的基本方法。但随着疾病谱和死因谱的转变,受心身二元论和还原论的影响,生物医学的片面性和局限性日益显现。如仅从生物学的角度去研究人的健康和疾病,只注重人的生物属性,忽视了人的社会属性;在临床上只注重人的生物机能,而忽视了人的心理机能及心理社会因素对疾病的发生、发展和转归的作用;在科学研究中较多地着眼于躯体的生物活动过程,很少注意行为和心理过程;思维的形式化往往是"不是病,就是健康"。因此,生物医学模式对某些疾病的心理社会病因、疾病引起的各种身心不适以及生物学与行为科学的相关性已无法解释,对解决慢性病病人的心身疾患和生活质量降低等问题更是束手无策。传统的生物医学模式已难以适应医学的发展和人类健康观念的转变,医学发展期待着更完善的医学模式。

笔记

五、其他医学模式的理论

受到不同时期的科学、技术、哲学等方面的影响,人们立足于不同的认识角度和深度,对医学模式进行了探讨并提出了不同的理论,但均缺乏医学模式所应有的指导性和可操作性。如生态医学模式、基因–生物–心理–自然–社会医学模式理论、协同医学模式理论、四维空间医学模式理论等。

生态医学模式的核心思想是人类与生态环境的和谐发展。人类在与传染病斗争的过程中,发明显微镜并运用于寻找病原,微生物实验证明细菌和病毒致病机制和由此发展起来的疫苗接种和化学治疗法,形成了宿主、环境和病原体相互作用的生态平衡概念,即生态医学模式(图2-2)。由于没有充分考虑社会心理因素与疾病和健康的关系,生态医学模式只是一种过渡性的医学模式。

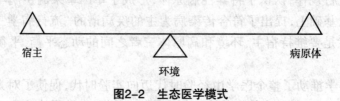

宿主　　　　　　　　　　　　　　　　　病原体

环境

图2-2　生态医学模式

案例2-1

锦旗赞天使　医患关系鱼水情深

邹城市张庄镇王某携妻子将绣有"医德高尚医术精湛,护理精心医护楷模"的锦旗送到了邹城市人民医院消化内科的护士站,一时间护士站充满了温馨。

52岁的王某几周前由于视力下降,双眼看东西模糊到该院住院治疗,经询问病史和检查后发现,王某患有高血糖病史7年,患有糖尿病及糖尿病视网膜病变,同时出现肝硬化并伴有胸腔积液,该院联合多个科室进行了会诊,制订了一套系统治疗方案。

此时王某因住院时间长、辗转科室多、多种疾病长期未愈而变得焦躁不安,甚至对治疗产生了抵触心理。消化内科医护人员一边联合其他科室对王某进行全面治疗,一边指导照顾他的饮食、生活起居,每天与他谈心,加强心理沟通,进行疾病知识宣教,用乐观的心态感染王某,化解他内心的焦躁和担忧。王某深受感动,渐渐转变了心态,增强了战胜疾病的信心,身体一天天好转起来。痊愈出院不久,王某及家人专门定制锦旗到医院看望昔日照顾他的医护人员。

讨论:患者有哪些需求?患者王某锦旗赞天使对你有哪些启示?

资料来源:人民网http://sd.people.com.cn/GB/n/2012/0905/c183711-17444579.html

---

笔记

鉴于基因与人类疾病的关系密切,有学者认为其重要性远远超过其他生物因素,提出基因–生物–心理–自然–社会医学模式。这种模式只是医学因素的累加,只注重个体,没有从宏观上进行模式观的探讨,只是对生物、心理和社会医学模式的补充而没有本质上的变化,随着人类疾病种类的增多渐失去意义。

基于系统科学的相关理论尤其是哈肯(Haken)的"协同学"和普里高津(Prigogine)的"耗散结构"理论,有学者提出协同医学模式。对人类的存在和进化作了深入分析,认为人类的存在是一种复杂、高度有序的非线性协同态。健康是指人体在一定协同度范围内的存在状态;疾病是指低于协同度的存在状态。医学的本质和目的就是要维持或促进或恢复人类的最佳协同态或最佳健康态。

第三节 生物-心理-社会医学模式

生物-心理-社会医学模式(bio-psycho-social medical model)也称现代医学模式,是指从生物、心理和社会等方面观察、认识、分析并处理人类健康和疾病问题的医学观和方法论。该模式的核心观点基于世界卫生组织(World Health Organization,WHO)提出的积极健康观,即健康不仅是没有疾病和虚弱,而且是身体、心理和社会适应的完好状态。

一、生物-心理-社会医学模式产生的原因

(一)疾病谱和死亡谱的改变

疾病谱是指将疾病按其发病率的高低而排列的顺序;死因谱是指各种死亡原因占总死亡原因的百分比由高到低的排列顺序。在生物医学模式指导下,传染病的防治技术取得了重大突破,人类发现或发明了抗生素、疫苗和维生素类药物,以高度针对性的治疗使千百年来影响人类健康的一些烈性传染病得到有效控制。20世纪50年代以来,世界许多国家在不同时期疾病谱和死因谱发生了根本性变化,影响人群健康与生命的主要疾病已由传染病转变为慢性非传染性疾病。发达国家先后都出现了以心脏病、脑血管病、恶性肿瘤和意外伤害占疾病谱和死因谱主要位置的现象,控制慢性非传染性疾病成了第二次卫生革命的主要任务(图2-3)。新中国成立以来,我国城乡居民的疾病谱和死因谱也发生了重大变化,影响人群健康的主要疾病已经类似发达国家,由烈性传染病转变为慢性非传染性疾病,面临着第二次卫生革命的挑战(图2-4、表2-2、表2-3)。因此,目前

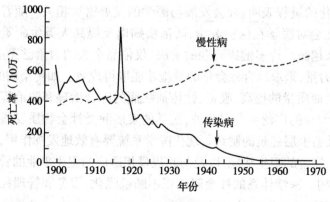

图2-3 1900—1970年美国传染病和慢性病死亡率的变化

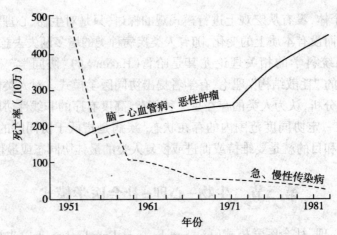

图2-4 1951—1983年上海市区居民传染病与心血管病、恶性肿瘤与慢性病死亡率变化趋势

我国城乡卫生工作对策都主要集中在慢性非传染性疾病的预防和控制上。

疾病谱和死因谱从传染病向慢性非传染性疾病的转变,突显了心理、社会因素的作用,必然要求对人群健康服务的重点进行调整。适用于传染性疾病的单一防治模式,已不适应现代医学面临的挑战。面临第二次卫生革命,疾病的防治不能仅限于生物因素,而要综合考虑心理、行为、社会和环境等多因素的影响和交互作用,从生物、心理和社会的角度采取综合性社会防治策略。

(二)人们对卫生保健需求的提高

随着社会经济的发展和生活水平的提高,人们对卫生保健提出了更高的要求。人们已不仅仅满足于疾病的防治,还要求合理的营养、安全的劳动条件、健康的生活方式、良好的心理状态、较强的社会活动能力、融洽的人际关系,在延长寿命的基础上,更加注重提高生命质量。面对人们多样化的健康需求,卫生服务的内容和方式必须进行相应的变革。卫生服务不应仅仅是治疗疾病,还应包括行为心理健康服务、疾病预防、卫生保健、社会环境的改善等。这些内容已突破了传统生物医学的范畴,将医学服务拓展到了生物、心理和社会领域,成为了医学模式转变的推动力量。

(三)医学发展的社会化趋势

医学演化的进程表明,社会发展与医学的发展密切相关。随着人类社会的进步,整个社会对医学在保护健康、防治疾病以及提高人类生命质量方面的作用,要求越来越高。许多健康问题的解决,仅依靠个人的力量已无法完成,只有动员全社会力量,采取综合社会化的措施才能取得成效。如传染病的预防、慢性病的管理、生命质量的提高,吸毒、性传播疾病的综合治理和防治等都需要政府主导和社会大众的广泛参与。此外,医学的发展除受社会物质发展水平的影响外,还受到社会上层建筑的制约。现代医学系统要有效地发挥作用,离不开正确的卫生政策、完善的卫生法规,以及与其规模相适应的卫生事业的管理体制和必要的管理机构。医学体系的社会属性正不断被强化,服务和管理社会化是其重要的发展方向。

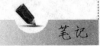

表2-2 我国部分城市前5位死因谱的变化情况（1957年—2011年）

顺位	1957年			1985年			2011年		
	死因	死亡率（1/10万）	构成比（%）	死因	死亡率（1/10万）	构成比（%）	死因	死亡率（1/10万）	构成比（%）
1	呼吸系统疾病	120.30	16.90	心血管疾病	131.00	23.30	恶性肿瘤	172.33	27.79
2	传染病	11.20	15.40	脑血管疾病	117.50	21.00	心脏病	132.04	21.30
3	消化系统疾病	52.10	7.30	恶性肿瘤	113.90	20.30	脑血管疾病	125.37	20.22
4	心血管疾病	47.20	6.60	呼吸系统疾病	50.90	9.10	呼吸系统疾病	65.47	10.56
5	脑血管疾病	39.00	5.50	消化系统	23.30	4.20	损伤及中毒	33.93	5.47

表2-3 我国农村居民前5位死因谱的变化情况（1990年—2011年）

顺位	1990年			2000年			2011年		
	死因	死亡率（1/10万）	构成比（%）	死因	死亡率（1/10万）	构成比（%）	死因	死亡率（1/10万）	构成比（%）
1	呼吸系统疾病	159.67	24.82	呼吸系统疾病	142.16	23.11	恶性肿瘤	450.83	23.62
2	恶性肿瘤	112.36	17.47	脑血管病	115.20	18.73	脑血管病	138.68	21.72
3	脑血管病	103.93	16.16	恶性肿瘤	112.57	18.30	心脏病	123.69	19.37
4	心脏病	69.60	10.82	心脏病	73.43	11.94	呼吸系统疾病	84.97	13.31
5	损伤和中毒	68.48	10.65	损伤和中毒	64.89	10.55	损伤及中毒	56.50	8.85

笔记

（四）人们对健康和疾病认识的深化

生物医学模式重点关注躯体的生物学过程，仅从生物属性上解释人类的健康和疾病，局限性越来越明显。随着人们对保护健康、防治疾病的经验积累，认识也有了深刻的变化。对人的属性的认识，由生物自然人上升到社会经济人。对疾病的发生和变化，由生物层次深入到心理与社会层次。对健康的思维也日趋全方位、多层次。认识到健康是一种连续性的状态，功能减低是一种亚健康状态，功能衰退是一种亚临床疾病状态。从强调个人、家庭、医疗卫生机构在保护健康方面的作用发展到认为国家、社会应承担保护健康的主体责任。认识并倡导健康是人人应当享有的基本权利，健康权不仅仅是政治承诺与目标，也是一项由法律进行保障的权利，而国家是这项权利的重要义务主体，承担着尊重、保护与实现公民健康权的重大责任。

（五）健康影响因素的多元化

在与疾病抗争的过程中，人们逐渐认识到无论是传染病，还是慢性病，与发病有关的各种因素及其相互的作用关系是很复杂的。一种因素可以引起多种疾病，一种疾病也可与多种因素有关。20世纪70年代，布鲁姆（Blum）、拉隆达（Lalonde）和德威尔（Dever）等学者就此指出环境因素（特别是社会环境因素）与人们的身心健康、精神和机体发育均密切相关，并提出了生物遗传、环境、行为与生活方式、医疗卫生服务是影响健康的主要因素。

（1）生物遗传因素：生物遗传因素是指人类在长期生物进化过程中所形成的遗传、成熟、老化及机体内部的复合因素。生物遗传因素直接影响人类健康，它对人类诸多疾病的发生、发展及分布具有决定性影响。有些疾病如血友病、白化病、蚕豆病、精神性痴呆等直接与遗传因素相关。有些疾病如高血压、糖尿病、精神障碍性疾病等则是遗传因素与环境因素、生活方式和行为综合作用的结果。心理活动要通过生理机制起作用，疾病会导致不良的心理感受，失衡心态也会引起躯体疾患。社会因素也是通过对个人生理和心理变化的影响而发挥作用。

（2）环境因素：环境因素包括自然环境、心理环境和社会环境。自然环境包括原生环境和次生环境。在自然环境中，存在大量健康有益因素和有害因素，有些是自然存在的，有些是人的活动造成的。水、空气、食物等污染，生产环境中的职业性危害等均对人们健康构成威胁。心理环境包括性格、应激和生活紧张因素、情绪等。心理因素不仅是某些疾病发病的诱因，而且在疾病的发展、持续的时间和预后方面起着重要作用。社会环境包括社会地位、经济收入、居住条件、营养状况、文化程度等对健康产生着重要影响。贫困者面临的危险因素远超过富裕者；文化程度低的人群所受健康危险因素的损害要超过文化程度高的人群。

（3）行为与生活方式因素：行为是人类在其主观因素影响下产生的外部活动，而生活方式是指人们在长期的民族习俗、规范和家庭影响下所形成的一系列生活意识及习惯。行为与生活方式的选择具有自主性，其造成的危害称为自创性危害。合理、卫生的行为生活方式将促进、维护人类的健康，而不良的行为生活方式将严重威胁人类的健康。吸烟、酗酒、滥用药物、缺乏体育锻炼、不合理的膳食习惯、不安全性行为等均会严重危害到健康。不吸烟、少饮酒、积极锻炼、合理膳食、保持乐观情绪、良好的遵医行为等可明显降低慢性病的发病率和死亡率。

（4）医疗卫生服务因素：医疗卫生服务是指促进及维护人类健康的各类医疗、卫生保健活动，是一种控制疾病的社会措施，对人群健康的影响作用巨大。医疗卫生服务既包括医疗机构所提供的诊断、治疗服务，也包括卫生保健机构提供的各种预防保健服务。一个国家医疗卫生服务资源的拥有、分布及利用将对其人民的健康状况起重要的作用。医疗卫生机构的布局是否合理、就医是否及时方便、医疗技术水平高低、卫生服务质量的优劣等均直接影响到人群健康和疾病的转归。

1991年WHO基于这一健康因素分类方法，对全球的主要死因进行调查归纳显示，60%死亡是由于行为生活方式、17%为环境因素、15%为生物因素、8%为卫生服务。影响人群健康的因素所呈现出的多元化，也必将促使人类防治疾病的模式发生变革。

（六）卫生保健实践的启示

世界多国的卫生保健实践显示，越早认识医学模式转变并主动促成转变的国家，其国民健康状况的改善就越快，取得的成效也越显著。例如英国制定实施卫生资源向脆弱人群倾斜的政策，重视发展社区卫生服务，取得了良好的健康投入产出效果。芬兰实施全民健康促进策略，由个体健康服务转向群体健康服务，基于社区干预健康危害因素，成效明显。新中国成立以来强调卫生工作的社会化，充分依靠和发动群众，利用国家、社会等多种手段积极落实城乡卫生保健，不到半个世纪，人均期望寿命、婴儿死亡率和孕产妇死亡率有了极大改善，获得WHO的赞誉并推广成功经验。巴西将发展初级卫生保健和社区卫生服务作为改善健康公平性的核心策略，近年来所取得的成功经验受到全世界的瞩目。

二、生物-心理-社会医学模式凝聚的过程

（一）环境健康医学模式的提出

环境医学模式于1974年由布鲁姆（Blum）提出。他认为环境因素，特别是社会环境因素，对人们健康、精神和体质发育有重要影响，提出了包括环境、遗传、行为与生活方式、医疗卫生服务这四大因素的环境健康医学模式。环境因素中的社会环境因素和自然环境因素，是影响健康的最重要因素。图2-5中各因素的箭头粗细，表示了各因素对健康作用的强弱程度。

（二）综合健康医学模式的提出

拉隆达和德威尔对布鲁姆的环境医学模式进行修正和补充后，在20世纪70年代末提出了卫生服务和政策分析相结合的综合健康医学模式，系统地论述了疾病流行学和社会因素的相关性，为制订卫生政策、指导卫生保健工作奠定了理论基础。该模式认为影响人类健康的四大类因素，每一大类可以分为三个因素，则共计十二个因素（图2-6）。

笔记

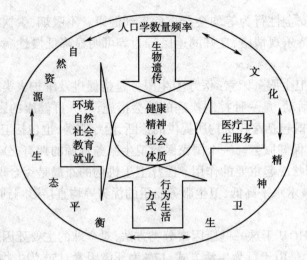

图2-5 环境健康医学模式

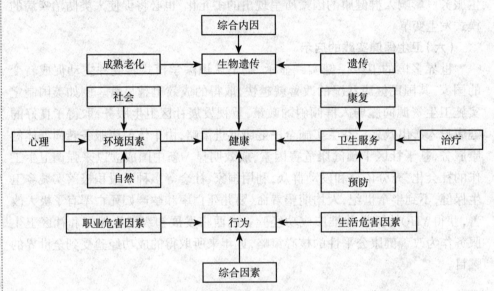

图2-6 健康影响因素分类

(三)生物-心理-社会医学模式的提出

人类社会的进步带来人群健康需求的新变化,在一系列的探讨和实践的基础上,美国罗彻斯特大学医学院精神病学和内科学教授恩格尔(Engel)在1977年 *Science* 杂志上发表了题为"需要新的医学模式:对生物医学的挑战"的文章,批评了生物医学模式的局限性,指出生物医学模式仅关注导致疾病的生物化学因素,而忽视社会、心理的因素,是一个简化的、近似的观点,该模式已不能解释并解决所有的医学问题。为此,恩格尔提出了一个新的医学模式即生物-心理-社会医学模式,提出"为了理解疾病的决定因素,以及达到合理的治疗和卫生保健模式,医学模式必须考虑到病人、病人生活在其中的环境以及有社会设计来对付疾病破坏作用的补充系统,即医生的作用和卫生保健制度"。这就是说,人们对健康和疾病的了解不仅包括对疾病的生理(生物医学)解释,还应包括了解病人(心理因素)、病人所处的环境(自然和社会因素)和帮助治疗疾病的医疗保健体

笔记

28

系(社会体系)。生物-心理-社会医学模式基于系统论的原则,认为健康或疾病是从原子、分子、细胞、组织、组织系统到人,以及由人、家庭、社区、人类构成概念化相联系的自然系统。在这个系统中不再是心身二元论和还原论的线性因果模型,而是互为因果、协同制约的模型。健康反映为系统内、系统间高水平的协调。恢复健康不是健康的以前状态,而是代表一种与病前不同的系统新的协调。

三、生物-心理-社会医学模式的基本内涵和观点

(一)生物-心理-社会医学模式的基本内涵

1. 生物-心理-社会医学模式揭示了医学观的动态性 从生物医学模式到生物-心理-社会医学模式的演变,经历了一个多世纪的时间。而生物医学模式从早期医学模式的演变,经历的时间更长,这种由远到近、时间由长到短的演变过程,类似于人类认识自然,认识科学的过程,符合科学发展的规律。新的医学模式的提出及其得到医学界广泛认同这一事实表明,医学模式发展的是动态的,也是渐进的。今天,我们认为生物-心理-社会医学模式是全面的、先进的、科学的。也许到了明天,我们又会发现它的局限性,寻找更佳的医学模式。人类对自身的认识就是这样,继往开来,推陈出新,不断发展,与时俱进。

2. 生物-心理-社会医学模式更准确地肯定了生物因素的含义和生物医学的价值 生物-心理-社会医学模式是在重视生物医学的前提下肯定了社会与心理因素的价值。生物因素对健康的影响不是唯一的,只是其中的一部分。过去100多年来,人类依赖生物医学手段,取得过辉煌的成就。现在,对新的医学模式的接受,不是为了否定旧的模式,而是在原有的基础上有所创新,有所前进。生物医学的手段,将继续在新的模式指导下,发挥其应有的作用。随着生物医学技术的进步,在人类自身健康水平的提高,疾病与痛苦的缓解与消除等方面,生物医学仍将起着不可替代的作用。

3. 生物-心理-社会医学模式确立了心理和社会因素在医学系统中的地位和作用 生物-心理-社会医学模式不是对生物医学模式简单的否定,而是对生物医学模式的继承和发展。既重视人的生命活动的生理基础,又强调了人作为社会人,其生理活动与心理活动是相互依存的关系。充分肯定了心理因素、社会因素对人类疾病,特别是对慢性病的重大影响。确立了社会、心理因素在医学中应有的位置。

4. 生物-心理-社会医学模式立体地探索了健康概念 生物-心理-社会医学模式的健康观,已不再是"没有疾病就是健康",也不再是"能发挥社会功能就是健康",而是一种生理、心理的健康和社会的幸福完满状态。它是一种三维的、立体的健康概念。生物-心理-社会医学模式与生物医学模式的根本区别不在于是否重视生物因素,是否要发展生物医学,而是要在重视生物因素,发展生物医学的前提下,把健康服务的对象——拥有生物属性和社会属性的人和人群放在特定的社会关系中去加以认识,去研究提高其健康水平和生活质量的策略。

(二)生物-心理-社会医学模式的基本观点

1. 整体论观点 生物-心理-社会医学模式将人视为一个具有生物属性和

社会属性的整体,把人和人所处的自然和社会环境作为一个整体考虑。整体论是一种哲学观点,认为对事物某个方面的了解必须以对事物整体的理解为前提。在医学理论中,整体论者认为:①生命系统是有机整体,其组成部分不是松散的联系和同质的单纯集合,整体的各部分之间存在相互联系、相互作用;②整体的性质多于各部分性质的总和,并有新性质出现;③离开整体的结构与活动不可能对其组成部分有完备的理解;④有机整体有历史性,它的现在包含过去与未来,未来和过去与现在相互作用。整体论肯定生物有机体是多层次的结构系统,坚持整体的规律不能归结为其组成部分的规律,强调由部分组成的整体有新性质出现,这正确地反映了事物的辩证法。但有些整体论者片面强调整体,而忽视了对整体中各部分作必要的细致分析。中医在认识上以整体论为主,不但认为人体是一个整体,而且认为人与自然环境也是一个整体,提倡"天人合一"的生命价值观。只是在西方,机械论和生物医学模式逐渐走向还原论、心身二元论,才使整体论观点失去了其在现代生物医学中的地位。

2. **系统论观点**　生物-心理-社会医学模式主张将人体和环境统一起来,将疾病、病人、医疗保健系统作为社会大系统进行分析。系统论认为世界上任何事物都可以看成是一个系统,系统是普遍存在的,系统中还存在不同层次的子系统,各子系统之间相互独立、又相互关联和依赖。在医学领域,系统理论不仅提供了一个适合于疾病的生物-心理-社会的概念,而且还提供了适合于把疾病和医疗保健作为相互关联的过程来研究的概念方法,如从分子、细胞、器官、机体、人、家庭、社会或生物圈等不同组织层次来理解健康与疾病;认为医疗卫生系统不能脱离社会系统而单独存在,它属于社会系统的一部分,应统筹考虑整个社会系统而发展医疗卫生事业。

3. **多元论观点**　随着对病因知识的积累,人们认识到多种慢性病或非传染病,甚至于急性疾病和传染病的病因并不是单一的。如结核病,由于缺乏营养、居住拥挤、贫穷和遗传因素等使身体对结核杆菌的易感性增高。生物-心理-社会医学模式对生物医学中单因单果的思维模式进行了批判,并逐步形成了"多病因说"或"多因多果病因说",从多元论的角度理解健康和疾病。多元论对现代医学的发展起到了重要的推动作用,成为了生物-心理-社会医学模式医学观点的重要组成部分。

第四节　生物-心理-社会医学模式的影响

一、对卫生事业的影响

(一)生物-心理-社会医学模式把健康推到一个新的战略高度
强调健康是每个公民的一项基本人权,每个公民都有获得最大可能健康的权利、义务和责任,维护和促进健康是各个国家及政府义不容辞的责任和义务。强调健康是个人、组织和社会充分发挥其功能的必要前提,追求健康水平提高和幸福生活是人类社会经济发展的终极目标。强调以健康为中心,重视躯体、心理和社会健康,才能保证个人、家庭、社区和国家实现其社会发展目标。

笔记

医学模式的每一次转变不仅在理论上是一次飞跃,也深深地影响着卫生事业的发展。在生物-心理-社会医学模式的影响下,针对全球不断变化的主要卫生问题,WHO对全球卫生策略进行着不断地调整和完善,提出了21世纪人人享有初级卫生保健以及千年发展目标等全球策略。

(二)生物-心理-社会医学模式促成"大卫生观"形成

生物-心理-社会医学模式使人们从宏观的、社会发展和人类进步的高度来看待卫生工作,充分认识到卫生工作的社会性、群体性,把卫生工作看作是人类生存和发展的基本要素,看作是社会与经济发展的重要组成部分和全社会的事业。积极推动了封闭式的"小卫生观"向开放式的"大卫生观"改变。"大卫生观"的基本思想是指导卫生系统从封闭变为开放的系统;卫生与社会发展同步;国家、社会各系统把健康和幸福作为共同的社会目标。"大卫生观"的目的是综合运用生物医学、行为医学、社会医学和其他相关学科,如卫生经济学、卫生法学、健康教育学、卫生管理学等的成就,协调社会各系统的力量,为人类提供最佳的健康服务。

(三)生物-心理-社会医学模式为卫生事业可持续发展提供理论指导

生物-心理-社会医学模式倡导以公共政策、科技进步、重大行动为切入点,实施综合治理,有机协调部门职能,充分调动各方面积极性,共同应对卫生挑战;倡导以实现社会经济与人民健康协调发展为出发点和落脚点,全面促进人群健康、提高健康的公平性;倡导以人为本,以国民健康需要为导向,从注重疾病诊疗向预防为主、防治结合转变,推进卫生事业向可持续发展模式转变。

二、对卫生服务的影响

(一)从治疗服务扩大到预防服务

从治疗扩大到预防服务,就是指从防治分家到防治结合,将医疗服务工作融入预防工作中。伴随着生物-心理-社会医学模式的提出和发展,预防的概念及内涵得到了丰富和扩展,预防的理念已贯穿和渗透到疾病发生、发展和转归的全过程。在疾病防治过程中,生物-心理-社会医学模式重视和强调疾病的三级预防:即一级预防(病因预防),在疾病未发生时采取有效措施避免疾病的发生;二级预防(临床前期预防),在疾病发生早期,做到早发现、早诊断和早治疗;三级预防(临床期预防),在患病后做好疾病的治疗和康复工作。

(二)从生理服务扩大到心理服务

生物医学模式关注人的生理和病理变化而开展服务,较少注意人的心理和社会因素对健康的影响。生理-心理-社会医学模式在强调生理服务重要性和必要性的前提下,突出卫生服务的整体性,特别强调心理服务、社会服务的重要性,倡导扩大心理服务。要求在提供躯体照顾的同时,也要对普通人群和病人进行心理服务,了解影响病人的心理因素,积极开展心理卫生工作,调节和平衡心理刺激,缓解生活事件和工作紧张所带来的压力,加强心理护理和心理康复工作,不断丰富心理服务的内容和措施。

(三)从医院内服务扩大到医院外服务

生理-心理-社会医学模式要求卫生服务应由传统的封闭式院内服务,逐步向院外扩大,适应卫生服务的社会化要求。医生应从在医院内被动等待病人的服务方式向主动走出医院,进入社区和家庭,为社区人群提供综合性照顾。生理-心理-社会医学模式提倡开展以人为中心、以家庭为单位、以社区为范围的全面、综合、连续、人格化的健康服务。如开展社区卫生服务,大力培养以全科医生为重点的社区卫生服务人员,深入社区开展预防、医疗、保健、康复、健康教育、计划生育"六位一体"的社区卫生服务,向居民提供适宜、方便、快捷的全科性的基本卫生保健服务。

(四)从技术服务扩大到社会服务

从技术服务扩大到社会服务是卫生服务发展的必然趋势,是医学进一步社会化的体现。人群的健康服务需求是多层次的,简单的技术服务已不能满足人们不断变化的健康需求,社会、心理服务越来越受群众欢迎日显重要。生理-心理-社会医学模式认为医生除掌握医学知识外,还应学习加强人文科学知识并具备一定的科学研究、管理能力。在提供卫生服务的过程中,医疗人员除诊治疾病外,还应该通过社会医学诊断,发现居民的健康问题,找出危害居民健康的危险因素,进行健康指导和健康促进,指导人们改变不良的生活习惯和行为方式,降低由心理因素所致疾病的发生率。开展人群健康调查,发现影响健康的社会因素,及时向有关部门提出可行性的政策建议。

三、对医学教育的影响

在生物医学模式指导下形成的传统医学教育,着眼于认识生物体的结构、功能及疾病的机理,忽视影响机体健康的心理、环境和社会等因素,医学教育呈现"闭锁性"的特点。在生物-心理-社会医学模式框架下成为一名合格的医生,不仅需要自然科学知识,也需要人文社会科学知识。因此,医学教育在重视传统医学学科教育的基础上,还应开展心理学、社会学、人文学等诸多相关学科的教学,注重培养医学生的研究性学习能力、优化学生知识结构、提高社会实践能力等等。新的医学模式对医学教育的影响主要体现在以下方面:①要求医学生树立正确的职业态度,要有社会责任感和科学献身精神;②现代型的医学人才,既要有自然科学方面的知识,又要有社会科学、人文科学方面的知识;③在学习专业技能的同时,还应加强社会实践的锻炼。

WHO及国际医学教育界都提出了医学教育改革的意见。1984年WHO提出为实现人人享有卫生保健,医学教育需重新"定向"。1988年8月举行的世界医学教育会议上所通过的爱丁堡宣言指出"医学教育的目的是培养促进全体人民健康的医生"。1995年WHO提出现代医学教育培养的专业人才,要在态度、知识、能力三个方面适应医学模式的转变。

WHO提出的医学教育改革包括三个方面:第一,提出了医疗卫生服务体系必须进行改革以适应21世纪的需要,医学教育的改革必须与卫生服务体系的改革同步进行,否则改革就收不到预期的效果。第二,提出了现代医生必须是"五星级"的医生,即:医疗服务提供者(care-provider),希望医生能根据病人对预防治疗和康复的总体需要来提供医疗保健服务;决策者(decision maker),从伦理、费用与病人需要等多方面情况综合考虑各种治疗技术的使用；信息传播者（community），主动有效地进行健康教育，促进健康生活方式，增进个体和群体的健康保护意识；社区领导者（community leader），平衡协调个人、社区和社会的关系以满足卫生保健需求；卫生服务管理者（manager），在卫生部门内部及卫生领域外其他社会机构之间协同工作。第三，医学教育自身必须进行改革。通过学科建设和调整，加强医学人才全面素质的培养，加强医学生人文科学素养、综合能力以及创新能力的培养，树立终身教育的观点。纠正医学本科教育阶段的专科医生导向而忽略全科医生基础培训的状况，将专科医生和全科医生的培养放在同等重要的位置。医学教育的评价标准必须是社会效益。

四、对临床医学的影响

疾病既是一种生物现象，更是一种社会现象。长期以来，受生物医学模式的影响，临床医学对病因的分析，只重视生物因素，忽视社会心理因素。在医疗服务实践中，临床工作者多"看病不看人"，过分迷信和依赖实验室和仪器设备的检查，偏重于对器质性病变的治疗，忽视心理和社会方面的考虑，在一定程度上阻碍了临床医学的进步。这些现象的产生，与临床医生本身缺乏群体、预防、心理、道德和人文方面的知识有着密切的关系。

生物-心理-社会医学模式对临床医学提出了新的要求。要求在临床工作中，从观念到实践都要进行变革：由以医疗为导向向以预防为导向转变；由以疾病为中心向以病人为中心转变；由偏重个体诊治向更加重视群体健康防护转变；由着眼于分析影响健康的生物因素向综合性多因素分析转变；由单纯性治疗向兼顾健康教育、心理咨询、社会支持等转变。

临床医生、护士等既是医务人员也是社会工作者，其角色集医者、健康监护人、咨询者、教育者、医疗保险守门人等于一身。因此，为适应现代医学的发展，未来的临床工作者在熟练掌握医学专业知识的基础上，应努力学习好社会医学、卫生管理学、卫生经济学等医学人文学科知识，强化人文科学和社会科学素养的培养，逐渐成为优秀的临床专家和社会工作者。

五、对预防医学的影响

预防医学的主要任务是对致病因素采取措施，预防疾病的发生。生物-心理-社会医学模式对预防医学理论的拓展起到了积极作用，推进预防医学对健康影响因素的研究从生物因素扩展到生物、心理和社会因素，把生物学预防和医学预防扩大到社会预防和心理预防。预防保健工作不仅需重视生物、物理、化学等自然环境因素的作用，更应关注行为生活方式、心理以及社会因素对人群健康的影响。

在生物-心理-社会医学模式的指导下，预防医学建立了"高危"的观点，产生了三个非常重要的概念即高危环境、高危因素、高危人群。对高危环境、高危因素、高危人群进行有效控制和管理，可降低人群发病和死亡水平，提高人群健康水平和改善生命质量。加强高危环境、高危因素、高危人群的研究对预防医学

笔记

探索病因和制定防治措施有重要的理论和实践意义。

在生物-心理-社会医学模式的推动下,预防医学从生物病因为主导的防治模式拓展到生物、心理、社会的综合防治模式,将预防策略按等级分类,提出并形成了现代三级预防策略,强调以人群为对象,以健康为核心,以促进健康、保护健康、恢复健康为目的的公共卫生策略与措施,是现代预防医学为人们提供的健康保障。

本 章 小 结

1. 医学模式包括医学认知型和医学行为模式,具有社会性、普遍性、广泛性和动态性,可推进医学理论的发展、指引医学实践的改进、促进医学教育的革新。

2. 医学模式演变经历了神灵主义医学模式、自然哲学医学模式、机械论医学模式、生物医学模式、生物-心理-社会医学模式五种模式。

3. 生物-心理-社会医学模式的产生源于疾病谱和死亡谱的改变、人们对卫生保健需求的提高、医学发展的社会化趋势、人们对健康和疾病认识的深化、健康影响因素的多元化、卫生保健实践的启示。

4. 生物-心理-社会医学模式的基本观点包括整体论观点、系统论观点和多元论观点。

5. 影响人类健康的因素分为生物遗传因素、环境因素、行为与生活方式因素、医疗卫生服务因素。

6. 生物-心理-社会医学模式对卫生事业、卫生服务、医学教育、临床医学、预防医学、健康评价等都产生了影响。

关键术语

医学模式　medical model

生物医学模式　biomedical model

生物-心理-社会医学模式　bio-psycho-social medical model

讨论题

1. 请阐述医学模式演变的过程。

2. 请阐述生物-心理-社会医学模式产生的原因和影响。

思考题

1. 填空题

(1)医学模式的演变经历了_____、_____、_____、_____、_____五种模式。

(2)影响健康的因素包括_____、_____、_____、_____

笔记

_____四大类。

2.单选题

（1）"三元素"学说产生于(   )

　　A.古埃及 B.古希腊 C.古印度 D.古中国

（2）生物-心理-社会医学模式由哪个学者提出(   )

　　A.布鲁姆（Blum） B.拉隆达（Lalonde）

　　C.德威尔（Dever） D.恩格尔（Engel）

3.名词解释

（1）医学模式

（2）生物-心理-社会医学模式

4.简答题

（1）简述医学模式的作用。

（2）简述生物-心理-社会医学模式产生的原因。

（姜润生）

第三章

社会医学基本理论

学习目标

通过本章的学习,你应该能够:

1. 掌握健康与疾病的社会性、健康与社会经济发展的双向性、健康公平性、健康社会因素决定论、卫生工作全社会参与的观点及其对卫生工作的指导意义。

2. 熟悉健康社会资本理论和高危险性理论。

3. 了解医学与卫生事业发展的社会属性、卫生事业与社会同步发展的重要性的观点。

章前案例

健康差别与健康公平

以2000年同一天出生的两个南非儿童为例。黑人女孩恩塔比森出生在非洲东开普省农村地区的一个贫穷家庭,母亲没有接受过正规教育。白人男孩彼得出生在开普敦的一个富裕家庭,母亲毕业于开普敦附近的名牌大学斯坦陵布什大学。

在恩塔比森和彼得出生的那一天,他们无法选择自己的家庭状况,无论是性别、种族、父母的收入和教育水平,还是生于城市或农村。这些先天的背景因素对他们的生活将产生重大的影响。彼得在一岁前死亡的概率为3%,恩塔比森为7.2%;彼得的预期寿命为68岁,恩塔比森为50岁;彼得有望接受12年的教育,恩塔比森则不超过1年。这两个孩子充分发挥人类潜力的机会从一出生就存在巨大的差别,这并不是孩子本人的过错。而这种机会上的不平等,导致他们为南非的发展作出贡献的能力也不同。

在南非的彼得和恩塔比森之间,机会存在如此惊人的差异,但是这与南非平均水平和较发达国家公民之间的差距相比,却又是相形见绌。以同一天出生在一个普通瑞典家庭的斯万为例,看一看他出生时握着一把什么样的牌:他在一岁以内死亡的可能性仅为0.3%;预期寿命为80岁,可以比彼得多12岁,比恩塔比森多30岁;他可能接受11.4年的教育,比南非的平均水平多5年……

讨论:如何理解社会因素对人们健康状况和健康公平带来的影响?

资料来源:摘自《2006年世界发展报告》

笔记

社会医学是一门新兴学科,在其发展的历程中,逐步形成了一些具有学科特色的重要理论与观点。这些理论与观点既是社会医学理论研究和实践经验的科学总结,同时也对社会医学的发展起着指导作用。其主要特点是:①创新性:社会医学的基本理论和观点源于医学思维与实践的创新,因而具有创新性;②预见性:社会医学基本理论是对医学本质的看法,因此对卫生事业的发展具有一定的预见性;③实践性:社会医学是一门应用科学,社会医学基本理论和观点既源于医疗卫生实践,又指导卫生工作实践,并在实践中不断丰富和发展;④政策性:社会医学基本理论和观点对卫生事业发展起着指导性作用,为卫生政策形成提供理论依据。

第一节　健康与疾病的社会性

一、健康的社会性

(一)健康的定义

关于健康(health)的定义,不同时期有不同的观点,并且随着医学模式的转变,健康观也在不断发生着变化。1947年,WHO提出的健康的定义为:"健康不仅是没有疾病或虚弱,而且是身体、心理和社会上的完好状态。"该定义有三个特点:①改变了定义的指向,由疾病转向健康;②定义涉及生理、心理和社会三个层面,第一次从"人"的角度以整体的观点来定义健康,扩大了医学的着眼点;③定义从群体考虑问题,因为健康与否离不开人所处的特定社会环境的影响。WHO的健康观在肯定人的自然属性的同时,强调了人的社会属性,被认为是积极的健康观。

1978年WHO在《阿拉木图宣言》中重申,健康是指身体、心理和社会的完好状态,而不仅仅是没有疾病或虚弱。这一新的健康观是从生理学、心理学和社会学三维的角度去诠释健康的内涵,从而使人们对健康的认识扩展到一个新的境界。它从现代医学模式出发,倡导了生理健康、心理健康及良好的社会适应性,尤其强调了三者之间的紧密关系,是人们对健康认识的一大突破。

(二)健康的社会性

人的社会属性决定着健康的社会性。人的社会属性包括人类共生中的相互依存性、人际关系中的社会交往性、人在伦理关系中表现出来的道德性以及生产关系中的劳动合作性等基本内涵。人与人、人与社会、人与环境间的统一协调是保证人类健康的基本条件,破坏这种和谐关系就会打破人们的健康平衡。健康的社会性主要体现在如下几个方面:

1. 健康是社会发展的资源　人类社会的发展归根到底取决于社会生产力的发展。生产力包括劳动资料、劳动对象和劳动者三要素,其中物质因素是生产力中的基础因素,而人的因素则是推动生产力发展的决定性因素。健康是劳动者发展个人技能的基础,也是社会发展的根本资源。

2. 健康是社会发展的标志　健康是社会发展的重要标志。美国社会卫生协会(ASHA)曾经指出:一个国家国民生产率的高低与健康水平密切相关,其中有

笔记

三个指标涉及健康方面,即出生率、婴儿死亡率和平均期望寿命。

社会可持续发展的核心是人的全面发展,强调满足人类的基本需要,这既包括满足人们对各种物质生活和精神生活的需要,又包括满足人们对劳动环境、生活环境和生态环境等的需求;既包括不断提高全体人民的物质生活水平,又包括逐步提高生存质量,使人、社会与自然保持和谐并形成良性循环,从而使社会发展达到人与自然和谐统一,生态与经济共同繁荣。

3. 健康是社会经济发展的目的 人类的健康状况在一定程度上反映了一个社会的经济发展水平。因此,从健康投资入手,既是促进社会经济发展的手段,也是缩短国家之间以及国家内部社会经济发展贫富差距的重要途径。正因为如此,2007年"世界卫生日"的主题确定为"投资卫生,构建安全未来",强调只有立即加大对卫生事业的投资,才能为人类构建安全的未来,确保子孙后代能够生活在安全、发展、繁荣的和谐社会中。

二、疾病的社会性

(一)疾病的定义

对于疾病(disease)的认识,历史上也曾经有过不同的观点。希波克拉底认为,人体内存在着血液、黏液、黄胆汁和黑胆汁,疾病就是四种体液在比例、作用、数量上的失调。中国经典医籍《黄帝内经》的观点是,疾病的本质在于人体的阴阳失调。在近代,德国的魏尔啸认为"疾病的本质在于特定细胞的损伤","一切疾病都是局部的"。随着现代分子生物学的发展,有学者提出:所谓疾病就是基因的病变。也有学者认为,疾病就是在一定病因的损害作用下,因神经-内分泌-免疫网络自稳调节紊乱而发生的异常生命活动过程。上述两种定义的共同点就是以细胞病理和基因病理为基础而提出的,还未形成与生物-心理-社会医学模式相适应的疾病观。

关于疾病概念的界定,1997年开展的医学目的(goals of medicine, GOM)研究计划所得出的结论因具有一定的创新性而产生了较大的影响。GOM研究计划对几个与疾病相关的概念进行了界定:疾病(disease)是指身体上或精神上的不正常,偏离统计学意义上的标准,并引起病患或残疾,或者增加早死的机会;病灾(malady)是指除疾病外许多有害健康情况的状态,包括损伤、创伤和缺陷;疾患(illness)是指人主观感觉部分身体或精神不安康或受损害以至于生命中正常功能受到影响等。

(二)疾病的社会性

疾病本身是生物学现象,但又与人的社会地位、社会关系和社会活动密切相关。因此,疾病也是一种社会现象。表现为:

1. 疾病病因的社会性 现代病因学认为,诸如慢性病等疾病的发生、发展与社会经济条件、行为与生活方式等多种危险因素密切相关。美国前十位死因研究结果表明,社会因素占死亡影响因素的77%。因此,只有从社会角度来分析疾病产生的原因及其发展的规律性,才能制定科学有效的防治措施,达到促进人类健康的目的。

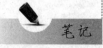
笔记

2. **疾病结果的社会性** 疾病的结果是劳动力的健康受到损害,给患者本人、家庭及社会带来经济负担。一方面降低了劳动生产能力,减少了物质的生产;另一方面疾病造成的早死也减少了劳动力的工作时间。同时,治疗疾病需要消耗大量的卫生资源。以2001年为例,我国卫生资源消耗为6140亿元人民币,占当年GDP的6.4%,因疾病、伤残、过早死亡造成国民经济损失达7800亿元,占GDP的8.2%。此外,某些严重疾病的流行和健康问题还会破坏社会的稳定,如吸毒、艾滋病、炭疽菌邮件等,其影响远远超出了生物医学的范畴。

3. **疾病防治策略的社会性** 实践证明:疾病防治工作中,医疗卫生机构和医务人员的核心作用固然重要,但忽视社会各部门以及人民群众的作用,卫生工作将难以取得理想的效果。疾病防治是一项社会性很强的工作,要求必须树立"大卫生观",动员全社会的力量,使卫生工作成为社会发展的一个重要组成部分。

三、健康与疾病的多元性

健康与疾病是共存的,每个人的一生都要经历生、老、病、死的全过程。健康和疾病又是相对的,患病本身包含有健康的成分,而健康的同时也含有疾病的因素。因此,绝对的健康是不存在的。每个人都是在健康和疾病连续统一体的某一位置,并且在动态变化着,可以说,健康和疾病是机体在特定时期内的一种状态。无论是健康还是疾病,都是多种因素综合作用的结果,即健康与疾病的多元性。这里我们可以用多因多果的观点加以解释。首先,疾病发生是多因的。现代病因学认为,疾病是生物学、环境、行为与生活方式和卫生服务四大类危险因素协同作用的结果,并且这些因素共同作用可以导致多种疾病的结果,如高血压、吸烟、高胆固醇和A型性格是公认的可以使个体患心血管疾病概率增加的因素。同时,这些因素还可以使个体患脑血管病和糖尿病的概率增加。其次,健康状况的形成也是多因的。良好的健康状况除个体遗传和健康生活方式因素外,还需要拥有良好的社会环境因素,而社会环境因素在个体健康和社会健康状况中起主导性作用。

第二节 医学与卫生事业发展的社会属性

一、医学的社会属性

(一)医学目的与医学模式的一致性

医学的目的随着医学模式的发展而变化。在人类社会早期,人类掌握的技能非常有限,以朴素唯物论和自然辩证法为基础的自然哲学医学模式确定了以"减轻痛苦和挽救生命"为古代医学的目的。随着病理解剖学的发展和微生物致病性的发现,人类对疾病的认识有了质的飞跃。大量抗生素和外科手术的应用,开始了近代医学的对抗疗法,并将医学引向现代高技术的时代。以人体解剖学和抗生素为代表的近代生物医学模式,将"治病救人、延长生命、解除疼痛和疾苦"作为医学的主要目的。

20世纪40年代以来,医学科学技术的迅速发展使传染病得到了有效控制。

笔记

因而许多人认为,只要科技进步,就能消除任何疾病。但事实证明,疾病不仅未被消灭,反而增加了。在市场经济社会里,人们普遍感到竞争日益激烈、生活节奏加快,以至于一些心身疾病明显增多。疾病负担沉重,医疗卫生费用呈指数曲线急剧上升。可见,在生物医学模式指导下,卫生投入单纯以科技为中心,不仅未能达到战胜疾病的目的,反而带来医疗上的一些新问题。为此,美国哈斯廷斯中心主任Daniel Callahan院士1992年敏锐地提出:存在于医学界的种种矛盾和危机,其根源在于对"医学目的"认识不正确。指出应该在生物-心理-社会医学模式理论和社会可持续发展理论的指导下,在世界范围内重新考虑和讨论医学的根本目的。这一观点引起了包括中国在内的14个国家医学和哲学界的重视和参与,并最终形成了医学目的研究计划。按照疾病的时间和严重程度,该研究提出现代医学目的主要有四个层次:①预防疾病和损伤,促进和维持健康;②解除由病灾引起的疼痛和疾苦;③照料和治愈有病的人,以及不能治愈的人;④避免早死,追求安详死亡。必须建立科学的死亡观,医学需要在与死亡作斗争以及接受死亡之间保持某种平衡。

(二)现代医学目的的社会性

现代医学的目的代表着医学的核心价值,正确理解其原则,将有助于医学在面临不合时宜的或异己的政治和社会压力时作出正确的选择。现代医学目的体现了如下的原则,这些原则充分体现了医学的社会性:

1. **高尚原则** 即医学应该忠实于自身及其服务对象,并贯穿于医学专业和实践的全过程。

2. **节制和谨慎原则** 死亡是不可避免的,医学要用理智来权衡其与疾病的斗争,其作用不是超越有机体,而是帮助人们尽可能地在有限时间内健康地生活。

3. **供得起和经济上可持续原则** 医学应该努力使其目的适应于经济现实,并使医学在可能的范围内提供给大众。实践证明,凡是供得起的医学,从长期来看就是可持续的。

4. **公正和公平原则** 医学的服务对象应该是所有的人,而不应该只是那些富有的人,也不应该在延长不可避免的疾病或死亡的边缘徘徊。

5. **尊重人的选择和尊严的原则** 医学应尊重人的自由和尊严,应该对医学知识和技能的使用作出负责任的选择。在治疗选择、生育、终止维持生命的治疗以及稀缺资源的分配等方面也应遵循这一原则。

随着人类对医学本质认识的不断深化,现代医学目的要求在医学实践中,应使研究人的生物属性与社会属性相结合,生理特点与心理特点相结合,预防与治疗相结合,传统医学与现代医学相结合。在整体论指导下,卫生服务应遵循"四个扩大"的原则,树立"以人为本"思想,强调"以病人为中心","以人的全面健康为中心"。要全面考虑人的整体性,关注病人的主观感受,尊重病人的意愿和选择。医疗实践从救死扶伤扩展到疾病预防、治疗、康复和帮助病人回归社会等。医学的社会功能正在日益突显。

笔记

二、卫生事业的社会属性

我国的卫生事业是一定福利政策的社会公益性事业,这是卫生事业社会属性的体现。它要求卫生事业的改革和发展始终坚持以社会效益为最高原则。同时,卫生事业还具有生产性,这是卫生事业自然属性的体现,忽略了这个特性就会遏制卫生事业的活力。因此,应正确理解和处理卫生事业公益性和生产性的关系。

(一)卫生事业的公益性

卫生事业的社会属性是"公益事业"。"公益(commonweal)"是指人人需要、共同受益、各方尽责。公益性事业就是依靠社会力量和人民群众力量举办的、非营利性的、为人民群众服务的事业,并在人类社会经济发展过程中做出积极的贡献。卫生事业的公益性决定了医疗机构非营利性,合理的经济补偿是医疗机构生存的必然要求。卫生事业公益性的基本特征体现为:①举办卫生事业不收取投资回报;②卫生事业享有政府给予的某些特权;③卫生事业机构应承担公共义务;④政府对卫生工作实行政策干预和法规管理;⑤卫生事业整体"公益性"与局部福利性的兼容性等。

卫生事业是政府实行"一定福利政策"的公益性事业。"福利(welfare)"是政府或社会团体通过再分配形式给劳动者或社会成员的一种物质帮助或照顾,是用国家财政去扶持,实行一定的免费或少量收费的政策。而"一定"就意味着有限度,是由目前我国经济发展水平所决定的。社会主义市场经济体制下的卫生服务机构接受国家财政的补贴,同时以免费或低于成本的收费形式向社会提供卫生服务产品,实际上是给卫生服务的对象间接分配一部分社会消费基金。我国新医改中实施的向城乡居民免费提供九大类21项国家基本公共卫生服务项目,促进基本公共卫生服务逐步均等化,就是卫生事业公益性和福利性的充分体现。

(二)卫生事业的生产性

通常认为卫生服务的产出有两种形式:一是将医疗机构、卫生技术人力、设备作为对卫生系统的投入,则一定数量与质量的卫生服务就是其产出;二是将卫生服务作为改善健康的投入,则良好的健康状况就是其产出。卫生服务的这种生产性对于政府和社会的卫生投资决策具有重要影响。

卫生事业的生产性(productbility)包括物质资料的生产和人类自身的生产。卫生事业一方面通过保护、增强劳动力促进物质资料的生产,另一方面通过控制人口数量、提高人口素质促进劳动力自身的生产。卫生服务是由具有一定卫生知识、技能和经验的卫生服务劳动者,以保护健康的人群和有待于修复劳动能力的患者为特殊劳动对象,通过卫生器材和药物等劳动资料进行的以提高人们的健康水平为目的的活动,而卫生服务就是这个劳动过程所生产的特殊产品。医务人员提供卫生服务的过程实际上就是卫生服务的生产过程。卫生服务提供者通过卫生服务这种具体形式的劳动,创造了防病治病、保障人民健康的使用价值。同时,也耗费了卫生服务提供者的一般劳动,这种无差别的人类一般劳动凝

笔记

结为卫生服务的价值。因而,卫生服务产品也具有商品的属性。

卫生事业与国民经济其他部门存在着密不可分的经济联系。一方面卫生事业需要其他经济部门为其提供大量的物质产品和劳务;另一方面它又为国民经济其他部门成员提供大量的卫生服务产品。这种相互提供的产品和服务需要之间的经济联系必将随着社会分工而发展。卫生服务机构生产的"卫生服务"具有价值和使用价值,在商品生产、分配、交换、消费过程中要充分体现等价交换的原则,必须严格遵守价值规律。忽视卫生事业的生产性是桎梏卫生事业发展的根源。

长期以来,我国由于卫生服务价格低于其价值,造成卫生服务机构的劳动得不到合理的补偿,卫生服务的简单再生产和扩大再生产难以为继,而这种不等价交换又刺激了卫生服务的一部分不合理需求,诸如小病大医、重复就医、盲目检验和滥用药物等。此外,由于不能发挥价值规律在卫生服务市场需求和卫生资源配置中的作用,价格杠杆被行政手段所取代,许多卫生服务单位盲目增加机构、人员、床位等,造成卫生资源过分集中于大城市、大医院,而农村、基层卫生机构相对不足。社会卫生资源和卫生服务利用存在着极大的浪费。因此,卫生事业的改革与发展必须考虑其生产性的属性。

三、卫生工作的社会性

(一)"大卫生观"的含义

随着社会经济的发展,健康与疾病越来越得到全社会的共同关注。加快发展医疗卫生事业,不断提高人民健康水平是各级政府的一项重要职责。卫生工作涉及社会各方面,关系到每一个人的各个生活时期。卫生事业本质上是一种"人人需要、共同受益"的社会公益事业,提高人群的健康水平需要全社会的积极行动和参与,即"大卫生观(extensive health conception)"。

(二)现代医学模式要求卫生工作应全社会参与

传统的卫生观习惯于采用生物医学方法防治疾病,而"大卫生观"则强调卫生系统必须由封闭转为开放,与其他部门密切协作,动员全社会参与,使卫生工作成为社会发展的一个重要组成部分。WHO认为,单纯依赖医学手段难以有效根治产生健康问题的社会根源,需要卫生系统内外、政府各部门的协调行动和全社会的共同参与。人类健康活动从个体健康拓展到其工作场所、生活场所、社区乃至国家或全球的健康行动。21世纪初WHO提出,社会各部门间在卫生行动方面不协调是加快全球卫生策略进程的主要障碍之一。2003年,严重急性呼吸综合征(severe acute respiratory syndrome, SARS)在中国流行的教训以及随后中国有效防治的全社会行动,是对卫生工作需要全社会广泛参与的"大卫生观"的最好诠释。

案例3-1

"非典"事件的思考

2003年2月的广州是一个恐慌之城。SARS自1月开始在广州市流行,

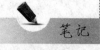
笔记

3月初达到了高峰。此时,SARS病毒正在飞速地蔓延,并悄悄地逼近北京。3月6日,北京报告发现第一例输入性SARS病例。3月下旬,广东和北京均被WHO确定为疫区。至4月9日,中国内地已报告SARS病例1290例,其中广东省1213例,北京市22例。

2003年4月20日,中国政府加大了对SARS疫情的监控和社会公布的力度,各地设立发热门诊,实行定点医院,集中治疗;流调布网,群防群控,整体隔离感染源;校园封闭管理;民航、铁路、公路设置交通联合检查站,各大火车站启用体温测试仪;公共娱乐场所暂时停业;全民动员,按照属地管理原则,建立信息收集反馈、督促检查等制度严密防控,取得了良好效果。6月24日,WHO宣布把北京从SARS疫区的名单上除名。

据WHO报告,此次SARS流行,中国内地共有26个省、市、自治区出现过SARS疫情,累计报告SARS病例5327例,死亡348例。SARS的流行对国内与国际的公共卫生安全和经济产生深远的影响……

资料来源:2003年6月26日新华网和WHO网站

第三节 健康与社会经济发展的双向性

卫生事业的发展与国家经济建设和社会发展密切相关,是提高人民健康水平、改善生活质量的重要保证。健康是发展生产力的第一要素,是经济发展和社会稳定所必备的先决条件。因此,保障全体公民应有的健康水平是国家发展的基础。健康将有助于经济、社会、环境的发展,对可持续发展起着重要的作用。同时,健康又是人类可持续发展的一个结果和目标,是社会进步的核心。WHO曾在1984年指出:"过去10年中被认识到的一个基本真理是:正如发展本身推动着卫生工作一样,卫生也同样推动着社会经济的发展,两者齐头并进。"

一、健康是社会可持续发展的基础

(一)可持续发展的含义

1987年,世界环境与发展委员会出版的《我们共同的未来》中指出,"可持续发展是既满足当代人的需要,又不对后代人满足其需要的能力构成危害的发展。"其基本内涵包括:①改变单纯的经济增长、忽视生态环境保护的传统发展模式;②由资源型经济过渡到技术型经济,综合考虑社会、经济、资源与环境效益;③通过产业结构调整和合理布局,开发应用高新技术,实行清洁生产和文明消费,提高资源的使用效率,减少废物排放等措施,协调环境与发展之间的关系,最终达到社会、经济、资源与环境的持续稳定发展。

可持续发展应遵循以下原则:①可持续性原则:其核心是指人类社会经济发展不能超越资源与环境的承载能力。②公平性原则:既在实现本代人的公平的同时,又要实现代际间的公平。③共同性原则:包括发展目标的共同性和行动的

笔记

共同性,即通过全球合作,保持地球生态系统的安全,并以最合理的利用方式为整个人类谋福利。④质量原则:经济增长并不代表经济发展,更不代表社会的发展。因此,可持续发展更强调经济发展的质,而不是量。⑤时序性原则:强调可持续发展的阶段性。⑥发展原则:人类的需求系统分为基本需求、环境需求和发展需求三个子系统,各个子系统间需要相互协调统筹发展。

(二)健康是可持续发展的基础

健康是劳动力的基础,健康投资能减少疾病与残疾,有效延长劳动力的工作时间,为社会创造更多的财富,促进社会经济的发展。WHO宏观经济与卫生委员会研究指出,660亿资金的健康投资可得到3600亿的回报。20世纪美国南部、南欧、日本和东亚经济的强劲发展,都是以公共卫生、疾病控制和改善营养摄入等方面的重大突破为后盾的。联合国开发计划署(United Nations Development Programme,UNDP)的跨国研究也表明,卫生与健康的进步会对经济增长产生明显的正面影响。如人口预期寿命每增加10%,则人均国内生产总值平均年增长1.1%。1950—1982年间,我国人口平均预期寿命从35岁增加到69岁,由此创造的经济价值共24730亿元,平均每年约773亿元,相当于国民生产总值的22%。

1993年世界银行发展报告"投资与健康"认为,经济、教育和卫生是整个社会发展的三个制约因素。据世界银行专家测算,过去40年中,世界经济增长大约8%~10%归因于健康人群。哈佛大学近期研究也表明,约30%~40%的亚洲经济奇迹源于健康人群。世界银行前行长詹米逊在研究中国经济发展时,将中国和印度成年人生存率进行了比较,发现印度劳动力人口死亡率比中国高出16%。如果今天中国的劳动力人口按照印度的成年人死亡率死亡的话,则中国经济发展应该比目前低15%~20%。不难看出,健康、高素质的劳动人口是社会生产力的重要组成部分,良好的健康状况是促进发展的中心环节。

二、社会经济的发展是卫生事业发展的保证

(一)卫生事业发展以经济发展为支撑

1. 综合国力明显增强,人民生活水平显著提高 新中国成立60年来,我国取得了国民经济和社会发展的巨大成就,综合国力明显增强,人民生活水平显著提高,科技、文化、教育、体育、卫生等各项事业全面发展。到2010年,我国的国内生产总值是397 983 亿元,人均GDP达到了4361美元。城乡居民实际消费水平达到每人10 522元,生活质量有了明显的提高。

与此同时,居民的食物消费结构得到显著改善,恩格尔系数不断下降。我国于2000年居民恩格尔系数首次低于50%,2010年城乡分别降至35.70%和41.10%。必须指出,经济指标只是居民生活的一个方面,居民生活质量理应是经济、文化、发展预期和应对风险能力的和谐统一,是多项指标的综合考量。

2. 贫富差距进一步拉大 值得注意的是,我国自改革开放以来,贫富差距进一步拉大。据世界银行的统计,2000年我国的基尼系数达到0.42,超过了国际公认的警戒线水平,且呈现逐年上升的趋势。2010年已经达到0.61,其中农村家庭为0.60,城市家庭为0.56,收入差距悬殊。要降低基尼系数,缩小收入差距,需要

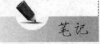

政府在税收、社会保障等二次分配中缩小差距的同时提高教育水平。

（二）社会经济的发展推动卫生事业的发展

社会经济的快速发展推动了卫生事业的快速发展。截至2010年末，我国卫生机构总数为93.7万个，医疗机构床位总数达478.7万张，卫生机构人员总数增加到820.8万人。每千人口医院及卫生院床位由1949年的0.15张增加到3.56张；每千人口卫生技术人员数由1949年的0.93人增加到4.37人；每千人口医生数由1949年的0.67人增加到1.79人。城乡已建立健全医疗预防保健网，居民看病难、住院难的现象大大缓解，医学教育与科研水平也得到了很大的提高。

三、健康、卫生事业与社会可持续发展的相互作用

（一）卫生事业发展与社会发展

卫生事业发展若受到阻碍，必将影响到整个社会的发展，卫生事业离开了国民经济大环境也难以发展。改革开放三十年来，中国经济取得了举世瞩目的成就，许多卫生指标有了明显的改善，但总体来看，离全面实现"人人享有卫生保健"的目标尚有一定距离。这反映了中国经济增长与卫生发展之间的不协调性，如不消除这种不协调，将会制约社会的发展。《2002年度全球卫生研究论坛》指出，不良的健康状况可在两个方面增大致贫的可能性：一方面是间接地通过对生长发育的不良作用而导致贫穷，另一方面是直接地通过贫穷的恶性循环而致。社会可持续发展一旦被打破，必将导致健康的损害。

（二）人类发展与健康风险

2002年，UNDP在《中国人类发展报告》中首次引入了健康风险指数（health risk index，HRI）指标，用以衡量经济、社会、环境、医疗保障因素等对人类健康的危险程度。健康风险指数由室内及户外空气污染、水污染、营养状况以及卫生保健服务可及性等四个指标组成，取值在0~1之间，越接近于0越好。中国27个省份和3个直辖市（不包括重庆）的健康风险指数最低的3个省（市）分别为上海、北京和江苏，最高的3个省份依次是西藏、宁夏和贵州。一般来讲，健康风险指数高的地区，人类发展指数（human development index，HDI）低。HDI是目前国际上衡量各国人类发展状况的权威指数，由生活水平、健康水平和教育水平三个指标的加权平均数构成，取值也在0~1之间，越接近于1越好。2002年我国总体的HDI是0.726，全球位居第96位，是过去40年来全球HDI提升最快的10个国家之一。其中最高的3个省（市）分别为上海、北京和天津，与西欧较不发达的经济体如葡萄牙和塞浦路斯相当，而最低的3个省为西藏、贵州和青海（表3-1），与非洲的博茨瓦纳和纳米比亚相当，但均超过了全球的低人类发展水平线0.5的水平。2011年中国的HDI为0.687，全球排名第101位，不升反降，显然与中国在经济领域取得的成就不相称。

笔记

表3-1 中国各省市人类发展指数（HDI）与健康风险指数（HRI）

	城市	HDI	HRI		城市	HDI	HRI		城市	HDI	HRI
1	上海	0.85	0.19	11	吉林	0.72	0.29	21	内蒙古	0.68	0.28
2	北京	0.85	0.23	12	海南	0.71	0.28	22	安徽	0.67	0.30
3	天津	0.80	0.27	13	山西	0.71	0.34	23	江西	0.67	0.33
4	广东	0.77	0.27	14	新疆	0.71	0.26	24	四川	0.67	0.31
5	辽宁	0.76	0.27	15	湖北	0.70	0.30	25	宁夏	0.66	0.56
6	浙江	0.76	0.37	16	河南	0.69	0.47	26	云南	0.63	0.42
7	江苏	0.75	0.24	17	重庆	0.68	–	27	甘肃	0.63	0.42
8	福建	0.73	0.27	18	湖南	0.68	0.28	28	青海	0.62	0.33
9	黑龙江	0.73	0.30	19	陕西	0.68	0.33	29	贵州	0.60	0.52
10	山东	0.72	0.29	20	广西	0.68	0.35	30	西藏	0.52	0.75

（三）健康与可持续发展

健康与人类可持续发展的双向性提示，一定要把卫生发展纳入社会发展目标计划中，制定卫生政策要以促进人类健康为最高目标。政府在可持续的卫生保健体制中的作用，体现在保障卫生服务的公平，以及确保为使全体人民获得最佳服务的卫生保健体制尽责，包括使全体人民在其整个生命过程中都能获得优质的卫生保健，预防和控制疾病以及保护健康，支持建立可持续的卫生保健体制及其发展的法规，开发卫生信息系统，确保积极有效的监测，培养和维持卫生人力资源，获得适当的可持续资金的供给等。总之，卫生发展是社会发展的前提条件，而社会发展又为卫生发展提供政策环境、社会条件和物质保障。所以，二者应互为条件，协同发展。

第四节　健康公平性

公平程度是社会文明程度的重要指标之一。WHO在"2000年人人享有卫生保健"的全球战略决策中提出，健康是人的基本权利，是现有其他一切权利的前提，其实质就是对健康公平的追求。在"21世纪人人享有初级卫生保健"策略的总目标中，更是强调了在国家之间和在国家内部促进健康公平。消除健康的不公平是各国政府卫生改革与发展的重点目标。

一、健康公平的概念

健康公平（health equity）是指一个社会的所有成员均有机会获得尽可能高的健康水平，即不同收入、种族、年龄、性别的人群应当具有同样或类似的健康水平。健康公平主要用平均期望寿命、患病率、死亡率、婴儿死亡率、5岁以下儿童死亡率、孕产妇死亡率等指标来评价。WHO在《2000年世界卫生报告》中还提出，将伤残调整期望寿命分布和儿童成活率分布指数作为健康状况公平性的重要指

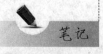

标。需要指出的是,健康公平不等于健康无差异,只有当造成健康差异的原因是由于人们所处的环境不平等或机会不平等时,健康差异才属于健康不公平的范畴。

健康公平性与卫生服务公平性紧密相连。卫生服务的公平性是指在不同个体或群体之间进行公平的资源分配或对待,合理的卫生服务应具有广泛的、同等的可及性,并且在不同收入阶层之间对卫生筹资的负担进行公平分配,包括卫生服务提供中的公平性和卫生服务筹资中的公平性。卫生服务提供中存在着横向公平和纵向公平。横向公平是指所有具有同样卫生服务需要的人可以获得完全相同的卫生服务;纵向公平则是卫生服务需求较大的人群应比那些需求较小的人群获得更多的所需的卫生服务。卫生服务筹资中的公平性也存在着横向公平与纵向公平。其中横向公平是指具有同等支付能力的人应对卫生服务提供同等的支付;纵向公平则是指支付应当与支付能力成正相关,即支付能力高的人应当多支付。近年来,WHO认为筹资的公平性主要表现在两个层面:一是健康人群与非健康人群之间的风险分担;二是不同经济收入水平人群之间的风险分担,即每个人的贡献不一定相同,经济状况越好,其贡献就应越大。可见,筹资公平性的本质就是避免因病致贫或因病返贫,同样也拓宽了公平性的内涵。总之,在对公平性的理解中,卫生领域更强调卫生服务提供中的横向公平和卫生筹资中的纵向公平,即一个公平的卫生系统应当是在一定的经济水平下,根据人们的支付能力进行卫生筹资,按照人们的需要提供卫生服务,同时应达到理想的满意度。

《2000年世界卫生报告》认为中国卫生的特点是,只用了世界上1%的卫生资源,解决了占世界人口22%的卫生保健问题。中国居民的健康水平,总体上已处于发展中国家的前列,超过中等收入国家的平均水平,接近于发达国家20世纪80年代初期的水平。健康水平绩效在世界卫生组织191个成员国中位居第61位,堪称为发展中国家的典范。但遗憾的是,卫生筹资的公平性却排在第188位,而且在我国的内部、东西部地区以及城乡居民间的健康状况均存在着明显的差异。这与我国飞速发展的经济状况相差甚远,医药卫生事业的严重滞后已成为我国社会发展的瓶颈。因此,我国新医改的重点放在了提高健康水平的公平性上。只有尽量缩减这种差异,社会才能协调发展。

二、产生健康不公平的根源

研究认为,人们所处的社会经济地位不同是造成健康不公平的主要原因。一般来说,不同社会经济地位的人,所拥有的社会资源也不同,而这又决定了他们所受的教育水平、工作与生活环境以及可获得的卫生服务的质量与水平。

世界卫生组织在《2008年世界卫生报告》中指出,极不平等的卫生保健机会以及保健服务提供中存在的地域性不平等导致了健康结局的普遍不平等。然而,卫生保健领域内的不公平首先来源于卫生体系以外的社会阶层和政治不平等,如社会状况、收入水平、就业情况、种族歧视以及压力等因素。此外,卫生保健的不公平也源于卫生体系对人群的排斥,如卫生保健的可利用性、可获得性、服务质量与支付负担,甚至是实际的临床治疗方式。总之,人群的易受伤害及其所接

笔记

触环境的差异,加之卫生保健的不平等,共同导致了保健结果的不平等,这是健康状况不公平的根源所在。

三、健康公平实现的社会责任

健康公平是社会平等的重要组成部分。21世纪以来,健康公平成为各国政府追求的政策目标,并把消除健康不公平作为各国卫生改革与发展的重点目标。

存在于人们之间的健康不公平不可能自动消失。这是因为:第一,造成健康不公平的许多因素对个人来说自由选择的余地不大。人们无法或无力选择自己的工作或生活环境,而这是导致健康不公平的主要原因。第二,造成健康不公平的许多原因都源于社会因素。因此,政府和社会对于有效改善健康的不公平程度负有重要责任。

同样,健康公平也不可能自动实现。经济增长可为健康水平的提高提供保障,但不会必然带来健康的公平,甚至有时会加剧健康的不公平程度。这就是为什么健康不公平现象广泛存在于不同经济发展阶段的国家的原因,而政府与社会的有效干预,才是最终实现健康公平的基本手段。因此,政府和社会的责任在于不断加强有关健康公平的研究,识别导致健康差异的重要因素,针对可避免的因素,制定旨在降低健康不公平的社会公共政策。总之,健康公平不可能自动实现,一个社会必须及时发现存在的健康不公平问题,并积极采取控制政策和措施加以应对,才能有效消除由于各种社会不公而带来的诸多健康问题。

知识拓展

政府有责任致力于解决卫生保健的不平等性

WHO认为,处理卫生保健的社会决定因素,以便使卫生体系更加有助于健康公平性需要广泛的干预措施。这些干预措施包括:①降低社会的阶层化;②减小易受伤害性;③保护人群,尤其是弱势人群免于接触危害健康的环境;④缓和可进一步导致社会阶层化的不平等的保健结果。政府有责任致力于解决卫生保健的不平等性问题,他们在卫生领域中所做的决策决定了卫生体系中不平等性加重或缓解的程度。

资料来源:摘自《2006年世界卫生报告》

第五节 健康高危险性理论

健康高危险性是指对人群健康产生有害影响和不利作用的高可能性。1978年WHO在阿拉木图会议上指出:改善高危人群的健康状况是"人人享有卫生保健"策略的根本目标之一。高危险性观点认为,疾病防治工作应有所侧重,要把有限的卫生资源用于高危人群。因此,研究高危险性就是通过对群体危险性水平的比较分析,发现高危人群,找出卫生服务工作的重点,从而更有效地利用卫生资源制订防治疾病的措施,改善人群的健康水平。高危险性包括高危人群、高危因素和高危环境。

一、高危人群

高危人群是指易受疾病侵扰的人群,包括处于高危环境中的人群,对环境有高危反应的人群,以及有高危行为的人群。如老人、妇女、儿童、残疾人、离婚或丧偶者、流动人口、处于职业危害者、生活环境有污染的人群等都属于高危人群。由于他们比一般人群被侵害的可能性都高,因此应作为疾病防治工作的重点人群。发现高危人群是高危分析的主要目的。

二、高危因素

高危因素是指对健康构成威胁的因素。2002年世界卫生报告《降低危险因素,促进健康生活》中指出,全球三分之一以上的疾病负担是由体重不足、不安全性行为、高血压、吸烟、酗酒、不洁饮水、缺少公共卫生条件、铁缺乏、固体燃料所致的室内污染、高胆固醇及肥胖等十种危险因素所导致的。而高危反应是指机体对外界刺激缺乏适应或耐受能力,当身心和社会刺激达到一定的强度、频率和持续时间后,容易引发某些相应疾病,如恐高症、接触物过敏反应等。因而,不同的人对同一刺激的反应性存在着较大差别。识别与认知高危因素,以及学会判断与评估易发生高危反应的人群对于疾病预防至关重要。

三、高危环境

高危环境是指处于对健康不利的环境,包括存在危险因素的自然环境、心理环境和社会环境。

(一)高危自然环境

高危自然环境包括地震、水灾、环境污染、自然疫源性病原体和自然界中理化因子含量的异常等,这些因素增加了某些疾病发生的危险性。例如1976年唐山大地震,高血压患病率从震前的5.4%上升到震后的8.2%,三年后又恢复到原有水平。1990年华东地区发生水灾,不但没有出现大的疫情,相反一些地方传染病发病率反而减少,这得益于政府高度重视灾后疾病的预防工作并卓有成效。足见社会因素可以减少自然高危因素的作用。

(二)高危心理环境

高危心理环境很多,如离婚、丧偶、失学、失业、人际关系紧张、移居、居住过分拥挤等。高危环境中的自然和社会环境,往往通过心理中介引起机体的生理和病理改变。需要指出的是,处在同一生活事件中的人所产生的心理反应可能会不同,这既取决于先天的遗传素质,更取决于个人后天的生活经历。

(三)高危社会环境

高危社会环境如战争、社会动荡、经济危机、缺乏社会保障、公共卫生事业落后等。处于这类环境中的人们可以使患高血压、溃疡病、冠心病等疾病的概率增加。

总之,高危人群、高危因素和高危环境都有其特定的生理和心理作用机制,

笔记

通过中枢神经、内分泌和免疫系统作用,降低机体的防御能力,引起机体与环境平衡失调,导致相应疾病的发生。用高危险理论来分析卫生工作的主要问题,采取重点防治措施,确定优先干预的人群以及优先干预的领域和问题,对提高资源的利用效率具有重要的现实意义。

第六节　健康社会因素决定论

社会因素(social factors)是指社会的各项构成要素,包括环境、人口和文明程度。社会因素对健康的影响非常广泛,并在疾病的发生、发展和防治工作中起着重要的作用。世界卫生组织认为,随着社会的发展,人们生活方式的改变,社会因素对健康的作用逐渐居于主导地位。

一、社会各构成要素对健康的影响

(一)社会因素可以导致疾病

社会经济状况(socioeconomic status,SES)通常包括平均收入、教育水平、社会地位与阶层等方面。大量研究已经证实,社会经济因素对健康有着重要的影响。一般来说,经济状况较好的社会,人们的平均健康水平也较高,而经济状况较差的社会,人们的健康状况相对较低。因此,经济发达国家的人群健康状况一般要好于经济不发达国家,但并非经济越发达的国家健康水平就越高,而是那些经济水平虽不高但分配制度平等程度高、贫富差距小的国家总体健康水平却很高。这从社会发展的绝对水平和相对公平水平两个方面证明了社会因素对健康的决定作用。

疾病谱的改变也与社会发展密切相关。20世纪下半叶,慢性非传染性疾病如恶性肿瘤、脑血管、心脏病等疾病成为影响人类健康的主要疾病,其病因主要是不良的行为与生活方式。与此同时,一度被基本控制的传染病以及新的传染病又不断出现,其发生、发展与转归都离不开具体的社会环境与条件,直接受到社会因素的制约。据WHO最近发布的年度报告,未来10年内,世界可能面临一种新型致命性疾病的威胁,其危害程度将不亚于艾滋病、SARS和埃博拉等疾病。并强调由于交通工具的发达以及人口的频繁流动,新型疾病暴发之快前所未有,在世界范围内传播只需数小时。全球处在历史上疾病传播速度最快、范围最广的时期,人类的健康正面临着更严峻的威胁。

(二)社会状况的改善可以提高人群健康水平

社会环境与条件不仅在危害人类健康方面发挥着重要作用,而且在改善健康方面也起着重要的作用。尽管个体对保护和改善自己的健康负有一定的责任,但显著改善一个社会或群体的健康水平却需要全社会的共同参与。社会参与程度直接影响到卫生工作的实施效果,如传染病发病率和死亡率的降低与社会环境条件的改善,以及针对公众所采取的公共卫生政策和措施是分不开的,尤其是贫困地区和贫困人口健康水平的提高更离不开全社会的共同努力。

WHO指出,在21世纪,社会各部门间在卫生行动方面协调困难是加快实施全

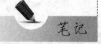

球卫生策略进程的主要障碍之一。要提高人们的健康水平就必须采取社会行动，要求：①将提高人们的健康水平纳入到国家、社区的经济发展计划之中；②各级政府承诺对人们的健康负有责任和义务；③改革社会制度，合理分配卫生资源，提高公平性，使所有的人都能够享受到基本的、与社会经济发展水平相适应的卫生保健服务；④结合卫生政策的改革，开展社会性的卫生保健活动，使全民参与。2003年SARS在我国的流行过程以及防治SARS的全社会行动就是对大卫生观的最好诠释。

总之，健康是全社会的责任，社会经济因素对公众健康水平起着重要的决定作用。社会发展停滞、社会环境的恶化可以导致社会群体健康水平的下降，而社会条件、社会环境的改善则能有效地提高人群的健康水平。

二、社会因素对健康的决定作用

研究表明，社会因素是影响健康的最根本原因。以慢性病为例，单纯地归因于生物学因素是远远不够的，社会经济地位、教育水平、居住状况、营养和卫生设施等因素对人群健康的影响更大。换言之，健康不平等问题源于我们的社会组织方式，社会因素决定了一个社会的健康状况。为此，WHO健康社会决定因素委员会（the Commission of Social Determinants of Health, CSDH）倡导："从现在开始，采取行动。这不仅仅是因为健康可以带来经济效益，也不仅仅是因为公平的生活条件有助于维护国家和社会稳定，健康更意味着是对每个人的健康和福祉的追求。公平成为近年来全世界很多国家的呼声，这种呼声成为一种全球运动。"

知识链接

健康社会决定因素委员会

健康社会决定因素委员会于2005年3月成立。目的是通过收集社会决定因素证据，分析研究导致健康不公平的社会机制和因素，为会员国和WHO的规划提供指导，推动在全球范围内提高健康水平，缩小健康的不公平性。该委员会由19名成员组成，北京大学郭岩教授是其成员之一。这将有利于中国在全球公共卫生领域发挥更大的作用，同时也有助于促进我国卫生事业和谐发展。

（一）健康社会决定因素的概念

健康社会决定因素（social determinants of health, SDH）概念近年来得到密切关注。WHO将其定义为：在那些直接导致疾病的因素之外，由人们的社会地位和所拥有资源所决定的生活和工作环境及其他对健康产生影响的因素。健康社会决定因素反映了人们在社会结构中的阶层、权力和财富的不同地位，其核心价值理念是健康公平。

（二）健康社会决定因素的模型

达尔格伦（Dahlgren）和怀特海德（Whitehead）于1991年建立的健康社会影

笔记

响因素分层模型（图3-1）是健康社会决定因素最经典的理论模型。该模型由内向外分别代表影响个体健康的主要因素,同时每一层的结构又勾画出了健康社会决定因素模型的内容。第一层代表不同的个体;第二层代表个体行为与生活方式;第三层代表社会和社区的影响;第四层代表社会结构性因素;第五层代表宏观社会经济、文化和环境。显然,处于内层的因素都将受到外层因素的影响。

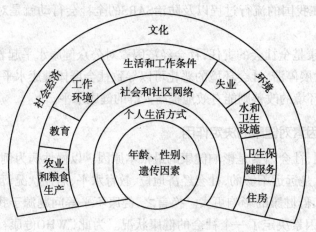

图3-1 健康社会决定因素模型

知识拓展

性别平等与发展

当今社会,世界各地妇女在获得各种权利、教育、医疗以及就业等方面都取得了前所未有的进步,但是个别的差距依然存在。例如,在很多的低收入和中等收入国家,女性相对于男性的死亡率仍然高于富裕国家;女孩的入学率低于男孩;女性收入低于男性等。缩小和消除这些差距的未来政策的四个优先领域是:第一,要缩小人力资本方面的性别差异;第二,缩小经济机会、收入和生产率方面的性别差异;第三,缩小男女在话语权和能动性方面的差距;第四,限制性别不平等的代际复制。只靠经济发展本身不足以缩小所有的性别差异,而采取重点针对那些顽固的性别差异的纠正政策是不可或缺的。

资料来源:摘自《2012年世界发展报告》并改编

（三）健康社会决定因素的行动框架

2008年, WHO健康社会决定因素委员会在其最终报告中提出了健康社会决定因素的行动框架（图3-2）,对各种健康社会决定因素进行整合,并讨论如何利用健康社会决定因素理论解决全球健康问题。该框架将影响健康的社会决定因素分为日常生活环境（daily living conditions）和社会结构性因素（social structural drivers）。国家和政府所采取的不同社会资源分配制度可以影响社会结构性因素和日常生活环境。为此,世界卫生组织建议各个国家应采取行动,着力改善人们的日常生活环境和社会结构性因素。

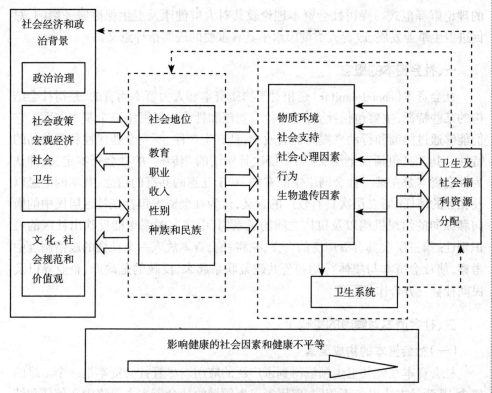

图3-2　健康社会决定因素的行动框架

印度健康社会决定因素行动的经验

　　印度在采取健康社会决定因素进行健康干预行动方面取得的成功经验是：①关注儿童早期发展，实现起点公平。印度开展的儿童综合发展服务是全世界最大的儿童发展和营养项目之一，共有3000万名儿童参与该项目。其服务内容包括改善孕妇、哺乳期母亲和青春期女孩的饮食结构以及儿童保健、学前教育、5岁以下儿童的成长监测、营养不良儿童辅食喂养、儿童免疫的援助和急救卫生保健。②推动宜居城乡建设，促进健康水平的提高。印度政府针对城市地区存在的贫民窟开展改造项目，旨在为城市贫民提供必要的生活条件，使之更有尊严地生活。该项目成本每户只需500美元，结果使得这些地区水源性疾病发病率下降，贫民健康水平得到明显的改善。

　　　　　　　　　　　　　　　　资料来源：摘自《2008年世界卫生报告》并改编

第七节　健康社会资本理论

　　社会资本理论是从经济社会学演化而来的一个新兴理论。20世纪90年代以来，已成为社会学、经济学、政治学和医学等诸多学科观察和分析问题的一个重要视角。社会资本对经济增长和社会发展起到了重要的推动作用并提供了科学

笔记

的理论解释范式。探讨社会资本理论及其对人群健康及卫生保健服务影响,对促进卫生事业发展,改善人类健康水平具有重要的现实指导意义。

一、社会资本的概念

社会资本(social capital)是相对于物质资本和人力资本而言的,是指社会结构的某些特征,主要包括社会信任、社会规范和社会组织网络三个基本方面。它们能够通过协调和行动来提高社会效率,具有生产性、不完全替代性和公共品的特性。其含义包括三个层次:第一层次是所谓的"传统"的社会资本定义,即认为社会资本是在某一社会网络中固有的、基于互惠的共有的信念、共享的信息以及相互的信任;第二层次具有较广的含义,认为社会资本包括在社区居民中的横向和纵向的组织机构以及机构之间的关系,其中横向关系更能反映出社区的可识别性;第三层次具有最广泛的含义,它将社会资本放入一个社会的政治制度中考察,使社会资本与集体行动和公共政策联系起来,反映的是政府、企业界以及民间社会三方合作的程度。

二、社会资本对健康的影响

(一)社会资本的构成要素

社会资本在公共卫生领域得到了广泛的应用。尽管社会资本是一个多维的概念,其测量方法也各不相同,但用于卫生领域的社会资本主要集中在信任和结构两个维度。常用于测量影响健康的社会资本的指标有:

1. **信任(trust)**　对他人(包括家庭成员、邻里、朋友和社区中的其他人)和制度(包括政府、警察、政治家和记者等)的信任。

2. **社会参与(social participation)**　包括社会活动参与和政治生活的参与。前者如邻里间的互动、参与志愿组织、民主组织等活动;后者如参与选举或签名请愿等。

3. **社会网络(social network)**　包括直接网络和附加网络。前者是指围绕个人而形成的网络,这种社会支持与健康直接相关;后者是指通过个人所建立的各种联系而形成的网络,它反映了人们所拥有的关系的频率和质量。

4. **社会整合(social integration)**　是指社会不同的因素、部分整合为一个统一的、协调整体的过程和结果,即社会化。

5. **社会凝聚力(social cohesion)**　是指能使人们在信赖和信任的基础上,建立起共同的价值观、共同面临挑战和共享平等机会,因而达到邻居间相互信任,关系融洽与和谐的力量。

(二)社会资本对健康的作用

1. **不同类型的社会资本对健康影响的途径不同**　人们根据社会资本各个部分所起的作用,可以将其划分为纽带型和桥梁型两种类型。纽带型社会资本反映一个社区内成员间的纽带型关系,通过这种关系可以将共同的行为准则传递给家庭成员或朋友,对建立共同的健康准则,控制反常社会行为等具有重要作用。桥梁型社会资本是通过不同社区、不同族群等的联系而建立起来的,通过这

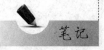

种关系为社会成员提供了参与由不同阶层的人所组成的各种不同组织的机会。理论上,这两种资本都应与更好的健康状况相关,但有研究发现,纽带型社会资本与较差的精神健康相关联,而桥梁型社会资本与较高的精神健康相关联。

2. 社会资本的卫生保健功能 社会资本对健康影响的相关研究表明,高社会资本和社会凝聚力能够改善健康状况。社会资本的卫生保健功能主要体现在:

(1)提高健康教育的效果:社会组织网络能够提高健康教育的效果。居民与各种正式或非正式组织之间通过建立的信任关系,能够促进居民接触并获取健康教育的知识和信息。在良好的社会网络中,居民相互间信任程度高,医务工作者开展健康教育工作,容易得到居民的理解、信任和支持。同时,群体之间的相互影响也将产生巨大的正效应,从而提高健康教育的效果。

(2)促进卫生服务的提供:社会资本能够促进卫生服务的提供。这是因为:卫生服务的提供者与其所服务的社区居民之间的社会资本,决定了卫生服务提供者的工作责任感。例如在一个偏僻的农村地区,政府的代理机构在监督和管理卫生服务的提供者是否坚守岗位、是否尽职尽责、能否保障医疗质量等方面是十分困难的。事实上,监管人员也不可能做到时时、处处、事事都监管着这些卫生服务的提供者。这时家庭医生、社区护士与社区居民之间建立的信任关系,有可能成为家庭医生和社区护士工作的基本动力,而这种力量的作用是卫生监督和卫生行政管理所不能达到的。

(3)提高卫生保健的公平性和可及性:在社会资本存量较低的社会,由于经济分配的不平等、人们健康观念的落后等,相当大比例的人群对卫生保健可望而不可及。相反,社会资本存量较高的社会,对全人群的关注程度相对平衡,国家和社会群体会采取有效措施提高卫生保健的公平性和可及性。如很多国家大力开展社区卫生服务,就是利用社会资本相对集中的社区开展卫生保健工作,充分利用社区的地理优势、人际关系,将全面的卫生保健服务落实到家庭和个人,使广大群众享有高效、经济、便捷、充满人性化的卫生保健服务。

(4)提高疾病预防的效果:疾病预防对于提高国家和社区的健康水平十分重要,但也只有得到正式组织和非正式组织的支持,预防措施才会卓有成效。因为通过这些社会组织和社会网络,人们能够获得更多的信息和技术支持,如预防接种、行为干预等。此外,还能通过改变社会卫生规范来提高人们的健康水平,如吸烟、环境卫生、性行为等与社会规范密切相关。社会规范和社会网络有助于促进人们自觉地采取健康的行为和生活方式。

三、利用健康相关社会资本的途径和方法

与健康相关的社会资本的三个基本要素都包含丰富的内容,如社会规范包括社会制度、法律、道德、信仰与风俗等;社会组织网络则包括卫生行政部门、医院、卫生防疫站、医药卫生企业与家庭等;而社会规范又是社会凝聚力的主要影响因素。因此,社会资本的培育和利用需要多部门的共同参与。

1. 重视政府的作用 与健康相关的社会资本,不仅直接地促进了卫生事业的发展,而且也维护着社会的稳定。因此,政府一方面要致力于采取专门的措施

笔记

来推动社会资本的建立,另一方面也要在其他的政策范畴内作出配合,以促进和协助社会资本的发展。

2. 发挥非政府和非营利组织与机构的作用 非政府和非营利组织与机构主要包括志愿者组织、慈善机构、群众自治组织以及非正式组织等,有学者将其统称为"第三部门"。政府与第三部门之间的关系无疑是一个国家或地区公共管理模式的一个重要层面。在香港,第三部门在整个公共服务体系中占有不可替代的地位,特区政府一向与非政府机构有着紧密的联系,并通过与第三部门的合作,有力地推动着当地社会资本的发展。如在福利界,目前约有九成政府支持的社会福利服务是由非政府福利机构提供的。

3. 开展义务服务工作 积极推动社区居民参与义务工作,贡献自己的力量,也是发展社会资本的一项重要途径。如香港政府于1999年成立了义工运动督导委员会,有效地推动了义务工作服务,并使之成为了社区居民生活的重要组成部分。目前已有登记义工服务机构约2000家,义工人数90多万人。

4. 动员人人参与 正如世界银行提出的,社会资本不仅是各社会组织机构的总和,而且是把各社会组织机构凝结在一起的"胶水",因此社区人群的积极参与,对公共卫生的关注以及由此而建立起的合作信任关系,才是建立社会资本的关键。尽管社会资本是一个抽象的概念,但其所代表的行动,如信任、沟通、互助、关怀以及参与等却都是非常实在的,每个人都有能力去付诸实施。

本 章 小 结

1. 健康与社会经济发展息息相关。健康是社会可持续发展的基础,社会经济的发展又是卫生事业发展的保证,社会可持续发展一旦被打破,必将导致健康的损害。一般来讲,健康风险指数高的地区,人类发展指数低。

2. 高危险理论告诉我们,疾病防治工作应有所侧重,要把有限的卫生资源用于高危人群。因此,发现高危人群,找出卫生服务工作的重点,才能更有效地利用卫生资源制订防治疾病的措施,改善人群的健康水平。

3. 健康社会因素决定论认为,除生物学因素外,社会经济地位、教育水平、居住状况和卫生设施等因素对人群健康的影响更大。社会因素是影响健康的最根本原因。社会因素既可以导致疾病,也可以通过社会状况的改善提高人群健康水平。

4. 健康公平理论认为,极不平等的卫生保健机会以及保健服务提供中存在的地域性不平等导致了健康结局的不平等。健康公平不可能自动实现,政府与社会的有效干预才是最终实现健康公平的基本手段。

关键术语

健 康	疾 病
health	disease

笔记

医学目的
goals of medicine, GOM
大卫生观
extensive health conception
健康风险指数
health risk index, HRI
人类发展指数
human development index, HDI
健康公平

health equity
社会因素
social factors
社会经济状况
socioeconomic status, SES
健康社会决定因素
social determinants of health, SDH
社会资本
social capital

讨论题

1. 如何理解健康与疾病的多元性？
2. 如何利用健康社会决定因素理论解决全球健康问题？
3. 如何实现健康公平？

思考题

1. 填空题

（1）现代研究认为，_____是造成健康不公平的主要原因。

（2）健康社会决定因素行动框架中将影响健康的社会决定因素分为_____和_____两种因素。

（3）高危险性观点包括_____、_____、_____。

2. 单选题

（1）下列哪种因素是影响健康的最根本原因（   ）

    A. 自然因素　B. 环境因素　C. 社会因素　D. 制度因素

（2）卫生事业的社会属性体现在（   ）

    A. 生产性　B. 效益性　C. 服务性　D. 公益性

3. 名词解释

（1）大卫生观

（2）健康公平

（3）健康社会决定因素

4. 问答题

（1）现代医学的目的是什么？

（2）大卫生观对卫生工作的指导意义是什么？

（3）为什么说存在于人们之间的健康差异不可能自动消失？

（初　炜）

笔记

第四章

社会医学研究方法

章前案例

雾霾天气与肺癌

2013年1月,我国33个城市出现了严重的雾霾天气,其中,北京连续多日六级严重污染。雾霾天气引发呼吸系统疾病多发,尤其儿童、老人呼吸系统疾病患者明显增加,全国多家医院呼吸系统疾病患者显著增加,多地医院呼吸内科"一床难求"。引发雾霾天气的直接原因是大气中的可入肺颗粒物(PM10和PM2.5)含量严重超标。其中,PM2.5属主要诱因,PM2.5是指大气中直径小于或等于2.5微米的颗粒物,也称为可入肺颗粒物。主要来自扬尘、机动车尾气、燃煤及挥发性有机物等,它对空气质量和能见度等有重要影响。

来自卫生部的统计数据显示,肺癌已经成为中国恶性肿瘤的死亡首因。在众多医学专家对于肺癌发病率飙升的解释中,吸烟往往被列为首要危险因素。但是据统计,中国人吸烟程度近40年来并无明显变化,但肺癌发病率却呈明显上升趋势。有专家认为,在人群吸烟率多年变化不大的情况下,雾霾天气频发与肺癌发病率飙升存在相关性,雾霾天气已超过吸烟成为导致肺癌的最主要因素。另外,有专家认为,肺癌的诱因目前公认有80%归因于吸烟,由于空气污染造成的肺癌只有2%,有很多科学研究证明雾霾导致肺癌发病率上升,但这是一个相关性,而不一定是明确的、必然的因果关系,不能轻易地给出雾霾造成肺癌发病率上升的结论。

讨论:如果你是一位社会医学工作者,你认为应该如何开展雾霾天气与肺癌因果关系的研究?如何根据研究结果,提出相应的建议和措施?

社会医学是医学与社会科学交叉的一门学科。随着社会医学学科的发展,社会医学将社会学、心理学、经济学、管理学等多学科的研究方法移植到自己学科领域,为整个医学研究开拓了新的视野,提供了新的方法,有利于促进医疗卫

笔记

生服务适应新的医学模式。因此,探讨社会医学研究方法,一方面要完善社会医学研究方法的基本程序;另一方面要注意新方法的建立与引进,为整个医学研究服务。

第一节 概 述

一、社会医学研究的特点

1. 研究内容的广泛性 社会医学研究以生物医学知识为基础,探讨与人类疾病及健康有关的社会心理因素。其研究内容涉及人及其生活环境的各个方面,如宏观上包括:社会制度、社会经济、社会文化、卫生保障、卫生政策与策略等对社会人群健康的影响;微观上包括:生活方式与行为、心理健康、自我保健意识、社会支持网络与健康关系等。

2. 研究因素的复杂性 社会因素对健康的影响常常呈现多因素、多维的交互作用。社会医学研究要从不同侧面、不同层面、不同角度探讨社会因素与疾病和健康的作用规律,所涉及的因素或变量非常多,其间的相互关系也较为复杂。在研究设计及资料处理分析时,控制混杂因素非常重要。

3. 研究结果的时效性 社会医学研究有较强的实践性和时效性,其研究内容随着社会的发展而变化,尤其重视对人民身心健康影响广泛的急需解决的医疗卫生问题。例如通过对人群健康的动态评价,了解存在的主要问题和可能潜在的主要威胁,分析危害健康的因素及时制定与社会发展相适应的卫生策略。

二、社会医学研究的类型

按照不同的分类标准,社会医学研究有不同的类型。一般来说,社会医学研究可以分为定量研究和定性研究。若按资料获取的途径分类,则可分为:

1. 文献研究 是根据一定目的,通过搜集和分析文献资料而进行的研究。从期刊、著作、统计报表、档案以及其他历史资料等收集研究所必需的资料,然后对这些资料进行综合整理、分析、归纳和总结。研究文献,可以从前人的研究中获得某种启示,少走弯路,减少盲目性;并且可以利用前人的权威的观点为佐证,增强研究说服力;还可以从别人的研究中发现问题和不足,引起新的研究和讨论,纠正别人的错误,从而提出创新的观点。文献研究有两种情形:其一,某些课题主要通过文献研究来完成,通过研究文献,从文献资料中获得新论据,找到新视角,发现新问题,提出新观点,形成新认识。如《我国乡镇卫生院历史沿革实证研究》就是典型的文献研究。另外,Meta分析(Meta-analysis)是目前应用较广的一种文献研究方法,是对具有相同研究目的、相互独立的多个研究结果加以汇总综合再进行定量分析,其目的是将已经完成的某研究结果以更为客观、真实、综合的形式反映出来。其二,文献研究在整个课题研究中可作为辅助性的研究方法之一。

2. 调查研究 是指通过采用问卷或访谈提纲等工具,收集被调查者的观点、态度和行为等信息并进行分析,来认识社会现象及其规律的研究方式。调查研

笔记

究是社会医学最常用的研究方法,有不同的类型:根据设计原理不同可分为横断面(现况)研究、病例对照研究和队列研究;根据研究目的不同可分为描述性研究、分析性研究及典型调查;根据调查对象的范围不同可分为普查及抽样调查。

3. **实验研究**　又称现场干预研究。是社会医学研究中另外一种实证性的研究方式。它的研究资料的类型是在实验过程中收集的资料。在实验过程中采用记录和观察的方法收集资料,最后通过统计、计算或者理解对收集的资料进行分析。社会医学现场干预研究主要是社区干预试验。在社区设立处理组人群、对照组人群。对处理组人群施加某种卫生措施,并与对照人群比较,观察卫生措施对人群行为和健康状况的影响。其基本思想是在非试验因素被控制的条件下,就所研究的问题对研究对象(人群)施加一定的干预措施,或研究对象存在某种不同常人的"处置",然后进行观察、记录、分析、总结。现场干预试验包括标准试验、自然试验及模拟试验三种形式。

知识拓展

现场干预试验

1. **标准试验**　通过人为的控制和改变某些条件,探索某些社会因素与疾病和健康的因果关系。例如,大学生吸烟行为干预研究,以某大学学生为研究对象,随机抽取一定数量的学生为干预组,其余为对照组;干预组进行"观看录像+讨论",对照组则不采取任何干预。标准试验必须注意的是道德及法律问题,所采取的干预措施必须不损害研究对象的健康,且需要研究对象自愿配合,不能强迫。

2. **自然试验**　在日常生活中,常常有些人由于种种原因自行接受某种与健康有关的处置,为了研究这种"处置"对疾病和健康的影响,可将这些人群列为实验组,未有该"处置"的相同人群为对照组,进行观察比较研究。这种方式称为自然试验。例如,20世纪80年代前后美国广泛进行的口服避孕药与乳腺癌的关系研究,即主要采取这种研究方式。自然试验适应日常生活,且能避免一些道德及法律问题。

3. **模拟试验**　初期主要是建立疾病的动物模型,用以研究疾病的发生和发展、机体的生理和病理变化以及药物作用机理等。后来发展到在志愿者身上做人体试验。如美国福特汽车公司等部门建立汽车设计模拟实验室,进行改善汽车设计研究,减少由于驾驶人员疲劳、心情烦躁、压抑等心理因素而造成的交通事故。

三、社会医学研究的基本程序

社会医学研究的基本程序包括从选题到研究总结及结果分发的五个主要阶段,图4-1所反映的是每一阶段的基本内容或原则。

(一)选择课题

选择并确定研究课题是社会医学研究工作的起点。一个研究者科研能力

笔记

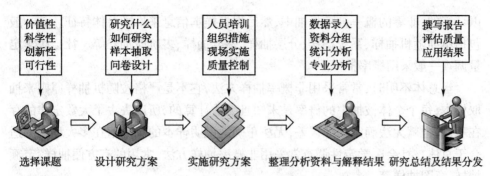

价值性 科学性 创新性 可行性	研究什么 如何研究 样本抽取 问卷设计	人员培训 组织措施 现场实施 质量控制	数据录入 资料分组 统计分析 专业分析	撰写报告 评估质量 应用结果
选择课题	设计研究方案	实施研究方案	整理分析资料与解释结果	研究总结及结果分发

图4-1　社会医学研究的基本程序

如何,首先体现在选题水平上。课题选择的好坏直接关系到研究价值的大小及研究工作的成败。因此,应当对选题阶段的工作给予高度的重视。选题阶段的主要任务包括两个方面:一是从现实社会存在的大量的现象、问题和焦点中,恰当地选择出一个有价值的、有创新的和可行的调查问题;二是将比较含糊、笼统或宽泛的社会医学问题具体化和精确化,明确调查问题的范围,理清科研工作思路。科研课题选择时应遵循的一般原则有:

1. **价值性原则**　即要求社会医学研究选题必须要能解决社会医学实践中迫切需要解决的实际问题,满足社会实践的需要。价值性体现了社会医学研究的目的性。

2. **科学性原则**　指研究课题应当持之有故,选之有理,即选题必须有一定的事实根据和科学依据。社会医学理论对选题起到定向、规范、选择和解释作用。没有一定的科学理论依据,选定的课题必然起点低、盲目性大。选题的科学性制约着选题的全过程,影响着选题的方向和水平。

3. **创新性原则**　即选定的问题应是前人未曾解决或者尚未完全解决的问题,通过研究应有所创新,得出的结果比较有新意,时代感强。要做到选题新颖,首先要通过广泛深入地查阅文献资料和调查,搞清所要研究课题在当前国内外已达到的水平和已取得的成果。在此基础上,还要有科学思维,敢于冲破传统观念的束缚,从而确定自己研究的着眼点,在原有研究成果的基础上有所突破和创新,研究才具有意义。

4. **可行性原则**　要求根据实际具备和经过努力可以具备的条件来选择课题,对完成课题的主客观条件尽可能加以周密的准确的估计。选择的研究课题应当与研究者的能力、知识水平、物力、财力、时间以及拥有的仪器设备、图书资料等条件相适应。

(二)设计研究方案

研究方案设计是指课题研究行动的设计,是行动之前预先拟定的具体内容和步骤。一般包括研究目的、研究问题、研究重点、研究方法、研究分工、研究步骤、研究周期及其阶段研究任务、研究成本核算以及预期研究成果等方面的内容。调查样本的抽取也应该在此阶段完成。抽样的方法一般分为两类,即概率抽样和非概率抽样。

所谓概率抽样,即在抽样过程中必须使总体内每一个个体都有已知的或可

笔记

以计算的、非零的概率被随机抽中,然后根据样本信息来推断总体特征。其一般包括单纯随机抽样、系统抽样、分层抽样、整群抽样、多阶段抽样等。社会医学定量调查一般采用概率抽样。

当总体不明时,常常采用非概率抽样方法,它不是严格按随机抽样原则来抽取样本,每个个体被抽中的概率是未知且无法计算的,所以失去了大数定律的存在基础,也就无法确定抽样误差,无法正确地说明样本的统计值在多大程度上适合于总体。社会医学定性调查常采用非概率抽样方法,常用的有方便抽样、定额抽样、意图抽样等。

（1）方便抽样（convenience sampling）:是指本着随意性原则去选择样本的抽样方式,其样本限于总体中易于抽到的一部分。最常见的方便抽样是偶遇抽样,即研究者将在某一时间和环境中所遇到的每一总体单位均作为样本成员。"街头拦人法"就是一种偶遇抽样。方便抽样是非随机抽样中最简单的方法,省时省钱,但样本代表性因受偶然因素的影响太大而得不到保证。

（2）定额抽样（quota sampling）:也称配额抽样,是将总体依某种标准分层（群）,然后按照各层样本数与该层总体数成比例的原则主观抽取样本。总体也可按照多种标准的组合分层（群）,例如在研究自杀问题时,考虑到婚姻与性别都可能对自杀有影响,可将研究对象分为未婚男性、已婚男性、未婚女性和已婚女性四个组,然后从各群中非随机地抽样。

（3）意图抽样（purposive sampling）:又称目的抽样和判断抽样。根据研究目的的需要和研究者的主观判断,选择研究对象。当研究者对自己的研究领域十分熟悉,对研究总体比较了解时采用这种抽样方法,可获代表性较高的样本。这种抽样方法多应用于总体小而内部差异大的情况,以及在总体边界无法确定或因研究者的时间与人力、物力有限时采用。

（4）雪球抽样（snow ball sampling）:指选择并调查几个具有研究目的所需要的特征的人,再依靠他们选择合乎研究需要的人,后者又选择更多合乎研究需要的人,以此类推,样本就像滚雪球一样越来越大。滚雪球抽样多用于总体单位的信息不足或观察性研究的情况。这种抽样中有些分子最后仍无法找到,有些分子被提供者漏而不提,两者都可能造成误差。

（5）空间抽样（spatial sampling）:对非静止的、暂时性的空间相邻的群体的抽样方法。例如,游行与集会没有确定的总体,参加者从甲地到乙地,一些人离去,另一些人进来,但都是在一定范围内进行的。对这样的总体在同一时间内抽样十分重要,以便样本组成不会经历时间上的太大变化。具体做法是:若干调查员间隔均匀的距离,从某一方向开始,访问离他最近的人,然后每隔一定步数抽取一人为调查对象。

（三）实施研究方案

实施阶段也称作收集资料阶段或研究方案的执行阶段。这个阶段的主要任务,就是具体贯彻研究设计中所确定的思路和策略,按照调查设计中所确定的方式、方法和技术进行资料的收集工作。

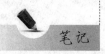

1. **挑选和培训调查员** 调查员自身素质的好坏直接影响着调查实施能否成功进行,一个调查员应具备以下条件:首先,应具有诚实认真、勤奋负责、谦虚耐心等基本条件;其次,调查员的受教育程度也很重要;再次,应考虑调查员完成调查工作的有效性和可靠性。此外,调查员的挑选还应根据调查研究的具体情况、被访对象的特点等方面来考虑,调查员和被访者具有的共同特征越多,调查越容易成功进行。如当被访者为青年时,应尽量选择青年调查员。在培训调查员方面,要制定出切实可行的培训方案,其内容包括如何向调查对象解释调查的目的、意义、要求配合的原因以及预调查。要统一调查员认识,统一每个项目的标准,特殊项目需统一语言(方言)、询问语气及技巧等,确保全体调查员按研究设计中确定的调查对象、调查表格、调查方法和时间以及质量要求等进行调查,以保证调查工作的顺利进行,完成资料收集。

2. **调查的组织措施** 调查研究是一项社会性很强的研究工作,调查的组织措施十分重要,它是调查研究得以顺利实施的重要保证。组织措施包括组织领导、宣传发动、时间进度、分工协调、经费预算、调查表格印制、现场安排、试点调查、全面实施、调查表回收等。

3. **调查的质量控制** 设计阶段的质量控制从以下方面把关:①严密设计总体方案;②正确划分调查范围;③正确选择调查指标,明确定义调查项目和调查问题;④选择恰当的调查方式;⑤广泛听取专家的意见;⑥通过预调查,修订完善设计方案与调查表。

在资料收集、整理、分析阶段的质量控制包括:①加强项目管理者的抽查监督;②调查问卷的登记与编码做到不重不漏,防止差错;③调查员及时相互检查资料的完整性,并且签名;④及时检查填报的正确性;⑤调查初步完成后,由质量控制人员认定调研质量是否合格,若发现有质量问题,应采取适当的补救措施,甚至要推倒重来,以避免有质量问题的问卷进入数据处理阶段。

需要注意的是,由于社会医学问题的复杂性,或者由于现实条件的变化,事先所考虑的研究方案往往会在某些方面与现实之间存在一定的距离或偏差,这就需要根据实际情况进行修正或弥补,发挥研究者的主动性和灵活性。

(四)整理分析资料与解释结果

这一阶段的主要任务是:对研究所收集到的原始资料进行系统的审核、整理、统计、分析。社会医学研究中所得到的资料,要经过研究者的多种"加工"和"处理",才能最终变成社会医学研究结论。这里既有对原始资料的清理、转换和录入到计算机中等工作,也有用各种统计方法对资料进行分析的工作。其过程如下:

1. **数据的计算机录入** 可使用数据库软件Epidata、Access等录入调查表数据。为了保证资料的录入质量可采用同一份资料由两人分别输入,然后通过软件比较检查输入的差错;也可根据调查项目间的逻辑关系编写程序进行逻辑查错,例如男性不可能有宫颈癌,女性不可能出现前列腺癌等。另外,可以通过频数表发现异常值,或散点图发现异常分布点等。

2. **资料的分组** 分组的原则是把同质的事物(观察单位)结合在一起,把不

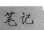
笔记

同质的事物分离出去,以便显示组内的共性和组间的差异,最后揭露出事物内部的规律性。分组前先区别资料的类型:定量资料按量的大小分组,定性资料按性质或类别分组。如年龄按大小岁分组;性别按照男、女分组等。

3. 资料的分析 根据研究目的、资料的类型、适用条件选用合适的分析方法,使用公认的统计软件计算分析。社会医学研究主要目的是了解人群健康状况,寻找影响人群健康的因素,提出社会卫生策略与措施,社会医学研究结果应从这三个方面进行分析。

(五)研究总结及结果分发

总结阶段的任务主要是:撰写研究报告,评估研究质量,应用研究成果。研究报告是以文字和图表的形式将整个调查工作所得到的结果系统地、集中地、规范地反映出来。撰写研究报告可以说是对整个社会医学科研工作进行全面的总结。从科研目的、方式,到资料的收集、分析方法,到研究得出的结论,研究成果的质量,都要在报告中进行总结和反映。同时,还要将社会医学科研成果通过期刊、报纸、互联网、政策报告等形式分发,促进其以不同的形式进行传播,进而影响社会实践,真正发挥社会医学对改善人群健康的巨大作用。

四、社会医学研究的思维方法

思维是人类所特有的思想活动,是认识客观事物的主动过程。医学科研思维是探索和验证医学领域客观事物发生机制、演变规律和结局预后的极其复杂的思考过程,是反复的认识和再认识的过程,需要通过科研实践来逐步完善。因此,必须有意识地进行自我培养和训练以后,方可熟练运用。社会医学科思维具有更多的理性思维的内涵,具体有以下方法:

1. 创造性思维方法 科研的核心是"新",科研的起步就是发现新问题,提出新概念,重新解释或修正老问题,建立解决问题的新方法等。因此,对社会医学工作最困难最棘手的问题进行剖析、思考,只有把已有的材料大胆地进行重新组合和重构,方能进入创造性新领域。

2. 开放性思维方法 由于社会医学具有多学科的交叉性、应用的广泛性以及社会性、政策性等特点,社会医学科研工作者必须力戒封闭性、惰性和局限性等劣势思维,勤奋学习,博览群书,拓宽思路,培养开放性、多向性思维。从多层次考虑问题,领悟出新概念、新方法。科研的思维过程是发现问题、分析问题、寻找解决问题方法的过程,通过成功的思维可锻炼思维能力,积累优势思维,获得较高水平的科研成果。

3. 联想性思维方法 社会医学科研工作者必须具备系统的理论、丰富的知识,并且勤于思考、能够触类旁通。面对现实社会中出现的大大小小的问题,经常想一想为什么,尽力提取头脑中储存的知识和经验对其做出解释。一个看似普通的无足轻重的问题,很可能成为一个科研命题。某一种现象是如何发生的?如何演变的?可能出现什么样的结局?有无预防或解决的办法?对发现的问题不要轻易放过,而是加以深入思考,力求找出正确合理的答案,树立科研意识,这是形成科研思维的基本条件或前提。

第二节　社会医学定量研究

定量研究（quantitative research）是指通过调查收集人群发生某种事件的数量指标，或者探讨各种因素与疾病和健康的数量依存关系，并对数据进行量化处理、检验和分析，从而获得有意义的研究结论。其资料的收集过程称为定量调查。

一、定量研究特点

定量研究的特点：①研究的重点在于"验证假设"，注重事物的结果，逻辑推理比较严谨，可检验性强；②标准化和精确化程度较高，能够促进现象之间普遍的因果关系的精确分析；③定量研究结果一般由样本到总体，可用具体统计指标表达；④具有较好的客观性和科学性，有较强的说服力；⑤研究者与调查对象接触时间较短。

定量研究的局限性：①需要花费较多的人力、财力和时间；②调查采用标准化的工具，很难获得深入、广泛的信息，容易忽略事物深层次的问题；③由于社会医学问题的复杂性，使一些社会因素与健康和疾病的关系很难用定量结果加以解释；④一些健康相关的社会因素及医学问题难以用数据指标表达。

二、常用定量研究的调查方式

（一）访谈法

1. 当面访谈法　研究者选择和培训调查员，由调查员携带着调查问卷分赴各个调查地点，按照调查方案和调查计划的要求，与所选择的被调查者进行访问和交谈，并按照问卷的格式和要求记录被调查者的各种回答。在访问中，调查员严格按照调查问卷中问题的顺序提出问题，调查员不能随意改变问题的顺序和提法，也不能随意对问题作出解释。答案的记录也完全按问卷的要求和规定进行。当面访谈法具有可靠性强、回答率高等优点；但对人力、财力和时间耗费较多，并且对于某些较敏感问题的调查，采用当面访谈法的效果也往往不及自填式问卷调查。

2. 电话访谈　调查员通过电话与被调查者取得联系，并在电话中对被调查者进行调查访问的方法。一般的做法是：首先，根据调查目的设计好电话访问的问卷，并将问卷按照"计算机辅助电话访问系统"的格式录入计算机；其次，在系统中设随机抽取电话号码的计算机程序；第三，挑选和培训一组电话访问调查员；第四，访问员实施电话访问。其优点是简便易行，花费较少。但是，也存在抽样的代表性不强；调查对象因看不见书面问卷，对调查项目的理解有时会发生偏差；问卷完成率低等缺点。另外，电话调查的时间不能太长，通常情况下应控制在10分钟以内。

（二）自填法

1. 个别发送法　研究者将问卷印制好以后，派调查员依据所抽取的样本，将问卷逐个发送到被调查者手中，同时讲明调查的意义和要求，请他们合作填答，

笔记

并约定收取的时间、地点和方式。例如进行一项社区居民的卫生服务利用调查，如果采用个别发送法，就可以派调查员根据所抽样本中被调查户的地址，逐一登门将问卷发送到符合要求的被调查者手中，请被调查者当场填写，并由调查员当场收回，或者让调查员将问卷留下，约定时间后登门收取。个别发送法比较节省时间、经费和人力，回收率较高，具有一定的匿名性，可减少当面访谈发中调查员因为理解有误所带来的某些偏差；被调查者有比较充分的时间对问卷进行阅读和思考，还可以在方便的时候进行填写。个别发送法存在的不足主要是调查的范围受到一定限制、问卷的填写质量不能完全得到保证等。但个别发送法的优点相对较多，是社会调查中最应该选用和推广的资料收集方法。

2. **现场自填法** 也称集中填答法。具体做法是：先通过某种形式将被调查者集中起来，每人发一份问卷；接着由研究者统一讲解调查的主要目的、要求、问卷的填答方法等事项；然后请被调查者当场填答问卷；填答完毕后再统一将问卷收回。收回问卷的方式可以采用投入问卷回收箱的办法，以消除集中填答所带来的某些心理顾虑。这种方法的特点是快捷、费用低，填答质量和回收率也能够保证，但一般只适用于有组织、集中程度高的人群，如学校学生。它对于诸如卫生知识之类的调查测量尤其有效。但运用该方法时有一点值得注意，就是将众多的被调查者集中在一起，有时会形成某种不利于个人表达特定看法的"团体压力"或"相互作用"。

3. **信访法** 也称函调、邮寄填答法。一般的做法是：研究者把印制好的问卷装入信封，通过邮局寄给被调查者，待被调查者填答后再将问卷寄回调查机构或调查者。在寄给被调查者问卷时，一般应该同时附上已写好回邮地址和收信人，且贴好足够邮资的信封，以便于被调查者将填答好的问卷顺利寄回。该方法节省人力、物力和财力，调查范围最广，且不受地域的影响限制，并且被调查者可以在方便之时从容不迫地填答问卷。但其主要缺点是需要有调查对象的地址和姓名、问卷的回收率难以保证和调查对象的理解可能会有偏差。

4. **网络自填法** 也称网上调查法，指在网络上发布调研信息，并在互联网上收集、记录、整理、分析和公布网民反馈信息的调查方法。它是传统调查方法在网络上的应用和发展。网络调查具有自愿性、定向性、及时性、互动性、经济性与匿名性。并具有组织简单、费用低廉、客观性好、不受时空与地域限制、速度快等优点。网民的代表性不准确、网络的安全性无法保障、受访对象难以限制等是其缺点。

三、调查问卷设计

不同类型的调查方式对问卷设计是有影响的。在面访调查中，被调查者可以看到问题并可以与调查人员面对面地交谈，因此可以询问较长的、复杂的和各种类型的问题。在电话访问中，被调查者可以与调查员交谈，但是看不到问卷，这就决定了只能问一些短的和比较简单的问题。邮寄问卷是自己独自填写的，被调查者与调研者没有直接的交流，因此问题也应简单并要给出详细的指导语。在计算机辅助访问（CAPI和CATI）中，可以实现较复杂的跳答和随机化安排问题，以减少由于顺序造成的偏差。人员面访和电话访问的问卷要以对话的风格

笔记

来设计。

（一）问卷设计的原则

1. 价值中立原则 提问应该避免价值倾向，就是设计者不能将自己主观的价值取向放在问题之中，干扰被调查对象。如：您是否尊敬医生这一令人敬仰的职业？选项：A尊敬；B不尊敬。该例子中的提问已经涉及了价值介入，既然问题里已经认为医生这项职业是令人敬仰的，那么就在一定程度上干扰了对象的回答。提问的句式往往也可影响到受访者，不同的提问形式暗含不同的感情色彩，例如"请问您抽烟吗？"和"您抽烟，不是吗？"的发问访问是不同的。

2. 目的性原则 问卷设计人员必须透彻了解调研项目的主题，询问的问题必须是与调查主题有密切关联的问题。拟出可从被调查者那里得到最多信息的问题，做到既不遗漏一个问句以致需要的信息资料残缺不全，也不浪费一个问句去取得不需要的信息资料。这就要求在问卷设计时，从实际出发拟题，问题目的明确，重点突出，避免可有可无，并把主题分解为更详细的细目，即把它分别做成具体的询问形式供被调查者回答。

3. 可接受性原则 问卷设计要比较容易让被调查者接受。应在问卷说明词中，将调查目的明确告诉被调查者，让对方知道该项调查的意义和自身回答对整个调查结果的重要性。问卷说明词要亲切、温和，提问部分要自然，有礼貌和有趣味，必要时可采用一些物质鼓励，并代被调查者保密，以消除其某种心理压力，使被调查者自愿参与，认真填好问卷。此外，还应使用适合被调查者身份、水平的用语，尽量避免列入一些会令被调查者难堪或反感的问题。尤其应该尊重所访问对象的隐私，对于对方的个人信息、宗教信仰、性生活、家庭信息等私密部分应该尽量不要涉及。例如不宜当面直接发问，请问您是不是同性恋者？

4. 逻辑性原则 一份设计成功的问卷，问题的排列应有一定的逻辑顺序，条理清楚，符合应答者的思维程序，以提高问题回答的效果。一般是先易后难、先简后繁、先具体后抽象。这样，能够使调查人员顺利发问、方便记录，并确保所取得的信息资料正确无误。

5. 简明性原则 主要体现在：①调查内容要简明：没有价值或无关紧要的问题不要列入，避免重复，力求以最少的项目设计获得必要的、完整的信息资料。②调查时间要简短：问题和整个问卷都不宜过长。调查内容过多，时间过长，都会招致被调查者的反感。一般问卷回答时间应控制在30分钟左右。③问卷设计的形式要简明易懂、易读。应尽量通俗化，避免专业化术语。④应该尽量避免否定性问题，相当多的受访者容易把"不"遗漏或理解相反。

6. 匹配性原则 匹配性原则是指要使被调查者的回答便于进行检查、数据处理和分析。所提问题都应事先考虑到能对问题结果做适当分类和解释，使所得资料便于做交叉分析。尤其需要注意的是，检验信度的问题需分隔开（如果排在一起，则使得回答者很容易察觉是同一类问题），从而可以使被调查者仔细回答，回答无矛盾，达到检验的目的。

（二）问卷的总体框架

问卷的一般结构有标题、说明、主体、编码、致谢语和调查记录等6项。

笔记

1. **标题**　每份问卷都有一个研究主题。研究者应开宗明义定个题目,反映这个研究主题,使人一目了然,增强填答者的兴趣和责任感。例如"第四次国家卫生服务调查家庭健康询问调查问卷"这个问卷的标题把国家卫生服务的调查内容和范围反映出来了。又如"全国城市社区卫生服务发展现状调查表"这个标题,调查对象和调查中心内容十分鲜明。

2. **说明**　问卷前面应有一个说明。这个说明可以是一封告调查对象的信,也可以是指导语,说明这个调查的目的意义,填答问卷的要求和注意事项,下面同时填上调查单位名称和年月日。其目的在于引起受访者对填答问卷的重视和兴趣,使其对调查给予积极支持和合作。访问式问卷的开头一般非常简短;自填式问卷的开头可以长一些,但一般不超过两三百字。

3. **主体**　问题和答案是问卷的主体,这是研究主题的具体化,是问卷的核心部分。从形式上看,问题可分为开放式和封闭式两种。从内容上看,可以分为事实性问题、意见性问题、断定性问题、假设性问题和敏感性问题等。

4. **编码**　赋予每一个问题及其答案一个数字作为它的代码。包括预编码(指在问卷设计的同时就设计好编码)和后编码(调查资料收集完成后再进行编码)。除了编码以外,有的问卷还需在封面上印有问卷编号、调查员编号、审核员编号、被调查者住地、被调查者合作情况等。

5. **致谢语**　为了表达对调查对象真诚合作的谢意,研究者应当在问卷的末端写上感谢的话,如果前面的说明已经有表示感谢的话语,那末端可不用。

6. **调查记录**　其作用是用以记录调查完成的情况和需要复查、校订的问题,格式和要求都比较灵活,调查或访问员和核查者均在上面签写姓名和日期。

以上是问卷的基本框架,是要求比较完整的问卷所应有的结构内容,但通常使用的如征询意见及一般调查问卷可以简单些,有一个标题、主题内容、致谢语及调查研究单位就行。图4-2所示是全国卫生服务调查问卷的基本结构框架。

(三)问卷设计的步骤

问卷设计的步骤见图4-3。其中,对于直接参与调研方案设计的研究者来说,可以跳过把握调研目的和内容这一步,而从第二步开始。但是,对于从未参与方案设计的研究者,在着手进行问卷设计时,需要认真讨论调研的目的、主题和理论假设,并细读研究方案,向方案设计者咨询,与他们进行讨论,将问题具体化、条理化和操作化,即变成一系列可以测量的变量或指标,在这个过程中可以采用头脑风暴法,也可以参考其他课题设计的问卷(需检验效度和信度)建立相关的问题库。调查对象的群体差异越大,就越难设计一个适合整个群体的统一问卷。

(四)问题的设计

1. **问题的排列顺序**　问卷中的问题一般可按下列顺序排列:①熟悉的(如行为性问题)放在前面; 较难回答的问题(如态度性问题)放在中间; 敏感性问题(如动机性、涉及隐私等问题)放在后面; 关于个人情况的事实性问题放在末尾。②封闭性问题放在前面,开放性问题放在后面。这是由于封闭性问题已由设计者列出备选的全部答案,较易回答,而开放性问题需被调查者花费一些时间考虑,放在前面易使被调查者产生畏难情绪。

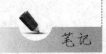

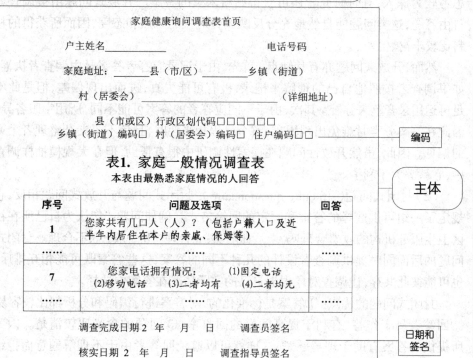

图4-2 调查问卷总体框架示例

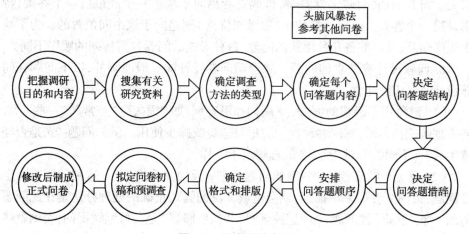

图4-3 问卷设计步骤

2. 问题的类型

（1）开放式问题（un-structure questionnaire）：又称无结构的问答题,可分为填空式和回答式。在采用开放式问题时,应答者可以用自己的语言自由地发表意见,在问卷上没有已拟定好的答案。例如问题:"您抽香烟多久了?""您喜欢吃哪一类食物?"显然,对于这一类问题应答者可以自由回答,并不需要按照问卷上已拟定的备选答案加以选择,因此应答者可以充分地表达自己的看法,并且思考较为深入,有时研究者还可获得始料未及的答案。开放式问题由被调查者自由答题,这类问题能自然地充分反映调查对象的观点和态度,因而所获得的材料比较丰富、生动。

然而,开放式问题亦有其缺点。首先,由于记录应答者答案是由调查者执笔,如果调查者按照他自己的理解来记录,极有可能失真,进而出现偏差,但是此不足可运用录音笔来弥补。其次,由于不同应答者的答案可能不同,所用字眼各异,因此在答案分类时难免出现困难,整个过程相当耗时,且免不了夹杂整理者个人的偏见。因此,虽然开放性问题在探索性调研中很有帮助,但在大规模抽样调查中,它就弊大于利了。

（2）封闭式问题（structure questionnaire）：封闭式问题与开放式问题相反,它规定了一组可供选择的答案和固定的回答格式。例如问题:"您认为自己所在社区卫生服务机构的收费合理吗?"后跟答案: a.合理　b.一般　c.不合理。封闭式问题的后面同时提供调查者设计的几种不同的答案,这些答案既可能相互排斥,也可能彼此共存,让调查对象根据自己的实际情况在答案中选择。

封闭式问题的优点:①答案是标准化的,对答案进行编码和分析都比较容易;②回答者易于作答,有利于提高问卷的回收率;③问题的含义比较清楚。因为所提供的答案有助于理解题意,这样就可以避免回答者由于不理解题意而拒绝回答。

封闭式问题的缺点:①回答者对题目理解不正确时,难以觉察出来;②可能产生"顺序偏差"或"位置偏差",即被调查者选择答案可能与该答案的排列位置有关。研究表明,对陈述性答案,被调查者趋向于选第一个或最后一个答案,特别是第一个答案。而对一组数字(数量或价格)则趋向于取中间位置的。为了减少顺序偏差,可以准备几种形式的问卷,每种形式的问卷答案排列的顺序不同。

3. 问题设计应注意的问题　除遵循问卷设计的一般原则外,以下问题在问题设计时也应该注意。

（1）避免用不确切的词:一些副词和形容词,如"很久"、"经常"、"一些"等,各人理解往往不同,在问卷设计中应尽量避免或减少使用。例如问题:"您是否经常生病?"不同的人对"经常"的理解就不一样。

（2）避免提断定性问题:例如问题:"您一天抽多少支烟?"这种问题为断定性问题,被调查者如果不抽烟,就会造成无法回答。正确的处理办法是在此问题前加一条"过滤"性问题,如"您抽烟吗?"如果回答"是",可继续提问,否则就终止提问。

（3）避免引导性提问:引导性提问指所提出的问题暗示出研究者的观点和

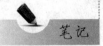

见解,有使被访者跟着这种倾向回答的可能。例如问题:"有人认为被动吸烟会导致肺癌,您同意吗?"容易诱导。

(4)问题要时间限定:被调查者在不同的时间段,其答案可能不一样。例如问题:"您的婚姻状况是",答案有:a.已婚;b.未婚;c.离异或分居;d.丧偶。有些被访者经历比较多,可能有过离异又有过再婚,因此该问题应该为"您目前的婚姻状况是"。

(5)避免提笼统或不确切的问题:容易误解的概念应明确限定。例如年龄有虚岁、实岁;收入是仅指工资,还是包括奖金、补贴、其他收入、实物发放折款收入在内;家庭人口有常住人口和生活费开支在一起的人口等。

(6)避免一问多答:一个项目最好只问一个要点,一个项目中如果包含过多询问内容,被访者无法回答,也会给统计处理也带来困难。例如问题:"您的父母退休了吗?",包含父亲和母亲两个人,有些被访者无从回答。

(五)答案的设计

1. 答案设计的原则

(1)与问题匹配:由于封闭式问题的答案是事先准备和设计好的,被调查者的回答就在研究者设计好的选项中选择,所以答案的设计首先要考虑与提出的问题意思吻合和匹配。提出什么问题,就要在问题可能的范围内确定答案。否则就可能造成张冠李戴,答非所问的情况,让被调查者无所适从。

(2)答案互斥性:指的是答案与答案之间不能交叉重叠或相互包含。如果一个被调查者可同时选择属于某一个问题的两个或更多的答案,那么这一问题的答案就一定是有相互交叉的关系。

(3)答案穷尽性:指的是答案要包括所有可能的情况而做到无遗漏。例如问题:"您平时最主要是在哪类医疗机构看病?"答案有:a.社区卫生服务机构;b.综合医院;c.专科医院;d.诊所。以上答案不穷尽,因为医疗机构有很多种,如中医医院、妇幼保健院等,解决这类问题的办法是列举主要的类型后加上"其他"类,这样就使无法在已经罗列的答案中选择的被调查者有了可以选择的选项。

2. 答案的类型　问卷设计者中,开放式问题不提供答案,由被调查者自主回答。因此,答案设计主要是针对封闭问题。常见的答案形式为:

(1)是否式:也称为两项式,把问题的可能性答案列出两种相矛盾的情况,请被调查者从中选择其一"是"或"否"、"同意"或"不同意"。

(2)选择式:包括单选、多选和多选排序。每个问题后列出多个答案,请被调查者从答案中选择自己认为最合适的一个(单选)、几个答案(多选)、或选几个答案并排序(多选排序)。多选排序有两种方式,一种是将所有答案排序,二是把选出的答案排序。前者称全排序,后者称选择排序。

(3)矩阵式:又称排列式,实际上是把等距量表转换成选择形式,后面列有多个答案,请被调查人评判等级,以数字表示排列的顺序。例如问题:"总的来说,您对本社区的社区卫生服务机构满意吗?"答案有:a.很满意;b.比较满意;c.一般;d.不太满意;e.很不满意。

(4)量表式:以量表的方式让调查对象对问题做出反应。量表有许多类型,

笔记

最常用的是5点量表、7点量表和百分量表。

（5）表格式：有一些问题要求针对不同情况分别作答，而问题的答案都在共同的范围，为了表达的简明，可以采用表格的形式。被调查者只需在相应的表格上打勾就行。

（六）问卷的信度及效度

1. 问卷的信度 信度（reliability）即可靠性，是指采用同一方法对同一对象进行调查时，问卷调查结果的稳定性和一致性，即测量工具（问卷或量表）能否稳定地测量所测的事物或变量。换句话说，信度是指测量结果的一致性或稳定性，即测量工具能稳定地测量所测的事物或变量。大部分信度指标都以相关系数（r）来表示，其基本的类型主要有以下三种：

（1）复测信度（test‑retest reliability）：对同一群调查对象采用同一种问卷，在不同的时间点先后测量两次，根据两次测量的结果计算出相关系数，这种相关系数就叫做复测信度。由于调查对象的特征可能随时间变化及重复调查受前一次的影响，故2次测量间隔的时间不宜太长，以2~4周为宜，在实际中实现有一定困难。

（2）复本信度（alternative reliability）：设计另外一种在测量内容、应答形式及统计方法等方面高度类似的问卷，同时进行测量，通过计算两者的相关系数，来评价两个问卷测量结果的相关性。复本信度法要求两个复本除表述方式不同外，在内容、格式、难度和问题项的提问方向等方面要完全一致，而在实际调查中，很难使调查问卷达到这种要求，因此采用这种方法者较少。

（3）折半信度（split‑half reliability）：即将研究对象在一次测量中所得的结果，按测量项目的单双号分为两组，计算这两组分数之间的相关系数，这种相关系数就叫做折半信度。实际的信度需要用斯皮尔曼–布朗公式校正后得出，属于等值系数。

（4）α可信度：问卷对每个概念的测量往往都要用一系列的条目，因而根据这些条目之间的相关性评价信度。目前最为常用的可信度系数为克朗巴哈系数（Cronbach α），属于内在一致性系数。通常Cronbach α系数的值在0和1之间。如果α系数不超过0.6，一般认为内部一致信度不足；达到0.7~0.8时表示量表具有相当的信度，达到0.8~0.9时说明量表信度非常好。在信度分析中，此种方法运用较为普遍。

（5）评分者信度：部分问卷不是根据客观的记分系统记分，而是由调查者给被测者打分或评定等级，则这种测量的可靠性主要取决于调查者评分的一致性和稳定性。对于这种标准化程度较低的测量，就必须计算评分者信度，它分为评分者间信度（inter‑rater reliability）和评分者内信度（intra‑rater reliability）。前者是用于度量不同调查者间的一致性，后者是度量同一调查者在不同的场合下（如不同时间、地点等）的一致性。

2. 效度 问卷的效度（validity），又称准确度，是指在问卷能够准确测出所需测量的事物的程度。效度是指所测量到的结果反映所想要考察内容的程度，测量结果与要考察的内容越吻合，则效度越高；反之则效度越低。

笔记

（1）表面效度（face validity）：称为内容效度或逻辑效度，它指的是问卷测量内容或测量指标与测量目标之间的适合性和逻辑相符性，也可说是指测量所选择的项目是否"看起来"符合测量目的和要求，属专家评价的主观指标。

（2）内容效度（content validity）：该指标评价问卷所涉及的内容能在多大程度上覆盖研究目的所要求达到的多个领域，也是一个主观指标。在实际工作中，只能由专家根据自己经验来判断问卷表达内容的完整性。

（3）准则效度（criterion validity）：也称为效标效度，它指的是用一种不同以往的测量方式或指标对同一事物或变量进行测量时，将原有的一种测量方式或指标作为准则，用新的方式或指标所得到的测量结果与原有准则的测量结果作比较。该指标评价测量结果与标准测量的一致性，即准则测量间的接近程度，用相关分析即相关系数表达效度系数。

（4）结构效度（construct validity）：也称为建构效度，在某理论体系内，某测量与其他变量相关的程度。用2个相关的相互可取代的测量尺度对同一概念交互测量，如果取得同样结果，认为有结构效度，一般用相关分析、因子分析等方法评价结构效度。

3. 信度与效度的关系 问卷的信度与效度间的关系并非是对称的，其中信度是效度的前提和基础，效度则是信度的目的和归宿，任何社会测量，只有做到二者的辩证统一，才会具有科学性。图4-4以图解的方式呈现了效度与信度之间的差别和联系，想象测量如同靶心，信度就是一种密集的点状形态，不管它是否射在靶心上，因为信度是一致性的函数；另一方面，效度则是射在靶心周围的点的函数。图中失败的信度可被视为一种随机误差，而失败的效度则是一种系统误差。请注意，缺乏信度或效度的测量都是没有用的。

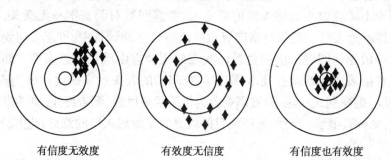

有信度无效度　　　　　　有效度无信度　　　　　　有信度也有效度

图4-4　信度和效度关系比喻

案例4-1

国家卫生服务调查

国家卫生服务调查数据是卫生管理与决策的重要信息来源和依据，被广泛应用于各级政府、卫生行政部门和政策研究单位，对制定卫生事业发展规划和合理配置卫生资源，促进我国卫生事业发展产生了重要影响。早在50年代，美国等西方国家就建立了以连续性的健康询问调查为

笔记

重点的卫生服务调查研究,我国卫生服务的调查研究起步较晚,但发展速度较快、调查研究的规模较大。卫生部于1993年组织了第一次全国卫生服务调查,以后每5年开展一次,目前已开展了四次。第五次国家卫生服务调查于2013年进行。

国家卫生服务调查最重要的问卷是家庭健康询问调查问卷,包括家庭的社会经济状况:人口、经济收支及贫困、居住条件和环境卫生、卫生服务可及性、合作医疗的意愿等;家庭成员人口学特征:如性别、年龄、婚姻、文化、医疗保障等;家庭成员的健康状况:患病及其严重程度、失能残疾及其负担、影响健康因素等;孕产妇、儿童保健情况;卫生服务利用、费用情况;居民对卫生服务的反应性等。

四、敏感性问题的调查方法

敏感性问题是指机构、组织或个人由于经济、安全、形象等原因不宜或拒绝让外部知晓的问题,如政府机密、吸毒、卖淫、酒后驾驶、逃税、灰色收入、婚前性行为、性病、艾滋病、同性恋等。从敏感性问题的概念中可以看出,处理敏感性问题的关键在于运用有效的方法消除被调查者的担忧与顾虑,从而达到提高调查数据质量的目的。在调查中对敏感性问题的处理主要有非随机化应答技术和随机化应答技术(randomized response technique, RRT)两类方法。随机化应答技术可以参考相关书籍,非随机化应答技术主要包括:

1. **剔除法** 调查同一问题,有人敏感,有人不敏感,前者称之为敏感人群。如果调查不需要收集敏感人群的意见,或者其回答对调查本身无意义,那么可以剔除掉敏感人群。例如对猪肉绦虫病流行特点的调查中,可能会遇到涉及民族禁忌等敏感性问题。伊斯兰教民族在此项调查中就是敏感人群。如果针对此次调查拟采取问卷调查技术,则在调查问卷的开头就应该设计出"您的民族为___族"的甄别式问题,如被调查者为伊斯兰教民族,调查终止;如为非伊斯兰教民族,则调查继续。当然,若研究目的就是收集敏感人群的意见,此方法显然不适用。

2. **匿名法** 除了向被调查者说明调查意图及承诺对被调查者提供的资料保密来消除被调查者的顾虑外,还可以采取在调查中不要求被调查者回答其真实姓名等方法,这就是通常被认为可以使被调查者获得安全感的匿名调查法。此时,在问卷设计是要注意:问题设计应尽量隐蔽些,不要过直、过露;问题设计应尽量简短、明白,让被调查人很快就能理解题意;为了验证被调查人的选择是否真实地反映实际情况,可以对每一问题巧妙设计几个相关问题,穿插在问卷的不同地方。

3. **编辑法** 编辑法是指通过精心设计调查问卷来降低敏感性问题的敏感度,提高被调查者合作程度的方法。①在问句设计上多用长句:有研究表明,10字以下的短问题比33字以上的长问题敏感性更大,可以通过适当增加敏感性问

笔记

题的句长来达到降低敏感性的目的。②把敏感性问题安排在问卷的结尾部分：由于前面已经回答了一些非敏感性问题，这时再要求被调查者回答敏感性问题有助于消除他们的戒心。而且还起到一个鼓励被调查者回答的作用，因为只要答完这个敏感问题就可以结束了。③利用引导性语句：比如，指出该行为不是异常行为而是普遍现象，从而减轻被调查者的心理负担。例如"如今，社会对于同性恋的认同感愈来愈高，歧视同性恋者反而会受到大众的质疑。您接受同性性行为吗？ a 接受；b 不接受"。

知识拓展

随机化应答技术（RRT）

　　由于敏感性问题具有隐秘性、可变性的特点，用一般的调查技术往往难以获得有效的数据资料，即使是上述的非随机化的处理方法也只能在一定程度上降低问题的敏感度，并且降低的程度是有限的。这就要求采用随机化应答技术（RRT），被调查者能够以预定的概率来回答敏感性问题。由于这一技术能够最大限度地为被调查者保守秘密，所以相对于直接回答调查，它更易于获得被调查者的信任和合作。目前比较流行的有沃纳模型、西蒙斯模型、三个无关联问题模型等。

第三节　社会医学定性研究

　　定性研究（qualitative research）是一种性质研究，是一种在自然的情境下，通过对少量样本深入、细致的分析，从整体的角度深入探讨和阐述被研究事物的特点及其发生发展的规律，以揭示事物的内在本质的一类研究方法。它主要用于了解目标人群有关态度、信念、动机和行为等问题。收集这类资料的调查称为定性调查。定性研究在完整地把握社会现实、深入了解社会现象和行为等方面，有着定量研究无法替代的作用，其应用范围越来越广泛，不仅在社会科学中得以采用，且在以定量研究为主的其他学科（如医学）也受到重视，为此越来越多的研究采用定性与定量相结合的研究方法。

一、定性研究特点

定性研究的特点：

1. 定性研究注重事物的过程　定性研究关注原因导致结果的中间过程，要了解事情发展过程中的许多细节。

2. 研究对象一般是少数特殊人　定性研究调查对象数量很小，一般用非概率抽样选择研究对象，分析的是研究人群的特殊情况。如调查某城市某同性恋酒吧的经营项目、进出人员、活动情况等。

3. 研究者与调查对象要有长期密切接触　大多数定性研究要求研究者与调查对象建立相互信任的关系，在轻松自然的环境中收集信息。如调查男同性恋

笔记

性伴侣数量、性行为方式、安全套使用情况、心理状态等,必须与他们建立长期的密切的友好诚信关系,才能得到真实可靠的资料。

4. 定性研究结果不宜作统计分析 定性研究一般是对某一事件进行具体的描述,或用分类的方法对收集的资料进行总结。将人们对某事件的态度分为几类,将人们的行为方式分为几种,也可用流程图来表示某件事物的发生过程。

定性研究的局限性在于:定性分析是依据典型的或少量个案的资料得出的结论,这种结论不一定具有普遍性。此外,主观洞察性的分析有可能获得真知灼见,也有可能导致荒谬的结论。由于对这种主观性的分析或结论缺乏客观的评价标准,因此也无法对不同的研究结论进行检验。

二、常用定性研究的调查方式

(一)深入访谈法

1. 定义 深入访谈法(in-depth interview)包括正式和非正式访谈。其并不依据事先设计好的问卷和固定的程序,而是只有一个访谈的主题或范围,由访谈员和被访者围绕这个主题或范围进行自由的交谈。无结构深入访谈的作用在于通过深入细致的访谈,获得丰富生动的定性资料,通过研究者主观、洞察性的分析,从中归纳和概括出某种结论。

2. 实施步骤 首先是设计访谈提纲,访谈提纲有开放型与封闭型、具体型与抽象型、清晰型与含混型之分。其次是访谈,此时要注意适时、适度的提问和追问,问题在表述上要求简单、清楚、明了、准确,并尽可能地适合受访者。第三,收集资料,其主要形式是"倾听",在态度上,访谈者应该是"积极关注地听";在情感层面上,访谈者要"有感情地听";在认知层面上,要随时将受访者所说的话或信息迅速地纳入自己的认知结构中加以理解和同化,必要时还要与对方进行对话,与对方进行平等的交流,共同建构新的认识和意义。"倾听"还需要特别遵循两个原则:不要轻易地打断对方和容忍沉默。最后,访谈者不只是提问和倾听,还需要将自己的态度、意向和想法及时地传递给对方。回应的方式多种多样,可以是诸如"对。""是吗?""很好。"等言语行为,也可以是点头、微笑等非言语行为,还可以是重复、重组和总结。最后要及时作好访谈记录,一般还要录音或录像。

3. 技术要点

(1)访谈之前注意事项:①一般事先应对访谈对象要有了解,对其经历、个性、地位、职业、专长、兴趣等有所了解,分析被访者能否提供有价值的材料;②穿着干净整洁,称呼恰如其分;③自我介绍简洁明了,不卑不亢,要取得被访者的信任和合作;④发出邀请时应热情,语气应该肯定和正面;⑤以适当方式消除被访者的紧张、戒备心理,有时应主动出示身份证等文件;⑥事先与访谈对象沟通好访谈时间,以防中途受到打扰而中断思路。

(2)访谈中的技巧:

①开场白简明扼要,意图明确,重点突出。

②创造访谈的气氛,使受访人有轻松愉快的心情。一般要尽可能自然地结合受访者当时的具体情形开始访谈。

笔记

③访谈的问题应该是由浅入深、由简入繁、易于回答,而且要自然过渡;提问的方式、用词的选择、问题的范围要适合被访者的知识水平和习惯;访谈时,要保持目光接触,给对方以受尊重和价值感。

④不使受访人感到有压力,无论是提问还是追问,其方式、内容、都要适合受访者,为避免谈话跑题,有时需要适当的调节和控制。

⑤在回应中要避免随意评论,并且不对受访人进行暗示和诱导。

⑥要特别地注意在访谈中自己的非言语行为。

⑦谈话内容要及时记录,要如实准确地记录访谈资料,可当场或事后记录。

⑧要讲究访谈的结束方式。

(3)应对拒绝访谈时的技巧:①应有耐心;②不要轻易放弃;③搞清拒绝的原因,做相应对策。

4. 优缺点　访谈法的优点:非常容易和方便可行,引导深入交谈可获得可靠有效的资料;访谈调查是访谈员与被访者直接进行交流,可以通过访谈员的努力,使被访者消除顾虑,放松心情,作周密思考后再回答问题,这样就提高了调查材料的真实性和可靠性。访谈法的缺点:样本小,需要较多的人力、物力和时间;受访谈员影响大,记录及处理结果困难,应用上受到一定限制;另外,无法控制访谈中的影响因素(如角色特点、表情态度、交往方式等)。所以访谈法一般在调查对象较少的情况下采用,且常与问卷调查等结合使用。

(二)观察法

1. 定义　观察法(observation study)是通过直接观察研究对象的行为及行为痕迹进行资料收集和结果分析的研究方法。观察法能够掌握第一手资料,把握整个现场的情况、情境和气氛,并可借助录音、照相、录像等手段得到翔实的信息和自然条件下真实行为的非语言资料,特别适用于不能够或不愿意进行语言文字沟通的调查对象,如对少数民族、聋哑人的研究,主要用于描述性、解释性、探索性研究。观察法在社会医学研究方面也有广泛的应用范围,它对于深入研究人的行为与健康和疾病之间的关系,有着独到的应用价值。

观察法分为参与观察法(亦称直接观察法)和非参与观察法。参与观察法是指观察者深入观察对象的生活社区,观察后者的行为及变化,记录、积累资料,然后进行分析、得出结论。非参与观察法是指观察者不参与观察对象的组群活动,通过观察对象的行为痕迹,如文字、作品、产品、弃物等进行研究分析。

2. 实施步骤　首先,准备工作需要估计在现场居住的时间及现场工作量,应尽可能地了解社区的基本情况,还需准备足够的研究及生活用品。此外要进行一些技术上的准备工作,如录音摄像、剪接技术、速记知识等。其次,观察者进入现场时应持有足够的工作、身份证明材料,巧妙、合理地向接触者进行自我介绍,以不违反道德标准为原则,减少观察对象反应性行为改变。第三,在现场观察时,对观察对象行为的录像、录音,一般应该是隐蔽的;必要时可与观察对象进行一些非正式面谈,但最好不要当面记录,尽量默记,回住处再回忆记录;记录形式包括日记、工作日志、观察记录、编码记录等,这些记录形式可能繁杂或者有重复,但可以相互补充;编码记录最好在现场完成,以保证编码信息的完善。第四,

笔记

在离开现场时,应感谢当地有关人员,求得相互信任,以保持良好的关系;不要让观察对象有被欺骗的感觉;这一方面是科研道德所要求的,另一方面在离开现场后可能需要一些补充资料,或是需要进行进一步的观察研究。最后,结果分析可以在现场进行,也可以在离开现场以后。在现场进行结果分析有利于补充观察过程中遗漏的资料,尤其是长途跋涉偏远的观察现场进行观察研究;如果设计周密,收集资料仔细、完备,也可在离开现场后再进行资料分析工作。

3. 遵循的原则 观察者应尽量避免让观察对象知道自己在被观察、被研究。因为当观察对象知道自己的行为被人观察或研究时,行为动机常常受到影响,以致发生不符常规及本质的行为改变,这种现象称为反应性行为改变。它的发生将使观察者难以观察到真实的行为,以致结果不准确,甚至研究工作难以继续。尽管非参与观察法是间接地了解观察对象的行为,不接触观察对象,仍应注意观察对象发生反应性行为改变等问题。

4. 优缺点 优点是:①能通过观察直接获得资料,不需其他中间环节,观察的资料比较真实;②在自然状态下的观察,能获得生动的资料;③观察具有及时性的优点,它能捕捉到正在发生的现象;④观察能搜集到一些无法言表的材料。主要缺点是:①受时间的限制,某些事件的发生是有时限的,过了这段时间就不会再发生;②受观察对象限制,如研究青少年吸毒、同性恋问题,一般是团伙活动,组织秘密,拒绝他人观察;③受观察者本身限制,一方面人的感官都有生理限制,超出这个限度就很难直接观察,另一方面观察结果也会受到主观意识的影响;④观察者只能观察外表现象和某些物质结构,难以观察事物的本质和人们的思想意识;⑤观察法不适应于大面积调查。

(三)专题组讨论

1. 定义 专题组讨论(focus group discussion)是指通过召集背景相似的同类人员组成若干小组,在一个主持人的启发下,围绕确定的主题和讨论提纲进行充分和自由的讨论,自由地交换意见和观点,研究者依此进行归纳、分析、总结。专题组讨论在深入了解调查对象(讨论参加者)的思想、意识、信仰、行为处事态度等方面能获得满意的效果。

2. 实施步骤

(1)设计:准备必备的会场用品(如录音机、电池、笔记本等)外,还应包括:①了解被访者的社区特征;②制定讨论提纲;③确定专题小组讨论的人员和人数,通常6~8人,最少4人,最多12人;④确定经费和时间,时间以每次1~2小时为宜;⑤确定专题小组讨论场次数;⑥选择讨论场所。

(2)讨论与资料收集:主持人、记录员应先到场以轻松、友好的语气介绍专题讨论目的,介绍每一位出席者,以便让被访者消除紧张,取得他们的信任,使参加者消除顾虑,积极投入讨论。讨论开始后,主持人欢迎各位参加专题组讨论,解释讨论的目的以及对社区及参加者的利益或贡献,讲明讨论方式及要求。若作现场录音或录像,应向参加者解释清楚,以消除紧张及顾虑。在讨论进行中,要注意按计划收集深入、肯定、可靠的信息资料。

(3)结果分析:专题组讨论所获得的资料为定性资料,除可采用常规定性资

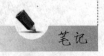
笔记

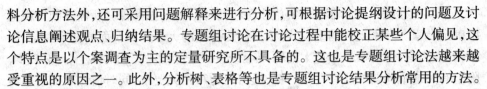

料分析方法外,还可采用问题解释来进行分析,可根据讨论提纲设计的问题及讨论信息阐述观点、归纳结果。专题组讨论在讨论过程中能校正某些个人偏见,这个特点是以个案调查为主的定量研究所不具备的。这也是专题组讨论法越来越受重视的原因之一。此外,分析树、表格等也是专题组讨论结果分析常用的方法。

3. 技术要点

（1）主持人的提问技巧:①在讨论中,主持人应尽量使用开放型、具体型和清晰型的问题;②注意要"追问",即使用被访者自己的语言和概念来询问被访者自己曾经谈到的看法和行为,以便深入了解人们对研究问题的看法、人们是怎样形成这种看法、以及为什么会形成这种看法;③主持人在讨论过程中应始终保持中立的态度,仔细倾听被访者的谈话内容,留心观察他们的非语言交流,并恰当地使用表情、动作等肢体语言鼓励被访者踊跃发言;④控制讨论的主题和节奏,需避免前松后紧,造成对某些重要问题讨论得不够深入;⑤讨论即将结束时,主持人需把握结束谈话的时机,对讨论内容做简短但不含判断性的归纳总结,并真诚地向被访者致谢。

（2）主持人的应对技巧:专题小组讨论可能会遇到来自于被访者的"突发事件"。如果主持人应对不恰当,也会影响讨论效果,甚至会阻碍讨论的继续进行。专题小组讨论中常见的主持人应对技巧有:①对垄断式发言,应该减少直接目光接触;②一言不发者,应点名鼓励;③讨论离题,采用归纳法、提要法,转换话题;④被访者向主持人提问,应该不必做详细回答;⑤被访者要主持人作评论,应该巧妙回避,保持中立。

4. 特点及用途

运用专题小组讨论会的方式可以快速、有效地收集定性资料,节省时间和费用;专题小组讨论以座谈为主,不歧视文化程度低的人;在讨论的气氛中,容易鼓励那些不愿一对一访谈的人及不知道自己该说什么的人大胆发表自己的观点;通过讨论的形式,研究者不仅能知道人们想什么,还能深入了解到人们是怎么想的以及为什么这么想。基于上述特点,专题小组讨论被广泛应用于对某个项目的快速评估,对新的研究领域的探索,在大规模定量调查前制订计划和设计问卷等方面。

但专题小组讨论在收集资料时的环境不是实际的、自然的,而是人为的。因此,在涉及行为方面的信息时是语言上的,有时会偏离实际情况。另外,记录员或观察员进行现场记录和录音,在讨论中也会因为团体压力,产生回答"趋同"的问题。

（四）德尔菲法

1. 定义 德尔菲法（Delphi）又名专家意见法,是依据系统的程序,采用匿名发表意见的方式,即团队成员之间不得互相讨论,不发生横向联系,只能与调查人员发生关系,以反复地填写问卷、集结问卷填写人的共识及搜集各方意见,可用来构造团队沟通流程,应对复杂任务难题的管理技术。其具有以下特征:①吸收专家参与预测,充分利用专家的经验和学识;②采用匿名或背靠背的方式,能使每位专家独立自由地作出自己的判断;③预测过程几轮反馈,使专家的意见逐渐趋同。德尔菲法的这些特点使它成为一种最为有效的判断预测法。

2. 实施步骤 德尔菲法的实施步骤包括：第一步，按照课题所需要的知识范围确定专家。专家人数的多少，可根据预测课题的大小和涉及面的宽窄而定，以15~20人为宜，但对于一些重大问题，专家人数可适当多些（50人以上）。第二步，附上有关这个问题的所有背景材料，提出问题和相关要求，同时请专家提出还需要什么材料。第三步，由专家做书面答复。第四步，各位专家意见汇总，列成图表进行对比。第五步，将上述材料再分发给各位专家，让专家比较自己同他人的不同意见，修改自己的意见和判断。收集意见和信息反馈这一过程重复进行，一般要经过三四轮。最后，直到每一个专家不再改变自己的意见为止。逐轮收集意见并为专家反馈信息是德尔菲法的主要环节。

3. 技术要点

（1）挑选的专家应有一定的代表性、权威性，但不能仅仅局限于一个领域的权威，因为权威人数是有限的。德尔菲法拟选的专家是指对研究主题的"知情者"。

（2）在进行预测之前，首先应取得参加者的支持，确保他们能认真地进行每一次预测，以提高预测的有效性。

（3）问题表设计原则同调查问卷设计原则，另外要注意所提的问题应是所有专家都能答复的问题，而且应尽可能保证所有专家都能从同一角度去理解；提供给专家的信息应该尽可能的充分，以便其作出判断。

（4）调查单位或领导小组意见不应强加于调查意见之中，要防止出现诱导现象，避免专家意见向领导小组靠拢，以至得出专家迎合领导小组观点的预测结果。

（5）在向专家进行反馈的时候，只给出各种意见，但并不说明发表各种意见的专家的具体姓名。

（6）进行统计分析时，对于不同专家的权威性应给予不同权数而不是一概而论。

4. 优缺点 德尔菲法能充分发挥各位专家的作用，集思广益，准确性高。能把各位专家意见的分歧点表达出来，取各家之长，避各家之短。同时，德尔菲法又能避免专家会议法的缺点：权威人士的意见影响他人的意见；有些专家碍于情面，不愿意发表与其他人不同的意见；出于自尊心而不愿意修改自己原来不全面的意见等问题。德尔菲法的主要缺点是过程比较复杂，花费时间较长。

知识链接

德尔菲神庙

德尔菲在距雅典150公里的帕那索斯深山里，是世界闻名的著名古迹。主要由阿波罗太阳神庙、雅典女神庙、剧场、体育训练场和运动场组成，其中最有名的是古代希腊象征光明和青春并且主管音乐、诗歌及医药、畜牧的太阳神阿波罗的神庙。古希腊人认为，德尔菲是地球的中心，是"地球的肚脐"。

宙斯为了确定地球的中心在哪里，从地球的两极放出两只神鹰相对而

笔记

飞。两只鹰在德尔菲相会,宙斯断定这里是地球的中心,于是将一块圆形石头放在德尔菲作为标志。如今这块石头就珍藏在德尔菲博物馆里。

在前基督教时代,德尔菲神庙之最重要者,乃是它作为晓示神谕的地位。它的预言和指示,对当时地中海世界的政治与经济的影响至深至远。公元前547年的一则德尔菲预言是,吕底亚国王库罗伊索斯若跨过哈里斯河,就将摧毁一个伟大的国度。库罗伊索斯这样做了,结果他为波斯人击败——果然有一个帝国毁灭了,就是他自己的帝国。

资料来源: 百度百科. 德尔菲神庙, http://baike.baidu.com/view/1707434.htm

(五)选题组讨论

1. 定义　选题组讨论法(nominal group discussion)是一种程序化的小组讨论,其目的是为了寻找问题,并把所发现的问题按其重要程度排出顺序来。参加者6~10个人组成一个小组。在讨论主持人列出问题清单后,每位讨论参加者根据自己的观点按优先顺序对问题进行排列,主持人按讨论参加者的意见(分值)汇总,再反馈给讨论参加者,讨论参加者若有不同意见,即不同意新的问题清单顺序,可提出书面意见或现场讨论,直至达成一致意见。

2. 实施步骤　具体步骤见图4-5。其中,登录阶段是指,主持人把与会人员形成的观点,尽量保持原义,同时简洁明了地登录在大白纸或黑板上(以便与会人员讨论和顺序),此过程大约需要10分钟。登录完后,与会人员按次序逐条说明,如果觉得含义不明确或有歧义,可以提出来,主持人请提出该项目的与会者解释,最后根据讨论结果对该项目的语言进行重新组织,使之意义明确,为与会人员一致认同。讨论过程中允许与会人员提出新的项目。完成讨论约需15~20分钟。讨论完毕后,主持人要求与会人员独立地在所有项目中挑选出他认为最重要的几项,按重要程度由高到低排列在纸上,并对各项目打分(打分不允许相互讨论)。每项按1~10给分,最重要的给10分,最不重要的给1分。排序和打分大约需要10分钟。最后,把与会人员对各项目的打分进行汇总和排序,达成最终结果。

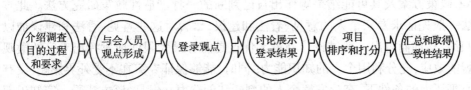

图4-5　选题组讨论的实施步骤

3. 技术要点

(1)观点形成阶段中,主持人应该强调与会人员应独立完成,不允许相互讨论,也尽量不要说话。

(2)登录观点时,主持人应把握每一项目的含义,对之进行剪接重组,舍弃重复项目,或适当合并项目。

笔记

（3）讨论过程中可能会发现有的项目重复或交叉，主持人应组织大家讨论，使其中一项能包含其他项的意思，并去掉多余项。

4. 优缺点 主要的优点是：每位讨论参加者都有平等、独立表达自己意见的机会，受他人的影响较小，并且每次讨论都有一个肯定的结果；缺点是要求讨论参加者具备一定的文化知识，讨论内容受参与者文化水平的制约。

（六）专家会议法

1. 定义 专家会议法（subject matter experts）是指根据规定的原则选定一定数量的专家，按照一定的方式组织专家会议，发挥专家集体的智能结构效应，对预测对象未来的发展趋势及状况做出判断的方法。所谓专家，在这里一般指具有专业知识，精通业务，在某些方面经验丰富，富有创造性和分析判断能力的人（无论有无名望）。

2. 具体形式

（1）专家会议调查法：是根据社会医学研究的目的和要求，向一组经过挑选的有关专家提供一定的背景资料，通过会议的形式对预测对象及其前景进行评价，在综合专家分析判断的基础上，对研究问题作出量的推断。实际上与专题组讨论类似，只不过讨论者都为相关问题的专家。采用专家会议调查法应注意：①选择的专家要合适：专家要具有代表性，具有丰富的知识和经验，人数要适当（10~15人）；②组织工作要合理：专家会议组织者最好是相关研究方面的专家，有较丰富的组织会议的能力。

（2）头脑风暴法：组织各类专家相互交流，无拘无束地畅谈自己的意见和想法，在头脑中进行智力碰撞，产生新的思想火花，使预测观点不断集中和深化，从而提炼出符合实际的预测方案。又可分为直接头脑风暴法（通常简称为头脑风暴法）和质疑头脑风暴法（也称反头脑风暴法）。前者是在专家群体决策时尽可能激发创造性，产生尽可能多的设想的方法，后者则是对前者提出的设想、方案逐一质疑直至形成一致意见，从而形成一个更科学、更可行的方案。进行头脑风暴法，与普通会议的根本区别在于：①不批评别人的意见；②提倡自由奔放地思考；③提出的方案越多越好；④提倡在别人方案的基础上进行改进或与之结合。

（3）个人判断法：是指依靠专家对政策问题及其所处环境的现状和发展趋势、政策方案及其可能结果等作出自己判断的一种创造性政策研究方法。此方法一般先征求专家个人的意见、看法和建议，然后对这些意见、看法和建议加以归纳、整理而得出一般结论。其最大优点是能够最大限度地发挥出专家的微观智能效应，充分利用个人的知识能力；同时，能够保证专家在不受外界影响，没有心理压力的条件下，充分发挥个人的判断和创造力。但是，该方法受专家知识面和知识深度、占有资料的多少、信息来源及其可靠性、对预测对象兴趣的大小乃至偏见等因素所囿，缺乏相互启发的氛围，因此难免带有一定的局限性。

（4）集体判断法：这种方法是在个人判断法的基础上，通过会议进行集体的分析判断，将专家个人的见解综合起来，寻求较为一致的结论的预测方法。这种方法参加的人数多，所拥有的信息量远远大于个人拥有的信息量，因而能凝集众多专家的智慧，避免个人判断法的不足，在一些重大问题的预测方面较为可行可

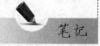

信。但是,集体判断的参与人员也可能受到感情、个性、时间及利益等因素的影响,不能充分或真实地表明自己的判断。

3. 专家人选原则　①参加者的专业应尽量与所研究的问题一致;②如果参加者相互认识,要从同一职位(职称或级别)的人员中选取,领导人员不应参加,否则可能对参加者造成某种压力;③如果参加者互不认识,可从不同职位(职称或级别)的人员中选取。这时不论成员的职称或级别的高低,都应同等对待。

4. 应注意问题　一是要注意专家代表的选取,尽可能保证代表选取的结构合理,使专家们的意见具有更大的代表性;二是要注意避免"权威者"左右与会专家的意见,尽可能让大家都有充分发表意见的机会,并不受他人意见的干扰;三是会议时间一般以20~60分钟效果最佳。

三、定性研究的实际应用

在社会医学研究中,强调定量研究作为科学证据的同时,定性方法不能忽略,二者相结合才能提高研究的质量和效果。

(一)定性研究主要用途

1. 辅助问卷设计　研究人员在设计问卷时,有些内容不一定适合研究对象,甚至可能引起调查对象的反感,用定性研究可以及时发现这些问题。定性研究可以了解人们所处的状态,与他人之间的关系以及所具有的想法。一些概念也可以通过定性研究寻找适当通俗的语言描述。例如在一个相关的应答者样本中进行专题组访谈,为一项调查问卷的设计或验证拟订一份草稿。

2. 估计非抽样误差　问卷调查收集的多是"言语"资料,即回答者所说的情况,由于多方面的原因,诸如人群文化程度过低、对较高层次的调查人员或权威过于拘谨、受文化习俗和习惯的限制、缺乏积极的动机等,都可能造成言语信息与事实间的出入。对于一些敏感性问题,这一现象尤为突出。定性研究方法可以估计这些调查的非抽样误差。

3. 验证因果关系,探讨发生机制　定量研究确定的因果关系,有时可能掩盖真正的原因,定性研究可以揭露这种虚假联系。例如,许多定量研究均发现"母乳不足"是导致母亲在婴儿3个月内停止哺乳的最主要原因。但定性研究却发现,母亲报告的所谓"母乳不足",其实是由乳房正常生理变化或婴儿行为变化引发的误解,或者因多种社会心理原因而找的借口。

4. 分析定量研究出现矛盾结果的原因　定量研究有时会发现人们的行为与其知识和态度不一致。这是由于报告行为与实际行为不一致所致,还是人们未具备发生行为的知识和态度,可以用定性研究的方法加以识别。定量研究确定的因果关系,有时可能实际上并不存在这种关系,也可通过定性研究来揭露。

5. 了解危险因素的变化情况　某些危险因素可能随时间发生变化,这对于非纵向追踪性的定量研究,有较大的影响。如病例对照研究,当发现病例组和对照组间某行为有差异时,这种行为是否是疾病的危险因素,危险强度有多大,应对发病前后一段时间的行为进行动态的了解后才能下结论。因为很多人在发病前后的行为会发生一定的变化,这种变化有可能夸大,也可能掩盖可疑危险因素

笔记

的影响。例如：脑卒中病人患病后的行为变化。

6. 作为快速评价技术，为其他研究提供信息　当时间和财力不足时，小范围内的研究可以在短期内为进一步的研究提供大量深入的信息，此时一般采用多种定性研究手段收集资料。如在秘鲁和尼日利亚进行的一项控制儿童腹泻的干预试验，都仅用两人，在6周时间内，用定性方法收集有关儿童喂养知识、行为、地区文化等资料，为采取可行的干预措施提供依据，均取得了成功。

（二）定性研究资料的处理

1. 浏览、熟悉、审核资料　当拿到一组定性资料之后，首先需要对资料进行审核与评价。对定性资料的质量审核包括两个方面的内容：一是从研究资料的总体看，应检查整个研究所要求的资料和数据是否收齐；二是对被试个体的资料、数据进行审核，检查每一个被试个体的资料、数据有无缺失或遗漏，有无前后矛盾之处。在对研究资料进行质量审核的同时，还要对其进行评价。一般审核重在对研究资料的完整性、齐备性和合理性的检查，而评价则重在对研究资料的可靠性进行分析。对研究资料的评价通常可以从资料的来源及资料本身两个方面入手。

2. 分类编码　对研究资料进行审核与评价之后，就应对其进行分类、汇总，以便发现其中的规律，这也就是对资料的编码过程。在定性分析中，当面对通过观察、访谈或开放性的问卷所获得的研究资料时，最常用的编码方式就是对研究资料进行分类。选择分类标准很关键，要反映社会现象的基本类型，反映总体的内部结构。分类的原则可以是研究者已有的理论背景、前人研究的结论等，但更重要的是这些定性资料自身内在的规律性。可以说，对研究资料的定性分类，是定性分析的重要前提。

3. 分析抽象　根据定性分析的目标对研究结果进行整理后，就要采用具体的分析方法寻找变量之间的关系，摸索其规律，揭示其本质。这里所说的分析方法包括分析与综合、归纳与演绎、比较与分类、抽象与具体等逻辑方法。常用的一些方法有：发现模式、符号学、谈话分析、比较分析法、流程图等。另外，"扎根理论"在定性资料研究方面也有着独特的优势。目前，随着信息网络的发展，应用计算机辅助分析定性资料也应运而生，使用较多的相关软件有ATLAS.ti、NVIVO和MAXQDA等。

本 章 小 结

1. 研究内容的广泛性、研究因素的复杂性、研究结果的时效性是社会医学研究的特点。社会医学研究的研究基本程序是：选择课题、设计方案、整理分析资料和解释结果、研究总结以及分发结果。

2. 按不同的分类方式，社会医学可以分为不同的类型。创造性思维、开放性思维、联想思维是社会医学研究的主要思维方法。

3. 访谈法和自填法是社会医学定量研究的主要调查方式，其中访谈法主

笔记

要包括当面访谈法和电话访谈;自填法主要包括个别发送法、现场自填法、信访法和网络自填法。调查中对敏感性问题的处理主要有非随机化应答技术和随机化应答技术两类方法。

4. 价值中立、目的性、可接受性、逻辑性、简明性、匹配性是问卷设计的原则;问卷的一般结构有标题、说明、主体、编码、致谢语和调查记录等6项;问卷问题的类型有开放式问题和封闭式问题两大类;封闭式问题的答案应该有具有互斥性和穷尽性;问卷信度是效度的前提和基础,效度则是信度的目的和归宿。缺乏信度或效度的测量都是无效的。

5. 常用的定性研究调查方式有深入访谈法、观察法、专题组讨论、德尔菲法、选题组讨论、专家会议法。定性研究资料的处理步骤为:浏览、熟悉、审核资料;分类编码;分析抽象。

关键术语

定量研究　qualitative study
定性研究　quantitative study
概率抽样　probability sampling
非概率抽样　non-probability sampling
开放式问题　un-structure questionnaire
封闭式问题　structure questionnaire
信　度　reliability

效　度　validity
观　察　法　observation study
专题组讨论　focus group discussion
德尔菲法　Delphi Method
选题组讨论法　nominal group discussion
专家会议法　subject matter experts

讨论题

1. 定性研究和定量研究的主要区别是什么?
2. 请从社会医学的角度,针对我国青少年吸烟的问题设计一份调查问卷。

思考题

1. 填空题

（1）从调查对象的范围看,调查研究分为全面调查和_____。

（2）根据问题是否预设答案,可将问题分为_____和封闭式问题两种。

（3）对于敏感性问题,非随机化应答技术主要包括剔除法、_____和编辑法。

2. 单选题

（1）定量研究与定性研究的区别叙述正确的是(　　　)

　　A 在实际研究中,定量研究和定性研究经常结合在一起使用

　　B 定量研究资料可以用统计方法处理和分析,定性研究资料则不能

　　C 定量研究适用于大样本,定性研究适用于小样本

　　D 定量研究适用于任何研究,而定性研究只适用于社会科学方面研究

笔记

（2）下列关于问卷的信度和效度叙述正确的是（　　　）

　　A.信度不高,效度不一定不高　　B.信度高,效度也高

　　C.效度不高,信度也不高　　　　D.效度高,信度也高

（3）"您的眼睛是否红肿流泪？"该问题设计犯了以下哪种错误（　　　）

　　A.双重装填　B.含糊不清　C.抽象问题　D.诱导性提问

3.名词解释

（1）概率抽样

（2）信度

（3）效度

（4）选题组讨论法

（5）观察法

4.简答题

（1）社会医学研究的步骤有哪些？

（2）对问卷的问题设计应该注意哪些地方？

（汪文新）

第五章

社会卫生状况

学习目标

通过本章的学习,你应该能够:

1. 掌握社会卫生状况的定义、内容、主要评价指标。
2. 熟悉社会卫生状况的研究意义及中国卫生状况。
3. 了解社会卫生状况的资料来源及世界卫生状况。

章前案例

关于全球卫生状况的10个事实

WHO通过收集和比较全球各地卫生数据,总结了关于全球卫生状况的10个事实,它们分别是:①每年约有700万5岁以下儿童死亡;②心血管疾病是全世界首要死亡原因;③艾滋病是非洲成年人的首要死亡原因;④人口老龄化助长癌症和心脏病病例数上升;⑤肺癌是最常见的癌症死因;⑥妊娠并发症占全球育龄妇女死亡总数近15%;⑦抑郁症等精神障碍是全球范围内造成残疾的20个主要原因之一;⑧听力丧失、视力问题和精神障碍是最常见的残疾原因;⑨每天有近3500人死于车祸;⑩在所有5岁以下儿童死亡案例中,至少有三分之一的潜在死因是营养不良。

讨论:决策者如何根据社会卫生状况确定卫生工作的优先重点?

资料来源:WHO网站

开展社会卫生状况研究,系统分析社会卫生状况的现状、特征、变化、发展趋势及其影响因素,不仅是社会医学的基本任务,而且也是制定卫生政策、策略、方针和措施不可缺少的步骤,对于促进人群健康和提高生命质量,具有十分重要的意义。

第一节 概 述

一、社会卫生状况的含义

社会卫生状况(social health status)是指人群健康状况,以及影响人群健康状况的各种因素,主要是社会因素。人群健康状况是社会因素与自然因素综合作用的反映。社会因素对人群健康的影响,在有些情况下是通过自然因素的作用,而自然因素对人群健康的影响,通常又受到社会因素的制约。在自然因素相

87

同或相似的国家和地区,因社会因素有较明显差异,人群健康状况也存在较大差异。因此,社会因素对人群健康状况的影响尤为重要。

二、社会卫生状况的内容

社会卫生状况内容甚广,是由人群健康状况和影响人群健康状况的因素两部分组成。大体上可分为六类:卫生政策、与健康有关的社会经济状况、卫生保健、卫生资源、卫生行为及人群健康状况。

人群健康状况包括人口状况、疾病及意外伤害、生长发育、营养水平、死亡及平均期望寿命等几方面。根据生物–心理–社会医学模式,影响人群健康状况的因素不仅包括生物遗传因素,还包括自然和社会环境、行为生活方式以及卫生服务等四个方面。

三、研究社会卫生状况的意义

研究社会卫生状况多采用比较分析的方法,通过连续不断地对社会卫生的现状、特征、变化和发展趋势进行研究与评价,明确已取得的成绩和找出存在的社会卫生问题,从而提出改善社会卫生状况的有效措施。研究社会卫生状况的意义包括:

(一)对社会卫生状况有一个全面、清晰的评价

社会卫生状况的研究是多方面的,从宏观的社会经济及卫生资源情况到微观的个人生物–心理–社会健康状况,从客观的人群寿命及疾病死亡指标到主观的生命质量研究。通过社会卫生调查,以社会为基点分析社会经济发展,全面掌握人群健康状况及其变动规律,对社会卫生状况做出准确的"社会诊断和评价"。这是社会医学的一项基本任务和重要内容。

(二)发现人群的主要卫生问题及其影响因素

社会卫生状况的研究目的是通过评价个体或群体的健康水平发现存在的主要社会卫生问题及其影响因素,特别是社会因素,找出重点保护人群及重点防治对象,从而提出改善社会健康状况的策略和措施,促进人群的健康。

健康的影响因素是多方面的,尤其是社会影响因素,往往是多种因素同时并存,相互影响,相互渗透。在分析时,需要运用社会学、统计学、行为科学等一系列方法,从错综复杂的因素中找出问题的关键所在。通过确定高危人群、高危环境和高危反应,找出卫生工作的重点,采取防治措施,才能有效地提高健康水平。

(三)为合理制定卫生政策、优化卫生资源配置提供科学的依据

社会卫生状况是卫生事业宏观管理的基础,也是评价卫生事业发展不可缺少的信息。对于卫生决策者和管理者来说,只有充分认识人群的健康状况和社会因素对人群健康的影响,找出存在的主要卫生问题和差距,了解社会经济环境的现状以及卫生服务和卫生资源的提供状况,才能科学地制订改善社会卫生的措施,使有限的卫生资源得到充分、有效的利用,获取最大的卫生效果,改善与增进人群的健康状况。

笔记

（四）探索社会卫生状况的变化与发展趋势

社会卫生状况受社会经济、政治、文化等条件影响。各个国家社会制度不同，经济发展极不平衡，卫生资源水平和分布、医疗体制、人口发展、文化风俗各不相同。不同历史时期的社会卫生状况受到当时社会、政治、经济、文化等条件的影响。运用比较分析的方法，研究和分析不同历史阶段、不同国家、不同地区的社会卫生状况，探索其变化和发展趋势，可以为改善社会卫生状况积累宝贵的经验。

四、研究社会卫生状况的资料来源

（一）世界卫生状况资料

1.《世界卫生报告》（*World Health Report*） 是WHO的定期出版物，主要内容有：政治形势、经济状况、人口状况、教育、环境与住房、食物供应与营养、卫生组织、与人群健康有关的不良行为、严重危害人群健康的疾病现状和防治情况，并附有各国社会卫生状况的统计指标。

2.《世界儿童状况》（*the State of the World's Children*） 是联合国儿童基金会的定期出版物，主要内容有世界各国与儿童健康状况有关的社会卫生状况统计资料，包括基本指标、营养状况、卫生状况、教育状况、妇女状况、人口统计指标、经济指标及某些统计指标的改善情况。除此之外，还有重点关注的儿童卫生问题。

3.《人口年鉴》（*Demographic Yearbook*） 为联合国定期出版物，内容包括世界人口概况、人口、出生、胎儿死亡、合法的人工流产、婴儿和孕产妇死亡、总死亡状况及婚姻状况等。

4.《世界卫生统计年鉴》（*World Health Statistics Annual*） 是世界卫生组织定期出版物，主要内容为世界各国及各地区生命统计资料：人口、出生、死亡、寿命和死亡原因等。

5.《世界卫生统计季刊》（*World Health Statistics Quarterly Yearbook*） 是世界卫生组织定期出版物，主要包括：卫生评价方法、疾病预防与控制、人群健康、卫生资源、卫生费用与筹资、卫生保健等。

6.《世界人口状况》（*the state of World Population*） 为联合国人口基金会（UNFPA）出版物，主要包括人口发展趋势、冲突与危机、人口发展挑战–妇女、人口与气候、文化、性别与人权、城市化、妇女与移民等。

7.《世界发展报告》（*World Development Report*） 为世界银行出版物，每年一刊，各年内容不一，每年分别专设卫生、教育、环境、交通等栏目。

8.《世界人口数据表》（*World Population Data Sheet*） 由美国人口咨询局编制，每年一份。

9.《亚太地区人口数据表》（*ESCAP Population Data Sheet*） 由亚太经济合作组织社会人口处编制，每年一份。

（二）中国健康状况资料

1.《中国卫生年鉴》 由卫生部编制，人民卫生出版社出版。主要内容有：公共卫生与疾病防治、妇幼卫生工作、各省(自治区、直辖市)卫生工作、卫生统计,附有主要社会卫生状况指标及港、澳、台地区主要卫生统计指标。

2.《中国卫生统计年鉴》 由卫生部编制,主要包括卫生机构、卫生人员、卫生设施、卫生经费、医疗服务、农村与社区卫生、妇幼保健、人民健康与营养状况、疾病控制与公共卫生、居民病伤死亡原因、卫生监督、医疗保障制度、人口指标、主要社会经济指标、世界各国卫生状况等。

3.《中国统计年鉴》 由国家统计局编写,中国统计出版社出版。主要内容有:自然资源、经济、能源生产与消费、城乡建设与住房、文化教育、医疗卫生保健、交通、电讯、食物与饮水、环境污染与保护、人口、就业与失业等。

4.《中国人口年鉴》 由中国社会科学院人口研究所编,中国社会科学院出版社出版,主要内容包括:各省(自治区、直辖市)人口发展、人口普查、人口统计、计划生育、中国人口、经济发展、社会发展与世界各国对比的情况。

5.《中国环境年鉴》 为国家环境保护总局出版物。

6.《中国人口数据表》 由中国人口情报中心编制与出版。

7. 地方统计年鉴、卫生年鉴及卫生统计年鉴等 主要由地方相关部门编制,内容与国家相关年鉴相似,反映了地方的现状与发展趋势。

8. 有关专题报告 由专业杂志、学报发表。

知识链接

世界和中国卫生状况的部分资料来源

资料名称	出版机构	网址
The World Health Report	世界卫生组织	www.who.int
The State of the World's Children	联合国儿童基金会	www.uncief.org
Demographic Yearbook	联合国	www.un.org
World Health Statistics Annual	世界卫生组织	www.who.int
World Health Statistics Quarterly	世界卫生组织	www.who.int
The State of the World Population	联合国人口基金会	www.unfpa.org
World Development Report	世界银行	www.worldbank.org
World Population Data Sheet	美国人口普查局	www.census.gov
ESCAP Population Data Sheet	亚太经合组织社会人口处	www.apecsec.org.sg
中国统计年鉴	国家统计局	www.stats.gov.cn
中国卫生年鉴	卫生部	www.moh.gov.cn
中国人口年鉴	中国社会科学院人口研究所	www.cass.net.cn
中国环境年鉴	国家环境保护总局	www.znb.gov.vn
中国人口数据表	中国人口情报中心	www.gjjsw.gov.cn

（三）其他资料

1. **文献资料** ①生命统计资料：是一种重要的和基本的资料来源，包括出生、死亡、结婚等；②人口普查资料：是社会、经济和人口统计情报的重要来源；③卫生服务常规登记：有关人群健康状况的指标，如疾病别的发病率、患病率和死亡率，儿童生长发育指标和卫生服务提供指标，可以通过查阅卫生服务常规登记资料获得；④疾病登记：常常可以提供某个系统或某种疾病的发病、死亡、治疗和其他情报；⑤卫生相关部门的资料：指的是卫生部门以外相关部门的资料，或者是非卫生专业人员协助搜集的资料。

2. **调查和监测资料** ①调查资料：有些资料无法从常规登记资料当中获得，需要组织专题现场调查。常用的现场调查方法有3种：家庭调查、机构调查和典型调查。②监测资料：有一些传染病和慢性非传染性疾病，如结核、高血压、肿瘤等疾病的控制是一个社会或者一个社区防治工作的重点，要获得这些疾病的发病和患病的资料，就必须建立疾病监测点，及时获得有关这些疾病的发生、流行情况，为制定有效的措施防治疾病的发生和发展提供依据。

案例5-1

更准确的数据益于增进塞拉利昂的健康状况

塞拉利昂地区卫生信息系统（DHIS）记录了全国数百个社区健康中心的数据。该系统在卫生计量网络的支持下开发而成，旨在搜集资料进行分析并比较结果。数据的收集在村级和社区级进行，通过计算机化的地区卫生信息系统在地区一级进行数据整理和分析，然后送交首都弗里敦的卫生部。

塞拉利昂的地区卫生官员可及时获得诸如塞拉利昂西区惠灵顿社区健康中心的免疫接种活动的常规干预数据。对这些数据进行分析，并据此对该地区需要的公共卫生规划作出决策。

资料来源：世界卫生组织网站

第二节 社会卫生状况评价指标

指标是对某一事物或现象的标记或反映，是衡量变化的变量，亦是实现既定目标的进度标志。社会健康状况评价指标应当具备四个特征：有效、可靠、灵敏、特异。选择社会健康状况评价指标主要有三种渠道，一是参考权威专家的意见，召开专家论证会；二是参考现有文献进行，在文献中寻找适宜的指标；三是进行必要的专题社会状况调查，获取相关指标。

一、卫生政策指标

卫生政策是影响健康十分重要的因素。卫生政策影响卫生体制、医疗保健

笔记

制度、卫生资源的分配、社会对卫生的参与程度等多个方面。国家的卫生政策及有关法律、条例是发展卫生事业,提高社会卫生水平的指导性文件,也是反映一个国家和地区是否重视社会卫生的依据。评价卫生政策的主要指标有以下几方面:

1. **政治承诺** 如改善社会卫生状况的法律、法规、条例等。

2. **资源分配** 如卫生经费占国内生产总值的百分比、与卫生有关的社会发展(文化教育、安全饮用水、环境卫生、住房、食物供应和营养、医疗卫生保健等)费用及其占国民生产总值的百分比、卫生资源用于各级卫生保健的比例。

3. **卫生资源分配的公平性、合理性** 如人均卫生经费、卫生资源用于初级卫生保健的百分比、每千人口拥有医院床位数和医师数以及其他卫生人员数。

4. **社区参与** 如社区人口中参与卫生事业决策者的百分比、社区人口中与专业人员共同承担社区卫生活动项目者的百分比。

5. **卫生组织机构和管理完善程度** 根据卫生事业发展的需要,需组建的相应机构是否建立与完善、卫生部门内部的各机构以及卫生部门与其他部门之间是否已建立有效的协调机制。

二、与健康有关的社会、经济指标

1. **社会指标**

(1)人口统计学指标:①人口自然增长率:是指在一定时期内(通常为一年)人口自然增加数(出生人数 – 死亡人数)与该时期内平均人数(或期中人数)之比,一般用千分率表示。人口自然增长率也可以用人口出生率与死亡率之差来表示:人口自然增长率=人口出生率 – 人口死亡率。它反映人口再生产的规模和速度,对社会经济的发展起促进或延缓的作用;人口每增长1%,消耗国民生产总值4%;人口迅速增长往往会出现失业、贫穷、营养不良、文盲人数增加、住房拥挤、能源短缺以及人群健康状况下降等问题。②人口负担系数:亦称抚养比,指非劳动年龄(0~14岁和65岁及以上)人口与劳动年龄(15~64岁)人口比例,是反映劳动人口负担程度的指标,该系数越大,表明被赡养人口比重越大,社会负担越重,对社会卫生状况的影响越明显。

(2)文化教育指标:成人识字率是指15岁以上人口能读、能写人数占全人口的百分比。对社会卫生状况来说,妇女识字率具有特别重要的意义。

(3)其他社会指标:包括人均住房面积、人均占有公共绿地面积、人均热量的供应等。

2. **经济指标** 主要是反映居民生活条件的指标:人均国民生产总值(GNP per capita)、人均国内生产总值(GDP per capita)、劳动人口失业率等。

三、卫生保健指标

1. **初级卫生保健普及程度** 主要有农村行政村的初级卫生保健普及率、城镇社区的初级卫生保健普及率。

2. **安全饮用水普及率** 安全饮用水指感观性状良好,无毒无害,流行病学安

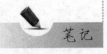

笔记

92

全的饮用水。

3. 妇幼保健指标　包括易感儿童主要传染病的免疫接种覆盖率、新法接生率、孕妇产前检查率、孕产妇住院分娩率、产后访视率、新生儿访视率、儿童定期体检率、已婚妇女婚前体检率和已婚妇女节育率等。

4. 医疗卫生服务需要量　主要有两周每千人患病人数、患病次数及患病天数、因病卧床天数、休工天数和休学天数等指标。

5. 医疗卫生保健质量　常用的有误诊率、漏诊率、医疗差错率及医疗事故发生率,近年来新出现且使用较多的指标有负性事件发生率。负性事件是指在医疗服务过程中因管理、沟通、诊断、文件、药物治疗、手术或操作等出现的有害或不期望出现的结果。

四、卫生资源指标

1. 人力资源指标　包括每千人口拥有医师、护士、药剂师和其他卫生人员数等。

2. 物质资源指标　每千人口医疗机构数、病床数、大型设备数等。

3. 财政投入指标　医疗卫生经费占国内生产总值的百分比、人均医疗卫生经费等。

4. 信息系统资源　医院临床信息系统(CIS)、医院管理信息系统(HIS)、医院影像归档和通信系统(PACS)、医院临床支持系统、医院人力资源管理系统、医院实验室信息系统(LIS)等。

五、人群健康状况评价指标

(一)个体健康指标

个体健康状况是群体健康状况基础,因此,对个体健康状况的研究也是医学研究的重要内容之一。个体健康通常指一个人身心发育正常、没有病痛、具有充分的劳动能力而且长寿。个体健康状况及其评价指标是基础医学和临床医学的重要内容,这里主要是从社会医学的角度,以现代医学模式和现代健康观为指导,对反映个体健康状态的指标做一选择性的介绍。

1. 生物学指标　基础医学对生物学指标研究已经深入到细胞、分子水平,项目繁多,这里选择的是反映机体整体状况、通过无损伤方式易获得的指标,对个体的健康状况进行评价。

(1)生长发育指标:生长是指体格的增长,发育是指功能的成熟,两者合称为体格指标。虽然生长发育指标主要指儿童及青少年的健康状况,但常常用作反映整个人群体格纵向变化的重要评价指标。身高、体重、体质指数(BMI指数)等是衡量生长发育的重要指标。

知识拓展

BMI指数

BMI是评价18岁以上成人群体营养状况的常用指标。ＢＭＩ＝体重(kg)/

身高（m）的平方。1997年WHO公布：BMI＜18.5为营养不良,18.5~24.9为正常,≥25.0为超重,25.0~29.9为肥胖前期,30.0~34.9为Ⅰ度肥胖,35.0~39.9为Ⅱ度肥胖,≥40.0为Ⅲ度肥胖。2000年国际肥胖特别工作组提出了亚洲成年人BMI正常范围为18.5~22.9,＜18.5为体重过低,≥23.0为超重,23.0~24.9为肥胖前期,25.0~29.9为Ⅰ度肥胖,≥30.0为Ⅱ度肥胖。2002年我国卫生部"中国成人超重和肥胖症预防控制指南"给出了判断我国成人超重和肥胖的BMI推荐标准,24.0≤BMI＜28.0为超重,BMI≥28.0为肥胖。

（2）行为发展指标：行为发展是健康的重要标志。人的行为发展虽有很大的个体差异,但也有一定的规律。到一定年龄时,应学会相应的行为和动作,过晚或特别提前一般都应视为行为发展异常或不健康。

2. **心理学指标**　个体心理发展及其特征十分复杂,有关的心理学指标和评估方法也很多。对个体心理健康状况的评价,一般从智力、人格、情感和情绪等几个方面进行。常用心理测量、心理症状评定工具有智力、人格、情感和情绪等方面的量表,如韦氏智力量表、明尼苏达多向人格问卷、A型行为模式问卷、焦虑自评量表（SAS）等。

3. **社会学指标**　个体健康的社会学指标主要测量个人的人际关系、行为模式以及社会支持等。

（1）人际关系：人际关系是指人们在交往中心理上的直接关系或距离,它反映了个人寻求满足其社会需求的心理状态。这种关系可以表现为亲密,也可以是疏远和敌对。不同的人际关系会引起不同的情绪表现,进而对个体及群体的身心健康产生影响。可以通过社会学计算人际关系指数对个体的人际关系状况作出评价。

（2）社会支持：社会支持（social support）是指一定社会网络运用一定的物质和精神手段对社会弱势群体进行无偿帮助的行为的总和。也指人们感受到的来自他人的关心和支持。大量研究表明,个体所获的社会支持的多寡与身心健康有着密切的关系。良好的社会支持有利于身心健康。不仅可以缓冲并保护处于应激状态下的个体,而且对个体保持良好的情绪体验具有重要意义。社会支持评价包括两个方面的内容：一是对客观社会支持的评价；二是对社会支持的主观感受或体验程度的评价。

（3）行为模式：行为模式（behavior pattern）是指行为活动发生、进行和完成的某种固有方式。是个人为了满足各种生理、社会需求而达到特定目的所表现的特定行为方式。因此,行为模式的形成与个人的社会化过程有紧密关系。由于个人所处的社会环境不同,受到的社会制约程度也不同,使人类的行为模式存在很大的差异。但就行为模式与健康的关系而言,可分为健康行为模式和不健康行为模式。在不健康行为模式中,最典型的有A型和C型行为模式。

（4）生活方式：生活方式（lifestyle）是一个内容相当广泛的概念,它包括人们的衣、食、住、行、劳动工作、休息娱乐、社会交往、待人接物等物质生活和精神生活的价值观、道德观、审美观以及与这些方式相关的方面。生活方式一般是指人们的物质、文化消费方式,是在一定的历史时期与社会条件下,各个民族、阶级和社会群体的生活模式。生活方式可以从生活丰度、生活频度、生活内容和生活态度等几个方面来评价。

（5）恩格尔系数: 恩格尔系数(Engel coefficient)是食品支出总额占个人消费支出总额的比重。19世纪德国统计学家恩格尔根据统计资料,对消费结构的变化得出一个规律: 一个家庭收入越少,家庭收入中(或总支出中)用来购买食物的支出所占的比例就越大,随着家庭收入的增加,家庭收入中(或总支出中)用来购买食物的支出比例则会下降。推而广之,一个国家越穷,每个国民的平均收入中(或平均支出中)用于购买食物的支出所占比例就越大,随着国家的富裕,这个比例呈下降趋势。

（6）基尼系数: 基尼系数(Gini coefficient)是20世纪初意大利经济学家基尼根据劳伦茨曲线所定义的判断收入分配公平程度的指标。其取值在0到1之间,越接近0就表明收入分配越是趋向平等,反之,收入分配越是趋向不平等。基尼系数是国际上用来综合考察居民内部收入分配差异状况的一个重要分析指标,按照国际一般标准,0.4以上的基尼系数表示收入差距较大,当基尼系数达到0.6时,则表示收入悬殊。

知识拓展

中国的基尼系数到底是多少

中国的基尼系数到底是多少众说纷纭。2003年1月18日国家统计局终于给出了我国十年的基尼系数官方数据。2003年0.479、2006年0.487、2008年0.491、2009年0.490、2012年0.474。数据显示在过去10年中,中国基尼系数先是逐步扩大,而后又略有缩小的走势。

中国的收入差距,与世界类似发展水平国家相比,究竟处于什么水平?国家统计局给出了几个国家的数据。2009年阿根廷基尼系数为0.46、巴西0.55、俄罗斯0.40,2008年墨西哥是0.48、2005年印度是0.33。

总的来看,中国的基尼系数明显高于印度、俄罗斯,与阿根廷、墨西哥大致相当,明显低于巴西。

（二）人群健康指标

人群健康状况亦称居民健康状况,是指人群整体的健康水平。一个健康的人群应该是身体发育水平良好,急性传染病发病率、严重危害人群健康的慢性疾病患病率、粗死亡率及婴儿死亡率都比较低,平均期望寿命延长。通常用人口统计指标、疾病统计指标、身体发育统计指标来综合评价人群健康状况。

1. 人口数量和结构

（1）人口数量: 人口数量指人口的绝对数和相对数。人口数是指一定人群中所有个体的总和,它是通过反映群体规模来描述群体健康状况的。人口密度

笔记

是指单位面积的人口数,它描述人口拥挤程度和人口与资源的比例,并与绝对人口数一起反映群体的基本健康状况。人口数量是群体健康的反映,与人口相对资源有关,在人口相对资源充足的情况下,人口愈多越好,反之则不利于人群健康。

(2)人口结构:人口结构指不同特征的人口占总人口的百分构成。人口结构包括人口、性别、年龄、职业与文化等结构。从卫生服务的角度,人口的性别、年龄结构有重要的意义。不同的性别、不同年龄人口健康状况及医疗卫生工作的侧重点都不同。从生育角度看,婚姻状况有重要意义。人口职业、文化等结构具有社会经济学意义。

性别比例是评价人口性别结构是否平衡的指标,指当女性人口为1或者100时男性的人口数。一般国家的人口性别比例是103~107。性别比例平衡是社会安定的基础因素之一,性别比例失调是滋生社会问题的根源之一。

年龄结构是一定地区、一定时点的各年龄人数占总人口数的比例。按照年龄序列进行每岁或每5岁分组计算各组人口构成,以人口金字塔反映人口的年龄结构。

国际上规定,0~14岁为少年儿童人口,15~64岁为劳动人口,65岁及以上为老年人口。65岁及以上老年人口比例大于7%或60岁以上老年人口比例大于10%,表示进入老龄化社会。各类特征的人口比例是社会总人口特征的标志,欧洲及北美洲早已步入老龄化社会,发展中国家多为年轻型,我国已进入老年型人口社会。2010年,我国65岁以上人口比例为8.9%。

2. 人口出生及增长指标

(1)出生率:亦称粗出生率。指一定地区一定时期(通常1年)内平均每千人所出生的活产数。

出生率=(年出生活产婴儿数/年平均人口数)×1000‰

出生率是反映人口生育水平的综合指标。高出生率表明妇女的分娩率高,分娩间隔短,因而母子健康较差。了解出生率的动态有助于计划生育、妇幼卫生工作。

(2)生育率:生育率是一组人口生产和再生产指标,反映了妇女的生育强度水平。常用的指标有育龄妇女生育率(一般生育率)、年龄别妇女生育率、总和生育率、终生生育率、粗再生育率、净再生育率等。育龄妇女生育率指一定地区(人群)中活产婴儿数与15~49岁育龄妇女数的比值。总和生育率是指各年龄育龄妇女生育率的合计数。育龄妇女生育率与总和生育率是最常用的反映妇女生育强度的指标。其计算公式为:

育龄妇女生育率=(某年活产数/同年平均育龄妇女数)×1000‰

总和生育率=年龄别生育率之和×年龄组组距

(3)人口增长指标:人口自然增长率也称为人口净增率,是评价人口数量变化的主要指标。出生率和死亡率之差即为人口自然增长率。一般情况下,出生率高于死亡率,导致人口不断增长,是健康水平良好的标志。而过高的人口自然增长率则又是健康水平低下的表现。社会发展到一定的时期,人口增长率就会

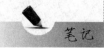

笔记

趋向一个低的稳定水平。

3. 生长、发育统计指标　身体发育水平与特征是人群健康状况的一个重要侧面。常用的身体发育统计指标有下列几种：

（1）新生儿低体重百分比：新生儿低体重是指出生时体重低于2500g。新生儿低体重可能危及婴儿的存活、生长与发育。新生儿低体重百分比是反映居民营养状况和妇幼保健工作水平的重要指标之一。新生儿低体重百分比高，表明母亲健康状况不良、生育过密、产前保健利用不够。

（2）低身高百分比：低身高系指低于同年龄同性别健康儿童身高均值减去2个标准差的数值。判定低身高，可利用本地区、国家或国际所制定的年龄别、性别身高标准。该指标反映出生后或出生前的营养不足和感染的累积作用，以及环境状况差、早期营养不良。亦可反映社区居民的营养状况。

（3）低体重百分比：低体重系指低于同年龄同性别健康儿童体重均值减去2个标准差的数值。判定低体重，可利用本地区、国家和国际所指定的年龄别、性别体重标准。该指标可反映自出生以来营养不足或慢性营养不良的累积作用，同时反映目前的营养不良的情况。还可反映社区营养状况及食物供应情况。

4. 疾病统计指标　疾病与伤残是反映居民健康状况的一个重要方面。使用不同的疾病统计指标，可从不同的侧面说明疾病在人群中发生、发展分布的特征，以及对人群健康的危害程度。

（1）疾病发生与频度的指标：①发病率（incidence）：指在一定时期内（年、月或周）可能发生疾病的某一人群中新发生疾病的频率。发病率高的疾病，常用百分率（％）或千分率（‰）表示（如某些传染病）；对发病率低的疾病常用1/万或1/10万表示（如恶性肿瘤等）。发病率资料可以从疾病登记报告制度获得。②患病率（prevalence rate）：是指一定时期内，人群中患有某病（包括新旧病例）的人口所占的比例。患病率资料只有通过居民健康调查或社区卫生状况监测的方式收集。

（2）疾病构成与顺位：①疾病构成，指在观察期间内，人群中某种疾病在总病例数中所占的比例。通常按年龄、性别分组计算疾病构成，以分析不同特征人群的患病或发病特点。②疾病顺位，按疾病种类或系统，依据构成比的大小排出顺序。

（3）疾病严重程度评价指标：评价疾病严重程度的指标主要有：病死率、因病休工（学）日数、因病卧床日数、治愈率、生存率等。病死率指某病患者中因该病而死亡的比例，常用百分率表示。因某病休工或休学或卧床日数反映了疾病的严重程度及对机体活动能力的影响程度。治愈率及生存率反映疾病的疗效及对生命的威胁程度。

5. 人口死亡指标

（1）死亡率（mortality R.rate）：亦称粗死亡率（crude death rate），是指一定时期内（通常为一年）每千人口中的死亡人数，表示一个国家或地区在一定时期内人口的死亡频度。其计算公式为：某年死亡人数/年平均人口数×1000‰，死亡率可以按照年龄、性别和地区进行分组。

笔记

人口死亡水平的高低与社会生活条件、医疗卫生服务质量及人口年龄结构等因素有密切关系。20世纪50年代发达国家死亡率普遍低于发展中国家。到21世纪初,发展中国家由于社会经济的发展及医疗卫生条件的改善,死亡率明显下降;发达国家由于人口老龄化,死亡率下降不明显,有的国家甚至死亡率略微升高,以致出现发达国家死亡率高于某些发展中国家的现象。

（2）标化死亡率(standardized mortality rate):即年龄标化死亡率,是指按照某一标准人口年龄结构计算的死亡率。其计算公式为:Σ年龄别人口死亡率×标准化年龄别。

死亡率的高低受人口年龄构成的影响甚大。老人、婴儿死亡率高,幼儿、少年和青年死亡率低。若老人和婴儿占总人口比重大时,死亡率就会相对增高。在分析不同地区死亡率时,须特别注意这个问题。为此,可按标准人口构成计算标准化死亡率。

（3）疾病别死亡率(cause-specific death rate):指某年每10万人口中因某种疾病或损伤死亡的人数。其计算公式是:某年因某种疾病或损伤死亡的人数/同年平均人口数×100 000/10万。

死亡率分析的重点是死因分析。疾病别死亡率是死因分析的重要指标,它能较准确地反映各类疾病对人群健康的危害程度。为排除年龄、性别构成对死因别死亡率的影响,必要时可计算年龄、性别的疾病别死亡率,或计算标准化疾病别死亡率。

（4）居民死亡原因构成(distribution of causes of death):指某年因某类疾病或损伤死亡的人数占全部死亡人口的比例。其计算公式是:某年因某类疾病或损伤死亡的人数/同年总死亡人数×100%。

该指标能反映某人群的主要死亡原因。根据不同顺位的死因,明确不同时期需重点防治的疾病。

（5）婴儿死亡率(infant mortality rate):指某年婴儿死亡数与活产数之比。其计算公式是:某年婴儿死亡数/同年活产数×1000‰,其中婴儿死亡数是指出生至不满1周岁的活产婴儿死亡数(不含满1周岁的儿童死亡)。

这是个敏感、综合的指标,不仅反映了影响婴儿健康的卫生问题,而且也反映母亲的健康状况、产前和产后的保健水平、婴儿保健水平和环境卫生状况等。生活水平的提高、环境卫生条件改善、良好的医疗卫生保健服务等可以稳步地降低婴儿死亡率。婴儿死亡率的下降与众多的社会、经济因素有关,很少是单一社会措施作用的结果。婴儿死亡率是评价人群健康状况常用的指标,也是评价社会、经济发展和人口生活质量的一个重要指标。

（6）新生儿死亡率(neonatal mortality rate):指某年新生儿死亡数与活产数之比。其计算公式是:某年新生儿死亡数/同年活产数×1000‰,其中新生儿死亡数是指出生至28天内死亡的新生儿数(不含满28天死亡的新生儿)。

婴儿越是幼小,死亡率越高。20世纪60年代,新生儿死亡占婴儿死亡总数的30%~50%,而死于出生后不满7天者(早期新生儿)占新生儿死亡总数的50%。随着社会、经济和卫生事业的迅速发展,新生儿死亡率有了大幅度下降。从全球

笔记

来看,目前新生儿死亡占婴儿死亡总数的38%,而早期新生儿死亡占婴儿死亡的70%~80%。新生儿死亡率高低与围生期保健密切相关。

(7)围生儿死亡率(perinatal mortality rate):指某年围产儿死亡数与活产数之比。其计算公式是:某年围产儿死亡数/同年(活产数+死胎数+死产数)×1000‰。

计算公式中围产儿死亡数包括死胎死产数(不含计划生育引产所致的死胎死产数)、早期新生儿死亡数之和。死胎死产数是指妊娠满28周及以上(或出生体重达1000克及以上)的胎儿在宫内死亡(死胎)以及在分娩过程中死亡(死产)的例数。早期新生儿死亡数是指妊娠满28周及以上(或出生体重达1000克及以上)的新生儿在产后7天内死亡的人数。这是妇幼保健尤其是围生期保健的重要评价指标。

(8)5岁以下儿童死亡率(under-five mortality rate):指某年5岁以下儿童死亡数与活产数之比。其计算公式是:某年5岁以下儿童死亡数/同年活产数×1000‰。

这是近几年来世界卫生组织和儿童基金会用来评价儿童健康状况的常用指标。联合国有关机构认为5岁以下儿童死亡率是衡量整个社会发展的最佳单一指标。5岁以下儿童死亡率高,反映了母亲在围生期所处的不良卫生条件以及有害环境因素对婴幼儿健康的影响。

(9)孕产妇死亡率(maternal mortality ratio):指某年孕产妇死亡数与活产数之比。其计算公式是:某年孕产妇死亡数/同年活产数×100 000/10万,其中孕产妇死亡数是指妇女在妊娠期至妊娠结束后42天以内,由于任何与妊娠或妊娠处理有关的原因导致的死亡人数,但不包括意外事故死亡。

孕产妇死亡率反映妇女怀孕和分娩期的危险性的程度。孕产妇死亡率的高低,受到社会经济状况、妇女怀孕前的健康状况、怀孕期和分娩期的各种并发症、有无卫生保健设施及围生期保健利用等因素的影响。

(10)人均期望寿命(life expectancy at birth):指0岁时的预期寿命,具体来说是指在某一死亡水平下新出生的婴儿预期存活的年数。是寿命表中重要指标之一,寿命表中各项指标均依据年龄别死亡率计算而得,不受人口年龄构成的影响,各地区平均期望寿命可直接比较。平均期望寿命是评价人群健康状况、社会经济发展和人民生活质量的一个重要指标。

(三)新指标及其意义

1. **减寿人年数(potential years of life lost,PYLL)** 亦称死亡损失健康生命年,是指某一人群在一定时间内(通常为1年),在目标生存年龄(通常为70岁或出生期望寿命年)内因死亡而使寿命损失的总人年数。该指标主要用于比较特定人群中的不同死因,反映某死因对一定年龄的某人群寿命的损失和危害程度;它对死者的年龄给予相应的权重,做出定量计算,死亡时间越早,PYLL值就越大,突出了过早死亡的危害。

2. **无残疾期望寿命(life expectancy free of disability,LEFD)** 期望寿命是以死亡作为观察终点,而LEFD则以残疾作为观察终点。该指标是运用寿命表

笔记

的计算原理,扣除处于残疾状态下所耗的平均期望寿命,从而可得出无残疾状态的期望寿命。计算时需要简略寿命表的生存人数、生存人年数、总平均寿命、残疾和活动受限率4个指标,以便把残疾和活动受限(包括住入疗养机构和在家中生活的残疾和活动受限)所导致的寿命损失扣除。LEFD是质量较高的生命过程,能更好地反映一个国家或地区社会经济发展和人民生活质量的综合水平。

3. **健康期望寿命**(active life expectancy, ALE) 亦称活动期望寿命,是以生活自理能力丧失为基础计算而得。生活自理能力指正常人生存所必须具备的、日常生活所必须完成的活动,如吃饭、穿衣、上下床、上厕所、洗澡等活动。ALE是评价人群健康状况的正向指标,它扣除了死亡、残疾和疾病对于健康的影响,衡量的是完全健康的期望寿命。ALE的开发,使在充分考虑失能的基础上进行人群间的比较成为可能。健康期望寿命不仅能客观地反映人群生命质量,亦有助于卫生政策与卫生规划制定,该指标还可用于评价卫生体系的运行效果。

4. **病残调整生存年**(disability adjusted life years, DALY) 又称伤残调整生命年,指疾病死亡损失健康生命年与疾病伤残(残疾)损失健康生命年相结合的综合性指标。某一人群的DALY将该人群的死亡损失健康生命年(years of life lost, YLLs)和伤残损失健康生命年(years lived with disability, YLDs)进行综合计算,再以生命年的年龄相对值(年龄权数)和时间相对值(贴现率)作加权调整。

DALY是生命数量和质量以时间为单位的综合指标,该指标可较好地评价疾病负担;也可评价卫生规划及其实施效果等,而且DALY对不同社区、不同国家和不同种族均有可比性。一些学者认为,DALY是一种合理的人群健康状况评价指标,适用于评价疾病负担。

5. **社会发展指数** 美国社会健康协会(American social health association, ASHA)提出的衡量社会卫生发展的综合指标,能反映人口的社会状态、文化状态、人口变化状态及身体素质状况,是评价人口健康状况的综合指标。计算公式如下:

$$社会发展指数 = \frac{成人识字率 \times 就业率 \times 平均期望寿命/70 \times GNP增长率}{总出生率 \times 婴儿死亡率}$$

6. **人类发展指数**(human development index, HDI) HDI是联合国开发计划署(UNDP)提出的衡量联合国各成员国经济社会发展水平的指标,是对传统的GNP指标挑战的结果。人类发展指数由三个指标构成:预期寿命、成人识字率和人均GDP的对数。这三个指标分别反映了人的长寿水平、知识水平和生活水平。人类发展指数从动态上对人类发展状况进行了反映,揭示了一个国家的优先发展项,为世界各国尤其是发展中国家制定发展政策提供了一定依据,从而有助于挖掘一国经济发展的潜力。通过分解人类发展指数,可以发现社会发展中的薄弱环节,为经济与社会发展提供预警。

7. **生命质量指数**(physical quality of life index, PQLI) 生命质量指数(PQLI)主要用于评价人口的综合素质,是衡量社会、个人福利和社会发展一个比较理想的综合指标。它也一个综合的健康评价指标,由婴儿死亡率、1岁平均期望寿命

和15岁及以上人口识字率等指标计算而成。计算公式如下:

$$PQLI=\frac{婴儿死亡率指数+1岁的期望寿命指数+识字率指数}{3}$$

PQLI数值范围在0~100间,PQLI值愈大表明人口素质愈好。PQLI对评价发展中国家的人口素质较为敏感,而对发达国家不同地区进行比较时难以取得相同的效果。

8. 国民幸福指数(gross national happiness,GNH**)** 是衡量人们对自身生存和发展状况的感受和体验,即人们的幸福感的一种指数。GNH最早是由南亚不丹王国的国王提出的,他认为"政策应该关注幸福,并应以实现幸福为目标"。在这种执政理念的指导下,不丹创造性地提出了由政府善治、经济增长、文化发展和环境保护四级组成的"国民幸福总值(GNH)"指标。

对于国民幸福指数的计算现在使用较多的计算公式有:

公式一: 国民幸福指数=收入的递增/基尼系数×失业率×通货膨胀

公式二: 国民幸福指数=生产总值指数×a%+社会健康指数×b%+社会福利指数×c%+社会文明指数×d%+生态环境指数×e%。

其中a,b,c,d,e分别表示生产总值指数、社会健康指数、社会福利指数、社会文明指数和生态环境指数所占的权数,具体权重的大小取决于各政府所要实现的经济和社会目标。

第三节 世界卫生状况

一、全球总体健康状况

(一)人口期望寿命

2010年,全球人口的平均期望寿命为70岁,但在世界各国和各地区之间存在较大差异。2009年,低收入国家的平均期望寿命仅是57岁,而高收入国家的期望寿命是80岁,高收入国家的平均期望寿命是低收入国家的1.4倍。

在过去的20年,全球的平均期望寿命提高了4岁。但是,并不是所有地区的平均期望寿命都呈直线上升的趋势。自20世纪90年代开始,欧洲地区的平均期望寿命上升趋势出现了停滞,而在非洲地区甚至出现下降。在欧洲,平均期望寿命出现上升停滞的主要原因是前苏联国家的期望寿命出现了负增长。而在非洲,期望寿命的下降是由于艾滋病的流行所致。在2000年,非洲的平均期望寿命与1990年一样只有51岁。由于艾滋病的控制,2005年非洲的平均期望寿命再次出现上升,到2009年已经上升到54岁(表5-1)。

表5-1 全球不同地区和收入水平人群期望寿命和孕产妇死亡率情况

	期望寿命（年）		男性期望寿命（年）		女性期望寿命（年）		孕产妇死亡率（每十万活产数）		
	1990	2009	1990	2009	1990	2009	1990	2000	2010
全球	64	68	62	66	66	71	400	320	210

笔记

续表

	期望寿命 （年）		男性期望寿命 （年）		女性期望寿命 （年）		孕产妇死亡率 （每十万活产数）		
	1990	2009	1990	2009	1990	2009	1990	2000	2010
WHO地区分组									
非洲地区	51	54	49	52	53	56	820	720	480
美洲地区	71	76	68	73	75	79	100	80	63
东南亚地区	59	65	58	64	59	67	590	370	200
欧洲地区	71	75	68	71	75	79	44	29	20
地中海东部	61	66	59	64	63	67	430	360	250
西太平洋地区	69	75	68	72	71	77	140	77	49
按收入分组									
低收入	52	57	50	55	54	59	810	630	410
中低收入	63	68	61	66	64	69	560	420	260
中高收入	68	71	64	68	72	75	120	76	53
高收入	76	80	72	77	79	83	16	13	14

（二）儿童健康状况

2011年，全球5岁以下儿童的死亡人数是690万，也就是说每小时有800个儿童死亡。5岁以下儿童死亡风险最高的是非洲地区，死亡率高达106‰，是欧洲地区（13‰）的8倍。其中有80%的儿童死亡集中在25个国家，而近一半的儿童死亡发生在5个国家：印度、尼日利亚、刚果、巴基斯坦和中国。

与1990年相比，2011年5岁以下儿童每天死亡人数减少了14 000人，死亡率从1990年的87‰下降到2011年的51‰，下降了41%。但是全球各地区的下降趋势是不同的，在美洲地区和西太平洋地区5岁以下儿童死亡率年均下降率为5.2%，是非洲地区（2.4%）和地中海东部地区（2.5%）的两倍。

全球新生儿死亡率在缓慢下降，新生儿死亡人数从1990年440万下降到2010年的310万，死亡率从32‰下降到23‰，下降幅度达28%。虽然过去的20年里，新生儿死亡人数和死亡率都在下降，但是新生儿死亡人数在5岁以下儿童死亡人数中的比重在提高，从1990年的37%提高到2010年的40%。这个比重提高较大的地区是欧洲、东南亚和西太平洋地区（表5-2）。

表5-2 全球不同地区和收入水平儿童健康状况

	新生儿死亡率 （‰）		婴儿死亡率 （‰）			5岁以下儿童死亡率 （‰）		
	1990	2010	1990	2000	2010	1990	2000	2010
全球	32	23	61	51	40	88	73	57
WHO地区分组								
非洲地区	42	34	104	94	75	172	154	119

笔记

续表

	新生儿死亡率 (‰)		婴儿死亡率 (‰)			5岁以下儿童死亡率 (‰)		
	1990	2010	1990	2000	2010	1990	2000	2010
美洲地区	18	9	34	23	14	42	28	18
东南亚地区	45	9	78	58	44	111	80	57
欧洲地区	14	7	27	18	11	33	22	14
地中海东部	38	28	74	60	51	100	80	68
西太平洋地区	22	11	37	26	16	48	33	19
按收入分组								
低收入	46	33	103	86	69	164	136	107
中低收入	41	29	77	63	50	112	89	69
中高收入	23	11	39	27	16	49	33	19
高收入	6	4	10	7	5	12	8	6

(三)孕产妇健康状况

2010年,每天约有800个孕产妇由于产后大出血、妊娠高血压、感染或不安全流产而死亡,其中有99%的孕产妇死亡发生在发展中国家。在800个死亡的孕产妇里,有440个发生在撒哈拉以南的非洲地区,230个发生在亚洲南部,而仅有5个发生在高收入国家。发展中国家孕产妇死亡风险是发达国家的25倍,在发展中国家和发达国家孕产妇死亡率分别是240/10万和16/10万。孕产妇死亡率在地区间,城乡间存在巨大差异。

从1990年到2010年,年孕产妇死亡人数从543 000人下降到287 000人,下降幅度达47%,年均下降3.1%,这与联合国千年发展目标年均下降率5.5%尚有一定距离。

(四)营养与生长发育

营养不良仍然困扰着许多中低收入国家的人。尤其是儿童,能量和蛋白质的摄入不足,加上维生素和微量元素的缺乏,会对他们的健康造成影响。据估计,5岁以下儿童的死亡有35%是由于营养不良导致的。另外,孕产妇营养不良或营养摄入不足不仅会直接影响孕产妇的健康,而且还会对婴儿的体重和早期发育造成影响。每年有3000万低出生体重的婴儿,占全部新生儿的23.8%。低出生体重是婴儿和儿童发病、残疾和死亡的主要影响因素。低出生体重会导致潜在的社会负担,在很多发展中国家低出生体重率高达30%。

另外,肥胖也是当今很明显的,但常常被忽略的公共卫生问题。1995年,据估计全球有两亿成年人肥胖(BMI>30),1800万5岁以下儿童超重(BMI>25)。到了2005年,全球超重的人群已多于10亿,肥胖的人也超过3亿。按照这样的趋势到2015年,全球超重的人群会达到15亿。体重的增加不仅会导致心脑血管疾病和2型糖尿病疾病风险的增加,还会提高多种癌症的患病风险。据估计,全球有

笔记

44%的糖尿病和23%的脑中风归因于超重和肥胖。

二、全球主要健康问题

(一)慢性非传染性疾病对人类健康带来致命威胁

2008年全球死亡总人数是5700万,其中有3600万(63%)是死于慢性非传染性疾病(noncommunicable chronic diseases, NCD)。在WHO成员国里,除非洲地区外,死于慢性非传染性疾病的人群远超过死于传染病、母婴疾病及营养性疾病的总和。在欧洲地区,死于NCD的男性是死于其他原因总和的13倍,而在西太平洋地区死于NCD的男性是其他原因总和的8倍。2008年,死于NCD的人群中有接近80%(2900万)发生在中低收入国家。

在死于慢性非传染疾病的人群中,主要集中在四大类疾病,分别是:心血管病、肿瘤、糖尿病和慢性呼吸道疾病。其中死于心血管疾病的有1700万人(占死于NCD人群的48%),死于肿瘤的有760万(占21%),死于呼吸道疾病(包括哮喘和慢性阻塞性肺病)的有420万(占12%),死于糖尿病的有130万人(占4%)(表5-3)。

表5-3　2008年全球前10位死亡原因与构成比

疾病	每百万人口死亡数	构成(%)
缺血性心脏病	7.25	12.8
中风或其他脑血管疾病	6.15	10.8
下呼吸道感染	3.46	6.1
慢性阻塞性肺病	3.28	5.8
腹泻性疾病	2.46	4.3
HIV/AIDS	1.78	3.1
气管、支气管、肺癌	1.39	2.4
肺结核	1.34	2.4
糖尿病	1.26	2.2
交通意外	1.21	2.1

(二)非致死性疾病促进全球疾病负担持续升高

根据2004年WHO《全球疾病负担报告》,以DALY衡量疾病负担,可以看出构成全球疾病负担前20位的疾病中,下呼吸道感染排在首位,其次是腹泻性疾病。前6位的病因中包含两种致死性的疾病:缺血性心脏病和脑血管疾病。而有四种非致死性的症状包括单相抑郁、听力损失、屈光不正(包括近似、远视和散光)和酒精滥用也在前20位的疾病负担构成中,这说明在考虑影响人群健康的因素时,除了考虑致死性的病因,还需要考虑非致死性的病症(表5-4)。

表5-4　2004年全球疾病负担(DALYs)前20位和构成比

疾病或伤害	DALYs(百万)	构成(%)
下呼吸道感染	94.5	6.2
腹泻性疾病	72.8	4.8

续表

疾病或伤害	DALYs（百万）	构成（%）
单相抑郁症	65.5	4.3
缺血性心脏病	62.6	4.1
HIV/AIDS	58.5	3.8
脑血管疾病	46.6	3.1
早产和低出生体重	44.3	2.9
新生儿窒息和损伤	41.7	2.7
交通意外	41.2	2.7
新生儿感染	40.4	2.7
肺结核	34.2	2.2
疟疾	34.0	2.2
慢性阻塞性肺病	30.2	2.0
屈光不正	27.7	1.8
听力损失	27.4	1.8
先天畸形	25.3	1.7
酒精滥用	23.7	1.6
暴力	21.7	1.4
糖尿病	19.7	1.3
自残或自杀	19.6	1.3

案例5-2

泰国全国范围糖尿病筛查

糖尿病是泰国日益严重的公共卫生挑战。每13个泰国成人中几乎就有1人患糖尿病,2009年以前泰国许多糖尿病患者,尤其是生活在农村的患者,对自己的病情毫不知情。但是,这种情况在2009年发生了变化。政府在WHO的技术支持下发起了为35岁以上者筛查糖尿病和高血压的全国运动。到2011年年底,这些人有90%以上得到了检查。

在泰语中,糖尿病被称为"甜尿病"。在农村,村民常常最初意识到自己有病,是因为他们注意到自己室外的厕所周围有蚂蚁聚集。

为了预防和控制该病,泰国政府制定了促进平衡饮食和身体活动的战略。该战略还探索如何向糖尿病患者提供社会和情感支持。政府所有的卫生安全计划都承担慢性病昂贵的治疗费用。

资料来源:WHO网站

笔记

（三）危害健康的社会因素有增无减

世界卫生组织公布的《全球健康风险》报告指出，全球影响死亡的五大风险因素是高血压、烟草使用、高血糖、缺乏体育运动和肥胖。而造成全球疾病负担加重的风险因素首先是儿童期体重不足和不安全性行为，其次是酒精使用、缺乏安全用水、环境卫生和个人卫生。

1. 吸烟 吸烟会导致多种疾病死亡风险的增加，包括肺癌和其他癌症、心脏病、中风、慢性呼吸道疾病等。全球大约有71%的肺癌、42%的慢性呼吸道疾病和10%的心血管疾病是由吸烟造成的。12%的男性与6%的女性死亡与吸烟有关。吸烟大约导致600万人死亡，其中有多于500万人是正在或曾经吸烟，而有不止60万人是属于被动吸烟。也就是说，全球每6秒就有一个人由于吸烟而丧失生命。

2. 酗酒 有害的酒精使用是全球造成死亡、疾病或伤害的主要影响因素之一。2005年，全球15岁以上人群人均纯酒精消耗量为6.13升。但是酒精的消耗是相对集中的，全球大约有一半的男性和三分之二的女性是不饮酒的。而在饮酒的人群中，有11.5%的人有饮酒过量的经历。酒精的有害使用是60多种疾病和伤害的危险因素，每年导致约225万人的死亡。这意味着全球有4%的死亡与酒精使用有关。大约有20%到50%的肝硬化、癫痫、中毒、交通事故和暴力是由于饮酒造成的。尤其对于15-59岁的男性，有害的酒精使用会导致伤害、暴力和心脑血管疾病。全球有6.4%的男性死亡是由于有害的酒精使用造成的，而女性仅有1.1%。

3. 不安全性行为 不安全性行为是指由于不使用或使用无效的避孕措施，导致性传播疾病风险增加的性行为。据估计，2004年非洲有99%的HIV感染与不安全性行为有关。非洲是唯一一个女性HIV患者比男性多的地区。在其他中低收入地区，由于不安全性行为导致HIV感染的比例从西太平洋的50%到美洲地区的90%。HIV/AIDS是全球第六大死亡原因，2004年有200万人死亡与HIV有关。目前，艾滋病的死亡呈稳定和下降趋势。在3300万感染HIV的人中，有2200万（67%）生活在非洲地区，这对非洲地区的人群健康造成极大的影响。2004年非洲地区的人口期望寿命为49岁，若排除AIDS的影响人口期望寿命将提高到53岁。

第四节　中国卫生状况

一、中国人群总体健康状况

（一）人口期望寿命

新中国成立以来，我国健康水平显著提高。人均期望寿命已由新中国成立前的35岁、1957年的57岁提高到2010年的73.5岁，仅用半个世纪就将人口寿命延长了38岁，这在世界上是十分罕见的。不同时期我国人均期望寿命的增加速率不尽一致。20世纪80年代以前，各年龄别死亡率，尤其是婴幼儿死亡率下降明显，寿命增幅较大；80年代以后寿命增速逐渐减缓。

但是，不同区域间人均期望寿命存在差异。2005年我国城市居民人均期望

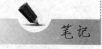

寿命为74.8岁,农村地区72.2岁,城乡差异为2.6岁。以省为单位考察人均期望寿命,可以看出我国东部城市和经济社会发展较快的省(直辖市)人均期望寿命均超过76岁,一些城市接近或超过80岁,达到世界先进发达国家水平;而西部一些经济相对落后的省份(如西藏、贵州等)居民期望寿命还不足70岁(表5-5)。

表5-5　中国人均期望寿命(岁)

年份	合计	男	女	资料来源
2000	71.4	69.6	73.3	全国第五次人口普查
2005	73.0	71.0	74.0	人口变动情况抽样调查
2010	73.5	71.3	75.9	《健康中国2020战略》研究报告

(二)儿童健康状况

我国婴儿死亡率从新中国成立前的200‰下降到2010年的13.1‰。目前我国婴儿死亡率和5岁以下儿童死亡率已明显低于世界平均水平,城市地区尤其是东部沿海城市已经接近发达国家水平。

2010年我国城市婴儿死亡率为5.8‰,农村为16.1‰,农村是城市的2.8倍。与1991年相比城乡婴儿死亡率的差距减少了74.7%,但是还存在一定差异。5岁以下儿童死亡率的差异也出现相同趋势,2010年城市和农村5岁以下儿童死亡率分别为7.3‰和20.1‰,农村是城市的2.8倍(表5-6)。

表5-6　我国城市与农村儿童死亡率及发展趋势

指标	2000	2005	2007	2008	2009	2010	2011
5岁以下儿童死亡率(‰)	39.7	22.5	18.1	18.5	17.2	16.4	15.6
其中:城市	13.8	10.7	9.0	7.9	7.6	7.3	7.1
农村	45.7	25.7	21.8	22.7	21.1	20.1	19.1
婴儿死亡率(‰)	32.2	19.0	15.3	14.9	13.8	13.1	12.1
其中:城市	11.8	9.1	7.7	6.5	9.1	6.2	5.8
农村	37.0	21.6	18.6	18.4	17.0	16.1	14.7
新生儿死亡率(‰)	22.8	13.2	10.7	10.2	9.0	8.3	7.8
其中:城市	9.5	7.5	5.5	5.0	4.5	4.1	4.0
农村	25.8	14.7	12.8	12.3	10.8	10.0	9.4

(三)孕产妇健康状况

联合国千年发展目标第五项是孕产妇死亡率降低四分之三。我国孕产妇死亡率从1990年的94.7/10万下降到2010年的30.0/10万,降幅达68.3%。我国孕产妇死亡率低于中、高收入国家的平均水平,但与经济发达国家还有差距(城市相差

2.8倍,农村相差6倍)(表5-7)。

2010年我国城市孕产妇死亡率为29.7/10万,农村为30.1/10万。孕产妇死亡率西部与东部地区差异还是很大的,2010年西部地区是东部地区的2.5倍。2010年我国孕产妇死亡的前三位死因构成为:产科出血(27.8%),妊娠期高血压疾病(12.3%),妊娠合并心脏病(10.9%)。

表5-7 我国城市与农村孕产妇死亡率及发展趋势

指标	2000	2005	2007	2008	2009	2010	2011
孕产妇死亡率(1/10万)	53.0	47.7	36.6	34.2	31.9	30.0	26.1
其中: 城市	29.3	25.0	25.2	29.2	26.6	29.7	25.2
农村	69.6	53.8	41.3	36.1	34.0	30.1	26.5

(四)营养与生长发育

儿童营养状况有明显改善,5岁以下儿童生长迟缓率和低体重率显著降低。但在农村尤其是贫困农村儿童、西部农村儿童、农村留守儿童营养不良问题仍很严重,2002年中国居民营养与健康状况调查结果显示,我国居民贫血患病率为20.1%,男性为15.8%,女性为23.3%。1992—2005年5岁以下儿童贫血患病率在12%~20%之间徘徊,没有显著改善。3到12岁儿童血浆维生素A水平<1.05μmol/L(包括缺乏和边缘缺乏),男童和女童的比例分别为55.6%和55.3%;过去20年间,我国居民平均每标准人日钙摄入量总体呈下降趋势。尤其从1982年的694.5mg下降为1992年的405.4mg,到2002年全国居民钙摄入量为388.8mg。

二、中国人群主要健康问题

自20世纪60年代,我国大城市首先出现慢性非传染性疾病取代传染性疾病成为主要死亡原因以来,我国绝大部分地区已经经历了疾病发病、死亡模式的转变。进入21世纪,我国健康模式发生了实质性的转变,短短几十年间经历了西方国家一两百年才完成的流行病学转变。

(一)慢性非传染性疾病对人群健康带来致命威胁加大

过去30年间,我国死因结构出现较大变化,感染、母婴及营养不良性疾病死亡率由1975年的135/10万降至2005年的51/10万(下降了62%),死因构成由16.9%降至7.8%,死亡人数由124万减少到66.5万;慢性非传染性疾病死因构成由71%上升到80%,死亡人数由522万增加到685万;伤害占整个死亡比例由7.6%上升到10%,死亡人数从55.8万增加到85.8万(表5-8)。

表5-8 我国居民不同时期主要类别死亡原因死亡率(1/10万)与构成(%)

死因分类	2005		1992		1975	
	死亡率(1/10万)	构成(%)	死亡率(1/10万)	构成(%)	死亡率(1/10万)	构成(%)
全死因合计	652.7	100.0	664.7	100.0	800.6	100.0

续表

死因分类	2005		1992		1975	
	死亡率 （1/10万）	构成 （%）	死亡率 （1/10万）	构成 （%）	死亡率 （1/10万）	构成 （%）
传染病、母婴疾病及营养性疾病	50.8	7.8	54.5	8.2	135.0	16.9
慢性非传染性疾病	523.5	80.2	508.0	76.5	569.0	71.1
伤害	65.6	10.0	73.0	11.0	60.4	7.6
其他疾病类	12.8	2.0	29.2	4.4	36.0	4.5

　　我国不同时期前10位死亡原因的变化：2005年脑血管病是首位，其次是恶性肿瘤、呼吸系统疾病、心脏病、伤害，前五位死亡原因占全死因的74.8%，前10位死亡原因占全部死亡的94.5%。过去30年，变化最大的是脑血管病、恶性肿瘤、心脏病、伤害死亡情况，死因顺位明显前提；传染病、呼吸系统、消化系统疾病死因顺位明显后移（表5-9）。

表5-9　中国前10位死亡原因顺位及发展趋势

顺位	2005年			1992年			1975年		
	疾病名称	死亡率	构成	疾病名称	死亡率	构成	疾病名称	死亡率	构成
1	脑血管病	145.0	22.2	呼吸系统疾病	151.5	22.8	呼吸系统疾病	194.1	24.2
2	恶性肿瘤	144.2	22.1	恶性肿瘤	119.2	17.9	恶性肿瘤	113.1	14.1
3	呼吸系统疾病	103.1	15.8	脑血管病	112.3	16.9	传染病	94.4	11.8
4	心脏病	95.7	14.7	伤害	72.9	11.0	脑血管病	92.2	11.5
5	伤害	65.6	10.1	心脏病	58.0	8.7	消化系统疾病	68.8	8.6
6	消化系统病	18.0	2.8	消化系统疾病	33.4	5.0	心脏病	66.0	8.2
7	传染病	14.4	2.2	传染病	31.9	4.8	伤害	60.5	7.6
8	内分泌代谢病	11.5	1.8	围生期疾病	20.2	3.0	围生期疾病	19.8	2.7
9	泌尿生殖系疾病	9.3	1.4	泌尿生殖系疾病	10.0	1.5	泌尿生殖系疾病	15.9	2.0
10	围生期疾病	9.1	1.4	先天异常	6.6	1.0	妊娠分娩疾病	3.5	0.4
	前10位合计		94.4	前10位合计		92.7	前10位合计		91.0

　　近几年，我国居民死因顺位在病种方面没有很大的改变。2011年，神经系统疾病代替围生期疾病进入前10位死亡原因，在死因排位上，恶性肿瘤成为死亡原因首位，其次为心脏病、心脑血管疾病，呼吸道疾病及损伤和中毒（表5-10）。

笔记

表5-10 2011年部分市、县前10位疾病死亡专率及死亡原因构成（合计）

顺位	市			县		
	死亡原因	死亡专率 1/10万	构成（%）	死亡原因	死亡专率 1/10万	构成（%）
1	恶性肿瘤	172.33	27.8	恶性肿瘤	150.83	23.62
2	心脏病	132.04	21.3	脑血管病	138.68	21.72
3	脑血管病	125.37	20.2	心脏病	123.69	19.37
4	呼吸系统疾病	65.47	10.6	呼吸系统疾病	84.97	13.31
5	损伤及中毒	33.93	5.47	损伤及中毒	56.5	8.85
6	内分泌代谢病	18.64	3.01	消化系统疾病	13.84	2.17
7	消化系统疾病	16.35	2.64	内分泌代谢病	10.56	1.65
8	神经系统疾病	7.63	1.23	传染病	6.75	1.06
9	泌尿生殖系统疾病	6.6	1.06	泌尿生殖系统疾病	6.5	1.02
10	传染病	5.51	0.89	神经系统疾病	4.85	0.76
	前10位合计		94.2			93.53

（二）城乡居民患病人数在逐年增长

第四次国家卫生服务调查显示，2008年全国两周患病率为18.9%。按总人口推算，我国两周患病累计总人次数达65.4亿。过去10年，平均每年新增1.7亿人次。两周患病结构也发生了重大变化：所有两周病例中新发病例比例由61%下降到39%，而慢性病持续到两周内的病例则由39%增加到61%。2008年两周患病率高血压患病率最高，患者主要集中在城市，其次为急性上呼吸道感染，患者主要集中在农村。城市和农村两周患病谱不同（表5-11）。

表5-11 2008年中国疾病别两周患病率前10位

顺位	合计		城市		农村	
	疾病名称	患病率（‰）	疾病名称	患病率（‰）	疾病名称	患病率（‰）
1	高血压	31.4	高血压	60.8	高血压	20.9
2	急性上呼吸道感染	18.2	糖尿病	15.5	急性上呼吸道感染	20.3
3	急性鼻咽炎	15.4	急性鼻咽炎	13.8	急性鼻咽炎	16.0
4	胃肠炎	13.6	急性上呼吸道感染	12.4	胃肠炎	15.4
5	类风湿关节炎	7.6	胃肠炎	8.6	类风湿关节炎	8.6
6	椎间盘疾病	6.8	缺血性心脏病	7.9	椎间盘疾病	6.9
7	糖尿病	6.0	脑血管病	7.7	脑血管病	5.2
8	脑血管病	5.8	椎间盘疾病	6.5	慢性阻塞肺病	4.4
9	流行性感冒	4.4	类风湿关节炎	4.8	流行性感冒	4.3
10	慢性阻塞肺病	4.1	流行性感冒	4.7	胆结石胆囊炎	3.0

笔记

　　我国不同时期不同类型疾病两周患病估算人次数的变化：过去15年间,年患病人次数由1993年的43.6亿增加到2008年的52.5亿,增加了20%。其中传染病、母婴及营养不良性疾病患病人次数由24.5亿下降到了16.8亿,减少了31.3%;慢性非传染性疾病由16.88亿增加到36.6亿,增加了1.17倍;损伤中毒由1.34亿增加到2.33亿,增加了74.5%。城市地区慢性非传染性疾病增加异常明显,过去15年间增加了2倍;农村由于人口数量减少,总的患病人次数也出现减少,但慢性非传染性疾病仍增加了57%。

（三）不利于人群健康的社会决定因素改善缓慢

　　有资料显示,我国人群死亡前10位疾病的病因和疾病危险因素中,行为生活方式因素占37.73%,人类生物学因素占31.43%,环境因素20.4%,医疗保健因素占10.08%。

　　1. **社会经济状况**　从1978年到2010年,城镇居民家人可支配收入由343.3元增加到1.91万元,农村居民人居纯收入由133.6元增加到5919元,城市人均居住面积由3.6m²增加到31.6m²,农村由8.1 m²增加到34.1 m²,学龄儿童入学率由1952年49.2%上升至2010年的99.7%。

　　2. **生活环境**　生活环境与个人生活息息相关,包括气候和地理环境、环境污染、交通、食品、住房等。从我国各地区来看,生活环境条件差异很大,在农村地区和西部地区生活环境是影响健康的重要因素。根据全国第四次卫生服务调查数据显示,西部农村安全饮水率为78.6%,东部农村为93.2%。全国城市安全饮水率为98.2%,四类农村为74.6%。全国卫生厕所比例城市为93.8%,农村为43.3%。

　　3. **医疗卫生服务**　新中国成立以来,我国的卫生机构、卫生人力数量增加很快。2010年我国每千人口拥有医疗卫生机构病床3.56张,卫生技术人员4.37人,医师1.79人。人均医疗卫生费用1490元,卫生总费用达19 980亿元,占GDP 4.98%。但这些指标与发达国家还有很大的差距。从1990到2000年,全国卫生总费用中,政府预算卫生支出所占比重从25.1%下降到15.5%,居民个人支出从36%上升到59.0%。而从2000年到2010年,全国卫生总费用中,政府预算卫生支出所占比重从15.5%上升到28.7%,居民个人支出从59.0%下降到35.3%。

　　4. **行为与生活方式**　到2011年1月,WHO《烟草控制框架公约》在中国生效已达五年。据2010年进行的一项调查显示,男性二手烟暴露率为74.1%,女性为71.6%,餐厅、政府办公楼是二手烟暴露的主要场所,室内全面禁烟的工作场所比例很低。在过去30年间,随着卷烟生产和销售的剧增,中国患肺癌死亡的人数增加了46.5%,多数是因吸烟所致。心脑血管病和呼吸系统疾病连同癌症,至今仍是国人死亡的三大杀手。而心脑血管病和呼吸系统疾病,最重要的可预防因素就是拒绝烟草。我国死于烟草相关疾病人数每年已高达100万,如果不加控制,到2025年这个数字将增至200万,到2050年将达到300万。

知识链接

烟草税与控烟

　　我国烟草制品税率仍有很大提升空间。据WHO的资料,为达到有效控

笔记

烟,烟草税收应占其零售价的67%~80%,英、法等西方国家烟草税率都超过80%,在西太地区的37个国家和地区中,除中国等12个国家外,烟草税率都高于60%;我国烟草税率仅为40%,在世界上排名倒数第三。

提高烟草税价利国利民。国际研究表明,卷烟零售价每提高10%,消费量可减少4%(高收入国)或8%(低收入国),而税收可增加7%。我国专家测算,在我国如果每包卷烟提价一元,烟税从目前的40%增加到51%,国家可增加财政收入70.72亿元,并减少410万烟民。乌克兰、南非、美国(纽约市)、孟加拉等多国实践业已表明增税提价,既有利于控烟,且不影响税收。

资料来源:2012世界无烟日主题报告

　　根据2010年中国疾病监测调查结果显示,2010年我国18岁及以上居民饮酒率为36.4%,其中男性(57.7%)为女性(14.5%)的4倍,城市(39.8%)高于农村(34.9%);18岁及以上饮酒者日均酒精摄入量为20.3克,其中男性(24.1克)是女性(4.8克)的5倍。WHO采用标准饮酒量作为测量饮酒的量度单位,按照每日饮酒量不同将危险水平分为有害饮酒、危险饮酒和适度饮酒三级。我国18岁及以上饮酒者危险饮酒的比例为8.1%,其中男性9.3%,女性3.2%,城市7.4%,农村8.5%;有害饮酒的比例为9.3%,其中男性11.1%,女性2.0%,城市7.5%,农村10.2%。近年来我国每年约有10万人死于交通事故,其中大约1/3与酒后驾车有关。

　　自1985年我国发现首例艾滋病病人以来,我国艾滋病感染人数逐年上升。截至2011年底,估计中国存活艾滋病病毒感染者和艾滋病病人(PLHIV)78万人(62万~94万人),其中女性占28.6%;艾滋病(AIDS)病人15.4万人(14.6万~16.2万人);全人群感染率为0.058%(0.046%~0.070%)。估计2011年当年新发艾滋病病毒(HIV)感染者4.8万人(4.1万~5.4万人),2011年艾滋病相关死亡2.8万人(2.5万~3.1万人)。在78万PLHIV中,经异性传播占46.5%,经同性传播占17.4%,经注射吸毒传播占28.4%;云南、新疆、广西、广东、四川和贵州6个省(自治区)注射吸毒传播PLHIV估计数之和,占全国该人群估计数的87.2%;经既往有偿采供血、输血或使用血制品传播占6.6%,其中河南、安徽、湖北和山西4省的估计数之和,占全国该人群PLHIV估计数的92.7%;经母婴传播占1.1%。

本 章 小 结

　　1.社会卫生状况是指人群健康状况,以及影响人群健康状况的各种因素,主要是社会因素。社会卫生状况内容甚广,大体上可分为六类:卫生政策、与健康有关的社会经济状况、卫生保健、卫生资源、卫生行为及人群健康状况。

　　2.社会卫生状况的评价指标众多,可分为卫生政策指标、与健康有关的社会经济指标、卫生保健指标、卫生资源指标、人群健康状况评价指标。随着

笔记

研究的深入,越来越多的能较为准确评价社会卫生状况的新指标被逐步采纳:减寿人年数、无残疾期望寿命、健康期望寿命、病残调整生命年、社会发展指数、人类发展指数、生命质量指数等。

3. 2010年全球人口的平均期望寿命为70岁,婴儿死亡率是40‰,孕产妇死亡率是210/10万。全球各个地区的人群健康水平差异较大,影响全球人口健康的主要问题是慢性非传染性疾病。

4. 2010年我国的平均期望寿命为73.5岁,婴儿死亡率是13.1‰,孕产妇死亡率是30.0/10万。人群健康状况的各项主要指标均优于全球平均水平,但与发达国家相比还存在一定差距。

关键术语

社会卫生状况
social health status

健康期望寿命
active life expectancy, ALE

婴儿死亡率
infant mortality rate, IMR

孕产妇死亡率
maternal mortality rate

病残调整生命年
disability adjusted life years, DALY

讨论题

1. 谈谈我国慢性非传染性疾病流行是哪些社会因素导致的?
2. 反映社会卫生状况指标很多,如何选取测量指标?

思考题

1. 填空题

(1)社会卫生状况内容甚广,大体上可分为下列六类:_____、_____与卫生有关的_____、_____、_____、_____等。

(2)婴儿死亡率是一个敏感、综合的指标,不仅直接反映影响_____的卫生问题,而且也反映_____、产前和产后的_____以及婴儿保健水平和环境卫生状况等。

2. 单选题

(1)影响人群健康状况的因素包括(   )

　　A.遗传因素和环境因素

　　B.自然因素和社会因素

　　C.遗传因素、环境因素、卫生服务和行为生活方式

　　D.生物因素和卫生行为生活方式

(2)评价疾病负担的指标为(   )

　　A.生命质量指数(PQLI)　　B.美国社会卫生协会指标(ASHA)

笔记

C.健康期望寿命（ALE） D.减寿人年数（PYLL）

（3）评价人群健康状况、社会经济发展和人民生活质量的一个常用的重要指标（　　）

A.无残疾期望寿命 B.健康期望寿命（ALE）

C.平均期望寿命 D.婴儿死亡率

3.名词解释

（1）社会卫生状况

（2）减寿人年数

（3）人口负担系数

4.问答题

（1）研究社会卫生状况的意义是什么？

（2）评价社会卫生状况的卫生政策指标有哪些？

（陈少贤）

社会因素与健康

通过本章学习，你应该能够：

1. 掌握社会经济因素、社会发展因素、社会文化因素等诸多社会因素与健康的关系。

2. 熟悉社会经济水平、社会营养、社会关系、医疗保障与文化教育对健康的影响。

3. 了解社会因素的内涵、社会因素对健康的作用特点及机制。

章前案例

性传播疾病在我国的"死灰复燃"

性传播疾病（sexually transmitted diseases，STD），过去称为"性病"，是目前世界上广泛流行的传染病之一，也是全球重要的公共卫生问题，对人类健康带来严重危害。

新中国成立以前，我国STD流行猖獗，根据史料记载和新中国成立初期的调查，梅毒患病率在一些民族地区曾一度达到21.00%~48.00%，一些大城市为4.50%~10.00%，农村为0.85%~3.80%。北京和上海两地妓女的梅毒患病率分别高达84.90%和58.10%，淋病患病率分别达到53.80%和78.00%；武汉市妓女的性病患病率则达92.28%。1949年估计全国约有1000万左右的性病病人。

新中国成立后，政府采取了一系列措施对性病展开综合防治，取得举世瞩目的成就，1964年正式宣布基本消灭了性病。然而70年代末、80年代初，性病在我国死灰复燃，且疫情快速上升。自1977年报告首例至1988年全国30个省（市、自治区）均出现病例报告，期间发病年平均增长达124.31%，1989—1995年增长速度有所减慢，年平均增长16.64%。全国报告性病病例数1995年和1996 年分别达36.27万（30.73/10万）和39.09万（33.94/10万）。1999—2000年间，发病年均增长19.30%，在许多地区的发病率已跃居传染病的第二、三位。我国STD病例的地区分布，是以东南沿海开放地区人口流动较大的大中城市为主，但发病已由东南沿海、大中城市，逐渐向内地、农村扩散蔓延。

近几年STD的增长势头似有所减缓，2010年在全国105个监测点中发现病例数较2009年仅上升0.27%，增幅较小，但据官方统计2005年我国STD感染

笔记

人数已达70万,由于很多STD无症状或症状缺乏特异性、社会对STD患者的严重歧视致其不规范就医或根本不就医,再加上性病的监测和报告不全面以及漏报等原因,STD报告人数可能远低于实际感染人数。实际上在全国范围内,目前STD发病一直延续着上升的势头。

讨论:请你根据本案例提供的素材,谈谈为什么在医学高度发达的今天,强有力的抗菌手段和药物能使许多传染病的发病率迅速降低,疾病谱发生了根本转变,而唯有STD却有增无减?从我国STD的消长起伏中你看到了哪些决定因素?

人具有自然和社会双重属性,无论个体或群体都是社会存在的整体,与社会不可分割。人类的健康不仅受自然和生态因素的影响,更与社会因素息息相关。伴随着生物-心理-社会医学模式的产生,人们越来越深刻地认识到社会因素在疾病的发生、发展和转归以及疾病的预防控制和健康促进过程中均发挥着极其关键的作用。从个体和群体的不同层次探讨社会因素与健康的关系,有助于人们全面认识疾病病因,并可为制定有效的疾病防控策略、促进人类健康提供重要依据。为此,社会病因学分析是社会医学最基本的研究内容。在社会医学领域,社会因素可看做是社会致病因子,又可称为社会基因,以与遗传基因相对应。

第一节 概 述

一、社会因素的概念和内涵

社会因素(social factor)是指社会环境的各项构成要素,包括一系列与生产力和生产关系有密切联系的因素,即以生产力发展水平为基础的经济状况、社会保障、营养、人口、教育以及科学技术等,和以生产关系为基础的社会制度、法律体系、社会关系、卫生保健以及社会文明等,大体上可将其归为环境、人口和文明程度三个类别,每一类均涉及人类社会生活的方方面面,且各因素间相互联系密切(图6-1)。其中,社会制度和经济因素不但直接决定着人类的生存条件,且还能通过影响政策、法律、科学、教育、家庭、交通、卫生服务、生活方式和行为、风俗习惯、宗教信仰、心理因素等而间接地作用于人类健康。

二、社会因素影响健康的特点

(一)非特异性

现代社会是"M(英文multi之意)型社会",即多因素、多度量、多层次、多学科、多维的社会。多因多果的因果关系模式使社会因素与健康效应之间的联系表现出明显的非特异性,即疾病作为一种社会现象,往往是多种因素综合作用的结果,一种疾病的发生很难找出某种特定的社会病因来完全解释它。

笔记

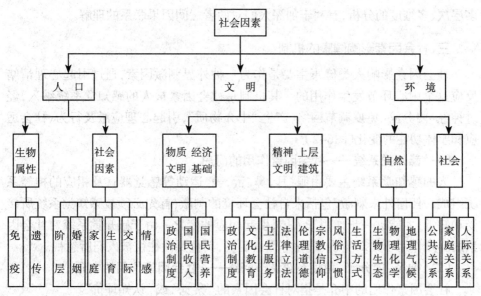

图6-1　社会因素的分类

（二）交互作用

社会因素与健康效应之间的因果联系不仅呈现出多元性,且在影响健康的过程中,社会因素通常总是相互交织在一起共同产生效应,表现为一种社会因素可以直接影响人群健康,也可以作为其他社会因素的中介,或以其他社会因素为中介作用于健康。因此,通常各种社会因素对健康的影响是互为条件,形成社会因素与健康效应之间的因果链或因果网络。

（三）广泛性

人的本质是一切社会关系的总和,人作为一种社会存在,其所处环境社会因素无处不在、无时不有,涉及生产生活的方方面面,直接或间接地影响着每个人的健康。因此,社会因素对人类健康的作用覆盖极其广泛。

（四）持久性和累积性

在一个相当长的时期内,社会因素总是相对稳定的,并在人类的社会参与过程中,作为一种慢性应激源对健康产生缓慢持久、不见形迹的作用。同时,伴随着个体的社会化进程,社会因素以一定的时间顺序作用于人体,从而形成应激反应、功能损害或健康损害的效应累加(accumulation effect)。

从以上作用特点可以看出,社会因素和健康的关系错综复杂,人们在分析特定社会因素所致健康效应时常有难以理顺之感,但社会因素对健康的作用仍有其规律可循。随着统计分析技术的不断发展以及多因素多层次统计分析软件的开发与推广,使人们在探寻包括社会因素与健康关系在内的一些特殊机制成为可能。多因素模型和多层次模型近年来在社会因素与健康效应关系的研究中得到广泛的应用,无论是基于微观个体层面的风险因素,还是从宏观群体(如社区)层面的风险因素考量,社会因素对健康的作用都得到研究印证,其作用大小(健康风险)也可得到具体量化。因此,在一个信息较为完备的环境背景下,以个体结合群体、横向结合纵向的方式,把健康状况数据与社会因素数据联系起来进行

笔记

多层次、多维度的分析，有利于加深人们对两者之间因果联系的理解。

三、社会因素影响健康的机制

社会因素影响人类健康主要是作为一种外界刺激因素，通过引起心理情绪反应这个中心环节发生作用的。其机制是社会因素被人的感知觉系统纳入，经过神经-内分泌-免疫调节网络，产生"中介物质"，引起心理应激及行为、社会适应和躯体功能的变化（图6-2）。

（一）感知觉系统——社会因素作用的门户

人的感知觉系统主要由眼、耳、鼻、舌、触、运动等感觉器官及相应的神经系统组成。任何外来刺激，包括来自社会环境的刺激，首先必须被感知觉系统所接受和知觉，才能进一步作用于人体，引起相应的变化。由于感知觉系统对社会因素的屏障作用不如对生物、理化等因素明显，其重要性往往被人们所忽视。

（二）神经-内分泌-免疫系统调节网络——社会因素作用的中介

社会因素作用的中介是指对社会因素的"察觉"或"认知评价"。

1. **神经系统的中介机制** 社会因素的刺激引起大脑反应，影响大脑支配自主神经系统，释放一系列的神经递质，如儿茶酚胺、5-羟色胺等，从而引起兴奋或抑制作用。人体出现应激后，会导致心跳加快加强、血管收缩、血压升高、呼吸急促等一系列的机体保护性反应，如果这种应激持续时间过久，就会使机体内部的能量逐渐耗竭，导致严重的自主神经功能紊乱，产生相应的器质性病变。

2. **内分泌系统的中介机制** 垂体-肾上腺系统通过调节激素的分泌引起躯体功能变化。研究表明，人体一旦受到社会心理刺激，垂体-肾上腺系统分泌的激素量将明显增加，血浆皮质醇和促肾上腺皮质激素水平升高，糖原异生、肝糖原增多，糖原分解也相应地有所增加，从而使血糖升高。较长的心理应激可导致血容量增加、血压升高，乃至出血和溃疡等病变。因此，可以通过调控体内激素水平来抵御应激所致的健康损害。

3. **免疫系统的中介机制** 长期的社会心理应激可导致免疫系统的抑制，引起胸腺和淋巴组织水平的下降甚至退化萎缩，巨噬细胞活动能力下降，自然杀伤细胞活动减低，抗体反应抑制等变化，增加机体感染的机会和癌症等疾病发生的可能性。同时，有研究表明短时间轻微应激对免疫功能不会产生抑制性影响，甚至能增强免疫功能。

（三）中枢神经系统——社会因素作用的调控器

社会因素从被人感知直到产生效应的整个过程都受中枢神经系统（脑）的控制。社会心理应激必须通过大脑，引起神经、内分泌、免疫三大系统的反应才能影响健康，同时这三大系统也向大脑反馈信息，促使大脑产生调节功能，以保护机体。所以，只有在持久、强烈的社会因素刺激下，才能产生各种疾病；并且由于大脑具有调控作用，从而使同样的社会因素对不同的个体可能产生不同的健康效应。大脑的调控作用主要是通过调节个体的内分泌功能和社会化程度来实现的。个体社会化程度的差异决定着人们对来自社会生活的刺激或挑战的承受能力及应付方式的不同。

笔记

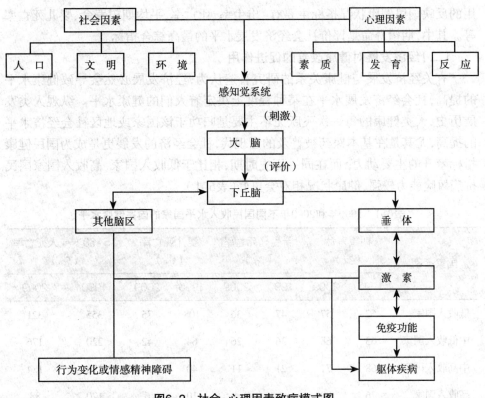

图6-2 社会-心理因素致病模式图

第二节 社会经济因素与健康

社会经济因素既包括一个国家或地区的经济发展水平,也包括人们的衣、食、住、行等方面。但在研究经济因素对健康的影响时,普遍的做法是采用反映经济发展水平的指标和衡量国民健康状况的指标进行综合评价。

一、经济发展与健康

社会经济发展与人群健康改善的关系是辩证统一的关系,两者相辅相成。一方面经济发展可以为人类的生存提供必备的物质基础和环境条件,进而对人群健康产生根本性、决定性的影响;另一方面人类的健康改善又是社会经济繁荣与发展的先决条件,两者表现出相互促进的双向作用。

(一)衡量经济发展水平的指标

经济发展水平指标是通过某些社会经济发展状态或效果来显示社会的整体发展状况,进而最终评价一个国家或地区经济发展所达到的程度。国民生产总值(gross national production,GNP)与人均国民生产总值、国内生产总值(gross domestic production,GDP)与人均国内生产总值、人均国民收入是主要的经济发展水平衡量指标。由于人类社会发展的终极目标并不仅是物质利益,而健康才是经济社会发展水平的综合反映,因此仅用GDP、人均GDP等指标反映经济发展难免会带有片面性,衡量经济发展水平的指标也应包括国民健康状况指标。常用的反映国民健康状况指标主要有：出生率、死亡率、平均期望寿命、婴儿死亡率等。其中，期望寿命是评价社会经济发展水平的最高综合指标。

（二）经济发展对健康改善的促进作用

有关经济发展与健康关系的研究普遍认为，经济发展必然会导致健康水平的提高，社会经济发展水平在某种程度上决定着人们的健康水平。纵观人类发展历史，人类健康的每一次飞跃无不主要是归功于该国家或地区社会经济水平的提高，尤其是在基本医药被普及的近现代，社会经济的发展更是成为国民健康指标攀升的主要动力；而在同一历史时期，相比于低收入国家，高收入国家国民抗病风险能力较强，健康状况相对会更好（表6-1）。

表6-1　1990年和2009年不同国民收入水平国家的国民健康水平

国家类别	期望寿命（岁）		新生儿死亡率（‰）		婴儿死亡率（‰）		15~60岁成人死亡率（‰）	
	1990	2009	1990	2009	1990	2009	1990	2009
低收入国家	52	57	47	36	108	75	355	321
中低收入国家	63	68	36	26	64	42	220	176
中高收入国家	68	71	21	11	40	19	198	184
高收入国家	76	80	6	4	10	6	120	88
全球	64	68	33	24	62	42	207	176

资料来源：WHO.World Health Statistics 2011[R]

随着经济社会的不断发展，我国国民健康状况明显改善，婴儿死亡率从新中国成立前的200‰降至2009年的17‰，然而必须正视的是，国民在共享改革开放发展成果带来整体健康水平逐步提升的同时，由于地区间经济发展不平衡，区域健康差异问题突显：我国平均收入最高的大城市平均期望寿命达74.5岁，而最贫困的农村仅64.5岁，这表明经济发展滞后对人群健康改善的制约。因此要缩小健康差异，必须要创造更加平等的经济环境，促进社会经济与国民健康状况的协调与发展。

经济发展促进国民健康的改善是通过多渠道综合作用的结果：①提供物质生存条件：社会经济发展为人们提供充足的食物营养、良好的生活与劳动条件。②改善社会生活：社会经济水平的提高和社会财富的积聚有利于促进社会保障和法律体系的完善，促进科教文卫的发展以及和谐社会关系的建立，增加人们提高生活质量的机会。③增加健康投资：健康投资是指社会为保护和增进全体成员的健康，在一定时期内所投入或消耗的经济资源。经济发展有利于增加健康投资，促进医疗卫生事业发展，促进人们对卫生服务的利用。

（三）经济发展对健康带来的负面效应

总体上，社会经济发展对人类健康产生的影响是积极的，但现代经济社会的工业化、城市化和信息化趋势，引致一系列新的社会卫生问题，使人类健康面临着新的风险。主要表现在以下几个方面：

1. 环境的污染与破坏　很多国家和地区在经济发展过程中，由于实施"增长第一"的不当发展战略，经济活动缺乏科学规划，对资源实施掠夺性开采和利用，使生态环境遭到严重的污染和破坏，如滥伐森林造成水土流失、土地沙漠化；二氧化碳排放过多，导致全球变暖；工业"三废"污染人们赖以生存的大气、水系和土壤，这些均对人类健康产生直接的或潜在的危害，同时影响了经济发展的可持续性。另外，人类生活的改善对现代化学工业的过度依赖，衣食住行中合成化学物质的无孔不入，无疑也是严重的健康隐患。

知识链接

食品添加剂的功劳

现代食品工业就如同一个魔术师，利用各种食品添加剂，可以快速生产出外观鲜亮、味美可口、保质期更长，且更便宜的食品。食品添加剂深深影响了现代人的生活。对于消费者来说，现在能够轻松、便捷地吃一顿饭，全是添加剂的功劳。在厂商与消费者的双重推动下，现代食品工业对于食品添加剂的依赖达到了空前的程度。2007年，全国的添加剂总产量高达524万吨，销售额529亿元。

一份火腿三明治大约使用了20种以上的添加剂，包括：乳化剂、酵母粉、抗氧化剂（维生素C）、调味料（氨基酸等）、pH调整剂、甘氨酸、磷酸盐（钠）、酪蛋白酸钠、增稠多糖类、发色剂（亚硝酸钠）、着色剂（类胡萝卜素、胭脂红）、香料等。

在这个背景下，食品安全与添加剂的使用息息相关。食品添加剂的使用标准是基于无害的原则，但无害并不等于健康。

---

2. 不良行为生活方式的形成　随着社会经济的发展，人类的生活方式发生了变化，吸烟、酗酒、吸毒、性乱、不合理膳食、缺乏运动等不良生活方式和行为带来的健康问题日益突出，成为引起人类疾病和死亡的主要原因。据WHO 1992年的估计，不良行为生活方式占死因的比例，在全球为60%，发达国家则高达到70%~80%，发展中国家也达到40%~50%。

3. 社会负性事件的增多　经济的发展和城市化的加快，造成交通拥堵，交通事故猛增。经济发展不平衡、贫富差距大等加剧社会矛盾，引发暴力犯罪事件增多。家庭关系紧张、教育功能失调增加了家庭暴力和青少年暴力事件的发生率。快捷的生活节奏、激烈的竞争意识，增大了工作和生活的压力，导致心理问题、精神疾病和自杀率大幅上升。

4. 现代社会病的产生　高度现代化的社会为人们提供了优越的生活条件和舒适的生活环境，也带来了诸多现代社会病。如高血压、糖尿病、冠心病、肥胖症、恶性肿瘤等"富裕病"已经成为人类健康的第一杀手；物质生活的日渐丰裕、电子和电气产品的广泛应用，造成空调综合征、电脑综合征、网瘾等医学上被称为

笔记

"文明病"的机体功能失调正逐年增多。

5. 人口流动的增加   经济发展促使人口流动频繁。我国自改革开放以来，流动人口明显增多，尤其是大批农村剩余劳动力流向城市，不仅加大了城市生活设施、卫生保健、治安管理、资源环境等的负担，而且也带来新的健康问题，如增加传染病传播风险，不利于卫生保健政策与措施的落实和实施等。

（四）健康改善对经济发展的促进作用

经济发展从根本上说是生产力发展的结果，而人的健康与智慧是生产力发展水平的决定要素。人群健康的改善对经济发展也起积极推动作用，具体体现在：

1. 劳动力水平的提高   人群健康水平的提高有利于保障社会劳动力，使病伤减少、出勤增加，死亡率下降，平均寿命延长，从而使人们的劳动时间延长、创造财富增加，进而促进经济的发展。哈佛大学著名经济学家 Barro 的研究表明，如果把国民平均寿命延长20年，国家每年的经济增长率将提高1.4%；我国重庆市2000年死亡损失健康生命年（PYLL）经济价值高达144.32亿元，占当年生产总值1589.34亿元的9.08%。

2. 智力水平提高   在科技发达的今天，人类的智力水平对生产力水平的提高、社会经济的发展比历史上任何时期都显得突出。现代社会机械化和自动化的实现，彻底改变了人们落后的生产方式，显著提高了劳动生产效率。

3. 资源耗费减少   人群健康水平的提高有利于减轻卫生事业的负担，进而促进社会经济的快速稳定发展。Barro 的研究表明：疾病带来的耗损会使经济增长率减少1/4。我国在2003年的SARS风暴中，直接投入用于控制疫情的费用为20亿元，有专家粗略估计当年经济受SARS影响的总额可能高达2100亿元。这些数据从反面说明了做好疾病防控工作对于节省资源消耗、促进经济增长的意义。

案例6-1

博茨瓦纳的"传奇"

博茨瓦纳是非洲的一个小国，1966年独立时是全世界最穷的国家之一，自从1967年起，钻石的开采业拉动了经济数十年的持续快速增长。到本世纪初，博茨瓦纳已经发展成了非洲少数经济繁荣的国家之一，人均年收入达到6600美元。在经济不景气的非洲，普拉的走势却十分坚挺，同时，博茨瓦纳的货币储备达到了62亿美元，在全球名列前茅。不幸的是，博茨瓦纳却遭遇了艾滋病的威胁。该国15岁至40岁人口曾有38.5%呈HIV阳性。艾滋病的传播使人口健康素质急剧下降，人均寿命从1991年的65岁降到2001年的39岁。数十年经济增长的成果几乎葬身于艾滋病的灾难之中，使这个国家的经济严重滑坡。为此，博茨瓦纳政府决心像对待经济一样严肃谨慎地来对待这个问题。近年来，博茨瓦纳国内开展了大规模的健康教育运动，同时建立了大批诊所和医院。目前，15岁

笔记

至18岁的青少年中HIV感染率已经开始下降。博茨瓦纳政府的目标是"到2016年完全控制艾滋病传播"。和经济建设一样,博茨瓦纳的艾滋病防治运动也是许多非洲国家的一个典范。

　　思考:结合案例,谈谈如何理解健康对社会经济的影响。

　　据世界银行测算在过去40年,世界经济增长的8%~10%是源于健康的人群,而亚洲的经济腾飞则高达30%~40%源于健康的人群。可见,经济与国民健康必须协调发展,国民健康应该是政府优先投资的领域。

二、社会阶层与健康

(一)社会阶层的概念及划分

　　社会阶层(social class)或称为社会经济地位(socioeconomic status,SES)是指一个人在社会中相对于他人的位置,反映人们所处的社会环境。尽管收入是应用最广的测量社会阶层的指标,但后者是教育、收入、职业、价值观念、生活条件、拥有财富和居住地区等因素的综合反映。其中教育、收入和职业的不平等是主要决定因素,虽然三因素相互缠绕无法分开,但并不能相互替代,都能独立地反映出社会阶层不同的特点:首先,教育反映一个人积极获取社会、心理和经济资源的能力,受教育程度高者融入社会、提高生活质量的机会更多。其次,职业反映一个人的社会声望、权利责任感和工作环境中所面临的健康风险。社会声望较高的职业能够匹配更多的社会资源和优越的工作环境,更会得到社会保障制度的庇护。再次,收入水平反映一个人的消费能力、住房条件、营养状况及医疗保健资源的获取能力。因此教育、收入和职业都影响到阶层相关的医疗保健服务与相关的健康状况。当然高收入并不一定始终与健康状况呈正相关,因为高收入有时也意味着从事压力和风险更大的职业,从而使健康状况恶化。

　　以英国为代表的欧洲国家对社会阶层与健康的关系研究较早,早在1911年英国的职业分类就把全部职业人群分为5个阶层:阶层Ⅰ是最高层,为重要职业和企业人员,如律师、医生等;阶层Ⅱ为较低职业和企业人员,如销售经理、教师等;阶层Ⅲ为技术工人,该阶层又可分为两类,ⅢN为非手工操作者,ⅢM为手工操作者;阶层Ⅳ为半技术工人;阶层Ⅴ为非技术工人。

(二)不同社会阶层与健康

　　由于收入、教育和职业构成的社会阶层不同,人们的健康状况不同(表6-2)。就群体而言,毋庸置疑,富裕国家国民的健康水平比贫穷国家(平均收入低)国民的健康水平要高。但平均收入水平和收入差距是两个概念,前者与贫穷相连,后者则与不平等相关。研究表明,在收入差距较小的社会中,人们的死亡率更低。因收入差距大带来的社会相对职位及社会压力的心理影响、权利丧失以及缺乏信任和关怀对人群健康产生着很大影响,其中对最低收入人群影响尤为明显。因此,一旦一个国家或地区达到了一定的社会经济发展水平,在决定国民健康的

笔记

因素中,收入差距将比平均收入更加重要。在发达国家,收入差距(不是平均收入)已经是决定国民健康的最重要因素。

表6-2 英格兰和威尔士不同社会阶层的健康指标(‰)

指　标	I	II	IIIN	IIIM	IV	V
出生体重≤2500g(1980年)	53	53	58	66	3	81
围生期死亡率(1978—1979年)	11.2	12.0	13.3	14.7	16.9	19.4
1~14岁死亡率(1970—1972年)　男	74	79	95	98	11	162
女	89	84	93	93	120	156
孕产妇标准化死亡率(1970—1972年)	79	63	86	99	147	144
全死因标准化死亡率　　　　男	77	81	99	106	114	137
(15~64岁,1970年—1972年)已婚妇女	82	87	92	115	119	135
单身妇女	110	79	92	108	114	138
冠心病标准化死亡率(1970—1972年)	88	91	114	107	108	111
呼吸系统疾病(男性,65~74岁)	60	74	82	105	108	123

资料来源:肖水源.社会医学[M].北京:人民卫生出版社,2000

　　WHO研究表明:人群健康状况呈现出社会阶层的梯度趋势,即健康水平随着社会阶层从顶部到底部而由最好变为最差。无论是用收入或教育来衡量,具有优势地位的个体或群体在健康水平方面(包括客观上的疾病发生以及主观上的健康自评状况)都比那些不占优势地位的个人或群体要好(图6-3)。不仅如此,这种效应还具有累积性,即长期处于优势地位的人拥有更好的健康水平,随着年龄的增加,不同社会经济地位群体之间的健康不平等将逐渐扩大。玛里琳·温科勒比(Marilyn Winkleby)等人1992年发现,社会经济地位对健康的决定性作用几乎出现在所有的疾病中和生命的各个阶段。

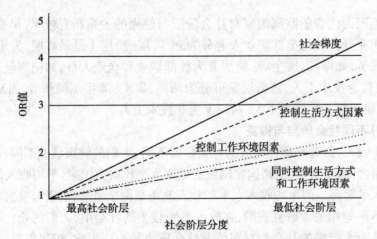

图6-3 1990—1995年丹麦不同社会阶层的健康自评恶化情况

资料来源:Vilhelm Borg, Tage S. Kristensen. Social class and self-rated health[J]. Social Science & Medicine,2000

笔记

124

（三）研究社会阶层与健康关系的意义

研究不同社会阶层人群的健康差异,旨在以社会阶层作为一项综合指标,探讨社会经济发展对不同人群健康的影响,进而发现高危人群并采取针对性的策略与措施,维护和促进人群健康。在我国,改革开放以前人们的收入曾长期保持均衡,随着社会转型的不断加剧,社会结构发生了前所未有的重大调整,不同社会群体之间收入和生活方式的差别逐渐扩大,基于教育、职业和收入差异的现代化社会阶层雏形已经形成。建设和谐社会要求努力降低社会人群的健康差异,力求使每个社会成员都有机会达到在现有社会发展水平下最佳的健康标准。因此,加强社会阶层与健康关系的研究,区分不同社会阶层中各因素与疾病的关系,建立一个从社会和经济到个人行为的多层次政策框架,对于改善卫生服务、缩小健康差异,提高人群整体健康水平均具有重要意义。

三、社会营养与健康

食物与营养是反映一个国家社会经济发展水平和国民生活质量的重要指标,是人类生存的基本条件。从社会医学的角度研究食品、营养与健康的关系,主要是从客观上分析社会提供食物的数量和质量对人群健康的影响,探讨社会营养政策及措施,为维护和提高人群健康提供科学依据。

（一）营养状况评价指标

人群营养状况评价主要针对摄入食物的热量和膳食结构两方面。前者是从量的角度衡量人群摄入的食物是否能够提供维持人体基本生命功能和日常活动所需热能;而后者则主要分析摄入食物中各种营养素成分的结构合理性。

人体每天必须摄入一定量的热能来维持自身需要,碳水化合物、脂肪、蛋白质三大营养素是主要的热能来源。另一个方面,评价人群营养状况还需分析食物的营养结构,即摄入食物中各种营养素成分搭配是否合理。根据食物提供的热量计算,人们摄入的食物中蛋白质、脂肪、碳水化合物三大营养素的适合比例应该是: 15%∶20%∶65%。其中蛋白质以动物蛋白及植物蛋白各占50%为宜。此外,膳食中维生素、微量元素也不能缺少。这种营养素成分结构既能满足机体对热能和各种营养素的需要,又有利于增强机体抗病能力,预防常见慢性病。

（二）营养状况与健康

人类健康目前还面临着营养缺乏和营养过剩双重营养不良的威胁。前者多见于低收入国家,由于经济落后带来粮食供应不足,且膳食中蛋白质和脂肪比例低下,造成饥饿和营养缺乏现象普遍,严重损害着儿童的体格和智力发育,贫困人群尤为如此;而后者则常见于高收入国家和中低收入国家较高社会经济阶层的富有人群,由于过多地摄入热能和营养素,且膳食结构中动物蛋白和脂肪的含量偏高,导致肥胖症、心血管疾病、糖尿病、肿瘤等患病率上升。

在我国,随着国民经济的迅速发展,食品生产及国民整体营养状况得到显著改善,2002年全国开展营养调查发现,相比1992年,我国居民能量及蛋白质摄入需要量基本得到满足,优质蛋白比例上升,营养缺乏患病率持续下降,尤以农村地区的改善明显,膳食结构趋于合理。城乡3~18岁儿童青少年各年龄组身高平

笔记

均增加3.3cm,低出生体重率降为3.6%,达到发达国家水平。但与此同时,一方面居民营养缺乏患病仍有相当比例,钙、铁、维生素A等缺乏所导致的疾病普遍存在;另一方面营养过剩导致的超重和肥胖快速增长(表6-3),2010年在对31个省162个调查点10万余人的慢性病调查中发现,成年女性超重率已达29.7%,肥胖率12.1%;成年男性超重率达31.5%,肥胖率11.8%;城市成年居民超重率达31.5%,肥胖率13.7%;农村成年居民超重率达28.8%,肥胖率11.3%。尤其是城市居民膳食结构中畜肉类及油脂消费过多,谷类食物消费偏低,招致慢性非传染性疾病患病率迅速上升,成为严重的公共卫生问题。

表6-3　1992—2002年我国城乡不同性别居民超重率和肥胖率变化

居民类别	年份	调查人数	超重率（%）	肥胖率（%）	超重和肥胖率（%）	全国估计超重和肥胖人(万)
城市男性	1992	11 551	19.0	4.9	23.9	3657
	2002	37 262	25.5	8.7	34.2	5967
城市女性	1992	12 737	20.3	7.5	27.8	3990
	2002	41 408	21.2	8.0	29.2	4817
农村男性	1992	26 772	7.6	1.6	9.2	4099
	2002	64 115	14.6	3.9	18.5	8424
农村女性	1992	27 644	11.8	2.5	14.3	5977
	2002	67 064	16.2	5.2	21.4	9147
合计	1992	78 704	12.8	3.3	16.1	17 722
	2002	209849	17.6	5.6	23.2	28354

资料来源:马冠生,李艳平,武阳丰,等.1992至2002年间中国居民超重率和肥胖率的变化[J].中华预防医学杂志,2005

(三)营养干预政策与措施

不当的热能摄入量和膳食结构引起的健康损害,需要通过综合干预方能解决。健康营养干预的实施需要多方面、多部门的合作,而其中政府部门的作用最为重要,包括政策与立法、相关的农业政策扶持、营养监测、食品卫生监督等。

1. 营养改善支持政策　无论是发展中国家还是发达国家,农产品和农业的发展都是影响国民营养的主要因素,其中粮食生产是重中之重,目前全球粮食能完全自给的国家只占少数,耕地面积在不断减少,人口却在不断增长,使得发展粮食生产成为全球性战略措施。为确保粮食的足量供应,从内部环境看,各国政府多大力支持农业发展,包括加强制定各种扶持粮食生产优惠政策;改变长期的农业建设低投资局面,实现农业机械化和契约化,依靠科技进步提高农业劳动生产率;努力稳定和扩大粮食播种面积,建立良田保护区制度;加强食物市场体系建设,推广各种先进适用的食品生产、加工技术。从外部环境看,为克服自身粮食产量和粮食优势品种的限制,各国均应积极发展进出口贸易。我国近年粮食生产和农业投入都稳步增长,合理的粮食储备对稳定国际粮食市场发挥重要

笔记

作用。

　　我国政府十分关注全民的膳食和营养,1997年国务院颁布并启动了《国家营养改善行动计划》,以促进消除饥饿和营养缺乏;为引导食品发展和国民食品消费结构调整,2001年国务院又颁布了《2001—2010年食物与营养发展纲要》,提出我国城乡居民食物与营养的阶段性发展目标,强调应优先发展奶类、大豆产品和食品加工业。并要求在2010年以后要继续规范和实施"大豆行动计划"、"学生饮用奶计划"和"国家营养改善行动计划"。该纲要的实施对促进我国食品生产和经济持续稳定增长,提高国民营养水平和整体健康素质产生了深远的影响。2002年国家劳动与社会保障部颁布了新职业工种——"营养配餐员"的职业标准,随着"营养配餐员"职业工种的建立和实施,有力推动了营养知识的普及,为进一步落实"国家营养改善行动计划",提高国民健康素质迈出了坚实的一步。

知识拓展

全球粮食供应模式

　　据联合国粮农组织(Food and Agriculture Organization, FAO)估计,到2050年全世界人口将超过90亿,届时农业产量必须比现在增长70%,才能养活全世界的人口。

　　就具体国家而言,粮食供应不外乎三种模式,自给自足、自由贸易或自给和贸易相结合。选择哪种模式主要取决于一国的生产条件、人口发展、经济和社会状况,然而基于这些客观条件,政府有目的地对某些方面加大干预,充分发挥政策导向作用,对于确保粮食供给、维护人类健康和整个社会发展,十分有必要。另外,FAO于2009年11月16日在罗马召开的世界粮食首脑峰会上号召各国政府取消对食品出口的限制,呼吁发达国家消除农产品贸易壁垒,强调发达国家应郑重履行官方援助承诺,大力增加对发展中国家农业领域的援助和投资,通过多边协作提高贫穷国家的农业生产率,力争实现到2015年将目前世界8亿饥饿和营养不良人口减少一半的目标。

　　我国的粮食生产不仅满足了自身的需要,还为其他发展中国家提供援助,对世界作出了巨大的贡献。FAO非常重视我国在世界农业领域中的作用,十分赞赏我国的农村改革和农业的发展成就。

---

　　2. 膳食营养推荐标准　大多数国家都根据本国人口及粮食生产的特点,制定了膳食营养推荐标准(recommended & dietary allowance)。1990年WHO号召人们接受"地中海式饮食",即含高碳水化合物和低脂肪的食品及丰富的蔬菜和水果,再配上开胃的草药调料。中国营养学会于1989年制定出适合于我国国民特点的膳食营养推荐标准——《中国居民膳食指南》,并于1997年和2007年两次对其进行了修订和完善。同时,根据膳食指南结合我国国民的膳食结构特点,设计了平衡膳食宝塔,即把平衡膳食的原则转化成各类食物的重量,并以宝塔的形式

笔记

平衡膳食宝塔

中国居民平衡膳食宝塔：根据中国居民膳食指南，结合中国居民的膳食，把平衡膳食的原则转化成各类食物的重量，便于大家在日常生活中实行。平衡膳食宝塔共分五层，包含我们每天应吃的主要食物种类。宝塔各层位置和面积不同，这在一定程度上反映出各类食物在膳食中的地位和应占的比重。谷类食物位居底层，每人每天应该吃300~500克；蔬菜和水果占据第二层，每天应吃400~500克和100~200克；鱼、禽、肉、蛋等动物性食物位于第三层，每天应该吃125~200克（鱼虾类50克，畜、禽肉50~100克，蛋类25~50克）；奶类和豆类食物合占第四层，每天应吃奶类及奶制品100克和豆类及豆制品50克。第五层塔尖是油脂类，每天不超过25克。

直观地展现出来。新的推荐标准和理念中不仅列有不同年龄、性别、体重和体力活动人口所需各种营养素及微量元素的标准量，而且附有常见的各种食物的营养成分和合理摄入范围。这一方面可以引导人们合理消费食物，保护自己的健康，另一方面可以成为政府改善国民营养行动的科学依据。

3. 食品消费观念引导 随着经济的发展和国民生活水平的提高，人们在食品方面的选择范围越来越大。能否根据自己的生理及健康特点来选择有利于健康的食品，主要受到个人营养学知识的影响。因此，依靠广泛的健康教育和社会参与，普及与人们健康密切相关的营养知识，帮助人们树立合理营养和平衡膳食观念，积极引导食品的健康消费，对于提高国民营养水平很关键，也是促进个人健康的重要社会卫生措施。2003年起中央文明办和卫生部联合组织开展的全国"相约健康社区行"专家巡讲活动，有力地推动了营养知识的普及，对提高我国国民健康素质发挥了重要作用。

第三节 社会发展因素与健康

社会发展以人为中心，人是社会发展的最终目标，在现代社会，社会制度、社会关系、社会支持等社会发展因素无一不对人类健康产生深刻影响，尤其是被看做是推动社会发展的社会资本（social capital）的重要构成要素而备受关注。本节主要探讨和健康关系密切的社会发展因素对健康的作用。

一、衡量社会发展的主要指标

社会发展水平的衡量依赖于一定的社会发展指标，主要有：

1. 社会和人口统计指标体系（system of society and demographic statistics，SSDS） SSDS是以社会、经济、生态为基点，以人的生命周期为主线，将人们从出生到死亡的整个生命过程的主要活动联系起来，通过对生命周期各个阶段具体情况的描述和分析来评价整个社会发展水平的变化趋势的系列指标。

笔记

2. **生活质量指数**(physical quality of life index, PQLI) PQLI突出强调了卫生与教育的质量在经济、社会发展中的作用,弥补了仅用GDP指标的不足,能较好地反映社会人口的福利状况。如1970—1975年间,阿联酋人均GDP位居世界第一,但PQLI值却居全球第70位,说明了该国卫生和教育的发展与经济发展脱节,社会整体发展策略不当。

3. **美国社会卫生协会**(American social health association, ASHA)**指标** ASHA是由美国社会卫生协会提出的指标,可以综合衡量社会发展的水平,也是评价人口健康状况的重要指标。

二、社会制度与健康

社会制度是指在一定历史条件下形成的社会关系和社会活动的规范体系,有三层含义:第一,指社会形态,如封建主义制度、社会主义制度,反映了人类社会的不同发展阶段和不同性质,是广义上的社会制度;第二,指各种具体的社会制度,如政治制度、经济制度、法律制度等,这是社会制度最基本的内容,是一般意义上的社会制度;第三,指各种社会组织的管理制度,如财务制度、考勤制度等,这是由部门制定的社会事务的行动规范和办事程序,是狭义上的社会制度。一般认为,各个国家或地区间的健康差异往往与其政治、经济等宏观社会制度(广义及一般意义上)不同密切有关,宏观社会制度可以对人群健康产生深远的影响。

(一)社会制度对人群健康影响的特性

1. **普遍性和稳定性** 每个国家、民族或地区均各有其社会制度,这些制度直接或间接地影响着其中生存的每一个人的健康。社会制度一经建立就具有一定的稳定性,其对人群健康的影响是缓慢而持久的。

2. **变迁性** 一种社会制度建立后虽会延续一定时间,但随着社会的发展,又处于不断的动态变化过程中,从而带来不同时期卫生工作的重点、策略方针和政策等方面的不同,进而影响到人们的健康。

3. **强制性** 社会制度会不同程度地对社会成员产生约束,要求社会成员共同遵守,社会制度的这种强制性体现在对健康的影响方面如国家的传染病防治法、计划生育政策、禁止酒后驾车、强制性戒毒等。

(二)社会制度影响健康的主要途径

社会制度主要有以下几方面影响人类健康。

1. **社会分配制度** 人们所创造的社会财富能否得到合理分配取决于社会制度,如果没有建立起与社会发展相适应的公平公正的分配制度,造成社会贫富分化,那么健康不平等的问题就在所难免。在分配制度比较公平、收入差距较小的社会中,人群的死亡率更低,期望寿命则更高。

2. **社会卫生政策** 社会制度决定着社会卫生方针和政策,其中政治制度作为经济、法律、卫生等一切制度和政策实施、发展和巩固的根本保证,其影响最广泛和深远。新中国成立以来,我国政府制定了正确的卫生方针,使国民医药卫生条件大为改善;并于1997年依据卫生发展的客观需要,对卫生方针和政策进行适时调整,

笔记

积极推行卫生改革,发展社区卫生服务,进一步助推了国民健康水平的提高。

3. 社会行为规范 社会制度作为一种社会规范体系对人们的行为具有广泛的导向和调适作用。社会成员间价值观、理想、利益和性格特征的差异使人们在行为上难免会发生冲突。但是,社会生活的正常运转需要人们有一定的生活秩序,而这种秩序要基于一定的社会规范才能形成,社会规范通过提倡文明健康的行为和禁止、减少不良行为,保持和促进着社会的和谐稳定。

三、社会关系与健康

社会关系是指人们在共同的社会生产和生活实践中所形成的一切关系的总称。每个个体总是生活在由一定社会关系连接而成的社会群体之中,这其中包括家庭亲属、社区邻里、学校同学以及工作或生活中形成的同事或朋友关系等群体,这些基本社会群体共同构成社会网络,人们在其中的相互关系是否和谐,不仅是重要的健康影响因素,而且也是人们维持健康的基础和前提。

(一)社会支持与健康

社会支持(social support)是指一个人从社会网络中获得的情感、物质和生活上的帮助。关于社会支持与健康及寿命关系的研究,最初是美国学者伯克于1979年对4700人进行的长达9年的追踪调查,伯克通过比较分析人们社会关系的广度和质量及其与寿命的联系后发现:不论性别和年龄,社会关系越广泛,死亡率则越低。社会支持系统主要由人际关系、社会网络和社会凝聚力等要素构成。

1. 人际关系 指在人际交往基础上结成的人与人之间的相互关系,主要表现为心理上的关系和距离,如亲近、友好或疏远、敌对等。WHO倡导"良好的个人、良好的处事能力和良好的人际关系"。人际关系是一个人心理素质水平的集中体现,也是衡量心理健康水平的重要标志之一。不同的人际关系使人获得的情感体验不同,处于融洽的关系中人会感到轻松愉快,并为获得其他社会支持奠定了基础;而关系消极紧张则会让人心境不佳,进而引起应激反应,长此以往终将导致健康受损和疾病的产生。因此,一个人的人际关系如何,不仅事关其工作成败,而且还关乎其身心健康。Stafford & McCarthy研究发现,生活在街坊四邻具有良好邻里关系的文明社区环境的个体,会更有安全感、归属感、自豪感,并能获得更多的社会帮助。

2. 社会网络 指通过各种社会关系联系起来的一群人或者指将界定的一些人连接起来的特定的关系。社会网络的内涵十分广泛,涵盖了个体、群体、国家三者之间的相互关系。人们在相互交往中形成各自的社会网络,并且成为获得社会支持的主要途径和来源。处于网络中的个体受社会网络影响的大小主要取决于网络的规模、网络的紧密程度和同质性、个体在社会网络中的地位等。研究表明,社会成员如能从社会网络中获得情感、物质和生活上的帮助,在一定程度上对身心健康尤其是对心理健康非常有利。特别是紧密度高、异质性低、好关系多的"核心网络"对人群身心健康有着积极影响。

3. 社会凝聚力 是指社会共同体及其成员在观念、行动方面显示出来的一致性和协同性。它既是社会公众趋同的精神心理过程,又是社会建制进行社会动员与社会整合的一项基本功能。社会凝聚力虽然比较抽象,但在社会生活中,它是社会支持的决定力量。社会凝聚力的测量与评价,常用一定人口中拥有社会志愿者数量作为评价指标。

研究表明,社会支持系统对不安、忧郁、孤独感、无力感和工作紧张感及各种精神疾病、慢性疾病、癌症等的患病率和死亡率有直接或间接的影响,与幸福感、生存价值、生活质量等有密切关系,尤其对重病患者或严重精神忧郁的患者,社会支持系统本身就是治疗手段,对临床治疗效果有显著促进作用。

(二)家庭状况与健康

家庭是社会的细胞,是以婚姻和血缘关系为基础建立起来的一种社会生活的基本单位。家庭的结构、功能及家庭关系对其成员的身心健康均有着重要影响。

1. 家庭结构与健康　家庭结构主要是指家庭的人口构成。在我国,随着都市化和工业化的发展,大家庭日趋稀少,以父母和未成年子女所组成的核心家庭成为城乡家庭的主要形式,但由于离婚、丧偶及丧失亲人造成家庭结构的破坏以及代际分离和家庭观念的变化,现代社会还出现了诸如单亲家庭、空巢家庭、同居或丁克家庭、独居家庭等多种家庭形式。家庭规模的缩小和家庭结构的缺陷都给健康带来不利影响,主要是造成资源缺乏使得家庭为其成员提供躯体和精神照顾的能力下降,削弱了家庭成员应对紧张事件的能力,尤其是儿童和老年人。

2. 家庭功能与健康　健康的家庭具备生育与教育、生产与消费、赡养、休息和娱乐等社会功能。尤其是对子代的孕育和社会化是家庭最显著的功能,任何机构都无法取代。家庭功能健全对其成员健康有着广泛的益处:如履行优生优育,提高人口质量;奠定经济基础,合理安排闲暇和物质消费,减少病患等;悉心关怀与照料老幼等脆弱人群,维护其身心健康。家庭功能失调通过破坏提供物质及文化生活的微环境对人们健康产生不良影响。例如在我国的城市化进程中,由于来自双亲原有照护功能的减弱或消失,农村留守儿童的生存与发展引起社会广泛关注;而伴随着老龄化,由于传统大家庭所具有某些重要功能的丧失,使一些依靠家庭养老的老年人由于缺乏物质和精神支持,出现了诸多健康问题。

3. 家庭关系与健康　每个人都隶属于其家庭,家庭成员之间的关系是一个人最基本的社会关系,如夫妻关系、亲子关系、兄弟姐妹关系等。家庭关系对其中每一成员都有重大影响。家庭关系良好,家庭氛围和谐,有利于其成员生理、心理调节控制处于稳定状态,成为保障人们身心健康的强大动力。家庭关系的失调常与争吵、谩骂、家庭暴力、虐待老人等恶劣的家庭生活环境相伴,主要表现为夫妻失和、亲子紧张等,其中夫妻关系是支撑婚姻和一切家庭关系的基础,夫妻关系一旦失调,将会对自身及其他家庭成员,特别是子女的身心健康造成严重后果甚至形成人格障碍。

(三)职业状态与健康

1. 职业倦怠　职业倦怠(burnout)最早由Freudenberger于1974年提出,他认为职业倦怠是一种最容易在助人行业中出现的情绪性耗竭的症状。一般认为,这是个体不能顺利应对工作压力时的一种极端反应,是个体伴随于长期压力体验下而产生的情感、态度和行为的衰竭状态。现代职场中,由于激烈的竞争和复

笔记

杂的人际关系,职业倦怠现象相当普遍,长期体验者容易出现疲劳、头痛、失眠、记忆力减退、食欲下降、注意力不集中、烦躁易怒、抵抗力下降、易患病等状况。伴随焦虑、抑郁、自卑等消极情绪也较为常见。这些都对个体的身心健康危害很大,甚至影响工作状态乃至家庭关系,降低他们的自我评价以及幸福感受。为维护和促进职业人群的健康,应及早地识别这种体验,进行适当调整。

2. **失业**　失业(或下岗)可以作为反映人们物质生活条件的指标。失业在西方社会是一种常态,也是我国工业化进程中的一个突出社会问题。失业不仅意味着人们的物质条件恶化,而且伴随着长期或短期的社会角色和功能的丧失,更带来人们在环境与心理上的不适应。研究证实,失业经历对人们精神和躯体健康均有消极影响,且这种影响与收入及财富无关。与从业者相比,失业者慢性病患病率及负性事件发生率更高;失业不仅会影响即期收入,还会通过健康的恶化影响劳动者及其家庭的人力资本,从而对家庭的长期收入造成影响,使贫困出现恶性循环。汪宏和大卫·A·金迪格(David A Kindig)等人研究发现,在人口统计和社会经济地位指标中,就业状况是健康相关生活质量最重要的潜在决定因素。

3. **退休**　退休有利于保持工作人员的效率和缓解失业率高的社会矛盾。退休是人生的重要里程碑,从此人们卸去工作重任,开始自由享受生活,理论上讲健康应该得到改善。但退休意味重大角色的变换,伴随着自我价值感的降低和权力地位的丧失,有可能通过心理的不适应进而影响到躯体健康。研究表明,提早退休相对按法定年龄退休人群而言,对健康的潜在影响更大,晚退休不仅有助于推迟老年痴呆症的发病,而且寿命更长;而身体健康、精力充沛的退休者在重返工作后也更有愉快和满足感,尤其是高阶层人群,其职业有着超越谋生以外的意义,如实现人生价值、获得精神满足等。为了实现健康老龄化的目标,提高人群整体健康水平,退休人群的需求应该得到社会的更多关注。

四、社会人口与健康

在一定的生产力发展水平下,人口的数量、质量、结构、流动和发展速度等决定着人们的生活条件和保健状况,从而构成影响健康的一个重要因素。

(一)人口规模与健康

人口和经济的协调发展是社会发展的重要前提,否则会给双方都带来不利影响。目前,"人口过剩"已成为全球性的重大社会问题,截至2011年10月,全球总人口已突破70亿。过快的人口增长以及"人口过剩",将耗尽经济赖以增长的资源,并最终通过制约社会经济和卫生事业的可持续发展对人群健康产生重要影响。主要体现在:

1. **影响生活质量**　在世界上一些地区,由于人口增长速度过快,导致人们平均消费水平下降,加上失业人员增加,大批居民营养缺乏,"房荒"和不合标准住房率上升,社会卫生条件恶化,生活质量下降,患病率和死亡率增高。

2. **影响人口质量**　人口经济学家估计,社会人口每增长1%,资产投资必须增加3%,才能使整个人群生活及卫生教育标准与原有水平持平。为此,人口增长过快,使社会财富主要用于解决人们的温饱问题,而对教育和医疗保健则很难有

笔记

更多的投入,人们的身心健康及人口质量都将难有保障。

3. **影响环境质量**　过多人口的生产和消费活动,对自然界的干预将形成空前的规模,导致自然环境发生巨大变化,如地表结构的变化、生物圈的变化等。同时,其中产生的大量的各种废弃物不断地进入环境,已经超越了生态系统的自解能力。由此导致环境质量的下降,不仅影响人类的健康,而且严重阻碍社会生产的可持续发展。

(二)人口结构与健康

人口结构主要是指人口的性别、年龄、婚姻、职业等特征分布,其中与健康较为密切的是年龄和性别结构。

1. **年龄结构**　年龄结构是指不同年龄组人口在总人口中所占的比例。衡量人口年龄结构的指标主要有老年人口系数(老年人口数/总人口数×100%)和儿童少年人口系数(15岁以下儿童少年人口数/总人口数×100%)。儿童少年与老年人是非劳动人口,这两部分人口所占比例大,其结果是使劳动人口的平均赡养负担加重,消费人口的增加大于经济增长的发展速度,造成人口的相对生活水平下降,不利于人们维护健康。

联合国规定60岁或者65岁以上人口为老年人口,60岁及以上人口超过10%或者65岁及以上人口超过7%为老年型社会。目前,在人口方面人类在面临数量增长过快压力的同时,人口老龄化及其应对是另一个全球性的话题,西方发达国家已经步入成熟的老龄社会,但在发展中国家,老龄化进程正在加速。由于“未富先老”,我国老年人的赡养和健康保障成为严重的社会问题,对社会经济和医疗卫生事业的发展都是严峻的挑战,需要政府予以政策支持和全社会共同努力。

2. **性别结构**　人口的性别结构是指男、女性人口在总人口中所占的比例。通常用性别比来评价人口性别结构是否平衡,即以女性人口数为100或1时的男性人口数(男性人口数/女性人口数×100)。

其中出生人口性别比最为重要,是其他年龄人口性别比的基础,对总人口性别构成起着根本性影响。由于女性平均期望寿命略高于男性,出生性别比一般略大于100,国际上公认的正常范围为103~107,从人类生物学特点分析,出生性别比能保持自然平衡。性别比失调是传统价值观念、战争、社会生产及不适当医疗保健措施等因素综合作用的结果。性别比平衡直接影响到婚配率和妇女生育率,进而影响到人口再生产,是社会安定的基础因素之一。因此,保持合理的人口性别结构是维持人类健康的重要基础。

知识拓展

我国的人口结构

2010年第六次全国人口普查显示:我国人口总数已超过13.7亿,年平均增长率为0.57%,户均人口为3.10人。0~14岁人口占16.60%;15~59岁人口占70.14%;60岁及以上人口占13.26%,其中65岁及以上人口占8.87%。同2000年第五次全国人口普查相比,0~14岁人口的比重下降6.29个百分点,15~59岁人

笔记

口的比重上升3.36个百分点,60岁及以上人口的比重上升2.93个百分点,65岁及以上人口的比重上升1.91个百分点。我国65岁以上老年人口占总人口的比例预计在2020年将达11.8%,21世纪中叶则上升至25%。发达国家迈入老龄社会时的人均GDP已达到10000美元,而我国则不足1000美元。

我国的出生性别比:新中国成立以来,倡导男女平等,基本平衡。但20世纪80年代以来,出生性别比持续攀升,到2010年第六次人口普查时已达118.0,连续20多年失衡,造成男性婚姻挤压。出生人口性别比偏高原因错综复杂,就我国而言,主要与男孩偏好的生育观念、社会养老保障制度的滞后和计划生育政策的未预期后果(胎儿性别鉴定与性别选择性人工流产)等有关。但2010年第六次全国人口普查显示我国总人口性别比由2000年第五次全国人口普查的106.74下降为105.20。

除年龄结构和性别结构外,人口金字塔是研究人口结构非常有用的工具,它综合反映人口的年龄和性别分布,可以有效展现当前、过去以及未来的人口结构。人口金字塔不仅能够显示一个社会人口结构是偏年轻还是偏老龄,且可以很好地展示出一个社会的经济发展、医疗技术发展以及社会资源分布。

（三）人口素质与健康

人口素质的提高对健康促进的正效应是不容忽视的,尤其是在现代社会,公民素质正日益成为综合国力和国际竞争力的核心组成部分。

1. **身体素质** 是指人的身体状况与健康水平,在人口学上常用健康状况、体力和精力状况、生命力和寿命来反映。身体素质是人口素质的自然条件和基础。

2. **文化素质** 是指人们在文化方面具有的较为稳定的、内在的基本品质。不仅包括人们的科技和人文知识水平,而且还包括与这些知识相适应的能力、行为和情感等方面综合发展的质量、水平和个性特点。具有良好文化素质的人群健康生存能力强,从而享有更高的健康水平。

3. **思想道德素质** 是指人们的道德认识和道德行为水平。提高公民思想道德素质有利于社会成员间建立良好的互助合作网络和信任关系,提高社会凝聚力,彼此享有更多的社会资源,有利于提高全人群整体健康水平。

（四）人口流动与健康

人口流动(floating population)是指人口在地理空间位置上的变动和社会阶层上的变动,是社会发展过程中经常发生和普遍存在的一种现象,可促进经济繁荣,进而给人群健康带来有利影响。但当人口流动打破原有人口分布与资源和环境的动态平衡时,则会产生一系列特殊的社会卫生问题,给医疗卫生工作提出新的要求。我国在经济快速发展过程中的流动人口,不仅规模剧增,2009年达到2.11亿,且以育龄青壮年的农民工为主体,其处于弱势地位的教育水平、劳动技能、生活条件、保健状态和维权意识等,导致该群体产生诸多新的健康问题,同时其庞大规模明显加大了文化教育和公共卫生工作的难度,尤其不利于传染病的控制与管理以及妇幼保健工作的开展;对户籍管理、劳动就业及社会保障等也造

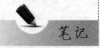

笔记

成巨大冲击,进而对整个社会人口的健康带来严重的负面影响。此外,旅游业的发展加速了人口流动,而旅游者中始终存在着传染病病原的携带者和急慢性传染病患者,可能成为多种新、老传染病的传染源和促进疫区扩大的重要原因。

五、社会保障与健康

社会保障(social security),有时也称社会安全网(social safety net)。社会安全网在我国正式文件中的首次出现是在"九五"计划中,泛指由政府主导形成的社会保障体系,旨在保护贫困人口、妇女、儿童、失业人口、残疾人和老年人等弱势群体。因此,社会保障或社会安全网是影响人们健康的重要因素。

(一)社会保障的概念

社会保障一词最早公开使用于美国1935年颁布的《社会保障法》,后得到世界各国的认同。但迄今为止,尚无完整统一的定义。遵照美国1999年出版的《社会工作词典》和国际劳工局的界定,对社会保障的含义可作如下概括:它是政府和社会为确保其成员的最基本生活需求,通过公民收入分配和再分配,为那些因各种原因而面临生活困难的人提供物质帮助和社会服务。

(二)社会保障的基本内容

根据1952年国际劳工组织大会通过的《社会保障最低标准公约》规定,现代社会保障主要包括九项内容,即医疗津贴、疾病津贴、失业津贴、老龄津贴、工伤津贴、家庭津贴、生育津贴、残疾津贴和遗属津贴等。实践中因各国国情和历史条件各异,对社会保障内容的规定及其具体范围的宽窄不尽相同。

从理论上来看,人们通常将以上内容归纳为以下四个方面:

1. **社会保险**　社会保险是社会保障的核心内容,是以立法形式,由国家、集体和个人三方共同筹集基金,确保公民在遇到生、老、病、死、伤、残、失业等风险时能获得基本生活需要和健康保障的一种社会保障制度。按照我国法律规定,社会保险项目分为社会养老保险、社会失业保险、社会医疗保险、工伤保险、女工生育保险等。社会保险与其他社会保障的根本区别在于筹资机制不同,即:社会保险基金由国家、集体和个人三方共同筹集,而其他社会保障的资金来源主要是国家财政拨款。

2. **社会福利**　广义的社会福利,是指国家为改善和提高全体社会成员的物质生活和精神生活所提供的福利津贴、福利设施和社会服务的总称,它既包括社会保障制度,又包括政府举办的文化教育和医疗卫生事业、城市建筑(特别是住房)事业,以及各种服务事业;狭义的社会福利,是指国家向老人、儿童、残疾人等社会中需要特殊照顾的人群提供必要的物质帮助或服务的一种社会制度,主要包括国家、企业和集体兴办的老人院、幼儿园、福利企业等。

3. **社会救济**　它是指国家和社会对收入在贫困线以下的公民或者因遭受灾害而致暂时生活困难的公民提供无偿物质帮助的一种社会保障制度。从其性质来说,它包括救济和救灾;从其形式来说,它包括现金救济和实物救济。其资金主要来源于国家财政拨款和社会捐赠,维持最低水平的基本生活是社会救济制度的基本特征。从历史发展看,社会救济先于社会保险。

笔记

4. 社会优抚和安置 它是国家和社会对从事特殊工作者及其家属,如军人及其亲属予以优待、抚恤、安置的一项社会保障制度。在我国,优抚安置的对象主要是烈军属、复员退伍军人、残疾军人及其家属;优抚安置的内容主要包括提供抚恤金、优待金、补助金,举办军人疗养院、光荣院,安置复员退伍军人等。其资金来源主要是国家预算拨款。

另外,社会服务,即社区内的各种公益性服务,也是整个社会保障制度中不可分割的组成部分。还有劳动保障,在社会弱势群体面临生活困境所导致的巨大压力时,为他们提供了一个有效的减压器,其建立客观上有利于维护人们的健康。

(三)医疗保障制度与健康

医疗保障制度(health care system)指一个国家或地区为解决居民的防病、治病问题,筹集、分配和支付医疗卫生费用以及提供卫生服务的综合性制度,是现代社会保障制度的重要组成部分。它关系到人群是否能得到足够的医疗卫生服务,是决定"人人享有卫生保健"目标能否实现的关键。

1. 医疗保障制度的基本类型 作为社会保障系统的子系统,医疗保障制度的功能是解决公众面临的疾病和意外伤害等带来的风险。国际上大致有三种基本模式,即以英国为代表的国家医疗保险模式、以德国为代表的社会医疗保险模式和以美国为代表的商业医疗保险模式。而针对医疗保障制度的具体分类比较经典的做法是依据医疗保健费用负担形式的不同而分为自费医疗、公费医疗和筹资医疗三种类型,这也是我国常用的分类方法。医疗保障制度由于受到社会、经济、文化、卫生保健发展以及传统价值观等因素的影响,世界各国是各具特色且往往呈现以某一种为主体,多种并存的状态。不同的医疗保障制度由于卫生经费负担或筹集、分配和使用方式的不同,对医疗卫生服务组织、管理和实施的影响及保护人群健康的效果也存在着明显的差别。

2. 我国的医疗保障制度 新中国成立以来,我国卫生事业取得举世瞩目的成绩,医疗保障制度曾受世界各国高度评价。但随着国家经济体制改革的深入,医疗保障方面也出现了一些亟待解决的问题,如国家财政负担居高不下、个人和企业支付的医疗费用持续增长、制度设计缺乏公平性、效率停滞不前等,以至于在2000年WHO对各国医疗保障制度筹资的公平性、民众健康水平和满意度等进行评价时,中国的综合排名位居到第144位。因此,为与社会经济发展和国民日益增长的健康需求相适应,我国政府对医疗保障制度进行了深入改革和发展,经过重新设计,正在逐步建立和完善基本卫生保健制度与多层次的医疗保险制度相衔接的、覆盖城乡居民的、比较完整的、符合我国国情的医疗保障体系。目前该体系是以基本医疗保险和城乡医疗救助为主体,还包括其他多种形式的补充医疗保险和商业健康保险。基本医疗保险由城镇职工基本医疗保险、城镇居民基本医疗保险和新型农村合作医疗构成,分别从制度上覆盖城镇就业人口、城镇非就业人口和农村人口。经过多年探索,我国的基本卫生保健制度已初步建立,截至2011年,超过13亿的城乡居民参加职工医疗保险、城镇居民医疗保险和新型农村合作医疗,覆盖率达到95%以上。我国已形成世界上最大的医疗保障网,这将对切实解决因病致贫、因病返贫问题,维护和提高国民整体健康水平发挥巨大作用。

笔记

知识拓展

我国的社会保障状况

1. 随着政府对保障和改善民生的日益重视,我国社会保障制度建设取得显著进展。建立覆盖城乡居民的基本卫生保健制度;实行城乡医疗救助制度;建立农村最低生活保障制度;继续完善城镇职工基本养老保险制度;积极推进基金省级统筹和养老保险跨地区转移接续工作;在全国范围内解决关闭破产国有企业退休人员参加医保、老工伤待遇、集体企业退休人员参加养老保险等历史遗留问题。这些制度使越来越多的城乡居民得到保护,促进了"人人享有基本社会保障"目标的实现。

2. 我国新农合制度自2003年试点逐步推广,覆盖面迅速扩大。截至2011年共有2637个县(区、市)参加,参合人口从2003年0.8亿增至2011年8.32亿,参合率达到97.5%。同时,新农合筹资力度逐年加大,人均筹资水平从2003年30元提高到2011年246.2元,全国新农合基金支出1710.2亿元。为此,医疗保障水平大幅提升,受益人次数从2004年0.76亿人次提高到2011年13.15亿人次,政策范围内住院费用报销比例达70%以上。新农合重大疾病保障机制初步建立。

3. 我国自1994年启动城镇职工基本医疗保险"两江试点"以来,随着试点工作不断推进和医疗保障制度改革深入发展,城镇职工基本医疗保险制度的覆盖范围和保障对象不断扩大,基本覆盖了城镇全体从业人员,至2011年底全国参加城镇职工基本医疗保险25 226万人,其中参保在职职工17 791万人,参保退休人员5944万人,城镇职工基本医疗保险基金总收入3955.4亿元,基金支出3271.6亿元。

4. 我国的城镇居民基本医疗保险于2007年启动试点工作,2010年在全国全面推开,逐步覆盖全体城镇非从业人员,截至2011年年底,全国城镇居民基本医疗保险参保人数达到22 066万人。

5. 我国于2003年和2005年分别建立了农村和城市医疗救助制度,2011年城乡医疗救助总人次达8887万,救助资金支出186.6亿元。

六、科技进步与健康

(一)科技进步影响健康的途径

科学技术对健康的影响,一方面是通过促进社会发展,优化人类的生存环境和提高人们的生存质量;另一方面则是通过为医学发展提供理论基础和先进技术手段。近百年来,自然科学技术成就在医学领域的广泛应用,特别是现代高新科技在计划生育及生殖健康、公共卫生与医疗网络、医学研究与健康促进等领域的应用,使得医学得到迅猛发展,基因工程、干细胞移植、介入手术、试管婴儿等技术的应用,解决了很多以往无法解决的健康难题。

笔记

（二）科技进步与医学发展

1. 提高临床诊疗水平 自然科学技术成就应用于医学领域,常会引起医学革命,尤其是现代科技的应用,如B超、CT、核磁共振等带来了医学影像革命,伴随着激光、光导纤维、新能源、新材料的出现,使医学活动拥有了更多更新的技术设备,人们能够更清晰地观察人体生理的动态变化,对许多疾病的早发现、早诊断成为可能,疑难疾病的诊疗水平大为提高。正处于发展中的生命科学技术(如基因工程、生殖工程技术)和纳米技术等在医学中的应用,也势必对疾病的早预防、早诊治和早康复以及提高生命质量起到不可估量的作用。

2. 提高医学技术整体水平 现代计算机技术在医学中的广泛应用及其与各种医学技术的结合,推动了医学技术各方面的飞跃,包括自动检测分析处理系统、医学图像处理系统、计算机辅助诊疗系统、医学情报检索系统和医院信息系统等的形成与完善,为提高医学技术整体水平和医药卫生工作效率提供了有力手段。

3. 发展卫生信息高速公路 借助现代网络通讯技术和信息科学的发展成果建立起来的信息高速公路在卫生领域的应用,推进了卫生信息化进程,有助于提高卫生服务的质量和效率,节省卫生资源。美国等发达国家都把医疗卫生现代化作为信息高速公路领域的重要组成部分。基于互联网,医务人员可以了解最新的医药发展动态,患者可以了解有关疾病信息,购买非处方药,乡村医院可以请教学医院的专家对病人进行会诊,实时的数据图像交互,使病人在居住的附近医院就能得到应有的治疗,从而减少因延误诊治而导致病情恶化的危险。

（三）技术滥用的负面影响

科学技术是一把双刃剑,在促进人类健康发展的同时,也存在许多负面影响。具体体现在:生产和生活过程中,科学技术的应用使人们过多地干预自然造成生存环境失调,带来新的有害因素,如农药的使用提高了农作物的产量,但其分解缓慢对人类形成了慢性毒害;核能源的利用在解决能源危机的同时,核污染又成为威胁人类健康的祸根。在医疗卫生领域,高科技应用于诊疗活动,一定程度上阻隔了医患间的直接交流,物化了医患关系;同时出于病情以外的需要,过多使用CT、磁共振等检查手段和滥用贵重药品,增加了患者的经济负担。另外,院方一味追求"高、精、尖",不从客观需要出发盲目引进高科技仪器设备,造成卫生资源极大浪费。因此,科学技术只有得到合理运用才能使其为促进健康服务。

案例6-2

失控的剖宫产

剖宫产,本是应对难产的一种医学手段,不能代替自然的阴道分娩。但现实中,其应用已远超理论界限,日渐成为一种常态生产方式。国际知名医学期刊《柳叶刀》2010年1月12日在其网站发表的一份研究报告显示,中国剖宫产率高达46.2%,是WHO推荐上限的3倍以上。我国北京、浙江、云

笔记

南三地约20家医疗机构,1.45万名产妇参与了这次WHO的全球孕妇健康调查。结果还显示,参与调查的九个亚洲国家,平均剖宫产率为27.3%,高于WHO建议的上限15%,而我国高居榜首。

实际情况或许比WHO调查出的结果更加糟糕。北京大学第一医院杨慧霞认为,46.2%的比例可能"比较保守"。美国《妇产科学》杂志2008年的一份报告指出,浙江省嘉兴市2002年至2004年的剖宫产率一度接近90%。上海交通大学第一附属医院产科主任徐先明估计,上海这样的大城市剖宫产率可能高达60%。在武汉市的华中科技大学同济医学院附属同济医院妇产科,主任医师冯玲的统计显示,该院2004年剖宫产率达64.7%。农村女性剖宫产的比例也直追城市女性。国家疾病预防控制中心(CDC)妇幼保健中心郭素芳等人一项覆盖30个县、7000余名女性的调查显示,中国农村的剖宫产率,从20世纪70年代的0.4%,上升到2001年至2003年间的15.3%。

思考:结合上述案例,谈谈如何防止高新医疗技术的不恰当使用或滥用。我国剖宫产率的飙升会给母亲和孩子带来什么风险?剖宫产率畸高背后的原因主要有哪些?

七、城市化与健康

WHO将2010年世界卫生日的主题定为"城市化与健康",旨在引起人们对两者关系的密切关注。

城市化(urbanization)亦称城镇化、都市化,指人口由农村向城市转移,农村逐步演变成城市,城市数量增加或城市规模扩大的过程,是反映一个国家或地区文明与发展水平的重要标志。城市化是社会发展的必然趋势,目前发达国家城市化率已超过80%,预计到2020年全球城市化率将达到60%。我国城市化进程不断加速,2011年城市化率首次突破50%,逐步逼近中等收入国家平均水平。城市化为人们提供了现代科技、现代文明等种种好处,但人口高度密集、生活节奏紧张、交通拥堵、生活空间狭小及不良生活方式等,不仅使城市管理和规划面临新的挑战,同时也严重威胁人们的身心健康,主要表现在环境污染的加重、精神障碍的增多以及城市特有的"现代病"的出现。如2013年1月,我国33个城市由于大气中的可入肺颗粒物(PM10和PM2.5)含量严重超标,出现连续多日的严重雾霾天气,致使交通事故和呼吸道疾病显著增加。

第四节 社会文化因素与健康

文化的影响力渗透入社会生活的方方面面,不同的文化群体对生活目标和医疗保健有不同的理解,因而文化和健康的关系很密切。WHO曾经指出:"一旦人们的生活水平达到或超过起码的需求,有条件决定生活资料的使用方式,文化因素对健康的作用就越来越重要了。"

笔记

一、文化的内涵

（一）文化的概念

文化是人类社会与人类才智发达程度的重要标志,也是推动社会向前发展的重要动力。广义的文化,是指人类在社会历史发展过程中所创造的物质财富和精神财富的总和。狭义的文化即精神文化,指人类一切精神财富的总和,包括思想意识、观念形态、宗教信仰、文学艺术、科学技术、风俗习惯、各种制度等。狭义文化的界定较为确切,社会医学主要从狭义的文化概念出发,研究文化对人群健康的影响。

（二）文化的类型

由于文化的多样性和复杂性,很难给出一个准确清晰的分类标准,大致可分为智能文化、规范文化和思想文化三种类型(图6-4)。各类文化影响人群健康的路径不尽相同,且互有交叉。智能文化包括科学技术、生产生活知识与技能等,主要通过改变人们的生活环境和劳动条件作用于人群健康;规范文化包括社会制度、法律规范、风俗习惯、伦理道德、教育等,主要通过支配人们的行为生活方式来影响人群健康;思想文化包括文学艺术、宗教信仰、思想意识等,主要通过影响人们的心理过程和精神生活作用于人群健康。此外,根据研究视角不同,还可以从亚文化、反文化和跨文化层面观察文化现象与健康的关系。

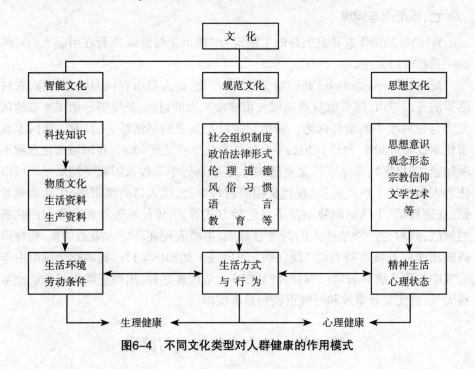

图6-4 不同文化类型对人群健康的作用模式

（三）文化的特征

1. 历史继承性 文化是人类智慧的结晶,其产生和发展是人们世代努力和传承的结果。处于不同时代文化背景下的人们总是承前启后,基于总结和借鉴前人的经验和智慧,不断成就和创造出新的文化,从而推动社会向前迈进。

2. 规范性 文化是人们生活楷模和特征的体现。古今中外，人们总是生活在一定文化模式之中，并深受其制约。尽管文化在地区间、民族间、国家间存有差别，但身处其中的个体或群体无一不面对现存文化环境。

3. 渗透性 不同文化间会相互影响和传播，文化渗透主要通过人们相互学习和交往实现，其中传播媒介影响着文化传播与渗透的速度及广度。

4. 趋同性 处在相同的自然环境和生产力水平之下的人们，因长期共同生活，其体质、性格、习惯、思想等会趋于一致，从而形成共同的民族素质，产生共同的民族文化，并因此而与其他社会、民族和群体存在明显的不同。

5. 多元性 不同国家和地区存在着较大的文化差异，同一国家或地区也会存在不同的亚文化群体，并表现出在价值趋向、行为规范等方面的差异。

二、文化影响健康的特点

文化因素作为社会因素的重要组成，除具备社会因素作用于健康的一般特点外，同时还表现出其自身特性：

①无形性：文化所包含的元素是以群体心理定势及氛围存在的，对人们行为产生着无形的潜移默化的影响，进而影响健康。

②本源性：任何健康问题都有其文化根源，尤其是人们的价值取向会对健康产生巨大的本源性影响。

③软约束性：文化对健康的影响不是通过强制性的条文或规定来实现，而是促使人们形成思维定势，自发地通过行动加以实现。

④稳定性：即文化保守性（惰性），是每种文化在发展过程中的惯性作用。文化积淀越深，稳定性越强。文化对人们健康观念的影响一经产生并世代相沿就不易改变。

⑤民族性：不同的民族具有不同的文化环境，当个体跨越不同的文化环境时，如对文化差异不适应会引致文化休克，从而对健康产生不良影响。评估文化因素对健康的影响必须要充分考虑文化的地区或民族差异。同时由于各民族对健康和疾病的认识以及获得健康的方式手段取决于他们各自的文化背景和由文化决定的价值观，强调对文化的理解和尊重对改善各地医疗保健也十分关键。

三、文化诸现象对健康的影响

文化的特征决定了它对健康影响具有广泛性和持久性。文化诸现象对健康的影响涵盖的是整个人群，其广泛程度远远大于生物和自然因素，而且，文化作为精神物质影响人的思想意识、行为、观念，这种影响及作用一旦发生，将持续于人类整个生命过程，甚至几代人或更长时间。

（一）教育对健康的影响

教育本身作为一种社会文化现象，同时又是文化传播的重要方式，是人类社会生产生活经验得以继承发扬的关键环节。在现代社会，人的生命过程中教育的作用时时处处都在发生。教育属于一种规范文化，具有两种职能：一是按社会需要传授知识，即对人的智能规范；二是传播社会准则，即对人的行为规范。成

笔记

功的教育使人能承诺一定的社会角色并有能力执行角色功能；而失败的教育将导致人的角色承诺障碍及角色功能障碍，即人的社会功能不全，而这正是不健康生存的重要表现。

1. 教育与人的社会化 社会化是指人从一个自然人转化为一个能够适应一定社会环境、履行一定社会角色功能的社会人的过程。每个人的健康生存都必须基于这样一个从"生物人"到"社会人"的转变，而教育是人类实现这一转变的主要手段。社会化的内容非常广泛，凡是社会生活所必需的知识、技能、行为模式、思想观念等都包含在内，其中与健康关系最直接的就是生活技能的掌握，而后者主要是通过消费结构和闲暇时间的安排来体现的。随着社会的进步和发展，生产技术、生活方式、行为规范乃至社会生活的每个细节都处于不断变化之中，这就要求即便是完成了初始社会化的人们，面对当今飞速发展的社会，也要不断调适自己的行为模式，学习掌握新的生产和生活技能，只有这样才能成为拥有健康生活的现代社会人。因此，人的社会化贯穿于生命的全过程，并且社会发展越快，人的社会化范围越广、程度越深，教育对人的生存影响就愈加明显。

2. 受教育程度与健康 文化的内涵远大于教育，但受教育程度时常作为文化的代名词，这表明教育因素的重要性。许多研究证明，在经济水平比较一致的情况下，受教育程度不同，人们所呈现的健康效果也不同。从一定程度上讲，受教育时间越长的个体越有可能接触到更多的健康相关知识，从而有助他们采取促进健康的行为（表6-4）。美国持续长达26年的研究显示：受教育程度和死亡率或发病率之间存在等级关系，死亡率水平在接受过大学教育人群显著低于接受过高中以下教育人群。尽管美国居民的死亡率呈现逐年下降的趋势，但在受教育更高的人群中其下降幅度最大。

表6-4 2008年我国城乡居民受教育程度与部分卫生指标

卫生指标	未上过学	小学	初中	高中/技校	大专	大学以上
两周患病率	4.2（32.5）	36.9（22.4）	24.0（12.9）	17.6（10.9）	18.1（8.1）	15.5（5.9）
两周就诊率	25.3（25.7）	22.2（17.8）	12.0（10.3）	9.1（9.3）	8.8（5.0）	8.4（6.8）
住院率	14.5（9.4）	12.3（8.1）	7.1（6.4）	5.2（4.6）	6.9（6.4）	5.8（3.3）
≥35岁体检比例	16.4（11.7）	22.5（12.3）	25.9（14.2）	33.7（19.7）	54.0（41.9）	63.2（43.6）
已婚妇女妇检比例	43.2（39.4）	46.5（40.6）	51.5（45.4）	58.6（47.9）	69.4（61.0）	71.5（58.4）

资料来源：卫生部统计信息中心. 2008中国卫生服务调查研究：第四次家庭健康询问调查分析报告[R]

教育影响健康的途径主要有：首先，教育影响人们对生活方式的选择；其次，教育影响人们对疾病的感知、对卫生服务的利用和对健康的投资；第三，教育影响人们养育子代的方式；第四，教育可以通过影响收入、获取物质资源与舒适工作以及社会凝聚力等其他社会因素影响人群健康。

（二）风俗习惯对健康的影响

风俗习惯是指人们在长期的共同生活中，逐步形成的约定与规则。作为规

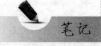

范文化的风俗习惯与人们日常生活密切相连,贯穿于衣、食、住、行、娱乐等各个生活环节,强烈制约着人们的行为。

1. **民族习俗与健康**　不同民族人群有着不同的传统习俗和身体素质,各民族的健康差异一部分是由其身体特质决定,而民族习俗对健康产生更大的影响。例如我国回族严禁饮酒,认为酒是万恶之源,香烟被视为麻醉品,虽不属于绝对禁止,但一般都不吸烟,特别是在清真寺内和阿訇或长辈面前更是如此,这对健康是有益的。但在很多民族仍保留着一些对身心健康有害的习俗,例如藏族和蒙古族等少数民族嗜食脂肪类食物,傣族的赶"琵琶鬼"等;另外曾经流行于一些少数民族中的近亲通婚、重婚、溺婴等习俗更是有碍本民族的健康发展。

2. **地区习俗与健康**　各个国家和地区都有其本身固有的习惯,从而形成了人群特有的健康特征。如中国人饮开水的习惯,避免了由于饮水不卫生可能带来的健康危害;西方的分餐进食比我国围坐一桌共享菜肴卫生得多;日本人素有冒死食河豚的不良习俗,致使每年有成百上千的人死于河豚中毒。我国广东、福建一带居民有食生鱼或半生鱼的习惯,因而该地区华支睾吸虫病发病率高;东海沿岸居民生食鲜嫩毛蚶的习惯屡致甲肝暴发流行;某些地区食管癌高发与当地居民喜吃含较高亚硝胺的腌渍酸菜饮食习惯有关。

各民族、各地区风俗习惯不同,造成人们的健康状况迥异。探讨风俗习惯与健康的关系,旨在帮助人们认清良莠,进而采取法律、行政和教育等综合措施,尤其是有针对性地开展健康教育,促使人们自觉移风易俗,以维护和促进健康。

(三)宗教信仰对健康的影响

宗教是支配人们日常生活的自然力量和社会力量在人们头脑中虚幻的反映,是以神的崇拜和神的旨意为核心的信仰和行为准则的总和。在世界范围内,宗教信仰有着很高的普及率。宗教文化以其传统的力量深刻地影响着民族气质、思想方式和观念形态。其中有些还以习俗的形式贯穿于人们日常生活中。因此,宗教和健康有着很复杂的联系。国外相关研究开始较早,主要内容涉及宗教与寿命、癌症和心理健康等。现有的研究表明:宗教信仰对健康具有积极和消极影响的两面性,但其作用机制尚不清楚,学者们主要根据自己的研究提出了行为模式假说、心理因素假说以及神秘因素假说等。

1. **宗教与医学发展**　人们通常认为大部分早期的医学理论是基于宗教而来的。在历史上宗教的传播与发展一定程度上促进了医学的发展。如自东汉以来,我国佛学界翻译和编著的佛教著作中医理专论或涉及医理的经书有400多部,其中主要从医德(提倡"大慈大悲"、"普救众生")和心理治疗(佛教的思想能使人解脱世俗的苦恼,治愈精神的创伤)两方面助推医学向前发展。鸦片战争后,伴随着帝国主义列强入侵,以基督教为代表的西方文化开始渗透我国,教会诊所和医院制度的出现使国人逐步了解和接受了西方医学,促进了现代医学在我国的传播和发展。我国的道教对养生医学也有极大的贡献。但宗教作为人类历史上的一种文化现象,其本质是以宣扬超自然的力量为其旨意,其共同特征还是反科学、反自然,历史上宗教势力扼杀科学技术的事例屡见不鲜,即便是到了现代,由于医学科学的发展涉及较多人伦问题,引起了宗教对医学问题更为密切的关注乃至反对和限制。罗马教皇曾多次发表申明，反对器官移植、人体试验和试管婴儿等医学科学试验。这样在一定程度上宗教又成为医学发展的阻碍力量。

2. 宗教的精神力量　宗教伦理及教义是有关神及其旨意的说明，它将观念意识注入人们的思想，强烈影响人们的心理过程。因此，心理因素假说认为宗教是通过心理层面的因素影响人的健康的。宗教信仰常常使人对自己难以解决或难以回答的问题有一定的归属。信徒们把自己的人生曲折或难题归于天命，从而达到心理平衡。这样，人们在面对负性生活事件而处于心理应激时，因为宗教的精神寄托作用，使人的心理得到调适而缓解了内心压力。美国学者Spineeta研究表明，虔诚的基督徒往往能坦然地面对绝症，从而减轻了疾病带来的压力。西方研究认为这种积极影响与虔诚的基督徒病人往往能从宗教信仰中找到生命的意义所在并能获得更高水平的社会支持有关。

3. 宗教对行为的影响　行为模式假说认为宗教提倡的规律生活习惯和健康行为模式影响了健康。由于宗教大多有教化人们修身养性、劝恶从善的宗旨，因此某些禁令有助于人们消除不良行为，如佛教有不杀生、不奸淫、不饮酒等戒条。有些宗教仪式其本身虽不具医学目的，但从客观效果看有着不定的医学意义，如犹太新生儿洗礼时要行阴茎包皮切割术，这使犹太男性的阴茎癌和妇女的宫颈癌发生率均明显低于其他民族。德怀尔的研究表明，与虔诚笃信宗教有关的生活方式强化了人们增进健康的行为，如不吸烟、拒绝多个性伴侣、强调营养和清洁卫生，在大部分宗教中还强调预防保健的作用。

但宗教教义中也有不少对健康有害的内容，如美国有少数宗教团体的教义反对其成员寻求现代医疗诊治服务。其中，最著名的是在1988—1989年间基督教科学教会发生了4起因教徒不接受医疗保健服务而使其子女丧失最佳治疗时机导致死亡的案例，这些父母被法院定罪为过失杀人罪或疏忽罪。又如：印度的恒河是印度教徒心目中的"圣河"，生前饮其水、死后用其水洗身能去除一切罪孽，但由此致使恒河水终年污染严重，世界上六次古典霍乱大流行均起源于印度，至今印度仍然是威胁世界的霍乱疫源地。此外，某些邪教组织经常披着宗教的外衣，从事反人类、反社会的活动，对社会和人类健康的危害极大。

（四）亚文化和反文化对健康的影响

1. 亚文化（subculture）　是指某一文化群体所属次级群体的成员共有的独特信念、价值观和生活习惯，是非全社会性的思想文化的泛称。每一亚文化都会坚持其所在的更大社会群体中大多数主要的文化信念、价值观和行为模式。同时，每一文化都包含着能为其成员提供更为具体的认同感和社会化的较小的亚文化。社会上风行的穿耳、纹身等亚文化，不仅使不少人承受身体痛苦，且为疾病的传播和流行提供了途径；影视、杂志等传播亚文化对青少年的人生观、价值观、心理和生理卫生产生着十分重要的影响。同性恋尤其是男男性接触者（MSM）人群有着独特的游离于主流文化的亚文化特征，从而成为HIV/STDs传播的高危人群。先进文明的亚文化可以促进人们的身心健康，落后腐朽的亚文化则可以使人堕落，严重损害身心健康。

2. 反文化（counter culture）　是指人们对现存社会思想文化持敌对态度的

筆记

某些思想行为,常常是某些对现实不满的人的心理暴发,因此会对社会产生强烈的影响。反文化往往以批判、否定,在特殊情况下往往也难以打倒、摧毁为取向来切入文化本体。但高品位的反文化不同于一般的反文化概念,它是对文化在演进过程中所产生的腐质、所显示的负价值进行清除和匡正,往往比正文化具有更高的理性、悟性,能产生出比正文化更高的文明效应和文明价值。

改革开放后,我国社会文化有多元化发展的趋势。社会主文化的演进、各类亚文化的兴起以及各类新文化的出现,易使社会成员产生一系列的文化冲突,产生价值判断的困惑。因此,增强文化价值的识别能力,发扬先进文化,自觉抵制腐朽文化,对于维护社会的整体健康水平起到巨大作用。

案例6-3

"进补"保健康?

我国民间普遍信"补","补"可以使人健康;"补"可以使人长寿。

老百姓还创造性地发明了进补的理论和方法:如贫血进猪血,肝炎多吃动物肝,舌痛生疮吃猪口条,耳痛轰响品猪耳朵,长寿的乌龟可以延年,闪光的珍珠能美容等。

由补而衍生的药膳在民间流传着,进行着,就这般一代一代地吃着,补着。随着时代的变迁,20世纪80年代"补品"换上了新的名字——保健品。

有这样一个广阔的市场,一时间,我国的"保健品"可谓汹涌澎湃、浪潮滚滚。进入我们的商场、超市,益智的、健胃的还有减肥的保健品等可谓是比比皆是、琳琅满目。据有关部门的监测显示,我国居民人均购买保健用品支出不断增长。2003年国内保健品市场销售额比2002年增加50%,约达300亿元。同时,受SARS影响,人们提高免疫能力、进行日常保健的意识增强,也助推着国内保健品行业的稳步发展。有关专家推测,2010年国内保健品市场规模可能达到了1000亿元。

保健品已走出亚洲,面向世界。我国保健产品出口到100多个国家和地区。其中销路最好的是老年保健品、妇女保健品和儿童滋补营养品,特别是益智减肥类产品行情看好。因此,保健品进出口额(同比增长率)年年攀升:2006年为306.7亿美元(20.4%)、2007年为385.9亿美元(25.6%)、2008年达486.9亿美元(26.1%),到了2009年就上升至531.5亿美元(9.8%)。

思考题:

1.本案例反映的是一种什么现象?药膳在历经几千年的沧桑之后仍具有其十足的生命力,其根源是什么?

2.我国保健品市场如此之大,在高兴的同时请你思索国内保健品市场究竟会给老百姓的健康带来什么?

3.许多保健品美其名曰既能保健又能治病,对此你有何看法?怎样才能科学地评价一种保健品的作用?

笔记

本章小结

1. 社会经济与健康

(1)社会经济发展与人群健康改善两者的关系是辩证统一的关系,相互促进。同时经济发展也在一定程度上对健康带来负面影响。

(2)教育、收入和职业决定着社会阶层,人群健康状况呈现出社会阶层的梯度趋势。

(3)不当的热能摄入量和膳食结构均可引起健康损害,为此必须实施健康营养干预,促进合理膳食和营养平衡。

2. 社会发展与健康　社会制度、社会关系、社会支持等因素是推动社会发展的社会资本构成要素。

(1)优良的社会制度可以使社会财富得到合理分配,并通过确立正确的卫生方针和政策规范人们行为,从而益于人们健康的改善。

(2)良好社会关系、更多的社会支持、美满和谐的家庭均有利于人们的健康保护。

(3)在职业生涯中产生职业倦怠、遭遇失业或不能适应退休对人们健康有相当的消极影响,尤其与精神痛苦有关。

(4)在一定生产力水平下,人口状况决定着人们的生活和保健状况,人口和经济的不协调发展会使双方相互产生制约作用。

(5)社会保障制度的建立有利于维护健康。其中医疗保障制度是实现"人人享有卫生保健"目标的关键。

(6)科学技术是人口与健康领域可持续发展的支撑和源泉。但不合理使用或滥用对健康会造成一些违背初衷的后果。

(7)城市化进程给人类带来了现代文明,但导致环境恶化、生存压力等,不仅使城市管理和规划面临新的挑战,且有损人类健康,有碍人类社会文明进步。

3. 社会文化与健康　文化的影响力渗透入社会生活的方方面面。

(1)教育作为一种规范文化是促进人的社会化的重要手段。优良的教育经历有助于人们获得丰富的物质资源和社会资源、选择合理的生活方式、增加对卫生服务的利用等,进而有利于人们的健康生存。

(2)风俗习惯和宗教信仰作为普遍存在的社会文化现象对健康产生着不容忽视的积极或消极的双重影响。

(3)现代社会多类文化并存现象导致价值冲突,社会成员心理不适应会使身心受损。

关键术语

笔记

社会因素
social factor

效应累加
accumulation effect

社会阶层	职业倦怠
social class	burnout
社会经济地位	社会保障
socioeconomic status, SES	social security
膳食营养推荐标准	社会安全网
recommended & dietary allowance	social safety net
社会资本	医疗保障制度
social capital	health care system
生活质量指数	城市化
physical quality of life index, PQLI	urbanization
美国社会卫生协会	亚文化
American social health association, ASHA	subculture
社会支持	反文化
social support	counter culture
人口流动	
floating population	

讨论题

1.围绕本章内容,谈谈你如何理解社会因素与健康的关系。

2.根据案例6-3提供的素材,请你思考助推我国保健品市场日益火爆的社会原因有哪些? 谈谈社会文化因素对健康的影响。

思考题

1.填空题

(1)社会因素大体上可将其归为_____、人口和_____三个类别。

(2)从社会学的角度分析,社会阶层主要由个人的_____、职业和_____等因素来决定。

(3)职业生涯中对人们精神健康产生重要影响的状态主要有_____、_____和退休。

(4)社会支持的构成要素有_____、社会网络和_____。

2.单选题

(1)经济发展对人类健康的作用主要表现在( )

　　A.提高卫生服务水平、改善卫生服务状况

　　B.促进医学科学发展、提高服务质量

　　C.提高居民物质生活水平、增加卫生投资

　　D.提高卫生资源使用效率、增强人群健康素质

(2)规范文化对人类健康的影响主要通过( )

　　A.支配人类的行为生活方式

　　B.提高卫生资源的使用效率

147

C.影响人类的生活环境

D.干扰人类的心理活动过程

3.名词解释

（1）社会阶层

（2）职业倦怠

（3）社会保障

（4）城市化

（5）社会支持

（6）性别比

4.问答题

（1）社会制度是如何影响健康的？

（2）试述社会经济与健康的相互作用。

（3）文化的内涵是什么？社会文化影响健康体现在哪些方面？

（洪　倩）

第七章

心理、行为生活方式与健康

学习目标

通过本章的学习,你应该能够:

1. 掌握心理健康的基本概念以及气质、性格、认知、情绪的理论以及与健康的关系,心理压力的概念和行为生活方式的概念及分类。

2. 熟悉放松训练法、合理情绪疗法、阳性强化法和厌恶疗法以及群体干预的方法。

3. 了解人性心理学的主要观点以及人格、情绪、性格等测量方法。

章前案例

不堪重压的求助者

求助者,男,30岁,大专文化水平,干部。

求助者原为工人,读夜大和函授大学,结业后,领导委以重任。1988年自己提出申请承包200人的工厂。之后,工作十分紧张,有时几昼夜不能睡。1990年上级单位调他出任劳资科长,欣然受命。求助者高标准要求自己,处处要求周到。但终因能力有限,工作常出差错和失误,为此常常自责。去年冬季患重感冒,高烧,神志不安。突然产生一个念头:"得了精神病怎么办?"想到此,立刻心慌意乱。病愈后这种想法自行缓解。半月后,又突然想到:"我不会自杀吧?"立刻又心慌。吃饭时会突然想到"我不会把舌头咬下来吧!"等等。这类念头不时出现,求助者觉得奇怪而就诊。

讨论:1. 求助者属于什么心理问题?

2. 求助者产生心理问题的原因是什么?

资料来源:心理咨询师(二级),2011,民族出版社

人的生物属性、社会属性与心理属性是相互联系、相互依存的。作为社会属性的行为生活方式,受生物属性的影响,同时又受心理属性的指引。人的心理属性,又会受到生物属性和社会属性的影响和制约。因此,研究人们的心身健康,必须全面认识心理学、社会医学和生物医学。

第一节 概 述

有人预言,21世纪是心理健康问题的世纪,至少有1/5的人存在心理问题。不仅心理健康问题与人们心理有关系,心身疾病也与心理有密切的关联,因为心身疾病的产生,起主导作用的还是心理问题。即便是"单纯"的躯体健康问题,其致病过程也有社会、心理因素掺入其中。

心理是心理现象,行为是心理的外在表现,而生活方式则是连续性的行为。心理与行为可以指人的,也可以指动物的,在本章研究的心理、行为主要是指人的,而生活方式则只能是人的。可见,心理、行为的研究更侧重于人的心理属性,而生活方式则更侧重于人的社会属性。因此,在学习本章时,要将心理学的知识、生物医学的知识同社会医学知识结合起来,才能从整体上理解人们的健康。

一、心理的概念

心理(mind)是心理现象的简称,心理现象包括心理过程和人格,心理过程又可分为认知过程(cognition),情感过程(feeling process),意志过程(will process),简称知、情、意。人格(personality)包括个性倾向性和个性心理特征,个性倾向是具有一定的稳定性和动力性的成分,包括需要、动机、信念、兴趣、人生理想与价值观等。个性心理特征是个体经常表现出来的本质的、稳定的心理特征。主要包括能力、气质和性格。性格是核心,能力保证人顺利完成活动方面的特征;气质体现着人心理活动动力方面的特征;性格表现为人对现实的态度及与之相适应的行为方式方面的心理特征。知、情、意是否协调一致,人格是否相对稳定,是判断一个人心理是否正常的重要标准。

二、心理健康状态

何为心理健康? 第三届国际心理卫生大会(1946年)认定的健康标志是:"一是身体、智力、情绪十分协调;二是适应环境,人际关系彼此能谦让;三是有幸福感;四是在职业工作中,能充分发挥自己的能力,过着有效率的生活。国家心理咨询师教材对心理健康的定义是指"心理形式协调、内容与现实一致,人格相对稳定。"

(一)评估心理健康的维度

许又新教授提出心理健康可以用3个维度来衡量: 第一,体验维度,看个人是否有良好的心情和恰当的自我评价;第二,操作维度,指通过观察、实验和测验等方法测量个人心理活动的效率和个人的社会效率或社会功能;第三,发展维度,是对人的个体心理发展状况进行纵向考察与分析。

(二)心理健康水平标准

1986年,郭念峰教授提出评估心理健康的10个标准,包括: ①心理活动强度:指对精神刺激的抵抗能力;②心理活动耐受力:把长期经受精神刺激的能力,作为衡量心理健康水平的指标,称为心理活动耐受力;③周期节律性: 人们的心理活动形式和效率都有内在的节律性,当固有的节律紊乱时,心理健康水平意味着降低了;④意识水平:意识水平常常以注意力品质的好坏为客观指标。一个人注意力不能集中的程度越高,心理健康水平越低;⑤暗示性:易受暗示,表现为意志力薄弱;⑥康复能力:人们在遭受精神创伤之后,情绪会出现很大的波动,一个人恢复到常态所需的时间越短,其康复能力越强;⑦心理自控力:对情绪、思维和行为的自控程度与人的心理健康水平密切相关;⑧自信心:当一个人在面对承担的任务或生活事件时对自己能力的恰当评估程度。既不盲目自信,又不自卑,是健康水平比较高的表现;⑨社会交往:社会交往水平,标志着一个人的心理健康水平;⑩环境适应能力:当环境变化时,人们会主动适应环境或消极适应环境。主动适应是积极的改变环境,消极的适应是躲避环境的冲击。当环境条件突然改变时,一个人能否采取各种办法来适应它,并保持心理平衡,这体现了一个人的心理健康水平。

(三)心理不健康

如果把健康心理作为一个常模,健康心理就在这个常模内波动,健康心理是一种动态平衡的过程。在某些非常规条件下,当心理活动变得相对失衡,且对个体生存发展和稳定生活质量起着负性的影响,那么,这时的心理状态称为"不健康心理"状态。不健康心理活动是一种动态失衡的过程。心理不健康状态可以含一般心理问题、严重心理问题和神经症性心理问题(可疑神经症)。心理不健康是心理咨询师咨询的范围。

(四)心理异常

心理正常与心理异常是运用"三原则"进行区分的:第一,主观世界与客观世界相统一的原则。心理活动是客观现实的反映,任何正常心理活动或行为,在形式与内容上必须与客观环境保持一致。一个人的思维内容脱离了现实,或思维逻辑背离客观事物的规定性,且坚信不疑,他产生了幻觉,这时我们就说他的精神活动不正常了。第二,心理活动的内在协调一致性原则。人的知、情、意是协调一致的,保证反映客观世界的准确性和有效性。第三,人格的相对稳定性原则。在漫长的人生路上,每个人都会形成自己独特的人格心理特征。这种人格心理特征一旦形成以后,如果不是遇到重大的环境变化,一般具有相对稳定性。如果这个人在环境没有多大变化的情况下,突然人格出现了变化,我们可以判断这个人可能心理出现了异常。异常心理一般属于精神科医生工作的范围,已经不是心理咨询师的工作对象了。

(五)心身健康

随着医学模式向生物–心理–社会医学模式的转变,医学不仅限于研究心理健康或躯体健康,而是对二者之间的相互作用、相互影响进行深入研究,已经发展成了一门新的学科—心身医学,狭义的心身医学是研究由社会、心理因素引发的躯体疾病,广义的心身医学研究的是所有的相关的心身现象,如心理因素会影响躯体健康;而躯体健康反过来又会影响心理健康,它们可以互为因果,相互转化。社会因素有时同心理因素共同作用躯体,有时社会因素作为外因,心理因素作为中介,作用于身体,产生躯体疾病、心理疾病或心身疾病。下面我们讨论的

笔记

心理因素与健康,重点探讨的是心理因素对躯体健康的影响,重点把心理因素作为慢性病一个重要的健康危险因素来进行探讨。

> **知识拓展**
>
> ### 人性心理学
>
> 郭念峰教授于1995年提出"人性心理学"理论。
>
> 人性:作为一个类,其自身与其他动物相区别的质的规定性叫做人性。就本质而言,人性是三种属性的辩证统一体,人的三种基本属性如下:第一,被精神属性和社会属性制约的生物属性。它体现为,人作为生物体与外界进行物质交换(新陈代谢)的过程。第二,以生物属性为前提、社会属性为内容的精神属性。它体现为:为生存发展而对外界环境进行的探究反射,是与外界进行信息交换的过程。第三,以生物属性为基础,以精神属性为表现形式的社会属性。它是个体对群体的依附本能,体现为个体与群体间的利益交换(我为人人,人人为我)。
>
> 人性心理学:人性心理学,是从人性出发,在三种属性的辩证关系中,把握人的心理活动及其规律。人性心理学不再把心理现象单纯的定义为"脑的功能和客观现实的反映"。而是明确地提出心理现象是人性的表达,是人的三种本质属性的外在表现形式。人性心理学是以人性中的精神属性为中心,进而说明心理、脑、社会这三者的关系,依据它们之间的具体关系,讨论心理自身的性质、特点及变化的规律。
>
> 资料来源:郭念峰主编《心理咨询师》(基础知识)民族出版社,2011

第二节 心理因素与健康

心理因素包括的范围很广,主要指心理现象,包括知、情、意与人格。限于篇幅,我们在本节只讨论气质、性格以及情绪与健康的关系。

一、人格与健康

(一)人格的定义

知、情、意是心理过程,在这个心理过程中,每个人都有自己的特点,如有的人脾气急,有的人脾气慢;有的人思维敏捷,有的人却显愚钝;有的人大度,有的人小气。每个人都有自己的心理特点,这些独特的心理特点构成了这个人与他人不同的心理面貌。个体表现在心理动力上的差异,就是需要与动机;表现在实践活动上的差异就是人的能力;表现在心理品质上的差异就是人格(personality)。人格包括人的气质和性格。性格是人对客观事物的态度和与这种态度相适应的行为方式上的人格特征,气质则是表现在心理活动的强度、速度和灵活性等动力方面的人格特征。人格是各种心理特征的总和,是各种心理特征

笔记

相对稳定的组织结构,在不同的时空内,都影响着人们的思维、情感、行为,使个体具有区别于他人的心理品质。

（二）人格的特点

从人格的定义看,人格具有一些共同的特征,这是人格的基本属性。注意这里讲的人格不是日常生活中人们说的人格,人们日常谈论的人格常常是讲人的道德品质方面,并侧重于人们的社会评价,与这里心理讲的含义是有本质区别的。

1. **独特性**　世界上没有完全相同的两片树叶,每个人受先天遗传因素和后天环境的影响,都形成了自己独特的心理特点,构成了这个人与他人不同的心理面貌。这些人格特点,在人们之间又有一定的共同性,这种共性与个性的统一与相互联系,正是我们需要探究的。

2. **稳定性**　人格的稳定性,说明人格不随着时空的变化而变化,也不会因为环境的改变而突然改变,一个人晋升上了高一级的职称,可能会比较兴奋,言语增多,但却改变不了性格内向的特点。当然,人格也并非一成不变的,会随着社会的发展发生一定程度的变化。

3. **整体性**　人格的整体性体现在人格的构成各要素之间的相互联系,相互协调,构成一个完整的整体。如本我、自我与超我之间需要相互协调,本我是人的本能欲望的我,而超我是社会、道德的我,这两者要通过自我,即现实的我进行协调,如果能达成一种平衡,个体表现为人格健康,如果出现不协调,就可能会导致出现人格问题或障碍。

4. **功能性**　各种生活事件会对个体产生刺激,为什么同样的生活事件,对不同的个体刺激的强度却不一样? 很重要的是人格的中介作用。如有的人性格坚强,对事业上的失败能够正确对待,坚持到最后成功了,有的性格懦弱,对失败不能接受,一蹶不振,最后身体健康出了问题。同样的刺激,出现两种结局,最重要的是人格决定的,我们常说的性格决定成败,就是这个道理。由此可见,培养一个人健全的人格是至关重要的。

（三）人格对健康的影响

前面我们讨论过人格包括气质与性格,现在我们分别讨论它们对健康的影响。

气质与健康:

（1）气质的概念: 气质(temperament)是心理活动表现在强度、速度、稳定性和灵活性等方面动力性质的心理特征。气质相当于我们日常生活中所说的脾气、秉性或性情。

（2）气质的分类: 气质可分为四类:

1）胆汁质。神经过程的特点是强,但不平衡。这种类型的人感受性低而耐受性高,精力旺盛,行为外向,情绪兴奋性高,脾气暴躁难以自我克制。

2）抑郁质。神经过程特点是弱,而且兴奋过程更弱。感受性高而耐受性低;多疑多虑,内心体验极为深刻,行为极端内向;敏感、机智,胆小、孤僻,情绪的兴

笔记

奋性弱。不爱交往,做事认真、仔细,动作迟缓。

3）多血质。多血质的神经过程的特点是强、平衡且灵活。这种类型的人感受性低而耐受性高；活泼好动,行动敏捷,反应快。行为外向,容易适应外界环境的变化,善交际,注意力易分散,兴趣多变。

4）黏液质。神经过程的特点是强、平衡但不灵活。感受性低,耐受性高,反应速度慢,情绪兴奋低但很平稳。行为内向,头脑清醒,做事脚踏实地,但易循规蹈矩,注意力易集中。

（3）气质对健康的影响：气质并无好坏之分,但每种气质都具有对健康的有利一面和不利的一面。多血质的机智、灵敏,容易用很巧妙的办法应付环境的变化,但注意力不稳定,兴趣容易转移。黏液质的人常用克己忍耐的方法应付环境的变化。胆汁质的人脾气暴躁,在不顺心的时候容易产生攻击行为造成不良后果。抑郁质的人过于敏感,工作中耐受性较差,易感到疲劳,容易受到伤害,感受到挫折。但感情比较细腻,做事审慎。相比较而言,后两种类型的人适应环境的能力都不强,容易出现健康问题。从神经类型的角度看,对神经系统弱型的人来说,承受外界刺激的能力较低,容易在不良因素的刺激下产生心理障碍或心身疾病,如神经衰弱、抑郁症或胃溃疡。而对于神经系统强而不均衡的人来说,经常处于兴奋、紧张和压力之下,容易患心血管疾病,属于这些气质的人应积极改善个性,扬长避短,促进自我心身健康。

知识拓展

艾森克的人格结构维度理论

艾森克出生于德国,他把许多人格特质都归结到内外倾、神经质和精神质这三个维度或类型上,并用E(extraversion,外倾)、N(neuroticism,神经质)和P(psychoticism,精神质)来构成人格维度模型。

在内外倾这一维度上,内外倾是两个极端。具有典型外倾人格的人,好交际,喜欢聚会,有许多朋友,需要与人交谈,不喜欢独自看书和学习。具有典型内倾人格的人则是安静的,不与人交往,只有少数知音。大多数人都位于两极之间,只不过每个人在某一特质上可能多些或者可能少些。

在神经质这一维度上,有稳定和不稳定两个极端,不稳定的人常对微小的挫折和问题产生强烈的情绪反应,而且事后还需要长时间才能平静下来。稳定的人在情感上很少有动摇不定的时候,他们更容易从困境中摆脱出来。

精神质独立于神经质,但不是指的精神病。在精神质这一维度上,得分高的人是自我中心的、攻击性的、冷酷的、缺乏同情的、冲动的、对他人不关心。得分低的人则相反,表现出温柔、善良等特点。如果一个人精神质的表现明显,那么就容易导致行为异常。

资料来源：心理咨询师(基础知识),民族出版社,2011

笔记

（四）性格与健康

1. 性格的概念 性格（character）是人在对现实的稳定态度和习惯化了的行为方式中所表现出来的个性心理特征。性格具有：①态度特征：包括对社会、集体、他人、自己以及学习、工作、劳动的态度；②意志特征：包括对行为的自我调节、控制等；③性格的情感特征：是指一个人在情绪情感活动中经常表现出来的强度、稳定性、持久性以及主导心境方面的特征；④性格的理智特征：主要表现为人在认识过程中所表现出来的个别差异，主要涉及人在感知、记忆、想象和思维认识过程中表现出来的认知特点和风格的个体差异。

在现实中，性格与气质人们常将之混用，性格与气质是既有区别，又相互联系的两个概念，气质是先天的，而性格是遗传与后天环境相互作用的结果，从可塑性上看，气质的生理基础是高级神经活动类型的特点，而个体的高级神经活动类型具有先天性、不容易改变性，气质的可塑性小，而性格的生理基础是高级神经活动类型特点与暂时神经联系系统的"合金"，其中起重要作用的是后天形成的各种暂时神经联系，这些暂时神经联系会受到环境的影响，相对于气质而言，性格的可塑性更大。气质是个体心理活动和行为中的动力特征，它与心理活动和行为的内容没有太大关系，因此，没有好坏之分；性格则有善恶之别，符合某些社会规范的性格特征就被认为是善的，反之被认为是恶的。

2. A–B–C–D型性格 20世纪50年代，福利曼与罗斯曼（M.Friedman&R.H.Rosenman）根据人们在时间匆忙感、紧迫感及好胜心等特点上的差异区分A型性格与B型性格。

A型性格的特征是：有雄心壮志，喜欢竞争，出人头地，性情急躁，缺乏耐心，容易激动，有时间紧迫感，总想一心二用，行动匆忙，工作投入，对人有敌意。A型性格的人常处于紧张、急躁、忙乱的状态，情绪反应强烈，易患失眠、头痛、心脑血管疾病，消化系统疾病。A型性格被认为是与高胆固醇血症、吸烟及高血压并列的四项冠心病危险因子之一。美国20世纪60年代进行的一次调查表明，在257位患有冠心病的男性病人中A型性格的人数是B型性格人数的两倍多。

B型性格与A型性格相反，主要特征是：安于现状，不好与人竞争；主动性、进取心不强；悠闲自在，对工作和生活的满足感强，无时间紧迫感，做事不慌不忙，喜欢慢节奏的生活，遇事从容不迫，耐心沉着，有耐心，性情温和。

有人又分出了一种C型性格，这种性格的特征是强烈的自我克制，情绪上持续处于压抑状态，即不善于表达或发泄，诸如焦虑、抑郁、绝望等情绪，尤其是经常竭力压制原本应该发泄的愤怒情绪。行为出现退缩。由于负性情绪不能及时宣泄，而导致一系列退缩表现，出现忍让、自我克制、依赖、顺从、回避矛盾、怒而不发，迁就或怕得罪人而放弃自己的爱好、需要，易出现无助、无望的心理状态，经常无力应付生活的压力，而感到绝望和孤立无援，谨小慎微、没有信心等。C型性格者，宫颈癌发病率比其他人高3倍，患胃癌、肝癌等消化系统肿瘤的危险性更高。

1998年，荷兰学者杰诺李特（Denollet）首先报道了D型性格易患心脏病，D型

笔记

性格的特征是孤僻、沉默、消极、固执、不合群,并容易焦虑和冲动。在2006年,杰诺李特等对337例冠心病患者观察,发现D型性格能促发心血管事件的发生率,平均观察了5年,共发生46例(13.6%)心血管事件,其中包括4例发生心源性猝死。D型性格者冠心病者发生心血管事件的风险增加4倍以上。

性格类型、气质类型都有专用的量表来进行测量。

(五)情绪与健康

人们在社会实践活动中,有喜悦,有悲伤,有愤怒,有同情等,这些情绪、情感是人们的一种心理体验与反应。

1. **情绪、情感的定义**　情绪(emotion)和情感(affection)统称为感情(feelings)。情绪是指感情反映的过程,是人的需要与情境相互作用的过程。高兴了情绪高涨,悲伤了情绪低落,这些是人和动物所共有的。情感代表的是感情的内容,即感情的体验和感受。而情绪情感的外在表现是表情。情绪、情感变化会引起生理的变化,愉快会脸色发红,害怕会心跳加快,这都是伴发的生理上的变化。二者是相互联系不可分割的,情绪能表达情感,情感也能制约情绪的表现方式。

2. **情绪和情感的功能**　首先,情绪和情感的适应功能。个体要生存发展,情绪、情感是重要的手段,通过引起的生理反应来调动身体的能量,以适应环境。情绪、情感还可以通过表情表现出来,以便获得他人的同情和帮助。情绪和情感也是了解对方情绪,维系人际关系,适应社会环境,求得更好的生存和发展条件。

其次,情绪和情感具有动机功能。情绪与情感构成一个基本的动机系统,可以驱使人们从事活动,提高效率。内驱力是机体活动的动力,情绪和情感可以对内驱力提供的信号具有放大或增强的作用,从而激发个体的行动。情绪和情感还可以通过提高对活动的兴趣,从而对认识活动进行驱动。

再次,情绪和情感对其他心理活动具有组织功能。主要表现在积极情绪对活动产生协调和促进作用;消极情绪对活动起到消级乃至破坏作用。情绪、情感的强度影响着其组织功能的大小,中等强度愉快的情绪有利于认识和操作效果,而负性情绪则降低认识和操作效果。在愉快的情绪下,容易记住带有愉快色彩的素材。情绪与情感还会影响个体的行为,当一个人具有积极情绪时,往往注意事物积极、美好的一面,人也会变得友善。当一个人具有消极情绪时,往往关注事物消极不好的一面,态度会变得消极,容易发怒,甚至出现冲动行为。

另外,情感和情绪具有信号功能。情绪和情感是通过表情来实现其信号功能的,人们之间进行相互交流和互动,表情都起着重要的作用。

3. **情绪情感的两极性与分类**　情绪和情感的特征可以从其动力性、激动性、强度和紧张度几个维度来度量,而情绪在每个维度上的变化都具有对立的两极特性。爱与恨,紧张与轻松,激动与平静等,这些都构成了情绪和情感对立的两极。

情绪和情感从进化的角度可以分为基本情绪和复合情绪,基本情绪是人和动物所共同拥有的,无师自通,又称原始情绪。常把快乐、悲伤、愤怒、恐惧作为

笔记

基本情绪。复合情绪是由基本情绪派生出来的,由愤怒、厌恶与轻蔑组合起来的复合情绪叫敌意,由恐惧、内疚、痛苦以及愤怒组合起来的情绪叫焦虑。

还可以按情绪的状态进行分类,也就是按情绪发生的速度、强度和持续时间的长短,可以将情绪分为心境、激情和应激。心境是一种微弱、持久而又具有弥漫性的情绪体验状态,亦称心情。心情持续时间短则几小时,长则几周、几月,甚至更长。

激情是一种强烈的、爆发式的、持续时间较短的情绪状态,此种情绪伴有明显的生理反应和外部行为。

应激是出现意外事件或遇到危险情景时出现的高度紧张的情绪状态。应激与健康的关系最为密切。将在下边心理与压力部分专门讨论。

二、心理压力与健康

心理学中将"stress"译成应激或压力。随着社会的发展,人们的心理压力越来越大。虽然压力源是多种多样的,但社会节奏加快带来的压力不断地增加。

(一)心理压力相关理论

压力(stress)是压力源和压力反应共同构成的一种认知和行为体验过程。压力源是现实生活要求人们去适应的事件。压力反应包括体验到压力源后,出现的心理、生理和行为反应。压力对主体产生的后果是复杂的,有的压力如果处理不当,就有可能引发个体的健康问题。几种主要的心理压力理论如下:

1. 应激理论 19世纪,随着生理学、心理学和医学的发展,压力一词常被用来表述生物体对于某些情境自动的或激素反应,称之为应激反应。生理学家Claude将压力定义为机体对外界刺激所做出的适应性反应,这与物理学的概念是一致的。压力是机体力争回到平衡系统的企图,紧张是对平衡系统的背离。

2. 生活事件刺激理论 1963年,著名生理学家Cannon将压力定义为外部压力事件的刺激作用。按照这一理论,个人关系、工作和经济状况等生活变化都会形成压力,因为这些变化需要作出心理适应。这些事件中消极与积极并存。一般认为消极的事件对人产生负面性的情绪影响,积极事件对人的影响还不清楚。1967年,Holmes和Rahe首次提出用生活事件(life event)来评估压力的思想和方法。生活事件是指日常生活中引起人的心理平衡失调的事件。1973年,美国华盛顿大学医学院精神病学专家Holmes对5000多人进行社会心理调查,编制生活事件心理应激评定表,计算生活变化单位(life change unit, LCU)评分,通过将过去一年遭遇的项目的LCU累计值来反映个体的生活事件体验量(表7-1)。如果在一年中,生活事件变化单位为150LCU,则未来一年基本健康;若为150到300LCU,则未来一年患病概率为50%;若超过300LCU,第二年生病的可能性达70%。研究发现,我国一般人群中最严重的刺激因素是丧偶和家庭主要人员死亡;最轻微的刺激是因生活琐事与人争吵、违章罚款或扣发奖金。

笔记

表7-1 社会再适应量表得分

变 化 事 件	LCU	变 化 事 件	LCU
1. 配偶死亡	100	22. 所担负工作责任方面的变化	29
2. 离婚	73	23. 子女离家	29
3. 夫妇分居	65	24. 姻亲纠纷	29
4. 坐牢	63	25. 个人取得显著成就	28
5. 亲密家庭成员丧亡	63	26. 配偶参加或停止工作	26
6. 个人受伤或患病	53	27. 入学或毕业	26
7. 结婚	50	28. 生活条件变化	25
8. 被解雇	47	29. 个人习惯的改变(如衣着、习俗交际等)	24
9. 复婚	45	30. 与上级矛盾	23
10. 退休	45	31. 工作时间或条件的变化	20
11. 家庭成员健康变化	44	32. 迁居	20
12. 妊娠	40	33. 转学	20
13. 性功能障碍	39	34. 消遣娱乐的变化	19
14. 增加新的家庭成员(如出生、过继、老人迁入)	39	35. 宗教活动的变化	19
		36. 社会活动的变化	18
15. 业务上的再调整	39	37. 少量负债	17
16. 经济状态的变化	38	38. 睡眠习惯的变化	16
17. 好友丧亡	37	39. 生活在一起的家庭人数变化	15
18. 改行	36	40. 饮食习惯变化	15
19. 夫妻多次吵架	35	41. 休假	13
20. 中等负债	31	42. 圣诞节	12
21. 取消赎回抵押品	30	43. 微小的违法行为(如违章穿马路)	11

3. 心理认知理论 20世纪80年代中期，Lazarus和Folkman认为压力不单指外部刺激事件，也不单指机体对外部刺激事件的反应，而是指二者之间的转化过程。在这一过程中，人们对刺激事件的认知非常重要。阿伦.T.贝克(A.T.Beck)和雷米(V.C.Rraimy)的认知疗法，认为不良的情绪与行为来自于表层错误观念，并由核心错误观念影响，更强调了人们自我认知的重要作用，通过改变错误的认知，即可获得良好的情绪与行为。

4. 压力适应理论 压力的反应，面对压力，个体都有一定的反应。1956年，内分泌和生物化学家塞里(H.selye)有着更为深入的研究，他将适应压力的过程分为三个阶段：警觉阶段、搏斗阶段、衰竭阶段。在警觉阶段，发生一系列的生理变化，如交感神经兴奋，肾上腺素与去甲肾上腺素分泌增加，促进新陈代谢，大

笔记

量释放能量,出现心跳呼吸加快,血压升高、体温升高等。在搏斗阶段,警觉阶段的生理、生化指标表面上恢复正常,外在行为平复,这种表象的背后是生理与心理资源的大量消耗,个体变得敏感、脆弱,个体面对日常生活中的小困扰,也会发怒。当压力持续存在时,能量几乎耗尽,机体已经无力去抵抗压力进入衰竭阶段。这个阶段,如果压力消除,机体就可能恢复。如果压力持续不能去除,个体就可能会出现疾病或死亡。

实事上,随着认识的发展,上述理论已经出现逐步融合的趋向。一个人在面对生活事件或小的生活困扰时,认知系统、人格特征作为中介系统对压力的适应起到了增益或消解的作用;良好的社会支持系统也消解了压力的作用;个体的生物调节系统:神经–内分泌–免疫网络系统也起到了重要的中介作用。因此,压力的后果不仅取决于人们面对压力的大小,也与个体的上述三个中介系统有关。

(二)压力源

压力是由压力源、压力反应和压力管理三方面要素所构成。压力源(stressor)是现实生活要求人们去适应的事件。按对主体的影响可以分为生物性压力源、心理性压力源和社会性压力源。生物性压力源往往是影响个体生存或繁衍的事件,个体患病、创伤、饥渴、睡眠剥夺、性剥夺、强光照射、温度刺激等。心理性压力源来自错误的认知结构(含错误的价值观等)、不良的人生经验、长期的道德冲突或负性的生活经历。不良人格特征:性格暴躁、嫉妒心强、易受暗示、怨恨心强等。社会性压力源主要来自社会的重大变革、家庭或社会冲突(被监禁、战争等)、人际关系紧张与破裂(离婚、同事关系紧张)、文化冲突(移民文化与移入地文化的冲突)等。

(三)压力的后果

1. 压力会产生健康问题　压力经过中介系统的作用,进入临床相以后,会形成两种情况,一种是及时型症状,另一种是滞后型症状。及时型症状是经过中介系统的处理后,迅速表现出的症状。如常会引起感冒、偏头痛、高血压、心脏病、恶性肿瘤、消化性溃疡等。滞后型症状是压力在中介系统进行处理时,由于中介系统的子系统:其认知系统对事件的性质和意义评价较为模糊不清,并将此模糊概念储存起来,当日后遇到类似的事件时,储存的模糊概念又被激活并赋予了新的意义,获得新意义的模糊概念明朗化,便再次发生效用。这表现在临床上,就形成了滞后型临床相。有一个5岁的小女孩,在养蚕的筐旁边玩,不小心摔倒在蚕筐里,当时受了惊吓,很快便"忘却"了此事。当小女孩成年以后,便有了一种反复洗手的毛病,被诊断为"强迫症"。成人后,"手被弄脏"的印象成为滞后型心理压力,成为神经症的病因。类似这种滞后型的临床症状很常见。

2. 压力产生工作问题　适度的压力,有利于提高工作效率,压力过大,就有可能导致迟到、旷工、工作懈怠、工作效率下降,有的甚至出现自杀,成为一个严峻的社会医学问题。研究发现工作绩效和压力呈倒U形曲线关系,适度的压力能够提高工作效率;高负荷的压力极有可能导致"压力危机"。如某知名企业员工连续出现跳楼自杀现象,这从一个方面说明员工的压力过大,而对员工的压力管理没有及时跟上。

3. 管理和决策问题 在压力过大的情形下进行决策,往往会出现决策失误。研究发现,在压力过大的情境下,常容易发生如下的决策失误:①危险性抉择的概率上升;②非理智行为增加;③建设性思维减少;④错误和不成熟的决策增大;⑤短期目标受青睐,长期目标被忽略。因此,在决策时应当稳定情绪,避免在很大的压力下进行决策。

(四)压力源的测量

人们体验的压力对健康产生多大的影响? 这是心理学、社会医学都非常关注的一个问题,目前十分合理、精确的压力测量方法仍然处于研究阶段,但已经有一些公认的,有价值的测量方法用于压力的评估。

1. 社会再适应量表 社会再适应量表(the social readjustment rating scale,SRRS)是为测量重大生活事件而设计的。最初的设计者是霍尔姆斯(Holmes),并于1967年正式用于临床。在实践中发现,量表得分高者,易患心脏病、骨质疏松、白血病、糖尿病与感冒。量表分数高也与精神障碍、心理问题有关。如果多种生活事件累积,其效应更加明显。当然,在使用本量表时,也要注意其局限性,该测量需与临床其他测量和患者临床表现结合起来,单纯靠本测量就下结论,有可能出现错误。国内学者杨德森、张明园等学者在Holmes量表的基础上编制的生活事件量表,更符合中国文化。

2. 日常生活中的小困扰测量 坎纳(Kanner,1981年)曾编制了两个量表,其中一个日常生活中小困扰量表,共117题,另一个是生活中令人兴奋的量表,共135题。有人试测后,发现被测人的健康状况与小困扰出现的频率和强度有关。而令人兴奋的事件与健康无关。以后的一些研究也认同小困扰的日积月累比重要生活事件更容易影响健康。

3. 知觉压力测评 知觉压力是在现实生活中个体意识到的并超出个人能力的事件。测评知觉压力,是让个体陈述在现实生活中,有哪些事件超出自己的应对能力。这一测评工具由Cohen、Williamson等在1983年至1988年间制作,称为知觉压力问卷(perception stress scale,PSS)。可用来预测早期健康问题,还可以用来评估个人的习惯与慢性压力。

知识拓展

生活事件的测量

(一)测验的实施

1. 测验材料

生活事件量表(life event scale,LES)有多个版本,我们这里所选用的是由杨德森、张亚林1986年编制的生活事件量表。LES共含有48条我国较常见的生活事件,包括三方面的问题。一是家庭生活方面(28条);二是工作学习方面(13条);三是社交及其他方面(7条)。

笔记

2. 适用范围

LES适用于16岁以上的正常人、神经症、身心疾病、各种躯体疾病求助者以及自知力恢复的重性精神病求助者。

3. 施测步骤

LES属自评量表，填写者须仔细阅读和领会指导语，然后逐条一一过目。根据调查者的要求，填写者首先将某一时间范围内（通常为一年内）的事件记录下来。然后，由填写者根据自身的实际感受而不是按常理或伦理道德观念去判断那些经历过的事件对本人来说是好事或是坏事？影响程度如何？影响持续的时间有多久？对于表上已列出但并未经历的事件应一一注明"未经历"，不留空白，以防遗漏。

（二）测验的记分

一过性的事件如流产、失窃要记录发生次数，长期性事件如住房拥挤、夫妻分居等不到半年记为1次，超过半年记为2次。影响程度分为5级，从毫无影响到影响极重分别记0、1、2、3、4分，即无影响=0分、轻度=1分、中度=2分、重度=3分、极重=4分。影响持续时间分三月内、半年内、一年内、一年以上共4个等级，分别记1、2、3、4分。

（三）结果的解释

LES总分越高反映个体承受的精神压力越大。95%的正常人一年内的LES总分不超过20分，99%不超过32分。负性生活事件的分值越高对身心健康的影响越大，正性生活事件分值的意义尚待进一步的研究。

资料来源：心理咨询师（三级），民族出版社，2011

第三节 行为生活方式与健康

行为生活方式是心理的外在表现，而行为生活方式的产生具有生物学、心理学和社会学基础。理解和控制人们的不良行为生活方式，必须从多学科视角进行观察。

行为生活方式及分类

行为生活方式与人类的健康关系密切，WHO认为，慢性非传染性疾病60%都是由不良行为生活方式引发的，重视健康人和病人的健康行为生活方式教育、指导与干预是非常重要的任务。

（一）行为生活方式的概念

1. **行为的概念** 行为（behavior）是个体或群体对环境刺激做出的能动反应。广义的行为可分为内在行为和外显行为。内在行为是人的心理活动过程。外显行为是可以直接观察到的行为。一般而言的行为主要指外显行为。但是人的行为受动机、意识、思想、决定等心理活动所支配，因此外显行为是由内在行为转化

笔记

而来,换言之,行为实际上是心理活动过程的延续及外化。

从产生的基础看,人类行为可以划分为两大类。第一类是先天性的定型行为(fixed-action behavior),包括反射行为和本能行为。第二类是各种习得的行为(learned behavior),是人类在所处的社会文化环境中,通过社会化(socialization)过程获得的。人类行为主要靠后天学习而获得,先天性行为只占整个人类行为的一小部分。即使本能行为也在很大程度上受到社会文化因素的修饰和调节。

2. 生活方式的概念　生活方式(lifestyle)有广义和狭义两种解释。广义的生活方式是指人们在物质生活和精神生活领域所从事的一切活动方式,包括物质生活和精神生活资料的生产和消费方式。狭义的生活方式则指包括物质和精神生活资料的消费方式。社会医学研究的是狭义的生活方式,即由社会、经济、文化等因素决定的日常行为模式。生活方式可以从如下几个方面进行考察:

(1)物质生活资料的消费方式:物质生活资料的主要意义在于满足人类生存的基本需要,如对于食物、水、保暖、安全的需要等。在基本生活需要能够得到充分满足的现代社会中,物质生活资料的消费方式就成为现代生活方式的一个主要方面,它又可分为消费水平、消费结构和消费观念等三个方面。消费水平是反映物质生活资料消费数量的标志,其衡量的指标主要是人均收入水平和人均支出水平。消费结构是指在生活性消费中,各种消费支出所占的比例,其衡量的指标中最为重要的是恩格尔系数。消费水平和消费结构主要受社会经济水平的影响。消费观念是人们对待物质消费的认识和态度,它会影响消费水平和消费结构,同时也受到经济水平和人们的价值观念以及社会参照点的影响。

(2)精神生活方式:人具有其他动物所没有的高级精神生活需求。精神生活在人的社会生活中的具有重要作用:第一,满足人的归属感;第二,获得精神上的寄托;第三,满足创造性需求。它的主要内容包括:①通过看报纸、电视、杂志、书籍,听广播,聊天等途径获取信息;②家庭成员之间的交往;③社会交往;④参与宗教活动;⑤业余爱好和创作;⑥参与或观看文艺、体育、旅游活动等。

(3)闲暇生活方式:闲暇时间是可以由个人自由支配的时间,是以时间形态存在的宝贵的社会财富。在社会生活中它起着补偿劳动消耗,恢复脑力和体力,增进身体健康,满足精神生活的需要等作用。随着生活水平提高,闲暇时间也会增加。人们利用闲暇时间进行学习、锻炼、获取信息,参与文化娱乐活动,进行社会交往,也利用闲暇时间休息和消遣。判断闲暇生活方式是否合理有两个基本标准:第一,是否有利于社会的物质文明和精神文明建设;第二,是否有利于个人的全面发展,特别是是否有利于健康。如以看电视和上网为闲暇生活的主要内容,占用时间过多,不仅过于单调,而且有损于身心健康。

行为生活方式是受着生物动机、心理动机和社会动机影响的,按照郭念峰教授的观点来进行解释,一是个体保存、种族延续的本能;二是为认识世界,向自然界索取必需生活资料和适应环境的探究本能;三是为生存而组成人类社会的依存本能,人的动机是受这三种本能的影响。与此同时,行为生活方式又受着社会文化的影响,换言之,人们的行为生活方式的形成受个体本能和社会文化共同的影响。

（二）行为生活方式的分类

1. **从行为学上分类**　行为一般是指可观察的显性行为。由遗传因素决定的行为看作本能行为，是与生俱来的，像睡眠、性行为、摄食行为等。人的行为丰富多彩，我们关注的是与健康有关的行为，即健康相关行为（health related behavior），是指个体或群体与健康和疾病有关的行为。按照行为者对自身和他人健康状况的影响，健康相关行为可以分为健康促进行为和健康危险行为，前者指客观上有利于自己和他人的健康行为，后者是指偏离个人、他人的社会健康期望、不利于健康的行为。健康促进行为可分为日常健康行为、保健行为、预防性行为、改变危害健康的行为。日常健康行为是指个人日常生活中的饭后刷牙、便后洗手、不吸烟、少量饮酒等健康的行为生活方式。保健行为是指一个人定期查体，患病以后采取的求医行为等。预防性行为是指个人避免导致健康损害的环境和事件，避免有害物的侵入，回避噪声的危害，安全性行为等。改变危害健康的行为是指个人针对存在的不良行为生活方式采取的改变行为，如戒烟、戒酒等。

2. **从社会学上分类**　社会学对生活方式（狭义的行为）进行分类研究的意义在于将社会文化纳入行为的研究，更能从社会的层面洞察行为产生的原因。我们将生活方式分为健康型生活方式、不良生活方式。这主要是从主体的行为是否对健康有利而进行分类的。对不良生活方式从主体的主动性上进行分类，可将不良生活方式又分为主动不良生活方式与被动不良生活方式，如主动吸烟与被动吸烟，主动饮酒与在一定的文化氛围下被动饮酒。从生活方式与社会规范的关系上可分为失范性不良生活方式与差异性不良生活方式。失范性不良生活方式不仅不利于健康，而且也是违犯社会规范的，如卖淫嫖娼、酒后驾车等。这些行为不仅需要健康教育，而且也是需要进行社会控制的。差异性不良生活方式只是行为不利于健康，但不违犯社会规范，主要对其进行健康教育。

（三）不良行为生活方式产生的观点与理论

1. **生物学观点**　有研究认为，诸多健康行为存在生物学的基础，认为吸烟与行为的遗传有一定的关系。第一，调节多巴胺的基因很可能是影响吸烟的决定因素。第二，认为人的大脑中有一个犒赏中枢（reward system），一经激活就很难控制，人一定时间内摄入一定量的成瘾物质后，如尼古丁等，可激活脑内的犒赏中枢，从而对其产生强烈的依赖。年龄也是影响行为生活方式的一个重要方面，青少年有两个心理逆反期，在此阶段，他们容易出现与大众行为不一致的不良行为生活方式。

2. **心理学的观点**　心理学观点主要涉及动机、需求和人格等对健康行为的影响。

（1）心理动机论：行为的启动都有一定的动机驱动。如国人吸烟、饮酒一般是社交动机的驱动。青少年吸烟还与模仿、自我表达、追求时髦等有关。但也有人认为，有时会出现动机与需求的错位，如有些老年人吸烟，就是因为本地种植烟草而吸烟，本身并无特别的动机。

（2）人格因素：人格对人们的行为生活方式具有潜在的影响，Freud认为吸烟是无意识动机的现时外在表现,个体通过吸烟来满足口欲的快感。Eysenk通过实验得出结论:个性外倾者渴求刺激,内倾者回避刺激。有人观察,胆汁质的人容易急躁,开快车,易发生事故。

(3)认知因素:认知心理学认为,许多不良情绪和不良行为都源于错误的观念,艾利斯(A.Ellis)认为,这些错误的观念可能多是错误的价值观。一个具有享乐主义价值观的人会更多地追求感官的刺激,吸烟、饮酒、赌博者往往是价值观层面的问题,而贝克则认为不良情绪和行为都源于一般性错误的观念。这些错误观念有表层错误观念和核心错误观念。只有灾变祛除、重新归因、认知重建,才能改变不良情绪和不良行为。

3. 行为学观点　人的行为首先是建立在人的生理活动基础之上的。人活着,必然产生种种生理的需要,这些生理需要是推动人们行动起来的最初的和最基本的动力。人生下来就具有一些本能性的行为,或叫无条件反射,构成了其后一切行为发生的基础。人们在不同发育阶段有着不同的生理需要,也就引起性质不同的行为,而前一阶段发生的行为又成为后一阶段行为发展的基础。在无条件反射的情况下,往往个体满足生理的需要是非理性的。另一些行为的产生是后天的条件反射和操作条件反射的结果。许多不良行为生活方式是由于条件反射的结果,条件反射导致行为反复强化并固定下来。如吸烟行为、饮酒行为就是反复正强化的结果,每当行为发生以后会感到愉快,使其行为得到了强化。

4. 社会学观点　社会功能主义认为急剧的社会变革或动荡,社会失范,人们感到困惑迷茫,易导致行为生活方式不健康,第二次世界大战期间全世界的吸烟人数陡增就是例证。社会环境的影响还包括小群体亚文化的影响,吸烟者、吸毒者都有一个社会网络,形成了个人社会资本的重要组成部分。当戒毒者或戒烟者再回到原有的群体中去,再复吸的可能性很大。社会环境影响论者还提出某些不良行为生活方式的产生可能源自于生活环境的压力。有些生活方式与习俗沿袭了千百年,看起来确实有其社会合理性,如山东人和东北人一样喜欢吃泡菜,这与过去北方天气寒冷,新鲜蔬菜缺乏,只能通过用一个个大缸在秋收时将新鲜的蔬菜腌制后储藏起来,以便冬春季食用,而这种腌制咸菜的方法世代相传,慢慢形成一种生活方式。现在人们在冬天也能食用到大棚种植的新鲜蔬菜,但在人们的饮食习惯中却多了吃泡菜的生活方式。然而,吃泡菜的生活方式使得我们过多地摄入了盐和亚硝酸盐,成为胃肠癌、高血压、心脑血管病的健康危险因素,这是人们为了生存所付出的代价。

(四)健康行为生活方式

健康行为生活方式的基本特点:

(1)有利性:个体行为有益于自身、有益于他人的健康。具有健康向上的人生态度和预防、保健态度,如积极主动锻炼身体,患病后及时求医,求医过程中配合医生的诊治等。

(2)规律性:生活活动和劳动活动具有规律性。如定时饮食、定期查体等等。

(3)一致性:个体行为表现为内在心理与外在行为的一致性;不强迫自己做没有价值或不重要的事。

（4）和谐性：如果与环境发生冲突，有协调环境和调整自身的能力。心与身的和谐，个体能正确识别自己的不良情绪，了解自己的需要和心身状态，正确识别自己的亚健康状态、亚临床疾病和疾病状态，健康商高。

（5）适宜性：行为的强度具有理性的控制，健康行为符合机体的正常生理、心理需要，有益于延年益寿，能保持旺盛的工作精力和强健的体魄等。

1992年WHO总结了当前预防医学的最新成果，这就是"维多利亚宣言"，即健康的"四大基石"，包括合理膳食、适量运动、戒烟限酒、心理平衡。这四条看似简单，但每一个人都能做到，其寿命可延长10年。

1. **合理膳食**　合理膳食是指一日三餐所提供的营养必须满足人体的生长、发育和各种生理、体力活动的需要，并促进身体的健康。中国营养学会提出了膳食宝塔。即成年人每日的一般食谱应包括奶类、肉类、蔬菜水果和五谷等四大类。奶类含钙、蛋白质等，能强健骨骼和牙齿。肉类、家禽、水产类、蛋类、豆及豆制品等，含丰富的蛋白质，能促进人体新陈代谢，增强抵抗力。蔬菜、水果类含丰富的矿物质、维生素和纤维素，增强人体抵抗力，畅通胃肠道。米、面等谷物主要含淀粉，即糖类物质主要为人体提供热能，满足日常活动所需。合理膳食应遵循的主要原则是：

（1）合理膳食应注意饮食的量：尤其是在当今社会食物充足，人们的体力活动大幅度减少的情况下，更不应吃得过饱，应"七八分"饱，过饱易引起肥胖、消化不良、影响睡眠等。其次，是控制食盐、油脂和糖的摄入，过量的摄入会导致"三高症"，即高血压、高血脂和高血糖。

（2）合理膳食应注意饮食的质：注意优质蛋白质的摄入，如鱼、禽、蛋和瘦肉类蛋白等。饮食宜清淡，食物应新鲜，选择的食物要清洁，无污染，尽量不使用添加剂，选用基因食品应慎重。

（3）合理膳食应注意饮食结构：营养素应合理搭配。在具体饮食上，应当粗细粮搭配，荤素搭配。

（4）合理膳食应注意特殊人群的需求：对儿童、孕产妇、老年人、病人等特殊人群，应根据实际需要制定食谱，并可根据情况适当增加工业合成的营养成分，如孕产妇适时适量服用叶酸制剂，儿童适时适量服用钙片、锌制剂、鱼肝油等。

2. **适量运动**　适量运动，能预防冠状动脉硬化、呼吸及代谢系统疾病；降低癌症的发生率；保持适宜的体重能预防或降低运动伤害发生几率；使精力保持旺盛，大脑清醒。适量运动的原则是：

（1）运动做到有恒、有度、有序：有恒即持之以恒，有度乃适度，运动有序指循序渐进。有人总结为"三、五、七"。"三"是指每天步行3公里，时间在30分钟以上；或者每次步行6000步。"五"是指每周要运动5次以上，只有规律性运动才能有效果，至少应保证每周3次以上的运动；"七"是运动后心率加年龄约为170，这样的运动量属中等强度，能保持有氧代谢。

（2）因人而异：上边讲的是适量运动的一般规律，但对病人或一些特殊人群，一般运动量就应当适当减少。有些病人在急性期是不宜运动的，像感冒这样的病，在急性期也不应运动，而应当休息，多喝温开水，必要时服用药物。

笔记

165

（3）各种运动交替进行：长期进行一种运动，容易产生肌肉、骨骼的损伤。因此，不同类型的运动应交替进行，如游泳、散步、打乒乓球、打羽毛球、打排球、跳绳等运动适当的交替进行。

3. 戒烟限酒　吸烟对健康的危害是公认的，吸烟者应戒烟，不吸烟者应当避免二手烟的危害。实在戒不了，则每天不超过5支。限酒是指每天可少量饮酒，但不可酗酒，标准是不超过15毫升的酒精，相当于葡萄酒100毫升，白酒25毫升，啤酒300毫升。

4. 心理平衡　在健康四大基石中，心理平衡最重要。保持心理平衡要有乐观的心态，正确地对待自我、正确地对待他人、正确地对待社会。既要努力奉献社会，又要尽情享受美好人生；既要在事业上积极进取，又要在生活中有颗平常心；既要精益求精于本职工作，又要有多姿多彩的生活。联合国国际劳动组织发表的一份调查报告认为，"心理压抑是20世纪最严重的健康问题之一"。美国心理卫生学会提出了心理平衡的10条要诀，值得我们借鉴。

以上健康的四大基石只是健康行为生活方式中最基本的东西，我们认为，作息规律、劳逸结合也应该纳入健康行为生活方式的范畴。另外，像中医的一些保健方法等是更高层次的健康生活方式，值得认真学习研究。

知识拓展

美国心理卫生学会提出的心理平衡10条要诀

①对自己不苛求；②不要处处与人争斗；③对亲人期望不要过高；④暂离困境；⑤适当让步；⑥对人表示善意；⑦找人倾诉烦恼；⑧帮助别人做事；⑨积极娱乐；⑩知足常乐。

（五）常见不良行为生活方式

1. 吸烟行为　吸烟是世界上造成人类死亡的第二大因素。据WHO的估计数据，2000年大约有10亿人吸烟，其中中国占了3亿。

吸烟带来的危害很大，首先是对健康的危害，烟草经过不完全燃烧，发生一系列化学反应的过程，经热分解、热合成形成大量新物质，其中主要为烟碱、焦油、一氧化碳、苯并芘、氢氰酸、氨及芳香化合物等，并释放烟雾、灰尘。烟碱，又称尼古丁（nicotine），是吸烟产生的一种主要的生物碱类毒性物质。

（1）严重的健康危害：吸烟导致了死亡率的大幅度上升。2000年全世界大约有420万人死于吸烟，估计2025年因吸烟导致的死亡将增加到每年1000万。人类发现肺癌与吸烟有密切的关系，在我国举行的第二届国际北京癌症讨论会指出：全世界患肺癌和因肺癌死亡的人迅速增加，肺癌发病率的增长与香烟售量的增长是并行的。我国各大城市肺癌发病率居各种癌症首位，男性肺癌患者中，吸烟的占70%~80%，而且男性肺癌发病率还在升高。根据5个国家8次前瞻性流行病学研究，对1750万人年随访观察发现，肺癌的危险性与每天吸烟量和吸烟的持续时间成正比。吸烟者较不吸烟者的肺癌发病率高15~30倍。另外，食管癌、膀

笔记

胱癌、胰腺癌等发生率也大幅上升。吸烟者冠心病的发病率是不吸烟者的3倍。吸烟者冠心病猝死发生率是不吸烟者的2~4倍。慢性支气管炎与肺气肿的发病率更是大幅增加。

（2）吸烟导致疾病的负担大幅增加：研究者考虑的吸烟损失与研究者的观念和思路息息相关。有些研究只考虑特定的损失和费用，例如只考虑吸烟对医疗补助、老年医疗保健、儿童和企业等的影响，吸烟对企业的影响应包括支付更高的健康、火灾、意外事故和人寿保险金以及与吸烟有关的旷工、员工收益和在工作场所的被动吸烟引起的损失等。美国疾病控制与预防中心（CDC）开发了一个计算机模型，用于分析与吸烟有关的死亡率、患病率导致的经济损失等（统称为SAMMEC模型）。采用该模型分析了1995年美国国防部因吸烟造成的经济损失：医疗支出为5.84亿美元；因患病身体不适造成的损失为2.6亿美元；早亡导致的损失为1.6亿美元；抽烟的损失为3.5亿美元。

（3）吸烟还会造成室内环境的污染：有研究发现，吸烟后办公室内空气中CO、甲醛、TVOC等浓度均显著高于吸烟前。在门窗开启条件下，室内空气污染物浓度在吸烟后明显增加，这会造成人们被动吸烟，医学研究人员近年发表研究报告指出，被动吸烟比原先外界所知道的还要危险，一些与吸烟者共同生活的女性，患肺癌的几率比常人高出6倍，吸二手烟对儿童、妇女的身心健康带来很大的危害。

（4）吸烟还会导致烟草种植占用大面积的粮田：这是不利于人类解决生产、生活问题的。同时，烟草业的发展，使社会经济形成对烟草行业的依赖，形成一种恶性循环，最终成为一个严峻的社会问题。

为了在世界范围内控制吸烟，2003年5月21日世界卫生大会批准制定《世界卫生组织烟草控制框架公约》（World Health Organization Framework Convention on Tobacco Control），呼吁所有国家尽可能开展广泛的国际合作，控制烟草的广泛流行。中国于2003年11月10日正式签署《烟草控制框架公约》，公约要求缔约方决心优先考虑其保护公众健康的权利，认识到烟草的广泛流行是一个对公众健康具有严重后果的全球性问题，呼吁所有国家就有效、适宜和综合的国际应对措施开展尽可能广泛的国际合作。

2. 酗酒行为 饮酒是人类饮食文化中的一部分，是我们的先民在庆祝胜利时通常进行的一种仪式，现代社会，饮酒之风盛行。少量饮酒对人类健康有一定的益处，过量的、无节制的饮酒行为称为酗酒（alcoholism）。酗酒者严重影响自己的心身健康，其病态行为会影响社会治安、诱发家庭暴力、出现违法乱纪、导致交通事故等。因此，应当进行社会控制。

（1）急性酒精中毒：酒精对人体具有强烈的麻醉作用，尤其是一次大量饮用高度酒后，会引起急性酒精中毒。当血中酒精浓度达11mmoL/L时，会出现兴奋、话多、逻辑思维稍受影响、手颤、动作显笨拙；当血中酒精浓度达33mmol/L时，出现知觉障碍、谵妄、视力模糊、肌肉失控、不能维持平衡。当血中酒精浓度大于110mmol/L时，会出现昏睡、不省人事，呼吸、心跳衰竭而死亡。

（2）慢性酒精中毒：长期过量饮酒会导致慢性酒精中毒。①酒精产生的耐

笔记

受性: 长期过量饮酒, 使得肝内乙醇代谢酶活性增强, 会逐渐产生对乙醇的耐受性, 饮酒量大增。②对酒精的依赖性: 如果停止饮酒会发生戒断症状, 会出现恶心、出汗、幻觉、失眠、焦虑、谵妄、抽搐, 甚至癫痫样发作。戒断反应在6~8小时发生, 48~72小时达到高峰。两周后反应消失。③对生理的损害: 长期大量饮酒可对躯体产生生理的损害, 形成慢性的病理过程。长期酗酒可引起酒精性肝硬化、高血压、心血管疾病、脑血管疾病、胰腺炎、胃炎、贫血等。④神经精神损害: 慢性酒精中毒者常发生精神病和脑病, 甚至出现酒精中毒性痴呆。常表现出一些神经、精神症状。如中、近记忆障碍、震颤、谵妄等。⑤行为障碍: 饮烈性酒、聚饮、晨饮、偷饮和不顾健康禁忌过量饮酒, 生活方式总是以饮酒为生活中心, 如有的人为了饮酒深更半夜到小卖店买酒。⑥心理障碍: 主要表现是学习、抽象、思维灵活性、注意力、视觉空间协调性、视觉运动协调性、空间知觉性等方面的能力下降, 还有夸大主观评价和缺乏自知之明。常伴有焦虑、愤怒、怨恨、嫉妒、沮丧等。饮酒后自己感到内疚, 想戒酒又不能自拔。逃避现实的心理与内疚的心理交互发展, 最后自暴自弃。

（3）影响社会安定: 在酗酒后, 语言多, 行为失控, 酒后驾车严重威胁自己和他人的生命安全, 有的出现酗酒后的违反伦理道德事件, 甚至出现故意毁坏公私财物、抢劫、强奸、故意伤害、故意杀人等犯罪行为。

（4）破坏人际关系: 人在酗酒后, 自控力降低, 容易借酒发泄自己的不满, 产生人际关系不和, 甚至引发冲突。酒后不良反应和行为, 会使家庭成员、社会成员不能接受, 无法理解, 往往会产生矛盾和冲突, 有的甚至酒后虐待家庭成员, 使彼此之间正常的社会关系受到影响和破坏, 有的导致离异, 甚至家破人亡。

3. 不良饮食行为 在现代社会, 一方面随着机械化、电气化、自动化技术的发展, 人们的体力活动越来越少, 身体的能量消耗越来越少; 另一方面随着社会经济的发展, 生活条件的改善, 人们吃的食物越来越丰富, 在饮食行为方面不健康, 导致体重增加, 肥胖症已经司空见惯, 进而带来高血糖、高血脂、高血压的代谢综合征, 慢慢发展为心脏病、脑血管疾病、糖尿病、恶性肿瘤等慢性病。这些所谓"富裕病"、"文明病"严重影响着人群的生命质量, 造成的经济损失难以估量。不健康的饮食方式主要有下列几个方面:

（1）过量进食: 过量进食是指摄入的食物过多, 多余的食物转化成脂肪储存在皮下或内脏, 出现肥胖、脂肪肝等, 血脂也会出现升高。过量进食的原因很多, 有的是因为小时候家长喂养不当, 养成了过量进食的习惯。有的是因为压力过大, 用过量饮食来缓解紧张压力。还有的贪食属于病理性, 如内分泌紊乱等。过量饮食的后果是"三高症"引发的慢性病大量增加。

（2）进食过少: 进食过少是指进食量不能满足身体的代谢需要。现代社会有一群人以瘦为美, 过度的节食和减肥, 导致的后果是营养不良。青少年由于过度减肥, 有的出现厌食症, 影响到生长发育, 女性出现闭经、不孕等健康问题。

（3）偏食、挑食: 偏食、挑食是一种不均衡的饮食行为。有的根据自己的喜好选择食物, 而不是根据膳食的科学原则来选择食物, 如高脂饮食（如喜食油炸食物等）、高糖饮食、高盐饮食等。长期的高脂饮食会带来高脂血症, 高糖饮食会使血糖升高,高盐饮食会引发血压升高。长此以往,会使慢性病的发病率上升。

（4）进食不规律: 进食不规律是指进食的时间与进食量无固定规律。一日三餐是一般进食的习惯,而三餐安排的时间也有一定的规律,比如早餐6点至8点左右。但有的人不吃早餐,有的10点才吃早餐,这容易导致胆结石。有的晚餐在8至9点,甚至有的深夜用餐,都容易诱发慢性病的发生。另外,暴饮暴食、吃零食,都打破了消化系统的活动规律,对胃肠道、肝脏、胰腺等器官造成急、慢性的损害,如急性胰腺炎等,同时,也会对慢性病的形成和发展带来一定的影响。还有进食过烫或过冷的食物,都会对身体健康带来不利的影响。

4. 其他不良行为生活方式　其他不良行为生活还有很多,如长时间静坐、不运动都是高血压、心脑血管疾病的健康危险因素,婚外性行为是性传播疾病的高危因素,吸食毒品是艾滋病等性传播疾病的高危因素等,都需要运用社会医学、心理学、管理学、政策学的手段进行控制(详见后干预部分)。

案例7-1

两位在校大学生酗酒争斗,一人不幸成植物人

福建某学院两名在校大学生小林、小杨,因酗酒吵架进而发生争斗,小杨被殴,摔倒在地后成了一名植物人。事发时,学校没有及时采取措施制止,事发后也没派人送伤者去医院。12日,武夷山法院一审判决,判处小林有期徒刑三年缓刑五年,同时判决小林承担92万元总赔偿款的80%;学校则承担总赔偿款的20%。

小林与小杨都是福建某学院的学生,小林是该学院2003级建筑系学生,小杨则是该学院2005级计算机系学生,平时两人并不相识。2006年5月26日晚,小林与几位同班同学,到校外唱歌喝酒,11点多回到校园后又到学生宿舍旁的超市买酒喝。此时,小杨也正与几位同学在附近喝酒。27日凌晨,两拨人喝得酒酣耳热,因嫌对方喝酒说话大声,发生了争吵并相互推搡,被劝开后,双方都准备离开时,小杨说:"你们给我记住",小林听到后火冒三丈,一边说:"你再给我说一遍试试",一边冲向小杨,朝小杨的面部就是一拳,小杨当即后脑着地倒下,小林对倒下的小杨又是一阵殴打。之后,小杨被送往医院抢救。

小杨至今未醒,还在住院治疗。案发后没多久,小林到学校保卫科自首。事发后,小林家人筹款30万元赔偿给小杨家人,学院也已垫付了30余万元的治疗费。法院经审理认为,小林因喝酒与他人发生争执争吵,用拳、脚将小杨殴打致重伤,其行为已构成故意伤害罪。但小林是在校生,平时表现较好,主观上没有致小杨伤残的意向,有自首行为等情况,法院对小林作出了缓刑的判决。同时,法院认为学校应对未尽到管理职责的行为承担相应的责任。

笔记

讨论：1.酗酒为什么会导致行为人失控？饮酒失控能否减轻行为人的社会责任？

2.联系实际,分析如何控制酗酒行为。

资料来源：引自浙江商业职业技术学院网站－经典案例

第四节　心理与行为生活方式的干预

前面我们讨论了心理问题及不良行为生活方式,这些问题需要运用个体和群体的方法进行干预,本节对常用的一些比较简单的干预方法进行讨论。

一、个体干预

(一)自我放松训练

通过放松训练(relaxation training)可以对抗压力,缓解人们的紧张情绪,对心理疾病、躯体疾病或心身疾病都具有治疗作用。不论是印度的瑜伽,还是中国的中医,都运用了放松训练,现代医学更是常常运用。

放松训练有一定的要求：第一,应当注意环境的准备,要求环境优雅、光线柔和、气温适宜；第二,个人做好必要的准备,如排空大、小便,松开衣带,身体保持舒适、自然的姿势；第三,调节呼吸,从上到下、从头到脚对肌肉进行放松。放松时可以播放引导语或音乐,也可以不播放,个人用意念引导。

(二)阳性强化法

行为主义最基本的理论基础是行为是学习的结果。学到一个行为如果能够持续下去,那么一定要被它的结果所强化。斯金纳的著名实验,让老鼠学会了压杠杆,是因为按压杠杆得到了食物。如果没有食物作为结果去强化,老鼠也就学不会按压杠杆,即使学会了,也不会卖力地去不停地按压。这条行为原理是：如果期望某种行为的出现,就应当鼓励它,这就是阳性强化法。反之亦然,可称作阴性强化。你如果要消除某种行为,就得设法淡化,这是一种被广泛使用的行为矫正方法,它不仅被用来矫治某些明显的适应性不良行为,也普遍适用于儿童的行为重建和人类行为规范的建设。

(三)合理情绪疗法

合理情绪疗法(rational-emotive therapy)属于认知行为疗法的一种方法,美国著名心理学家埃利斯(A.Ellis)是合理情绪疗法的倡导者,于20世纪50年代创立。埃利斯相信,解决问题的方法只能到产生问题的情境中去寻找。合理情绪疗法主要用于解决情绪困扰。埃利斯认为,情绪是某种刺激的反应,在刺激和情绪反应之间有一个重要的中间过程——认知。认知在这一过程中的作用几乎是决定性的。因此,合理情绪疗法首先发掘和了解认知。他将这一技术称为ABC理论：(A)诱发事件；(B)不合理信念；(C)情绪行为反应。这种理论重点在于寻找、发现不合理的信念,运用产婆术与不合理信念进行辩论,帮助求助者建立新

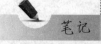

笔记

观念。常用于为求助者减轻心理压力,解决心理、行为问题。

(四)厌恶疗法

厌恶疗法是通过附加某种刺激的方法,使求助者在进行不适行为时,同时产生令人厌恶的心理或生理反应,如此反复实施,结果使不适行为与厌恶反应建立了条件联系。以后尽管取消了附加刺激,但只要求助者进行这种不适行为,厌恶体验照旧产生。为了避免厌恶体验,患者不得不中止或放弃原有的不适行为,其原理是经典的条件反射。厌恶疗法必须针对一定的靶行为,选用的厌恶刺激必须是强烈而及时的。常用的有药物刺激、电刺激、想象刺激等。可以用来治疗烟瘾、酒瘾等行为生活方式问题,也可用来治疗各种强迫症和各种变态行为。

二、群体干预

不良行为生活方式具有一定的社会性、播散性,使得针对群体的干预成为可能,而针对群体的干预成本低、效益高,值得大力推广。例如,在企业中,可能职工都面临着心理压力大,但缺乏有效的缓解压力的方法,针对这一个群体共性的问题进行干预效果较好。

(一)健康教育

实践证明,健康教育是改变群体不良行为生活方式的最好方法之一。

1. 注意运用恰当的健康教育理论做指导 运用健康教育,首先要注意理论的运用,健康教育理论很多,最基本的理论是知 – 信 – 行的理论,即通过改变健康教育对象的认知,来改变其健康信念,进而改变其不良行为生活方式。健康信念模型认为,一个人的行为是他的期望所决定的,一个人的价值判断影响行为的发生,这与个人的价值期待有关。在运用健康信念模型来解决问题时,分为两个阶段,第一个阶段是认识到问题的严重性,开始有改变的打算。其次是觉察行为方式改变带来的好处,同时面临着困难。如果这种好处是明显的,而困难是可以克服的,在适当的时机下就会启动健康行为生活方式。如果这种行为生活方式需要维持很长时间,那么必须依赖自我效能(self-efficacy)才能维持。自我效能是指一个人对自己能够成功地采取行动,并获得期望结果的信心。

2. 注意健康教育内容的科学性、针对性与效用 近些年来,我国兴起了保健热、养生热,这是社会对卫生保健需求的提高,是一件好事,但也出现了一些非科学的健康教育,如吃生茄子,许多保健品被宣传成了药品,这都是极不严肃的,甚至是违法的。健康教育首先必须符合科学理论,有循证医学的研究作基础;其次是具有明确的针对性,针对某一个人群进行健康教育,如慢性病人、孕产妇、高危人群等;最后,实事求是、务求实效,既是健康教育追求的目标,也是健康教育追求的结果。

3. 注意增强健康教育的方式亲和性 改变健康教育单纯说教的陈旧观点,将健康教育的内容、形式进一步更新,使内容具有权威性、科学性、大众性;使形式具有吸引性、生动性和动态性,尤其是随着多媒体技术的发展,充分利用动画、影视技术传播,能够迅速提高公众的健康知识认知水平。

(二)团体心理咨询

团体心理咨询是在团体情境中提供心理帮助与指导的一种心理咨询与治疗形式。这是一种旨在通过团体内人际交互作用,促进个体在交往中通过观察、学习、体验、认识自我、探讨自我、接纳自我,调整改善与他人关系,学习新态度与行为方式,以发展良好的生活适应过程。

主要形式是由1~2名领导者作为主持,依据团体成员问题的相似性特点,组成课题小组,小组少则3~5人,多则十几人到几十人。通过共同的商讨、训练、引导,解决成员的心理问题,达到改善人际关系、增强社会适应能力、促进人格成长之目标。

(三)社会工程干预

> **知识链接**
>
> ### 团体心理咨询之父——普拉特
>
> 20世纪初,由于受科技发展水平及医疗条件的限制,患了肺病的病人缺乏有效的治疗方法,患者终身带病并传染他人,为社会人士所恐惧、回避,得不到世人的接纳与理解,这对病人无疑于雪上加霜。因此,患了肺病长期住院的病人情绪低落,意志消沉,心情抑郁。1905年,在波士顿做内科医生的普拉特见此情景,将住院的20多位肺病患者组成了一个团体,他称这为class,采取讲课、讨论、现身说法的形式开展团体心理治疗。团体每周聚会1~2次,普拉特亲自向患者讲解有关肺病的常识、治疗及疗养方法,鼓励团体成员,激发他们战胜疾病的勇气和信心。还专门请几位适应较好的患者,为其他患者现身说法,讲述他们如何面对疾病不气馁,克服身心适应不良,以积极态度对待疾病的事实,为其他患者树立了榜样,提供了示范,从他们身上看到了希望。通过团体讨论,成员在认识上相互启发,情感上相互理解支持,消除了因肺部疾病而产生的沮丧情绪与消极态度,改变了不适应的心理行为,能够乐观地面对疾病,面对现实,面对生活。
>
> 资料来源:心理咨询师(二级,技能部分),民族出版社,2011

1. 社会设施干预 通过某些社会设施干预可以取得很好的效果。如在小区设置健身场地和器材,人们锻炼身体的热情会大增。在马路中间设置隔离栏,交通事故会大大地降低。在小区安装摄像头,会降低偷盗和人身伤害案件。

2. 公共政策干预 狭义的公共政策是指政府等决策部门对公众利益和公众行为的规制和分配的措施。广义的公共政策是指政府及立法机构制定的对公众利益和公众行为的规制和分配,包括法律在内。在此,我们讨论的是广义的公共政策。公共政策干预的效益最高。研究发现,美国实行"安全带法"以后,车祸的死亡率大幅度降低。当然,政策能否取得实效,政策方案只是第一步,关键还要看执行是否到位,监督、评估是否及时有效,政策主体是否以身作则等。

3. 组织干预 即对不合理的组织结构和行为进行改变,达到干预的目的。在现代社会,组织干预大有作为。当前人们的压力过大是一个严峻的社会心理问题,如果组织机构也能进行一些合理的设计,就会有效的缓解人们的压力,如组织工

笔记

人做工间操,很简单的设计,就可以有效缓解人们的压力;课间组织中小学生做眼保健操,也可以有效地保护学生的视力。组织策略也常用于行为干预中,组织改变理论是组织变化要经历的一系列阶段:问题界定、行动启动(采纳)、实施和定型化。

案例7-2

美国新泽西州州长现身说法

美国新泽西州州长科赞2007年4月12号在新泽西州州际高速公路上遭遇车祸。当时,他坐在一名州巡警驾驶的车子的前排,由于他没有系安全带,造成腿骨、肋骨和颈椎骨多处骨折,伤势严重,被紧急送往医院接受治疗。伤势好转后,科赞州长出面向公众表示道歉,并按照本州法律的规定交纳了46美元的罚款。另外,他还配合"美国国家公路交通安全管理局"进行安全驾车宣传。他在一个公益广告片中敦促人们上车后一定要系上安全带。他说:"你好,我是新泽西州州长科赞,我差点就死了。4月12日,我在车祸中受了重伤,体内失血一半多,18处受伤,15处骨折,我在加护病房被看护了8天,不得不靠呼吸机维持生存,在医生的精心护理下,我才奇迹般生还。本来我只要系好安全带就没事了,现在我不得不承担自己错误的后果,但是你不需要这样,系上安全带吧!"

资料来源:美国开车安全带法及其执法情况,www.148com.com

三、不同场所的干预

(一)家庭干预

家庭是社会的细胞,人们的不良行为生活方式的产生大都来自家庭,现代医学开始关注家庭,产生了家庭医学,为家庭不良行为生活方式的观察、研究与干预提供了丰富的经验。对高脂、高盐饮食的干预,需要以社区为范围,以家庭为单位进行干预,我国天津等地从家庭入手干预不良行为生活方式,在降低慢性病的发病率方面取得了很好的效果。

(二)社区干预

社区是对不良行为生活方式和心理问题干预的重要场所,我国目前的卫生服务基层组织是在社区,大力发展社区卫生服务和社区干预是我国目前的重要任务,形成集医疗、预防、保健、康复、健康教育与健康促进以及计划生育六位一体的服务,其中会大量涉及行为生活方式干预的内容。目前的社区干预,重点在于提高全科医生和护士的理论水平和干预技能,以提高干预的效果。其次应建立预防、保健、健康教育领域干预的合理制度安排,使干预可持续发展。

(三)学校干预

学校是理想的干预场所,学生正处在心身的快速发展阶段,有利于显现干预

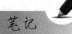
笔记

效果。可以针对不同阶段,进行不同的干预,对大、中、小学生进行交通安全行为、消防逃生行为、防盗防暴行为、日常健康行为、性道德与性行为、控烟、控酒行为等方面的教育。

(四)工作场所干预

对儿童、青少年来说,家庭和学校是行为生活方式干预的最佳场所。而对成年人来说,工作所在地是干预的良好场所,运用适当的方法,改变职工的饮食行为、运动行为、工作行为,减缓、疏导他们的心理压力大有作为。对企业事业单位,应分析工作的性质特点,分析压力的主要来源,有针对性地进行集体干预,对于特殊的问题,可以进行个体干预。

(五)医院干预

医院是病人聚集的地方,病人,尤其是一些慢性病病人,急需要生活方式指导,患病以后,病人的心理有一定的改变,这时特别容易听专业人士的话,容易将科学知识入脑,并转化为自己的行为。现在不少医院的一些科室开设了"患者之家",有的设有"健康教育室"等,为改变病人的心理、行为生活方式做了大量的工作,取得了成熟的经验,值得进一步推广。

本 章 小 结

1. 心理(mind)是心理现象的简称,心理现象包括心理过程和人格,心理过程又可分为认知过程(cognition process)、情感过程(feeling process)、意志过程(will process),简称知、情、意。人格包括个性倾向性和个性心理特征。知、情、意、人格都会影响到人们的健康,对性格类型、气质类型、情绪都有专用的量表来进行测量。

2. 心理健康是指心理形式协调、内容与现实一致,人格相对稳定。心理不健康是一种动态失衡的过程。心理不健康状态可以含一般心理问题、严重心理问题和神经症性心理问题(可疑神经症)。心理不健康是心理咨询的范围。心理异常是指偏离了"三原则"的心理状态。心理异常一般属于精神科医生工作的范围,已经不是心理咨询师的工作对象了。我们讨论的心理因素与健康,重点涉及的是心理因素对躯体健康的影响。

3. 心理学中将"stress"译成应激或压力,压力理论出现综合化的趋向,一个人在面对生活事件或小的生活困扰时,认知系统、人格特征作为中介系统对压力的适应起到了增益或消解的作用;良好的社会支持系统也消解了压力的作用;个体的生物调节系统:神经—内分泌—免疫网络系统也起到了重要的中介作用。因此,压力的后果不仅取决于人们面对的压力的大小,也与个体的上述三个中介系统有关。压力可以通过生活事件再适应量表、日常生活中小困扰量表及知觉压力问卷等进行测量。

4. 行为是心理的外显表现,生活方式是一种连续性的行为。不良行为生活方式的形成有其生理因素、心理因素与社会因素。健康生活方式是对健康的一种适宜行为,WHO提出了包括合理膳食、戒烟限酒、适量运动、心理平衡四个方面。不良生活方式主要有吸烟、酗酒、高脂饮食、高盐饮食、过量饮食和缺乏运动等。

5.针对不良行为生活方式和心理问题的干预,运用群体的干预方式效益较高,如健康教育、团体心理咨询与工程、组织干预等。针对个别性的问题可采用个体干预。对青少年应重视家庭、学校场所的干预,对成年人应重视工作场所和社区的干预。对病人应重视医院内的干预。

关键术语

心　理	mind	行　为	behavior
认知过程	cognition process	生活方式	life-style
情感过程	feeling process	性　格	character
意志过程	will process	气　质	temperament
人　格	personality	情　绪	emotion
压　力	stress		

讨论题

1.试分析一个人的个性、压力、认知与行为生活方式的内在联系。

2.谈谈人的生物属性、心理属性与社会属性三者之间的关系及对健康的影响。

思考题

1.填空题

(1)心理过程又可分为_____、_____和_____过程。

(2)压力是由_____、_____和_____三方面要素所构成。

2.单选题

(1)健康生活四大基石不包括(　　　)

　　　A.合理膳食　B.戒烟戒酒　C.适量运动　D.心理平衡

(2)合理情绪疗法的ABC理论中的B是(　　　)

　　　A.诱发事件　B.情绪行为反应　C.不合理信念　D.不良情境

3.名词解释

(1)行为

(2)生活方式

(3)情绪

(4)生活事件

4.问答题

(1)试述不良行为生活方式产生的社会学观点。

(2)试述A型性格的特征。

(郭继志)　笔记

第八章

生命质量评价

学习目标

通过本章学习,你应该能够:

1. 掌握生命质量、健康相关生命质量的概念、生命质量评价的内容及应用。
2. 熟悉生命质量评价量表的分类、构建及量化技术。
3. 了解生命质量研究的起源与发展和常用生命质量评价量表。

章前案例

生命的追求

生命的终极目标只有一个:死亡。人人都知道要走向这个目的地。那么,生命在追求什么?

有一个关于安乐死的故事,说是有一个人生活在贫穷和苦恼之中,他祈求上帝哪怕让他幸福10天,然后快乐地死去,他这一生也算满足了。于是上帝派天使侍奉,他十分满足而幸福地度过了10天。然而在生命的最后一刻,他祈求上帝让他再活下去。"活着的感觉真好!"他说。上帝微笑不语。在花香四溢和贪婪的呼吸中,他闭上眼睛享受着安乐,结束了生命。

这个故事将人的欲望和生命的追求折射得淋漓尽致。

它告诉我们,生命其实在追求两点:一是活得长,二是活得好。如果把"活得长"称为数量,把"活得好"称为质量,生命其实就是在追求数量和质量的统一。生命不是追求目的,而是追求过程。

据2002年9月25日健康报报道,有甲、乙、丙三个人,他们在同一天出生,顺利经历了婴儿期、少年期,到达了青年期,很快进入中年期。他们努力地学习和工作,并愉快地生活着,直至在不同的某一天,各自发生不同的变故:甲在A点突然直接跌至E点而死亡;乙是在B点慢慢地下滑至E点死亡;而丙则是先是从C点比较突然地跌至D点,再从D点缓慢地拖延至E点而告死亡。十分巧合,甲、乙、丙三人最后死在了同一天。

笔记

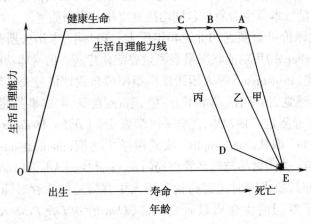

图8-1 年龄与生活自理能力关系图

仔细地观察图8-1,可引出三个问题:

1. 甲、乙、丙三个人的寿命是否相同?

2. 谁的生命质量更高?

3. 如何评价生命质量?

资料来源: 根据2002年9月25日健康报改编

在生物医学模式的影响下,人们对健康的认识仅限于不生病,对疾病疗效的评价也仅限于生理的客观指标,即症状、体征的消失或好转,评价人群的健康状况也仅是用死亡率、发病率、患病率、生存率等反映负性健康的指标。但是,作为具有各种心理和社会活动的人,不仅要存活,而且希望不生病、活得好、活得愉快。近20多年来,随着人们这种认识的提高、疾病谱的改变及医学模式的转变,医学界引入了生命质量的概念,从个体主观感受的角度综合评价人群的健康状况。

第一节 概　述

一、生命质量研究的起源与发展

生命质量(quality of life, QOL),又称为生活质量、生存质量,最初是社会学概念,由美国经济学家加尔布雷恩(Calbraith)在20世纪50年代末提出。社会学意义上的QOL可分为宏观、微观两个层次。宏观层次研究人口群体的生活质量,如世界、国家和地区人口的生活质量; 微观层次研究个体和家庭的生活质量。20世纪70年代末,医学领域广泛开展了生命质量的研究,探索疾病及其治疗对生命质量的影响,形成 "健康相关生命质量(health related quality of life, HRQOL)" 的范畴。HRQOL的提出,与医学模式的转变和对健康观念的重新认识有关,其作为一种新的医学评价技术,全面评价疾病及治疗对病人造成的生理、心理和社会生活等方面的影响。生存质量多用在临床研究,评价慢性病患者生存期的生命质量,社会医学的研究对象除患者外,更多涉及普通人群、健康人群等,研究对象广泛,故常用生命质量。本章生命质量名词均指健康相关生命质量。

生命质量评价可追溯到20世纪40年代末。1948年,卡诺夫斯基(Karnofsky)和布亨纳(Burchenal)用功能状况量表测量癌症化疗病人的身体功能状况。1976年,普利斯特曼(Priestman)等人用线性模型模拟自我评估量表对乳腺癌病人化疗前后的健康感觉、情绪、活动水平、疼痛、恶心、食欲、家庭事务能力、社会活动和焦虑水平进行测定。1977年,美国《医学索引》(*Index Medicus, IM*)第一次用"quality of life"取代"philosophy"收入医学主题词(medical subject headings, MeSH)。1985年,美国食品与药品管理局(Food and Drug Administration, FDA)开始在接受新药时,要求同时递交药物对病人生存质量和生存时间影响的资料。1992年,出版了专门的生命质量研究杂志(*Quality of Life Research*)。1993年,成立了国际生命质量研究协会(International Society for Quality of Life Research, ISOQOL)。

知识链接

国际生命质量研究协会(ISOQOL)简介

ISOQOL是一个跨学科学术团体,成立于1993年,目标是推动健康相关生命质量学术研究,包括有关概念、测量与应用。该学会鼓励在北美和西欧以外的国家和地区建立国家和地区分会,希望这些国家和地区分会可促进该国家和地区健康相关生命质量研究的发展,以及研究人员的国际交流与合作。

现在,越来越多的华人开始致力于健康相关生存质量的研究,包括中国内地,香港,澳门和台湾地区以及一些有大量华人的国家。但由于诸多原因,亚洲地区的生命质量研究人员未能经常参加由ISOQOL在欧美地区组织的国际学术会议,13名内地、港台ISOQOL会员发起成立地区分会,并组织了筹备委员会。经多轮讨论和咨询,ISOQOL董事会在2007年年中同意了分会的成立,命名为"国际生命质量研究学会-亚洲华人分会"(ISOQOL-Asian Chinese Chapter, ISOQOL – ACC),通过了分会的使命和目标如下:①推进华人地区生存质量研究人员的合作、教育和成果共享;②鼓励讨论中华文化及语言对生存质量研究的影响及其独特性;③促进华人地区生命质量研究人员与世界其他地区研究者的联系;④鼓励地区性的信息交流,如通过网站、新闻通讯、地区会议、培训班等方式。

资料来源:http://www.isoqol.org/

二、生命质量的相关概念

(一)生命质量的概念

多年来,不少学者对生命质量的概念进行了探讨,但往往从各自专业的角度出发进行理解,从而导致了生命质量的多义性和复杂化。如社会学方面强调人

笔记

们的社会功能,在心理学上着重于个人的精神状态,临床医学上则注重如何减轻病人的症状和痛苦。WHO将生命质量定义为:不同文化和价值体系中的个体对与他们的生活目标、期望、标准,以及所关心的事情有关的生存状态的体验。该定义强调生命质量中的文化背景、价值观念和个人的主观体验。

总的来说,生命质量(quality of life, QOL)是指以社会经济、文化背景和价值取向为基础,人们对自己身体状态、心理功能、社会能力以及个人综合状况的感觉体验。生命质量反映了个人期望与实际生活状况之间的差距,差距越大,生命质量就越差。因此,生命质量实际上测量的是两个方面的内容:一是个人期望值,个人期望值越高,生命质量相对就越低;二是实际生活状态,实际生活状态越差,生命质量也就越差。

知识链接

生命质量新说

美国加州大学的一位教授对人的生命质量提出新说:"生得好,活得长,病得晚,死得快。"就是告诉人们:健康地活着。

一是"生得好":不但是指五官端正,更重要的是没有疾病,尤其是没有遗传疾病。

二是"活得长":就是希望每个人都能长命百岁。一般而言,女性比男性平均寿命长2岁到6岁,但是,如果男性注重自我保护,自我保健,同样可以延年益寿。

三是"病得晚":给我们的启发是,即使你能活到88岁,可你在20岁就开始生病,病情折磨你60多年。这一辈子还有什么幸福可言? 所以,我们要保持健康的体魄,要让疾病晚点来。

四是"死得快":就是身患疾病的时间短,如果一个人87岁得病,88岁去世,这样既减少了本人的痛苦,又减轻了家庭和社会的负担。

资料来源:卫红.生命质量新说.广西质量监督导报.2010,2:43

(二)生命数量与质量

生命数量(quantity of life)是指个体生存时间的长度。这是一个客观性较强的健康评价指标。生存分析和期望寿命研究都属于生命数量研究的范畴。生命数量和生命质量相互联系、相互制约,是人类生存的两个方面。生命数量是生命质量的基础,只有具备一定的生命数量,才能谈及生命质量。因此,生命质量评价主要应用于患慢性病或其他有一定生命数量基础的人群。

追求最大的生存时间和最高的生命质量是人类的最终目标,生命质量与生命数量是统一的。但有时生命数量与生命质量亦形成对立,人们可能不得不牺牲一定生命数量来换取更好的生命质量,反之亦然。

笔记

案例8-1

墓碑上的闪光时刻

有一个年轻人,是一个背包族。一天黄昏,他发现沿着他走的路,旁边有大片的田地,田里前方有几个隆起的坟包,还有立起来的墓碑。走近一瞧,他怔住了,墓碑上墓主人的年龄让他不由得大吃一惊:"怎么? 只有2岁?"借着微弱的光线,他又看了几个,发现几乎所有的墓碑上,无论是什么人,名字旁边的年龄都不超过5岁:有3岁、4岁、3岁3个月、1岁3个月、2岁……他觉得好奇怪! 一位白发苍苍的白胡子老人帮他揭开了这个秘密。

"在我们这里,记载一个人的寿命,从来不会看他到底活了多久,而是看他一生当中闪光时刻加在一起有多长。比如说,开心地放声大笑;比如说,体会到生命是那样的幸福和美好;比如说,突然间有了智慧,明白了自己在干什么,并且很享受当下的生命。这一系列的时间我们把它叫做'闪光时刻'。我们认为,这才是生命真正活着的时间,我们每天都会作一个记录。到老的时候,我们只看这样的时间,这才是我们真正的寿命。"

资料来源:阿勋. 开启潜意识:看透你未知的心. 北京:中信出版社,
2010

(三)健康相关生命质量

尽管生命质量涵盖的内容非常广泛,但涉及医疗卫生领域后,健康是其核心。健康状态的好与坏直接决定了生命质量的水平。为此,引入了健康相关生命质量的概念。

健康相关生命质量(health-related quality of life, HRQOL)是指人们在病伤、医疗干预、老化和社会环境改变的影响下的健康状态,以及与其经济、文化背景和价值取向等相联系的主观体验。健康状态和主观体验构成了健康相关生命质量的主要内容。健康状态是从身体、心理和社会等三方面来描述人们的功能状态,是生命质量中相对较为客观的成分。主观体验是指人们的需求和愿望得到满足时所产生的主观反应,属生命质量的主观成分。

三、生命质量评价的特征

尽管不同学科对生命质量的定义和内容有所不同,且研究对象和方法丰富多样,但总体说来,生命质量评价具有一些共同特征:

1. **评价内容的综合性** 虽然不同研究选择的指标各有不同,但不能用一个方面的内容代表生命质量,必须涵盖多个方面的内容。对于健康相关生命质量的评价,基本都包括了躯体功能、心理状态、社会适应能力和主观体验四个方面。有的研究还将死亡作为参考状态,同其他待评价状态相比以确定生命质量的分值。

笔记

2. **评价指标的主观性**　生命质量评价是一种个体主观的评价,是通过了解被评价对象的功能状态和自我感受进行评价,一般是被评价对象根据自己的状态进行自我判断。

3. **生命质量的动态性**　一般认为,生命质量应该随时间的变化而变化。随着生命数量的增加和健康状态的改变,人们对自身功能状态的期望会因生理功能或社会功能的变化而做相应的调整,继而改变对自身功能状态的评价标准。如一个个体在不同的年龄阶段对生命质量的主观感受会有所不同,慢性病患者在不同时期对生命质量的自我评价存在显著差异。进行健康相关生命质量评价,能较好地反映出疾病的严重程度、治疗效果、衰老导致的功能减退和其他卫生保健措施的作用。

知识拓展

生命质量测评的"反应转移"现象

　　老年人随着生理功能的退化,会逐渐降低对于功能状态的期望或调整功能状态的评价标准;慢性病患者发病前后,不仅对生命质量的领域,而且对这些领域的相对重要性的评价都发生了变化。如截瘫的新发病人,客观的健康状态和主观的生命质量评价都很低,而患病多年的截瘫病人,虽然客观健康状态可能更差,但主观生命质量的评价却相当不错。生命质量自我评价的变化,或称为生命质量测评的"反应转移"现象"response shift",在自我管理项目、姑息护理中可能是一种期望结果,而在另外一些情况下可能是对干预或治疗效果的混淆因素。在生命质量测评中识别和测量反应转移,可以帮助理解生命质量的变化,更准确地反映疾病影响和治疗效果。

资料来源:李鲁.社会医学.北京:人民卫生出版社,2012

第二节　生命质量的评价内容

　　根据健康相关生命质量的基本概念和构成,生命质量评价是指具有一定生命数量的人在一定时点上的生命质量表现。通常包括生理状态、心理状态、社会功能状态、自评健康和满意度四个维度,此外,针对具体疾病的量表还包括疾病症状等内容(表8-1)。生理、心理和社会功能状态是生命质量的重要内容。任何一种疾病或损伤,都会导致这三方面功能的改变;反之,这三方面功能的改变,也能够综合反映个体的生命质量状况。

一、生理状态

　　生理状态反映个人体能和活动能力的状态,是生命质量最基本的组成成分,主要包括以下三个方面:

　　1. **活动受限**　指日常生活活动能力由于健康问题而受到的限制,包括三个层次:一是躯体活动受限,如屈膝、弯腰、行走困难等;二是迁移受限,如卧床、室内活动受限、不能利用交通工具等；三是自我照料能力下降，如不能自行梳洗、穿衣和进食等。通常所说的基本日常生活活动能力（basic activities of daily living, BADL）是指穿衣、进食、洗澡、上厕所、室内走动等五项指标，这是康复评价最常用的指标。

2. **角色功能受限**　角色（role）是由经济、职业、文化背景等因素决定的个人在社会关系的位置，以及与其位置相适应的社会义务、责任和社会功能。健康问题常引起角色功能受限，包括主要角色活动的种类和数量受限、角色紧张和角色冲突等。角色功能不仅反映病人的生理状态，而且还受心理状态和社会生活状态的影响，是反映病人生命质量的一个综合性指标。

3. **体力适度**　主要指个人在日常活动中所表现出的疲劳感、无力和虚弱感。许多疾病并不导致躯体活动受限，但通过降低病人的体力而使其角色功能下降。体力适度是一个相对概念，不同的社会角色在日常活动中所支付的体力是不同的，因此，病中或病后所表现出的体力适度也是不同的。

表8-1　生命质量评价的基本内容

概念/分类	定义/指征
满意度与幸福感	健康需求满足程度的判断及综合感觉
对健康总的感受	自我判定健康、感到健康或担忧健康
生理状态	
活动受限	在躯体活动、移动和自我照顾方面受限
体力适度	进行一般的体力活动无疲劳感和虚弱感
角色受限	如工作、学习和家务等通常角色活动受限
心理状态	
情绪反应	对事物的体验，包括压抑、忧虑、痛苦和恐惧
认知功能	意识、机智、定向、推理及记忆力
社会状态	
社会交往	与人们、亲人和朋友交往的频率
社会融合	以成员身份参与社会组织活动
社会接触	与亲友交往、参加集体活动
亲密关系	获得亲密感和支持感
机会	因健康而达成机会平等
社会资源	社会关系、网络的数量和质量
疾病	
主诉	病人自述生理和心理症状、感觉、疼痛或其他不能直接观察的感受
体征	体检发现的缺陷与异常表现
自我报告疾病	病人自述有病或损伤
生理测定	生理测定读数及临床解释，如脉搏、血压等

笔记

续表

概念/分类	定义/指征
组织改变	病理学证据
诊断	临床判断的证据
失能	因健康问题带来的工作能力丧失
死亡	死亡率、生存率

二、心理状态

所有的疾病都会给病人带来不同程度的心理变化,主要是情绪和意识变化。情绪反应和认识功能的测定是生命质量评价又一个重要的组成部分。

1. 情绪反应 情绪是指个体感知外界事物后所产生的一种体验,包括正向体验如愉快、兴奋、满足和自豪等,以及负向体验如恐惧、抑郁、焦虑和紧张等。情绪反应是生命质量测量中最敏感的部分,不仅直接受疾病和治疗措施的影响,病人的生理状态和社会功能状态的变化,而且也会间接地从情绪反应中表现出来。

案例8-2

长期工作压力可导致心理扭曲

一位中学教师说:"我一向不服输,过去工作再苦再累我都能忍受,可近来不知什么原因我开始变得脆弱、多虑,常常是事情还没开始做,便事先设想出多种后果,老是担心课程教不好,担心教学质量上不去,担心最后考不过别的班级……总之,考不完的试,干不完的活,操不完的心,压得我透不过气来,整日惶恐不安、心绪不宁,几乎无法正常工作和生活!我的情绪通常在无法预知的情况下突然爆发,弄得我的家人和周围的朋友比我还紧张。我才33岁,但每天都感觉很疲劳,有时竟然连一些和生活有关的事情和数字都记不住,情绪也常常焦虑。"这反映出在当前教学任务繁重,升学压力过大,工作超负荷的现实情况下,部分中学教师的心理健康状况令人担忧。

资料来源:刘勇强. 教师心理问题有多严重. 心理世界,2005,11：57-60

---

2. 认知功能 认知功能包括时间与地点的定位、方向识别能力、思维、注意力和记忆力等,它们是个人完成各种活动所需要的基本能力,是生命质量评价的重要内容之一。几乎所有疾病的晚期阶段和达到一定年龄段的老年人,都伴有认知功能障碍,包括机智、思维、注意力和记忆力的损失。但是,由于认知功能的改变是渐进的,因此认知功能在生命质量测量中不是一个敏感指标,是否纳入生命质量测量内容要依据研究目的和对象而定。

笔记

三、社会功能状态

社会功能状态表现为个人的社会交往状况和从所拥有的社会资源中获得的社会支持程度。

1. 社会交往 除了社会角色功能外,社会交往是人的一种基本需要。有无能力满足社交需要是衡量一个人能否正常生活的标准之一。根据社会交往的深度,可分为三个层次:一是社会融合,指个人属于一个或几个高度紧密的社会组织,并以成员身份参与活动;二是社会接触,指人际交往和社区参与,如亲友交往和参加集体活动等;三是亲密关系,指个人关系网中最具亲密感和信任感的关系,如夫妻关系。许多疾病和治疗都会给病人造成主观或客观上的社交困难。这些社会交往功能的下降,最终导致社会支持力下降,心理上的孤独感和无助感,以及个人机会的丧失。

2. 社会资源 社会资源不能被直接观察,生命质量中的社会资源(social resource)是指个人的社会网络与社会联系,包括网络的数量与质量。网络数量指可能与评价对象交往的朋友、亲属、邻居、同事等的数目。质量则指各种人际关系的紧密程度,即评价对象可能得到社会支持的强度。社会网络通过社会接触给予个人情感性或工具性支持,如激励、同情、经济援助等。

四、自评健康与幸福感

1. 健康自评和生活评价 指个人对其健康状态、生活状况的自我判断,是生命质量的综合性指标。健康自评可以是对个体目前综合健康状态的自我评价,也可以是对自己将来健康发展趋势的自我评价,反映了个体对当前健康的认识及未来健康的期望。自我生活评价是个人对其生活的某个领域的自我评价,如经济状况、婚姻家庭生活、职业、闲暇活动、社会生活等,或对生活诸方面综合状况的自我评价。

2. 满意度与幸福感 二者同属于当个人需求得到满足时的良好情绪反应。满意度是对待事件的满意程度,是人的有意识的判断。而幸福感是对全部生活的综合感觉状态,产生自发的精神愉快和活力感。在生命质量评价中,满意度用来测定病人的需求满足程度,幸福感用来测定病人整个生命质量水平。

五、针对特殊人群的评价内容

一些针对特殊人群或特定疾病的生命质量评价量表,常常包括反映特殊人群特征或症状等疾病特异的内容。评价内容应针对研究问题所涉及的目标,体现被评价对象的特征及其所关注的问题。如对麻风患者来说,社会歧视和自卑心理应纳入心理状态的测定。此外,评价内容应敏感、可操作性强。

第三节 生命质量评价量表

一、生命质量评价量表的分类

根据评价目的和评价对象不同,可以将量表分为不同的类型。

笔记

（一）根据评价目的分类

1. **鉴别量表（discriminative scale）** 某些测量的主要目的是为了将评价对象按生命质量特征区分开，如在0分至1分或100分之间形成一定的分布，或将人群划分为优、良、中、差等不同的类型，称为鉴别，用于此种目的的量表称之为鉴别量表。

2. **预测量表（predictive scale）** 生命质量评价的目的是为了预测病人的预后所使用的量表属于预测量表。

3. **评估量表（evaluative scale）** 大多数情况下，生命质量评价的主要目的是为了评价各种状况和干预措施对评价对象生命质量所产生的影响。

（二）根据评价对象分类

1. **普适性量表（generic scale）** 也称通用型量表，此类量表可以用于所有人群，但是主要适用于一般人群的生命质量测定，主要反映人们生命质量中的共同特性，如SF-36。这类量表中除了反映基本生活功能的内容外，往往还有许多反映精力、活力、运动等功能的内容，能够比较各种不同疾病或状况的人群生命质量差异。

2. **特异性量表（special scale）** 普适性量表虽然也可以用于特殊人群或特定疾病，但针对性不强。针对特殊人群或特定疾病的生命质量测量工具应包含与人群特征或疾病密切相关的内容，如疾病症状等。这类量表一般属于专用量表，只能用于特定人群或疾病，能够将特定人群的生命质量差异或特定疾病对生命质量的影响反映出来，如癌症病人生活功能指标量表等。

二、常用生命质量评价量表

健康相关生命质量评价多数采用量表的方式进行。目前世界范围内生命质量评价量表多达数百种，尽管各种问卷的适用对象、范围和特点各异，但都是从健康相关生命质量的基本概念和内容出发，提出问题、构建问卷。有代表性的量表有Karnofsky功能状况量表（Karnofsky performance status，KPS）、诺丁汉健康量表（Nottingham health profile，NHP）、疾病影响量表（sickness impact profile，SIP）、良好适应状态指数（quality of well-being index，QWB）、癌症病人生活功能指数量表（functional living index cancer scale，FLIC）、36条目简明健康量表（the MOS 36-items short form health survey，SF-36）、世界卫生组织生存质量测定量表（the WHO quality of life assessment instrument，WHOQOL）等。HRQOL的研究已深入到医学的各个领域，问卷的发展趋势也越来越专门化。

（一）国际常用生命质量评价量表

1. **良好适应状态指数** 生命质量评价中，死亡的生命质量为"0"，功能与感觉良好的状态为"1"，生命质量客观地反映为1~0频谱时点状态。据此，Kaplan RM于1976年提出良好适应状态指数（QWB）。Kaplan研究发现：QWB与人群总的良好适应状态的自我评价水平呈预期正相关，与年龄、慢性疾病患病人数、有健康问题主诉的人数、就诊人数及有不良功能症状的人数呈预期的负相关。他认为，QWB能概括各种功能或症状水平，能对濒死状态或其他难以诊断的复杂疾

病人群健康状况进行测量,是一个比较理想的、从正向角度来评价健康状况的指标。QWB评价量表包括以下两个部分:

第一部分是有关病人日常生活活动方面的内容,包括移动(mobility, MOB)、生理活动(physiological activity capability, PAC)和社会活动(social activity capability, SAC)三个方面,每个方面下设3~5个等级描述。

第二部分包括22个症状及健康问题综合描述(complex, CPX),这些症状和问题几乎包括了所有疾病可能出现的问题。最后,按公式综合所有评价指标,得出对生命质量的评价(W)。计算公式为:

$$W = 1 + (CPX) + (MOB) + (PAC) + (SAC)$$

2. 36条目简明健康量表(SF-36) 36条目简明健康量表(SF-36)是由美国波士顿健康研究所在医疗结构研究调查表(medical outcomes study, MOS)的基础上开发出来的通用性简明健康调查问卷,它适用于普通人群的生命质量测量、临床试验研究和卫生政策评价等。

SF-36量表包括36个条目,评价健康相关生命质量的8个维度(表8-2),分别属于"生理健康"和"精神健康"两大类。此外,SF-36还包括另一项健康指标变化(reported health transition, RHT),用于评价过去一年内健康状况的变化。每个维度的最终评分值均以0分为最低值,100分为最高值,分数越高,表明生命质量越好。

表8-2　36条目简明健康量表各维度的解释

维度	英文名称	相关性		含义
		生理健康	心理健康	
生理功能	physical functioning, PF	强	弱	因健康原因生理活动受限
社会功能	social functioning, SF	中	强	因生理或情感原因社会活动受限
生理职能	role-physical, RP	强	弱	因生理健康原因角色活动受限
躯体疼痛	bodily pain, BP	强	弱	疼痛程度及其对日常活动的影响
精神健康	mental health, MH	弱	强	心理压抑和良好适应
情感职能	role-emotional, RE	弱	强	因情感原因角色活动受限
活力	vitality, VT	中	中	个体对自身精力和疲劳程度的主观感受
总体健康	general health, GH	中	中	个体对自身健康及发展趋势的评价

1991年,由国际生命质量评价项目(international quality of life assessment, IQOLA)发起,制定标准程序,包括翻译、性能测试、常模制定三个阶段,研究SF-36量表在其他国家的适用情况,以利于多国临床试验和国际比较研究,同时使SF-36在各国的应用达到统一的程序化管理。目前,SF-36量表在40多个国家发展了各自的语言版本,是一个被普遍认可的生命质量测评量表。浙江大学医学研究所首先在全国社会医学年会上报告了内地版SF-36量表研制成果,近年来被国内外医疗科研机构广泛应用。

3. 世界卫生组织生命质量测定量表 世界卫生组织健康相关生命质量量表

笔记

186

（WHOQOL）是世界卫生组织在20余个处于不同文化背景、不同经济发展水平的国家和地区的研究中心共同研制的,用于测量个体与健康有关的生命质量。目前,已经研制成的量表有WHOQOL-100和WHOQOL-BREF。WHOQOL-100包含100个条目,覆盖了6个领域的24个方面,每个方面由4个条目构成,分别从强度、频度、能力和评价四方面反映同一物质。此外,还包括4个关于总体健康和生命质量的问题。WHOQOL-BREF是在WHOQOL-100基础上发展起来的,保留了量表的全面性,仅包含26个问题条目,各个领域的得分与WHOQOL-100量表相应领域的得分具有较高的相关性,适用于生命质量是众多兴趣变量之一的大型研究中。中山大学卫生统计学教研室已经主持研制了中文版WHOQOL-100和WHOQOL-BREF。

WHOQOL-BREF量表包括5个维度,分别是:①生理领域:包括疼痛与不适、精力与疲倦、睡眠与休息、行动能力、日常生活能力、对药物及医疗手段的依赖性、工作能力等7个指标;②心理领域:包括积极感受、思想-学习-记忆和注意力、自尊、身材与相貌、消极感受、精神支柱等6个指标;③社会关系领域:包括个人关系、所需社会支持的满足程度、性生活等3个指标;④环境领域:包括社会安全保障、住房环境、经济来源、医疗服务与社会保障、获取新信息-知识-技能的机会、休闲娱乐活动的参与机会与参与度、环境条件(污染/噪声/交通/气候)、交通条件等8个指标,除以上24个指标外,WHOQOL-BREF还另有两个关于总的健康状况与生命质量的指标,共26个指标。

4. 欧洲生存质量测定量表　欧洲生命质量组织成立于1987年,包括芬兰、荷兰、瑞典、挪威和英国的7个研究中心,是一个多学科的国际研究网络,现在该组织的研究人员已扩展到美国、加拿大、德国、日本、新西兰等国家。欧洲生命质量测定量表(EQ-5D)是欧洲生命质量组织发展起来的一个简易通用型生命质量自评量表,已有51个正式的语言版本。该量表由两部分组成:第一部分,应答者回答在5个方面存在问题的程度:移动性、自我照顾、日常活动、疼痛或不适、焦虑或压抑;第二部分,应答者在视觉模拟尺度(visual analogue scale, VAS)上标记他们总体健康感觉。EQ-5D可补充疾病专门化问卷或其他通用性问卷使用,适合于信访调查或临床环境中。

5. 疾病影响量表　疾病影响量表(sickness impact profile, SIP)是由Marilyn Bergner建立的一个包括12类问题136个条目的量表(表8-3),其中有3类归于生理方面,4类归于心理方面,其余5类各自代表独立的内容。该量表主要用于测量在疾病和治疗影响下的行为改变和角色功能表现。它假定在任何疾病状态下,病人都会有相应的行为变化,可表现在生理、心理和社会等方面。因此,它适宜于测定任何疾病患者的健康状态。

表8-3　疾病影响量表

分类	描述行为的指征	选择条目
SR	睡眠及休息	一天大部分时间我都坐着
		我白天睡觉或打盹

笔记

187

续表

分类	描述行为的指征	选择条目
E	进食	我完全不吃东西,营养靠胃管或静脉输入
		我吃特殊的或不同的食物
W	工作	我完全不工作
		我常对我的同事表现出急躁
HM	操持家务	我现在不做我过去常做的任何家务
		我现在不做家里的重活
RP	娱乐和闲暇	我很少外出娱乐
		我现在不做任何过去常做的体育活动和游戏
A	走动	我走很短的距离常停下来休息
		我完全走不动
M	移动性	我待在一个房间内
		我只在户外很短的时间
BCM	自我照顾和行动	我自己不能洗澡
		我身体活动很迟缓
SI	社会交往	我极少和他人一起参加社会活动
		我尽可能地把自己从家庭中孤立起来
AB	应变行为	我在推理和解决问题上很困难,比如很难制订计划、做出决定和学习新东西
		我有时发生时间混淆和定向困难,比如弄不清楚我在什么地方或方向,周围是谁,今天是几号
EB	情绪行为	我忽然会大笑或尖叫
		我常迁怒和激愤于自己,比如把自己说得很坏,诅咒自己,为偶然遇到的事情责怪自己
C	通讯交流	我写字和打字都有困难
		当我有压力时我不能清楚地讲话

6. 癌症病人生活功能指标量表 癌症病人生活功能指标量表(functional living index scale,FLIC)是由加拿大学者Schipper等人建立,用于癌症病人生命质量自我测试的22条目量表(表8-4)。该量表从癌症病人在日常生活中可能面临的问题入手,比较全面地描述了病人的活动能力、执行角色功能的能力、社会交往能力、情绪状态和主观感受等。

FLIC量表是疾病特异性量表,适用对象是癌症病人,尤其适用于预后较好的癌症病人,如乳腺癌、宫颈癌等患者。内容的描述充分体现了癌症的疾病特征性,着重表现癌症病人常有的对死亡的恐惧和对健康的忧虑等。对疾病和治疗的描述,着重围绕癌症病人常有的如眩晕、疼痛等症状。

笔记

表8-4 癌症病人生活功能指标量表（1~7等级）

指标	等级
1. 今天您感觉如何？	
2. 您对医生的治疗方法的信任程度如何？	
3. 过去两周内，您一直因癌症而感到疼痛吗？	
4. 过去两周内，您愿意去看望朋友，和他们共度时光吗？	
5. 您在多大程度上对癌症造成的健康损害感到恐惧？	
6. 过去两周内，您经常感到眩晕吗？	
7. 过去两周内，您愿意和亲友共度时光吗？	
8. 您能承担日常的家务劳动吗？	
9. 过去两周内，疾病使您感到痛苦吗？	
10. 疼痛或不适是否干扰了您的日常活动？	
11. 按您的看法，过去两周内，您和亲属之间的关系是否因患疾病而破裂？	
12. 今天您是否感到不舒适？	
13. 在过去一个月内，您对自己的工作满意吗？	
14. 您常对自己的生活感到失望吗？	
15. 过去两周内，您的疾病是否给您的亲友造成了痛苦？	
16. 今天，按您的精神状况，您能做一顿饭或其他一些轻微家务活吗？	
17. 今天您的精神状态如何？	
18. 眩晕是否影响您的日常活动？	
19. 您能像患病前一样参加娱乐活动和安排闲暇生活吗？	
20. 有多少时间您在想自己的疾病？	
21. 您能处理好每天的麻烦事吗？	
22. 大多数人都有过压抑感，您常有这种感觉吗？	

（二）中国自主研制的生命质量测定量表

中国生命质量的研究工作始于20世纪80年代中期，起初的工作主要是翻译和综述国外的相关文献及研究进展，随后也通过一些翻译的量表进行普通人群及某些病种的测定。但生命质量测定深深扎根于民族文化土壤之中，带有明显的文化烙印。因此，鉴于中外文化的显著差异，研制和应用具有中国文化特色的生命质量测定量表是十分必要的。

1. 中国人生命质量普适量表 中国人生命质量普适量表（the 35-item QOL questionnaire，QOL-35）由中国医学科学院/中国协和医科大学阜外心血管病医院流行病学研究室研制，包括35个条目，分别属于总体健康和生命质量、生理功能、独立生活能力、心理功能、社会功能、生活条件6个领域和1个反映生命质量变化的条目组成。适用于中国一般人群生命质量测评。

2. 癌症患者生命质量测定量表系列 癌症患者生命质量测定量表系列（quality

笔记

189

of life instruments for cancer patients，QLICP）由昆明医学院公共卫生学院研制，该系列包括我国常见癌症的生命质量测定量表，已完成的有肺癌（QLICP-LU）、乳腺癌（QLICP-BR）、直肠癌（QLICP-CR）、头颈癌（QLICP-HN）等生命质量测定量表。

3. 2型糖尿病患者生命质量量表 2型糖尿病患者生命质量量表（quality of life scale for patients with Type 2 diabetes mellitus，DMQLS）由中南大学流行病与卫生统计学系研制，包括5个维度，共87个条目。其中，生理、社会、心理、满意度4个维度形成正常成年人群共性条目子量表，疾病维度形成2型糖尿病患者特异条目子量表。

三、生命质量评价量表的量化技术

评价对象在回答了生命质量评价量表中的问题后，评价者需要给他们评分，还要将许多问题的评分结果合计为一个总分，那么每个问题是不是都一样重要？是否需要给每个问题也赋予一个权重值，以表示各个问题的相对重要性？这就是生命质量评价的量化问题。常用的量化技术有直接估计、对比评分和效用法等。

（一）直接估计

直接估计法可分为两种情况：一是由研究者直接根据评价对象的回答结果赋值；二是请评价对象对其结果评一个分值。

1. 研究者直接赋值 生命质量评价量表中采用的问题绝大多数是封闭式问题，如果被选答案只有"是"或"否"两种，那么评分值就分别为"100"或"0"。这是最简单的一种赋值方法。但大多数问题并非是简单的二元化问题，往往具有很多连续性的不同回答，如以下问题：

总的来说，您觉得自己的健康状况如何？

①极差　②差　③一般　④好　⑤极好

最常用的评分方法是给上述5个答案分别赋予0、25、50、75、100等5个分值。这种赋值方法虽然简单，但有个前提，各答案之间的距离相等。但事实上，有些答案往往不符合等距离的假设，这就需要采用评价对象评分的方法。

2. 评价对象评分 有些生命质量评价量表采用线性尺度作为答案，要求评价对象直接在尺度上估计自己所处的位置，研究者只需测量评价对象标示的位置至端点的距离，就可以得出答案的分值。这种方法还可以用于确定封闭式问题答案的评分标准及问题的权重值。例如在上述问题中，假如要确定答案"好"的评分标准，需要将一定数量的回答结果为"好"的应答者选择出来，请他们再次回答此问题，而答案则采用线性尺度：

总的来说，您觉得自己的健康状况如何？

0（极差）　　　　　　　　　　　　　　　　100（极好）

这些应答者测量结果的平均值就是答案"好"的评分标准。其余答案的评分标准均可采用相同的方法得出。以后在应用过程中，就不再设线性尺度，只需要求应答者回答封闭式问题,然后用相应的评分标准对答案赋值即可。

同样,量表中每一个问题的重要性也可以要求评价对象用类似的方法标示在线性尺度上,研究者再将其转换为权重值。

(二)对比评分

有时生命质量评价量表中采用的问题或问题的答案没有明确一致的顺序关系,例如疼痛的性质"刺痛"、"绞痛"、"胀痛"等。对此直接估计评分较困难,可采用对比评分的方法确定权重值或评分标准。常用的技术有排序法和配对比较法等。

1. 排序法 选择一定数量的代表性人群,请他们对待评的答案按照对生命质量影响的严重程度排列出一个先后顺序。全部参评者对每个答案所处顺位评价结果的中位数,就是该答案的评分标准。这种方法实际上也假设各答案间的距离相等。

2. 配对比较 如果要量化的答案数量不多,可以要求参加量化的代表性人群对答案进行两两比较,评价答案对生命质量影响的相对大小。这样,就可以计算出有百分之多少的对比结果认为某个答案比其余的答案影响大。从而百分比经过适当数据处理就可成为该答案的评分标准。

(三)效用法

效用(utility)是指人们对某种状况的偏好和满意程度。卫生经济学家常用标准概率、时间转换、等量值、意愿支付等技术确定生命质量的效用值。

1. 标准概率技术 标准概率技术(standard gamble, SG)的基本原理是要求测量对象在一个肯定结果和一个概率结果之间进行选择。概率结果是指概率为P的期望结果与概率为$(1-P)$的非期望性结果,肯定结果是位于二者间的中间性结果。测量时,询问测量对象概率P为多大时,对肯定结果和概率结果均没有倾向性。

图8-2表示标准概率技术测量优于死亡的慢性状态形式。给测量对象提供两种选择,一种是采取医学措施,可能有两种结果:恢复到正常状态并生存到t年,其概率为P;或者立即死亡,概率为1-P。另一种选择是慢性状态i下生存t年。概率P在0~1之间变化,直到测量对象在两种选择之间保持平衡后得以确定,此时慢性状态i的效用值$h_i=P$。

2. 时间转换技术 时间转换技术(time trade-off, TTO)要求测量对象在两

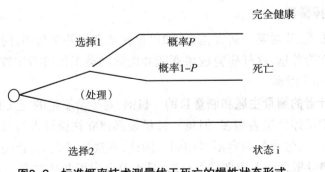

图8-2　标准概率技术测量优于死亡的慢性状态形式

个肯定结果间作出选择,而不用概率的概念,以避免测量对象的理解困难。其基本思想是要求测量对象确定他愿意牺牲多少生存时间来换取更好的健康状态或生命质量,反之亦然。如图8-3,给测量对象提供两种选择,一种是在状态i下生存t年,另一种是在完全健康状态下生存x年。t 是不变的, x 在0~t之间变化,直到测量对象在两种选择之间保持平衡后x得以确定,此时状态i 的效用值为$h_i=x/t$。

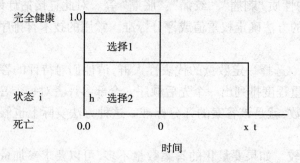

图8-3 时间转换技术测量优于死亡的慢性状态形式

3. **等量值技术**   等量值(equivalence)技术也可以用于生命质量的量化。它要求测量对象确定处于状态B下有多少人等于处于状态A下的一定人群。假定有两组人群,第一组人群处于最好的状态A(量化值100),第二组人群处于比A状态要差的B状态,假定某人认为处于A状态的30人等量于处于B状态的100人,那么B状态的量化值为30。

4. **支付意愿技术**   支付意愿(willingness to pay)技术要求测量对象回答下列问题: 愿意支付家庭收入的多大比例来治疗某种疾病,这个比例即为该疾病状态的权重值。

第四节 生命质量评价量表的构建

随着医学模式和健康观念的转变,生命质量研究在国际范围内迅速发展。自1947年第一个生命质量评价量表问世以来,目前世界上已有数百种不同的生命质量评价量表,并且新的量表还在不断涌现。量表过多就很难保证质量,对应用者的选择也产生很大的难度。因此,应对生命质量量表进行评价和筛选,从而选出高质量的测量工具。

一、选择量表

一般来说,针对某一研究需要,如果存在适宜的外文量表,应将外文量表的规范引进作为首选,这样研究成果便能和国际同类工作进行比较。量表的选择应考虑以下5个因素:

1. **设计者的测量主题和测量目的**   目前,对生命质量的定义并未完全统一,尽管生命质量评价量表很多,但每一种量表都建立在设计者自身对生命质量定义的基础上,所包含的内容不尽相同。因此,在选择量表时,首先要考虑该工具设计者对测量概念所下定义是否科学,是否符合应用者的要求。另外,因为每一

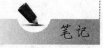

种量表都是按照一定目的设计和完善的,同样一个主题可能因目的差异而产生完全不同的量表。因此应用者应核实或检验相应的测量目的,以明确其能否满足应用要求。

2. **评价的层次** 绝大多数生命质量量表针对生命质量的各个构成内容,如生理状态、心理状态和社会功能状态等分别给予评价,以便了解服务对象生命质量各个层面的变化情况,从而采取针对性措施改进生命质量。有的生命质量量表测量的是生命质量的综合值,如良好适应状态指数(quality of well being index, QWB),主要用于经济学评价,可以计算出单位成本所产生的生命质量变化值。还有一些生命质量量表仅仅测量生命质量的一个方面,如日常生活自理能力、疼痛等。

3. **普适性量表与特异性量表** 普适性量表主要反映人们生命质量中共同的特性,测定对象是一般人群和不同疾病或不同状况的人群,用于比较一般人群的生命质量状况和不同人群的生命质量差异。特异性量表测定对象是特殊人群或特定疾病患者,用于测量特定人群的生命质量状况。对于不同的评价对象应选用不同类型的量表。

4. **量表的特性** 信度和效度是评价测量工具质量的基本指标。信度是指测量结果反映出系统中的偶然误差引起的变异程度。效度是指量表测定它所要测定的特质或功能以及测定的程度。信度和效度的种类很多,在选择量表时,要根据使用目的检验量表相应的信度和效度。例如评估病人在治疗前后生命质量变化情况,要求量表具有较好的复测信度,如果量表本身就很不稳定,就很难解释测量结果变化值的意义,但是一旦测量对象的实际情况发生了变化,量表就应该能够反映这种变化。

生命质量量表的信度和效度评价结果往往不是绝对的,要随人群、时间、地区等因素的变化而变化。一旦应用人群和状况发生变化,就需要重新评价信度和效度。

5. **内容的文化适应性** 目前大部分的生命质量测定工具都是从国外引进的,将西方的量表应用于中国不失为一条捷径,但是由于文化差异,不能将量表直接翻译过来就使用,而要进行适当的改造,使之成为适合中国文化背景的新量表,并经过预试和性能测试后才能使用(即汉化)。即便是自行开发的量表,如果应用于不同的亚文化人群,也要考虑文化适应性的问题。

知识拓展

"生命质量测量工具"网站

国际互联网网页(http://www.QLMed.org/)收集了240余种生命质量测量工具,可供参考选用。

二、建立新量表

生命质量量表的制定是一个复杂的系统工程,包括从测定概念的确立及操

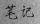
笔记

作化定义、条目的形成及筛选、量表的考评及修订等一系列过程。

1. 明确研究对象及目的　确定所测的人群,从而决定制定普适性量表还是特异性量表以及量表的使用目的。

2. 建立研究工作组　通常选取一定数量的与生命质量主题有关的人,如医学专家、医生、护士、病人和社区人群等组成议题小组和核心工作组负责量表的制定与考评。其中,议题小组的成员来源较广泛,主要负责条目的提出。核心小组一般由专业人员组成,负责具体的研究工作。

3. 测定概念的定义及分解　由核心小组完成,给出所测概念的可操作化定义及构成。如所测生命质量指什么,包含哪些领域和维度及其含义。

4. 提出量表条目形成条目池　由核心小组阐释概念的定义和结构,然后由议题小组成员根据知识和经验等分别独立地写出所测概念的相关条目。将各人提出的条目进行整理,包括归类、筛除和合并等,构成条目池。

5. 确定条目的形式及回答选项　确定条目的形式多半采用线性和等级记分法。线性记分法一般给出一定长度的线段(通常是1~10cm),并定出两端的选项,适用于一些反映心理感受和社会功能状态的条目。等级记分法主要根据状态的强度赋予一定的分值。回答选项原则上通过反应尺度分析来确定,适用于测量客观功能状态和行为。反应尺度分析通过对可作回答选项的各种程度副词进行定位,选出适合的措辞使选项间等距,从而方便条目的量分及统计分析。如果未作定位分析,各选项间不一定等距,应用时需要再作定位试验以便调整各选项的得分。

6. 条目分析及筛选　对条目池中的各条目进行考察及进行必要的预试验,并根据结果的统计分析来进行条目的选择和改良,制定出初始量表,包括考察条目的困难度、反应分析、辨别力、代表性和独立性等。条目筛选方法有多种,分别从不同的角度和目的来进行筛选。如用"主观评价法"考察条目的重要性,"逐步判别分析"考察条目的辨别力,"相关系数法"考察条目的独立性等。

7. 量表的量分方法　一般生命质量测定量表条目很多,若对每个条目直接进行分析,工作量大而且难以揭示规律性。通常,先进行适当降维处理,把多个变量综合为少数几个主要的指标,即维度、领域和总量表。常用2种综合方法:一是直接累加,将条目得分按照所属构成层次进行累加,得到各维度、各领域甚至总量表的得分。采用相加法量化的问卷,在设计时要特别注意问卷中每个维度组成条目的数量,重要维度的条目数应该多些,以突出该维度对整个问卷得分值的贡献;二是加权累加,每个条目赋一个权重值,进行加权累加。加权累加虽然考虑了各条目的重要性,但不容易实施,权重的确定方法也很难统一。上述计算所得的分值为初评分,有时需要计算转化分,以消除条目多少的影响,并且使得分在相同范围内的取值便于比较。

8. 预实验与修改　初始量表可在小样本调查对象中试用,考察量表内容是否与调查对象密切相关、描述是否清晰、理解有无困难、问题和答案的排列是否合适等,根据预实验的结果进一步修改调整。

9. 量表性能评价　量表的质量需要通过实践来检验,主要的评价指标有信度、效度和反应度等。常用的信度评分方法有复测信度、复本信度、折半信度和内部一致性信度; 常用的效度评价方法有内容效度、结构效度和准则效度; 反应性评价一般采用与某种外部标准相比较的方法, 比如从专业知识上讲, 某病在治疗前后各功能状态会发生较大的变化, 如果量表没有反映出这种变化, 说明反应度不佳。

第五节 生命质量评价的应用

随着生物–心理–社会医学模式的发展, 生命质量备受关注, 形成国际性研究热点。近20年来, HRQOL已广泛应用于临床医学、预防医学、药学、卫生事业管理等领域, 用于考察临床试验效果、卫生政策的制定、卫生资源的效益评价等。对于病人而言, 它反映了病人对医疗卫生服务效果的期望; 对医务工作者而言, 则可以评价医疗技术的效果和卫生服务的效益, 确定适用于病人的防治方案; 医药公司则可以将生命质量指标作为评价和筛选有效药物的指针; 而社区和国家可以利用该指标指导和改善卫生资源的配置。综合国内外HRQOL的应用情况, 大体包括以下6个方面:

一、人群健康状况的评定

健康相关生命质量评价在一定程度上就是健康评价, 一些普适性量表如SF-36、WHOQOL等的作用就是为了了解一般人群的健康状况。测评目的在于了解一般人群的综合健康状况, 或者作为一种综合的社会经济和医疗卫生指标, 比较不同国家、不同地区、不同民族人群的生命质量和发展水平以及对其影响因素的研究。自20世纪80年代初期以来, 发达国家就已广泛应用生命质量评价方法来评价人群健康状况, 如美国、英国、澳大利亚、德国等分别应用SF-36量表对不同年龄、性别的人群健康状况进行了测评。我国从80年代中期开始, 应用生命质量评价方法对不同的人群进行了健康状况评价。

另外, 有时生命质量的评价对象为某些特殊人群, 用以了解其健康状况及影响因素, 从而解决相关问题。研究发现, 在亚健康人群中, 有酗酒行为的妇女健康相关生命质量(生理职能、情感职能、社会功能、躯体疼痛和精神健康等维度)下降, 自感健康较差, 更容易感到压抑。Volk RT 等的研究发现, 酒精依赖的病人SF-36量表每个维度分数及心理健康总分较低。此外, 很多研究采用SF-36量表测量肥胖病人的生命质量, 作为体重管理和治疗的一个重要方面。

二、疾病负担的评估

肿瘤和慢性病病程长、较难治愈, 难以用延长生存时间、提高治愈率评价治疗效果, 因此, 肿瘤与慢性病患者的生命质量评价成为医学领域HRQOL研究的主流。应用不同的疾病专用量表可以反映肿瘤或慢性病患者的全身状况、心理感受和社会适应能力, 也可以帮助医务人员选择适当的治疗措施。

对于一些慢性非传染性疾病, 如糖尿病、高血压、老年阻塞性肺病等, 医疗卫

笔记

生服务的目的主要是延缓疾病对健康的损害,防止疾病造成的残疾或功能丧失,让患者维持正常的生活和社会活动。传统的治疗效果指标无法评价疾病防治效果是否达到这种目的,而生命质量评价则能全面反映患者综合健康状况。如对肾移植和血液透析的晚期肾病患者的生命质量进行比较分析,发现肾移植患者的生命质量较高。

三、卫生服务方案的选择

长期以来,有关药物或治疗方法的选择都以医生的专业知识和经验判断为基础,很少顾及病人的态度与想法,对临床治疗效果的评价也是通过一些病理生化指标等,没有定量的方法反映病人的全身症状、心理感觉和社会生活状态。HRQOL可以帮助医生判断具体治疗方案或预防康复措施的实施与否,会对病人今后的生活产生多大影响。通过测定与评价患者在不同疗法或措施中的生命质量,为治疗和预防康复措施的比较与选择提供新的参考依据。例如: 肢体肉瘤的治疗方法通常有两种: 一是截肢; 二是保留疗法并辅以大剂量的放射治疗。按传统的观点,认为能不截肢尽量不截肢。但Sugbaker等人通过对9名截肢和17名不截肢采取保守疗法的肢体肉瘤病人进行生命质量分析,发现两组病人的生命质量虽然在总体上没有差异,但在情绪行为、自我照顾和活动、性功能等方面,保守疗法对病人的损伤较截肢疗法更严重(表8-5)。据此认为: 从生命质量的观点出发,保守疗法并不优于截肢疗法; 从减少复发的愿望出发应考虑截肢。

表8-5 肢体肉瘤病人截肢与保守疗法的生命质量比较

评价内容	截肢疗法	保留疗法	P值
情绪行为	3.60	11.2	<0.05
自我照顾和活动	2.45	24.5	<0.01
性功能	0.40	3.5	<0.01

注: 低分表示生命质量较好

四、卫生服务效果的评价

传统的健康状况指标,如死亡率、期望寿命等是过去评价卫生服务效果的主要指标。但随着医学模式的转变,医疗卫生服务的目标已不仅仅是治疗和处理疾病。对于老龄化和慢性病等问题,人们越来越重视生命质量的提高。因此,生命质量成为卫生服务效果评价的一个必不可少的指标,例如对医疗干预的效果评价,可以通过对接受某治疗和未接受该治疗的病人作配对研究,比较相同生存时间内生命质量的差异。

五、卫生资源配置与利用的决策

随着科学技术的进步与医疗卫生事业的发展,新技术和新方法不断涌现,医疗卫生措施的种类和选择余地越来越大,但可投入的卫生资源往往有限。因此,卫生决策者必须确定重点投入领域,以期最大限度地提高人群的生命质量。成本-效益分析(cost effectiveness analysis, CEA)是配置卫生资源的基本依据。成

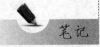

笔记

本-效益分析是指采取某项医疗卫生措施后,取得一个单位的效益平均需要花费多少费用,即总费用与总效益的比值。评价效益的指标很多,以经济收入表示经济效益是最简单的评价指标,但医疗卫生措施的许多效益往往很难用经济收入来表示,如消除疾病、提高健康状态和生命质量等。因此也可以用生存年数、死亡率、患病率等指标表示效益值,称为成本-效果分析。传统的成本-效果分析指标往往比较单一,有局限性,不能综合反映医疗卫生措施对人群健康各方面的影响。生命质量评价为完善成本-效果分析提供了有效的途径。近年来,许多研究采用生命质量效用值和质量调整生命年等作为效果指标,将成本-效果分析又推进了一步,称之为成本-效用分析(cost utility analysis, CUS)。

（一）质量调整生命年

在传统寿命计算方法中,有一个不合理的地方,就是把健康人的生存时间和病人的生存时间等同看待。质量调整生命年(quality-adjusted life years, QALYs)是用生命质量来调整期望寿命或生存年数而得到的一个指标,通过生命质量评价把不正常功能状态下或疾病及伤残状态下的生存年数换算成等同于健康人的生存年数。它综合考虑了生命的数量和质量,克服了过去将健康生存时间和患病生存时间同等看待的不足。计算质量调整生命年,通常用生命质量得分充当一种权重值,计算公式如下:

$$E = \sum W_k \times Y_k$$

其中,E为生命质量调整生命年, W_k 为处于k状态的生命质量权重值, Y_k 为处于k状态下的年数。

例如某养老院全体老人的平均寿命是71.6岁,其中: 健康生活了65.2年,非卧床活动受限生活了4.5年(生命质量权重值为0.59),卧床功能丧失又活了1.9年(生命质量权重值为0.34)。根据上述计算公式计算出质量调整生命年为68.5年,即该养老院老人因功能丧失使人均健康寿命损失3.1年(表8-6)。

表8-6 质量调整生命年计算表

状态	Y_k	W_k	$W_k \times Y_k$
健康	65.2	1.00	65.2
非卧床功能丧失	4.5	0.59	2.7
卧床功能丧失	1.9	0.34	0.6
总计	71.6		68.5

（二）成本-效用评价

成本-效用评价考虑的是单位成本所带来的效果。目前西方医学界用每拯救一个生命质量调整年所需的费用(成本)作为成本/效用指标(即COST/QALY)。相同成本产生最大的QALYs或同一QALY对应的最小成本就是医疗卫生决策的原则,如尿毒症治疗的成本-效用分析(表8-7)可以看出肾移植的成本效用远比血液透析和腹膜透析要好。

笔记

表8-7 尿毒症治疗技术成本-效用分析

治疗技术	QALY/人	COST/人年（美元）	COST（美元）	COST/QALY（美元）
持续门诊腹膜透析（4年）	3.4	12 886	45 676	13 433
血液透析（8年）	6.1	8569	55 354	9075
肾移植（近10年）	7.4	10 452	10 452	1413

六、健康影响因素与防治重点的选择

作为一个健康综合指标,生命质量正成为医学或社会发展所追求的目标,对生命质量影响因素的研究有利于找出防治重点,从而促进整体健康水平的提高。如Cole等应用参数模型分析影响乳腺癌术后生命质量与生存时间的因素发现:术后的辅助疗法、肿瘤的大小、年龄等都是相关影响因素。对于终末期的肾脏疾病患者而言,其生命质量与血红蛋白浓度呈强相关,与社会经济地位、教育水平中度相关,与年龄、糖尿病史、女性和失业呈负相关;非透析病人中,生命质量随着肾小球滤过率的下降而恶化。据此认为,生命质量是终末期肾脏疾病患者的预后指标,早期、有效的贫血治疗在透析前后对维持生命质量都是最重要的。

本 章 小 结

1. 生命质量概念　生命质量是指不同文化和价值体系中的个人对他们的目标、期望、标准及所关心的事情有关的生存状况的体验。健康相关生命质量是指在病伤、医疗干预、老化和社会环境改变的影响下人们的健康状态,以及与其经济、文化背景和价值取向等相联系的主观体验。

2. 生命质量评价的特征及内容　生命质量特征包括综合性、主观性、动态性,生命质量评价的内容包括心理状态、生理状态、社会功能状态、自评健康与幸福感、针对特殊人群的评价内容。

3. 生命质量量表的分类及常用量表　根据评价目的分为鉴别量表、预测量表、评估量表;根据评价对象分为普适性量表和特异性量表。常用生命质量评价量表包括:良好适应状态指数、36条目简明健康量表、世界卫生组织生命质量量表简表、欧洲生存质量测定量表、疾病影响量表、癌症病人生活功能指标量表。

4. 生命质量评价的应用　人群健康状况的评定、疾病负担的评估、卫生服务方案的选择、卫生服务效果的评价、卫生资源配置与利用的决策、健康影响因素与防治重点的选择。

关键术语

生命质量	健康相关生命质量
quality of life, QOL	health related quality of life, HRQOL

生命数量
quantity of life
良好适应状态指数
quality of well-being index, QWB

世界卫生组织生存质量测定量表
the WHO quality of life assessment
instrument, WHOQOL
质量调整生命年
quality-adjusted life years, QALYs

讨论题

1.简述生活质量、生存质量和生命质量概念之间的区别。

2.结合课堂学生实际情况,引导学生开展生命质量的自我评价。

思考题

1.填空题

(1)根据评价目的分类,生命质量评价量表分为_____、_____、_____。

(2)生命质量评价的特征是:_____、_____、_____。

2.单选题

(1)以下选项属于生命质量评价量化技术对比评分法的是( )

    A.评价对象评分 B.排序法 C.时间转换技术 D.等值量技术

(2)下列哪项指标是反映患者生命质量的综合性指标( )

    A.社会角色受限 B.活动受限 C.体力适度 D.情绪反应

3.名词解释

(1)生命质量

(2)健康相关生命质量

4.问答题

(1)健康相关生命质量的评价内容是什么?

(2)选择生命质量量表需考虑的因素有哪些?

(王 健)

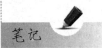

第九章

健康管理与健康危险因素评价

学习目标

通过本章的学习,你应该能够:

1. 掌握健康管理的概念、健康危险因素评价、评价年龄和增长年龄的概念以及个体健康危险因素评价类型的特点。

2. 熟悉健康管理的基本步骤及基本策略、健康危险因素的种类、个体健康危险因素评价的计算方法和步骤。

3. 了解人群健康危险因素评价方法以及健康危险因素评价的应用。

章前案例

美国人健康状况排名富国最后

【法新社华盛顿2013年1月9日电】题:周三公布的一份医学报告指出,美国人身体健康状况差,尽管其人均医疗支出高,但比其他富国的居民死得更早,美国在健康方面排在发达国家最后。

美国弗吉尼亚大学医学教授伍尔夫博士是起草该医学报告的由10名独立专家组成的小组负责人,他指出:"美国人死亡和遭遇病痛的比例显得不当,因为其他高收入国家的百姓更长寿且身体更健康。"根据该研究报告,这种劣势存在于从新生儿到75岁之间的各个年龄层,甚至最富裕的美国人也往往显得比其他富国的同阶层人更多病。伍尔夫博士承认,"这些结果令我们很受刺激"。

这是第一份关注美国各年龄层人的多种疾病、创伤和行为的报告,旨在与包括澳大利亚、加拿大、日本和西欧多个国家在内的16个富国进行比较。相比这些国家,美国在公共健康的多个关键领域都表现很差,如婴儿死亡率、严重创伤和凶杀、少女妊娠、性病、与吸烟相关的死亡、肥胖症、糖尿病、还有残疾人的比例。

讨论:美国是世界上经济最发达国家,人均卫生支出也是最高的,为什么会出现此种状况?影响其健康的危险因素有哪些?健康管理的策略会有哪些积极的意义?

资料来源:参考消息,2013年1月11日,第三版

健康是一个不断变化的动态过程,在这个过程中,健康危险因素的分布从无到有,从弱到强,最终导致疾病的发生。随着生产力的发展和生活水平的提高,人们对影响健康的各种危险因素进行全程化的管理理念也早已被接受,同时医学实

笔记

200

践也由单纯的关注疾病治疗发展到主动的对健康危险因素进行管理,这种观念的变化和医学模式的转变都成为健康管理理念与实践产生和发展的重要基础。

第一节 健康管理及其工作模式

一、健康管理

(一)健康管理的概念、内涵及产生背景

1. 健康管理的概念 目前,对健康管理的概念没有统一的标准,我国对健康管理(health management)的定义是: 以不同健康状态下人们的健康需要为导向,通过对个人和人群健康状况以及各种影响健康的危险因素进行全面的监测、分析、评估及预测,以实现向人们提供有针对性的健康咨询和指导服务,并制定健康管理计划,协调社会、组织和个人的行为,针对所有健康危险因素进行系统的干预和管理的全过程。

2. 健康管理的内涵

(1)医学角度: 随着疾病谱的变化与人们生活方式的改变,健康管理与传统的以疾病为中心的诊疗模式不同,它是以个体和群体的健康为中心,针对健康危险因素进行健康风险评估,并提供干预与指导的具有前瞻性的、全面的健康保障服务。

(2)管理科学角度: 健康管理属于一种流程式的管理范畴,是医生运用医学知识、信息技术等科学手段,对健康危险因素、人体健康信息进行监测、分析、评估、指导的服务流程,从而达到对人体健康有效管理与社会健康资源优化配置的目的。

(3)信息技术角度: 健康管理的实现离不开现代的信息科学技术,通过计算机对健康信息数据的收集、存储、分析和应用网络进行健康动态管理,能够提高健康管理的准确性与医生的工作效率,并为健康管理手段的改进提供科学的数据资源,是实现规模化健康管理的基础平台。

3. 健康管理的产生背景

(1)满足多元化健康需求: 长期以来,人类为保护和促进健康而建立起来的医疗服务提供系统主要集中于对疾病的诊断和治疗工作方面。尽管医学先哲都强调疾病预防的重要性,但医学目前还是主要集中在疾病病因、发病机制、诊疗方案以及诊疗技术手段的探索方面,始终没有有效地解决好疾病的预防和治疗相脱节的问题。过度偏重治疗的结果必然导致卫生资源大量被占用,从而忽视了大多数健康和亚健康人群的需要。面对人们日益增长的预防、保健、治疗、康复、健康促进和保护等多元化健康需要的压力,迫切需要建立一个同时为疾病人群和健康人群服务的健康服务模式,以有效满足人们日益增长的多元化健康需求和缓解医疗费用过快上涨的压力。

(2)人口老龄化与疾病谱的转变: 全球人口老龄化速度逐步加快,我国也早已步入老龄化社会,其趋势越来越明显。2010年我国第六次人口普查发现,我国65岁及以上人口约为1.18亿人,占总人口的8.87%,与2000年第五次全国人口普查相比,65岁及以上人口的比重上升1.91个百分点,预计到2050年,我国老年人口将达到4.83亿,比重高达34.1%。老年人口的增多,势必会导致慢性非传染性疾病患

笔记

病率的提高,因此需要有新的理论和方法有效地预防和控制慢性非传染性疾病的发生,减轻造成伤残和死亡。与此同时,随着经济的发展和人们生活方式的转变,疾病谱逐渐转变为以慢性非传染性疾病为主导的疾病模式,必须注重对其危险因素进行干预。

（3）生物–心理–社会医学模式的要求:现代医学模式要求医学在重视生物因素的前提下,把人的健康与疾病问题置于社会系统中去理解。这一模式的提出,要求医学的着眼点前移。必须从关注疾病前移到关注疾病、亚临床、亚健康、高风险人群和健康人群,从关注疾病的致病原因到关注导致疾病产生的综合社会环境因素以及各种健康危险因素。

（4）相关科学技术的发展:疾病三级预防策略、慢性非传染性疾病自然史和危险因素的研究、疾病和健康的动态平衡观点、公共卫生实践与干预研究、管理学科和行为医学的发展为健康管理理论奠定了坚实的基础并提供了强有力的技术支持。这些相关科学技术的发展是健康管理产生和发展的科学基础。特别是信息化技术的发展更进一步加速了健康管理的应用和普及。

（5）医疗服务系统可持续发展面临的挑战:在现代医学模式下,疾病的对症治疗策略已收效甚微,昂贵的医疗投资对人群健康的回报率已经呈现出逐步下滑的趋势。一方面影响健康的危险因素在人群中呈现出流行和蔓延的趋势,如果还是只注重诊疗系统的投资,忽视健康危险因素对健康和亚健康人群造成的损害,结果必然导致患病人群的继续扩大;另一方面对新药、新技术和其他新技术的投入成本越来越大,导致疾病的诊断和治疗的成本越来越高。所以,为了实现医疗服务系统的可持续发展,就必须注重对健康进行管理。

（二）健康管理的特点

1. **标准化**　标准化是健康管理的基础。因为健康管理的主要内容就是要为管理对象提供良好的健康信息。而要保证信息的科学、准确和可靠,就必须注重标准化。

2. **定量化**　定量化是健康管理的关键。这主要是因为对个体和群体健康状况以及各种健康危险因素进行全面监测、分析、评估及预测,向人们提供有针对性的健康咨询和指导服务,并制定相应的健康管理计划,以提供健康咨询和指导服务都需要有客观、准确、可靠的量化指标作为依据。

3. **个体化**　要想调动个体和群体参与健康管理的积极性,就必须使健康管理个体化。因为不同的人具有不同的健康状况,所以为了获得较好的健康效果,就必须有针对性地创造改善健康的条件和提供有针对性的健康信息。

4. **系统化**　完善的健康管理信息支持系统是保证所提供健康信息客观、准确、可靠、可行、及时和实现健康管理服务标准化、定量化和个体化的重要基础。所以健康管理需要系统的评估和干预信息。

5. **整体化**　只有强调多平台合作,由它们共同提供服务,才能满足不同健康状态下管理对象的健康需求。而多平台的合作需要有相关各方的通力配合,包括政府、卫生行政机构、保险公司以及服务的提供者。

（三）健康管理的发展

1. **国外健康管理的发展**　20世纪70年代,随着美国医疗保险业与医疗模式的发展,健康管理作为一门学科和产业在西方国家迅速发展,其中美国职业和环境医学学会、杜克大学、梅奥医疗集团等对健康管理的模型开发、效果评价进行了一定的研究。在欧洲,有约70%的雇主为公司员工购买健康管理计划。芬兰的基层社区卫生服务组织比较成熟,从20世纪70年代开始,探索通过改变人群生活习惯,从源头上控制疾病危险因素的新型健康管理模式。欧洲的健康管理机构比较成熟,如英国医疗保险服务公司(BUPA)在全球190个国家和地区为820万人提供服务,并且还经营疗养院、医院、诊所和健康评估中心。在日本不到两亿人口就有60多万营养师为人们提供专业的健康管理服务。由政府和民间健康管理组织合作,对全体国民进行健康管理,并对登录的外国人提供健康管理服务。日本的健康管理组织多且成熟,如PL东京健康管理中心,赤十字社熊本健康管理中心等。

2. 我国健康管理的发展 我国健康管理的理论研究与技术应用起步较晚,2001年国内第一家健康管理公司注册。2005年国家设立了健康管理师职业,并于2006年成立了健康管理师专家委员会,以规范健康管理师队伍的建设。《中国健康管理相关服务机构现状调查》指出:截至2008年8月,我国健康管理相关机构数量达5744家,其中体检中心占机构总数的64.5%。体检中心作为目前健康管理的主要研究与实施机构,在实际工作中,管理的重心大多放在控制疾病危险因素上,与真正意义上的健康管理还有相当差距。第3届健康产业论坛指出,我国健康管理服务形式单一,盲目照搬西方发达国家健康管理经验和模式,健康管理市场存在无序竞争,而具有中国特色的健康管理创新服务系统和运营模式尚未建立。同时,也有医疗机构开始在实践中探索符合我国国情的健康管理模式,如广东省中医院全国首家"治未病"中心等。目前应用于健康管理的软件主要由体检类管理系统和健康风险评估软件系统两大类。

二、健康管理的工作模式

(一)概述

广义的健康管理包括疾病预防、临床诊疗、康复、保健等应用医学的各个方面。根据管理对象的不同,有个人、家庭、社区和社会健康管理之分。实施健康管理是变被动的疾病治疗为主动的健康管理,以达到节约医疗费用支出、维护健康的目的。目前健康管理的模式,主要还是以医院参与为主的健康管理形式,其主要包括社区慢性病筛查、住院患者的整体医疗、出院患者的随访等。健康管理模式的发展方向主要为以下几个方面:

1. 健康管理公司模式 成立专业化的健康管理公司,按照市场机制进行运作,健康管理公司和传统的医疗机构是合作关系。

2. 健康体检机构模式 由大中型医院的体检中心或其他体检机构负责,全科医师参与,可具备全套体检设备,建立完整的电子健康档案。

3. 健康保险机构模式 在国外,健康资金主要来源于健康保险机构,因此健康保险机构可以参与健康管理。在我国,主要方向是加紧构建健康保险与健康管理密切结合的健康保障体系,从而从根本上"激活"健康保险与健康管理的相互协调,以实现健康费用利用的最大化,不断提高全民的健康水平和生活质量。

4. 健康管理信息中心模式 通常认为理想的健康管理模式是多学科参与合作而形成的体检信息中心。这可在保护个人隐私的前提下,实现所有的健康档案,包括体检资料及临床治疗资料,体检专家与临床专家之间的信息共享。体检专家根据临床治疗资料安排体检程序,这样一方面可以使体检资料有利于临床专家的诊断,另一方面还可避免不必要的重复检查及医疗资源的浪费。

(二)健康管理的工作模式

1. 医院健康管理的工作模式 近年来,许多医院相继开展健康管理服务。但不同医院开展健康管理的模式有所不同,比较典型的模式是通过健康体检,评估,干预,追踪随访这几个步骤进行健康管理。

(1)健康体检:医生询问患者的既往病史、家族史、日常生活习惯、预防接种史及近期做过的各项检查等,从中发现可能危害其健康的不良因素等。

(2)健康评估:通过分析获取的资料,及各项实验室检查结果,为客户提供详尽的个体健康分析报告,包括体质评估、心理分析评估、营养状况评估、影响健康的不利因素分析、已有疾病的治疗和随访、应警惕的身体信号、定期检查计划等,并给出详细的健康知识,健康建议以及饮食和运动指导。

(3)健康干预:通常包括两个环节,分别是检后分流和健康教育。检后分流主要针对不同的情况采取不同的措施。对于发现重大疾病者开放绿色通道,以方便重症客户的治疗。针对慢性病患者,制定针对个体控制和降低危险因素的健康促进计划,调动患者的积极性,教会病人自我监测,并实行追踪服务与干预等。健康教育可以通过不同的形式,如建立宣传网站、设立宣传板报、体检报告和健康讲座等。

(4)追踪随访:向每位客户发放健康卡,同时建立由计算机进行管理的健康档案,每次体检情况都可进行动态比较,并提供检后跟踪服务。

2. 社区健康管理的工作模式 居民健康是城市社区卫生服务的目标,居民慢性病预防与控制质量的提高是城市社区卫生服务的追求,作为健康管理实现的主要服务载体,社区健康管理的工作模式是各社区研究的重点。但不同地区社区健康管理的工作模式有所不同,目前主要有社区综合健康管理模式、自助式健康管理模式等。

(三)健康管理的基本策略

1. 生活方式管理 生活方式管理(lifestyle management)是指以个人或自我为核心的卫生保健活动。其是健康管理的重要手段和策略,目的在于对人们不良行为生活方式进行干预,运用科学的方法来指导人们改掉不利健康的不良习惯,培养和建立健康的行为生活方式,最大限度地降低其健康风险暴露的水平。生活方式管理的效果取决于如何使用行为干预技术来激励个体和群体的健康行为。常用的促进健康行为改变的健康促进干预技术措施包括教育、激励、训练和市场营销。预防为主是生活方式管理的核心,贯穿于整个疾病的三级预防中,适用于任何健康状态的个体或群体,所以在实际运用中,生活方式管理经常和其他策略共同使用,是其他健康管理策略的基础。

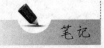
笔记

2. 需求管理 需求管理(requirement management)是通过向人们提供决策支持和自我管理支持来激励其合理利用医疗服务。主要目标是通过帮助健康消费者在维护自身健康的过程中合理利用医疗卫生服务以及寻求适当的医疗保健来控制健康消费的支出,以减少非必需和不合理的医疗服务利用。需求管理主要通过为人们提供各种可能的信息和决策支持、行为支持和其他方面的支持,帮助其在正确的时间、地点,寻求恰当的卫生服务。

3. 疾病管理 疾病管理(disease management)是健康管理的一个主要策略。疾病管理是一种国际通行的医疗干预和沟通辅助系统,通过改善医生和患者之间的关系,建立详细的医疗保健计划,以循证医学方法为基础,对于疾病相关服务(含诊疗)提出各种有针对性的建议、策略来改善病情或预防病情加重,并在临床和经济结果评价的基础上力争达到不断改善目标人群健康的目的。主要有单一疾病管理和病例管理两种形式。

4. 灾难性病伤管理 灾难性病伤管理十分复杂和困难,是疾病管理的一个特殊类型,它关注的是"灾难性"的疾病或伤害,常见于肿瘤、肾衰、严重外伤等情形。优秀的灾难性病伤管理项目具有以下一些特征:转诊及时;综合考虑各方面因素,制订出适宜的医疗服务计划;具备一支包含多种医学专科及综合业务能力的服务队伍,能够有效应对可能出现的多种医疗服务需要;最大限度地帮助病人进行自我管理;患者及其家人满意。

5. 残疾管理 由于残疾大都会导致部分或全部丧失工作能力,所以残疾管理常侧重于工作环境的健康管理。残疾管理的目的主要是减少由于工作场所致残因素所导致的残疾发生率,尽可能降低由此带来的健康及经济损失。残疾管理服务的具体内容包括:预防伤残发生,防止残疾恶化;注重伤残者的功能性恢复而不仅是症状的缓解;制定衡量实际康复和返工的目标;详细说明伤残者今后行动的限制事项和可行事项;评估医学和社会心理学因素对伤残者的影响;帮助伤残者与其雇主进行有效的沟通;实行循环管理等。

6. 综合人群健康管理 综合人群健康管理是通过协调不同的健康管理策略来对个体提供更为全面的健康和福利管理(表9-1)。综合人群健康管理可以有不同的组合,但不同组合策略都体现了以健康需求为中心的思想。如对个体而言,会侧重生活方式的管理、需求管理和疾病管理。对第三方而言,会侧重疾病管理、需求管理和灾难性病伤管理。所以,综合人群健康管理可以满足不同层次的需求,因此常在健康管理实践中被采用。

表9-1 美国的人群健康管理框架

角度	目标人群	健康管理项目目标	健康管理策略
雇主	雇员	降低费用和伤残、提高生产效率	生活方式+需求+残疾+灾难性伤病管理
保险机构	参保人群	降低费用,改善健康	需求+疾病+灾难性伤病管理
服务提供者	服务消费者	改进服务质量、效率、效果	生活方式+需求+疾病管理
患者	个人	满足多维健康需要,降低费用	自我照顾+生活方式+需求+疾病+灾难性伤病管理

续表

角度	目标人群	健康管理项目目标	健康管理策略
社会	公众	降低费用,改善健康,提高生产力	生活方式+需求+疾病管理

(四)健康危险因素的干预与健康管理

健康危险因素干预主要是针对健康人群、亚健康人群、疾病人群的健康危险因素进行全面监测、分析、评估、预测、干预和维护的全过程。实施健康危险因素干预是变被动的疾病治疗为主动的健康管理,以达到节约医疗费用支出、维护健康和促进健康的目的。疾病特别是慢性非传染性疾病的发生、发展过程及其危险因素都具有可干预性,其中健康危险因素的干预是健康管理的科学基础。健康管理通过系统检测和评估可能发生疾病的危险因素,帮助人们在疾病形成之前进行有针对性的预防性干预,可以成功地阻断、延缓甚至逆转疾病的发生和发展进程,实现维护健康的目的。因此健康危险因素的干预与健康管理之间的关系非常密切。

第二节 健康危险因素及其评价方法

一、健康危险因素

2011年《中国卫生统计提要》的调查结果显示,我国城乡居民的前三位死因都是慢性非传染性疾病。可见,预测和控制慢性非传染性疾病,已成为世界上大多数国家,及我国大部分地区所面临的主要问题。健康管理最核心和基础的内容是针对健康危险因素所开展的干预和管理活动,因此全面了解和掌握健康危险因素的相关知识、掌握健康危险因素的评价方法成为开展健康管理活动必备的知识基础和核心技能。

(一)健康危险因素的概念及特点

1. 健康危险因素的概念 健康危险因素(health risk factor)是指机体内外环境中存在的与疾病的发生、发展及预后有关的各种诱发因素,包括生物、心理、行为、经济和社会等因素。也就是说,因为健康危险因素的存在,所以疾病或死亡发生的可能性增加,或者使健康不良结果的发生概率增加。健康危险因素有些是先天存在的、有些是后天形成的;有些是自然的,有些是人为的;有些是稳定的,有些是变化的。尽管健康危险因素本身的性质以及对健康的作用千差万别,但是不同危险因素间有着一些共同的特点。

2. 健康危险因素的特点

(1)长潜伏期:人群长期、反复接触危险因素之后才能发生疾病,通常把在危险因素暴露与疾病发生之间存在的较长时间间隔称作潜伏期,潜伏期因人、因地而异,并且受到很多因素的影响。例如吸烟是肺癌的一个危险因素,肺癌患者吸烟史经常要长达数十年之后才发病;缺乏锻炼、高盐、高脂、高热量饮食,也需要长时间不断积累,最后才有可能引发心脑血管疾病。由于危险因素的潜伏期

笔记

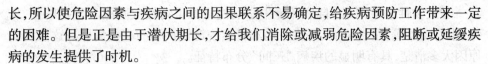

长,所以使危险因素与疾病之间的因果联系不易确定,给疾病预防工作带来一定的困难。但是正是由于潜伏期长,才给我们消除或减弱危险因素,阻断或延缓疾病的发生提供了时机。

（2）弱特异性:危险因素对健康的作用,往往是一种危险因素与多种疾病有联系,也可能是多种危险因素引起一种疾病。正是因为许多危险因素的广泛分布及混杂作用,所以在一定程度上危险因素具有弱特异性。例如吸烟是引起肺癌、支气管炎、心脑血管疾病和胃溃疡等多种疾病的危险因素;超重与冠心病、糖尿病有关,但冠心病、糖尿病的危险因素不止超重一种。不同因果关系网络模型的提出,显示出危险因素与疾病发生之间有较弱的因果联系。正是由于危险因素与疾病之间具有弱特异性,加上存在个体差异,所以很容易引起人们对危险因素的忽视,也容易忽视或轻视其对健康的危害。

（3）联合作用:多种危险因素同时存在,可以明显增强致病危险性。这说明多种危险因素同时存在具有联合作用,特别是协同作用更为明显。而一因多果、多因一果、多因多果、因果关系链和因果关系网络模型的提出,更是提示人们多种危险因素之间存在联合作用。例如高血脂是冠心病发病的诱发因素,加上高血压引起血管内膜损伤促使脂质在血管内膜沉积提高了冠心病的发病风险。正是由于协同作用,具有多个危险因素的个体,即使每个危险因素水平轻度增加,也比有一个高水平危险因素个体的发病概率要高,而这种情况很少引起人们的重视。

（4）广泛存在:危险因素广泛存在于人们的工作和生活环境中,存在于人们的日常活动之中,甚至伴随着个体的生存而存在,各因素紧密伴随、相互交织。其健康危害作用往往是潜在的、不明显的、渐进的和长期的,这就增加了人们认识危险因素的困难程度。特别是不良行为生活方式已经形成习惯,要改变习惯势必会有一定的困难。因此,深入、持久、灵活、有效的危险因素干预策略将变得非常重要。

（二）健康危险因素的分类

对健康危险因素的分类可以有多种形式,如有群体健康危险因素、个体健康危险因素;直接健康危险因素和间接健康危险因素等。尽管引起人类疾病和死亡的危险因素包含了极其广泛的内涵,如生物因素、心理因素、行为因素、文化因素和社会因素等许多种类,但总的来说,主要包括以下几类:

1. 环境危险因素　环境是人类社会赖以生存和繁衍生息的重要条件。环境主要包括原生环境、次生环境和社会环境。环境质量的好坏对人类健康至关重要。自然和社会环境中的危险因素对人类健康也有重要影响。但由于人类对自然环境的过度改造,不仅严重地破坏了赖以生存的生态系统,而且导致大量的危险因素进入人们的生存环境,各种环境健康危险因素从来没有像今天这样对人类社会的整体生存带来严重的影响。

（1）自然环境危险因素:自然环境危险因素主要包括生物、物理和化学危险因素。其中理化污染是工业化、现代化带来的次生环境危险因素,其正成为日益严重的健康杀手。包括:

①生物性危险因素：自然环境中影响健康的生物性危险因素包括细菌、病毒、生物毒物等，是传染病、寄生虫病和自然疫源性疾病的直接病原。这些疾病原因大多清楚，具有明显的疾病"三间"分布特征。

②物理性危险因素：自然环境中的物理性危险因素有噪声、振动、电离辐射、电磁辐射等。如长时间使用计算机或某些精密仪器，即使只有微量的电磁辐射，也会对人体健康造成威胁，而移动电话的普及和高频率的使用，也同样是健康危险因素。

③化学性危险因素：自然环境中的化学性危险因素有各种生产性毒物、粉尘、农药、交通工具排放的废气以及排放到河流中造成生活用水污染的废水等。

（2）社会环境危险因素：社会环境对健康的影响，已经逐渐为人们清醒地认识。随着人类现代化、网络化和信息化步伐的不断加快，社会环境因素对人类健康的影响越来越大。国家间、地区间和群体间的健康差距呈现出逐步加大的趋势。在贫困国家和贫困人口，许多健康危险因素出现了一定的聚合之势。同时，由于贫困导致教育机会减少，从而在一定程度上又造成对其发展能力的剥夺，进一步导致社会地位的低下，引起精神上的压抑、社会隔离、就业困难及生存压力。这些健康危险因素相互叠加、互为因果，最终落入贫困影响健康的境地，反过来不健康又导致更贫困的恶性循环产生。

2. 行为危险因素 行为危险因素是指由于自身行为生活方式而产生的健康危险因素，亦称自创性危险因素，2011年《中国卫生统计提要》中统计的结果显示，高血压、胃肠炎、糖尿病等疾病的患病率占居民所患前十位疾病的66.3%，恶性肿瘤、脑血管疾病、心脏病等是死亡原因构成的前三位。

2002年，WHO在卫生报告中提出了影响全球的十大健康危险因素：营养不良、不安全性行为、高血压、吸烟、酗酒、不安全饮用水及不良卫生设施和卫生习惯、铁缺乏、室内烟尘污染、高胆固醇、肥胖等。因此，有必要加强对各种健康危险因素，尤其是心理、行为危险因素的研究与监测，制订针对健康危险因素的优先干预策略，加大健康教育和行为矫治，消灭自创性危险，是增进健康的明智选择。

3. 生物遗传危险因素 影响健康的危险因素还有由于人类生物遗传因素造成的危险因素。随着分子生物学和遗传基因研究的进展，遗传特征、家族发病倾向、成熟老化和复合内因学说等都已经在分子生物学的最新成就中找到客观依据。例如人们发现无论是传染病还是慢性病的发生都与遗传因素和环境因素的共同作用密切相关。

4. 医疗卫生服务中的危险因素 医疗卫生服务中影响健康的危险因素是指医疗卫生服务系统中存在的各种不利于保护并增进健康的因素。如医疗质量低、误诊漏诊和医院交叉感染等都是直接危害健康的因素。医疗卫生服务系统的布局、卫生保健网络的健全程度、人力的资格水平和卫生资源的配置合理程度等都是可能影响健康的因素。例如，医疗行为中开大处方、诱导过度和不必要的医疗消费；滥用抗生素和激素等。

笔记

二、健康危险因素评价

健康危险因素的评价是人类对健康与疾病问题的深入认识的结果。主要原因是疾病谱的转变、慢性病病因学研究的进展、人们对预防保健要求的提高及对不断上涨的医疗费用的担心。

(一)健康危险因素评价的概念和分类

1. 健康危险因素评价的概念

健康危险因素评价(health risk factors appraisal, HRA)是研究危险因素与慢性发病及死亡之间数量依存关系及其规律性的一种技术方法。它是研究人们生活在有危险因素的环境中发生死亡或发病的概率,以及当改变不良行为,消除或降低危险因素时,可能降低的风险和延长的寿命。健康危险因素评价的目的是促进人们改变不良行为,减少危险因素,提高健康水平。

2. 健康危险因素评价的分类

根据健康风险的种类,健康危险因素评价分为两类,一类是一般健康风险评估(general health risk appraisal),另一类是疾病风险评估,也称对特定疾病发病或患病风险的评估。

(1)一般健康风险评估:一般健康风险评估适用的评估对象和评估范围较为广泛。

(2)疾病风险评估:疾病风险评估是估计具有一定危险因素水平的个体在一定时间内发生某种健康状况或疾病的可能性。其风险预测方法有两类:第一类方法是以单一健康危险因素与发病几率为基础,将这些单一因素与发病的关系以相对危险性来表示其强度,得出的各相关因素的加权分数即患病的危险性。这种方法不需要大量数据分析,简单实用,如美国糖尿病协会所开发的糖尿病风险评估技术。第二类方法建立在多因素数理分析基础上,通过流行病学、统计学概率理论方法确定患病危险性与危险因素之间的关系模型,能同时包括多种健康危险因素。这类方法的典型代表是美国Framinghan的冠心病模型。

(二)健康危险因素评价的产生与发展

1. 健康危险因素评价的产生 健康危险因素评价是从临床实践当中发展起来的一种技术,是根据慢性病患者危险因素的数量和严重程度,来预测患者疾病的发展和康复的可能性,以实现对慢性病的定量化管理。首先提出这一技术的是20世纪40年代美国临床医师Lewis C. Robbins,受Framinghan心脏研究启示提出并进行了研究。1970年, Lewis C. Robbins和另一位临床医师Jack. Hall出版了《怎样从事未来医学》一书,该书系统论述了定量研究危险因素的原理和方法。1979年, Jack. Hall和Jack. D. Zwener Hal出版了《未来医学》一书,此书是对前一版的修订,特别更新了健康危险因素评价的基础,即由生物统计学家Harvy Geller和健康保险学家Mr Norman Gesner根据各种危险因素与相应慢性病之间的密切程度和作用强度制定的Geller–Gesner危险分数转变表。

2. 健康危险因素评价的发展 随着计算机的发展,20世纪70年代中后期,北卡罗来那大学卫生服务研究中心和美国疾病预防控制中心先后编制了个体健康危险因素评价的计算程序。随后,适合于不同对象和目的HRA计算机软件应运而生。HRA计算机软件的出现,促进了健康危险因素评价的迅速发展,美国,加拿大首先将HRA用于健康教育及健康促进活动,日本、英国、澳大利亚等国家也开始引入国内。20世纪90年代,美国Framinghan心脏研究建立了冠心病绝对风险预测模型,自此开始了健康危险因素评价从死亡风险评估到发病风险评估的新历程。由于患病风险比死亡风险更能让人们理解危险因素的作用,有助于有效地实施风险控制措施,更具有实际指导意义。但到目前为止,疾病风险评估的疾病种类还十分有限。

20世纪80年代初期,上海医科大学的龚幼龙将健康危险因素评价方法引入我国后,国内学者开始了这方面的教学与研究工作。20世纪90年代以后,健康危险因素评价方法受到国内流行病学家和其他专家的更多的评议和关注。21世纪初,随着健康管理产业在国内的兴起,一些健康管理公司引进了国外健康危险因素评价模型用于健康管理项目,在一定程度上推动了健康危险因素评价方法在国内的应用。

三、个体健康危险因素评价方法

(一)收集资料

1. 收集当地年龄别、性别和疾病别死亡率资料 目前已知的疾病有成千上万种,选择哪些疾病作为研究对象非常重要。一般是选择当地危害健康最严重的疾病,即将占该年龄别性别人群总死亡二分之一以上的疾病作为研究对象。这就需要通过收集当地年龄别、性别和疾病别死亡率来确定。同时,当地年龄别、性别和疾病别死亡率资料需要用来作为同性别、同年龄别死亡率的平均水平,在评价时作为比较的标准。为提高评定的稳定性,该死亡率通常换算为10年的死亡概率。表9-2列举了某地某41岁男性健康危险因素评价,表中第(1)、(2)项是疾病别每10万人口的平均死亡概率,如冠心病死亡概率为1877,自杀为264等。

2. 收集个体危险因素资料 所要研究的疾病确定之后,需要收集被评估者具有这些疾病的危险因素情况的资料。危险因素必须是有循证医学依据的并且得到公认的危险因素。不同疾病的危险因素不同,通常包括以下几个方面:

(1)个人行为生活方式:如吸烟、饮酒、体力活动情况等。

(2)环境因素:包括个体所处的自然环境,所具有的社会特征和心理特征。如居住环境、经济收入、家庭关系、工作环境、心理刺激等。

(3)生物遗传因素:如年龄、性别、种族、身高、体重等。

(4)医疗卫生服务:如是否有定期健康检查、直肠镜检查、阴道涂片、预防接种等。

(5)其他:包括疾病史,如有无原因不明的肛门出血、慢性支气管炎、肺气肿、糖尿病等;婚姻生育史,如初婚年龄、妊娠年龄、生育胎数等;家庭疾病史,如家庭中是否有人死于或患有心脏病、乳腺癌、糖尿病、自杀等。

个体所具有基本危险因素情况的资料一般通过问卷调查,及必要的体格检查和实验室检查等手段获得。表9-2中第(3)(4)项列举各种疾病的相应危险因素及其指标值。

表9-2 某地某41岁男性健康危险因素评价表

死亡原因	死亡概率(1/10万)	疾病诱发因素	指标值	危险分数	组合危险分数	存在死亡危险	根据医生建议改变危险因素	新危险分数	新组合危险分数	新存在死亡危险	降低量	危险降低程度百分数(%)
(1)	(2)	(3)	(4)	(5)	(6)	(7)	(8)	(9)	(10)	(11)	(12)	(13)
冠心病	1877	血压(kPa)	16.0/9.3	0.4				0.4				
		胆固醇(mg/dl)	192	0.6				0.6				
		糖尿病史	无	1.0				1.0				
		体力活动	坐着工作	2.5	1.9	3585.07	定期锻炼	1.0	0.11	206.47	3378.6	47%
		吸烟	不吸	0.5				0.5				
		体重	超重30%	1.3			降到平均体重	1.0				
		家族史	无	0.9				0.9				
车祸	285	饮酒	不饮	0.5				0.5				
		驾车里程	2500公里/年	2.5	1.9	541.5		2.5	1.9	541.5	0	0
		安全带使用	90%	0.8			100%	0.8				
自杀	264	抑郁	经常	2.5	2.5	660.0	治疗抑郁	1.5	1.5	369.0	264.0	4%
		家族史	无	1.0				1.0				
肝硬化	222	饮酒	不饮	0.1	0.1	22.2		0.1	0.1	22.2	0	0
脑血管病	222	血压(kPa)	16.0/9.3	0.4				0.4				
		胆固醇(mg/dl)	192	0.2	0.19	42.18		0.6	0.19	42.18	0	0
		糖尿病史	无	1.0				1.0				
		吸烟	不吸	0.8				0.8				
肺癌	202	吸烟	不吸	0.2	0.2	40.4		0.2	0.2	40.4	0	0

笔记

续表

死亡原因 (1)	死亡概率 (1/10万)(2)	疾病诱发因素 (3)	指标值 (4)	危险分数 (5)	组合危险分数 (6)	存在死亡危险 (7)	根据医生建议改变危险因素 (8)	新危险分数 (9)	新组合危险分数 (10)	新存在死亡危险 (11)	降低量 (12)	危险降低程度百分数(%)(13)
慢性风湿性心脏病	167	心脏杂音	无	1.0	0.1	16.7		1.0	0.1	16.7	0	0
		风湿热	无	1.0				1.0				
		症状体征	无	0.1				0.1				
肺炎	111	饮酒	不饮	1.0	1.0	111.0		1.0	0.1	111.0	0	0
		肺气肿	无	1.0				1.0				
		吸烟	不吸	1.0				1.0				
肠癌	111	肠息肉	无	1.0	1.0	111.0		1.0	0.3	33.3	77.7	1%
		肛门出血	无	1.0			每年检查一次	1.0				
		肠炎	无	1.0				1.0				
		直肠镜检查	无	1.0				0.3				
高血压	56	血压(kPa)	16.6/9.3	0.4	0.7	39.2				0	0	0
心脏病	0	体重	超重30%	1.3		0	降到平均体重	1.0	0.4	22.4	16.8	0.2%
肺结核	56	X线检查	阴性	0.2	0.2	11.2		0.2	0.2	11.2	0	0
		结核活动	无	1.0				1.0				
		经济社会地位	中等	1.0				1.0				
其他	1987			1.0		1987			1.0	1987	0	0
合计	5560					7167.45				3403.35	3737.1	52.2%

212

（二）处理资料

1. **将危险因素转换成危险分数**　危险因素转化为危险分数是健康危险因素评价的关键步骤。危险分数指具有某一危险因素水平的人群的死亡率与人群平均死亡率的比值。所以危险因素水平相当于人群平均水平时的危险分数就为1.0，也就是说，当危险分数为1.0时，个人因某病死亡的概率相当于当地死亡率的平均水平。危险分数大于1.0，则个人因某病死亡的概率大于当地死亡率的平均水平，危险分数越高，则死亡率就越大。危险分数小于1.0，则个人发生某病死亡的概率小于当地死亡率的平均水平。如果个人危险因素值在表上介于相邻两组之间，可以选用两个指标间相邻值或用内插法计算平均值，例如胆固醇值为192mg/dl，40~44岁男性危险分数转换表（表9-3）中没有192mg/dl这一等级，根据规定220mg/dl和180mg/dl对应的危险分数分别为1.0和0.5，用内插法计算得出192mg/dl的危险分数为0.6。另外需要注意的是血压，血压有收缩压和舒张压。当两者中有一个或两个危险分数等于或小于1.0，则不记低的那个危险分数，仅用高的那个危险分数作为血压的危险分数，而不必分为收缩压、舒张压两项来记。如表9-2中，收缩压为16.0、舒张压为9.3的危险分数均小于1.0，且都为0.4，所以危险分数只记一个0.4。当收缩压和舒张压的危险分数均大于1.0时，则应作为两项危险因素，危险分数分别计算。之后将各危险因素的危险分数填入表9-2的第5栏。

表9-3　冠心病危险分数转换表（男性40~44岁组）

死亡原因	危险指标	测量值	危险分数
冠心病	（1）收缩压	26.6 kPa（200 mmHg）	3.2
		23.9 kPa（180 mmHg）	2.2
		21.3 kPa（160 mmHg）	1.4
		18.6 kPa（140 mmHg）	0.8
		16.0 kPa（120 mmHg）	0.4
	（2）舒张压	14.1 kPa（106 mmHg）	3.7
		13.3 kPa（100 mmHg）	2.0
		12.5 kPa（106 mmHg）	1.3
		11.7 kPa（88mmHg）	0.8
		10.9 kPa（82mmHg）	0.4
	（3）胆固醇	7.28 mmol/L	1.5
		5.72 mmol/L	1.0
		4.68 mmol/L	0.5
	（4）糖尿病史	有	3.0
		已控制	2.5
		无	1.0
	（5）运动情况	坐着工作和娱乐	2.5

续表

死亡原因	危险指标	测量值	危险分数
		有些活动的工作	1.0
		中度锻炼	0.6
		较强度锻炼	0.5
		坐着工作,有定期锻炼	1.0
		其他工作,有定期锻炼	0.5
	(6)家庭史	父母二人60岁以前死于冠心病	1.4
		父母之一50岁之前死于冠心病	1.2
		父母健在(<60岁)	1.0
		父母健在(≥60岁)	0.9
	(7)吸烟	≥10支/日	1.5
		<10支/日	1.1
		吸雪茄或烟斗	1.0
		戒烟(不足10年)	0.7
		不吸或戒烟10年以上	0.5
	(8)体重	超重75%	2.5
		超重50%	1.5
		超重15%	1.0
		超重10%以下	0.8
		降至平均体重	1.0

2. **计算组合危险分数** 许多流行病学调查结果证明,一种危险因素有可能对多种疾病产生作用;多种危险因素对同一种疾病具有联合作用,这种联合作用对疾病的影响十分强烈。所以,在计算危险分数时应考虑危险因素的联合作用,计算组合危险分数。计算组合危险分数时分两种情况:

(1)与死亡原因有关的危险因素只有一项时,组合危险分数等于该死因的危险分数;如表9-2中41岁组男子中吸烟作为疾病诱发因素时,不吸烟者肺癌的危险分数和组合危险分数都是0.2。

(2)与死亡原因有关的危险因素是多项时,组合危险分数的计算:

首先,将危险分数大于1.0的各项分别减去1.0后剩下的数值作为相加项分别相加,1.0作为相乘项;其次,将小于或等于1.0的各项危险分数值及被减去的1.0作为相乘项分别相乘;最后,将相加项和相乘项的结果相加,就得到该死亡原因

笔记

的组合危险分数。例如，表9-2中车祸的危险因素有3项，组合危险因素要考虑每一项危险因素对车祸死亡率的综合作用。从表第（5）项可以看到，车祸相关的危险因素中，危险分数大于1.0的有驾车历程25000km/y，危险分数为2.5；其余危险分数小于1.0。计算组合危险分数，2.5-1.0=1.5，1.5就是相加项；相乘项则包括所有危险分数小于或等于1.0的危险分数值以及驾车历程25000km/y被减去的1.0共有3项。相加项之和为1.5。相乘项之积：0.8×0.5×1.0=0.4；车祸组合危险分数值为相加项之和与相乘项之积的和：1.5+0.4=1.9，即表9-2中的第（6）项。

3. 计算存在死亡危险　存在死亡危险指存在某一种组合危险分数下，因某种疾病死亡的可能危险性。存在死亡危险=平均死亡概率×组合危险分数。其他原因的存在死亡危险就是其他原因的平均死亡概率。即表9-2中第（2）项和（6）项的乘积，结果列于第（7）项。例如，40~44岁男子车祸平均死亡概率为285/10万人口，某41岁男子车祸组合危险分数为1.9，则该男子车祸死亡存在危险值为285×1.9=541.5/10万人口，是当地平均水平的1.9倍。

其他死因的存在死亡危险就是其他死因的平均死亡概率。也就是将其他死因的组合危险看做1.0。将各种死亡原因的存在死亡危险相加，并且要加上其他死因的存在死亡危险，其结果就是总的存在死亡危险。例如表9-2某地41岁男子的存在死亡危险：3585.07+541.5+660.0+22.2+42.18+40.4+16.7+111.0+111.0+39.2+11.2+1987=7167.45。

4. 计算评价年龄　为了使结果表达更直观，可以将总的存在死亡危险转换成相应的年龄来表达，因为年龄与死亡率之间有一定的函数关系。评价年龄是根据年龄与死亡数之间的函数关系，按个体所存在的危险因素计算的预期死亡数求出的年龄。可以将这种函数关系转化为可直接查阅的工具，即健康评价年龄表（表9-4）。某地某41岁男性的评价年龄可查表9-4健康评价年龄表获得。健康评价年龄表左边一列是男性的总的存在死亡危险；右边一列是女性总的存在死亡危险；中间部分，最上边的一行数目是个体实际年龄的最末一位数字，余下的主体部分就是相应的评价年龄。

表9-2中某地某41岁男性的总的存在死亡危险为7167.45/10万人口。查健康评价年龄表，在表左边一列接近这一数值在6830和7570之间。6830的评价年龄为43岁，7570的评价年龄为44岁，因而得出该男子的评价年龄为43.5岁。

表9-4　健康评价年龄表

实际年龄最末一位数						实际年龄最末一位数					
男性存在死亡危险	0 5	1 6	2 7	3 8	4 9	女性存在死亡危险	男性存在死亡危险	0 5	1 6	2 7	3 8	4 9	女性存在死亡危险

男性存在死亡危险	0	1	2	3	4	女性存在死亡危险	男性存在死亡危险	0	1	2	3	4	女性存在死亡危险
	5	6	7	8	9			5	6	7	8	9	
530	5	6	7	8	9	350	4510	38	39	40	41	42	2550
570	6	7	8	9	10	350	5010	39	40	41	42	43	2780
630	7	8	9	10	11	350	5560	40	41	42	43	44	3020
710	8	9	10	11	12	360	6160	41	42	43	44	45	3280
790	9	10	11	12	13	380	6830	42	43	44	45	46	3560

笔记

续表

实际年龄最末一位数							实际年龄最末一位数						
男性存在死亡危险	0 5	1 6	2 7	3 8	4 9	女性存在死亡危险	男性存在死亡危险	0 5	1 6	2 7	3 8	4 9	女性存在死亡危险
880	10	11	12	13	14	410	7570	43	44	45	46	47	3870
990	11	12	13	14	15	430	8380	44	45	46	47	48	4220
1110	12	13	14	15	16	460	9260	45	46	47	48	49	4600
1230	13	14	15	16	17	490	10190	46	47	48	49	50	5000
1350	14	15	16	17	18	520	11160	47	48	49	50	51	5420
1440	15	16	17	18	19	550	12170	48	49	50	51	52	5860
1500	16	17	18	19	20	570	13230	49	50	51	52	53	6330
1540	17	18	19	20	21	600	14340	50	51	52	53	54	6850
1560	18	19	20	21	22	620	15530	51	52	53	54	55	7440
1570	19	20	21	22	23	640	16830	52	53	54	55	56	8110
1580	20	21	22	23	24	660	18260	53	54	55	56	57	8870
1590	21	22	23	24	25	690	19820	54	55	56	57	58	9730
1590	22	23	24	25	26	720	21490	55	56	57	58	59	10680
1590	23	24	25	26	27	750	23260	56	57	58	59	60	11720
1600	24	25	26	27	28	790	25140	57	58	59	60	61	12860
1620	25	26	27	28	29	840	27120	58	59	60	61	62	14100
1660	26	27	28	29	30	900	29210	59	60	61	62	63	15450
1730	27	28	29	30	31	970	31420	60	61	62	63	64	16930
1830	28	29	30	31	32	1040	33760	61	62	63	64	65	18560
1960	29	30	31	32	33	1130	36220	62	63	64	65	66	20360
2120	30	31	32	33	34	1220	38810	63	64	65	66	67	22340
2310	31	32	33	34	35	1330	41540	64	65	66	67	68	24520
2520	32	33	34	35	36	1460	44410	65	66	67	68	69	26920
2760	33	34	35	36	37	1600	47440	66	67	68	69	70	29560
3030	34	35	36	37	38	1760	50650	67	68	69	70	71	32470
3330	35	36	37	38	39	1930	54070	68	69	70	71	72	35690
3670	36	37	38	39	40	2120	57720	69	70	71	72	73	39250
4060	37	38	39	40	41	2330	61640	70	71	72	73	74	43200

5. **计算增长年龄** 又称为达到年龄,是根据已存在的危险因素,提出可能降低危险因素的措施后预计的死亡数算出的一个相应年龄。表9-2中的第(8)~(11)项都是用于计算增长年龄,计算方法与计算评价年龄相似。第(8)项是医

生根据评价对象存在危险因素的性质和程度所建议的可能改变的危险因素,如吸烟、饮酒、体力活动等;有的是不可改变的因素,如生化测定值和疾病史、家族史等。第(9)项、第(10)项是根据去除可改变危险因素后,计算出新的危险分数和新的组合危险分数。第(11)项是第(2)项乘第(10)项得出的新存在死亡危险值。该41岁男子如果遵照医嘱,完全去除可改变的危险因素,重新计算的合计死亡危险为3430.35/10万人口,查表得增长年龄为36岁。

6. 计算危险降低程度　危险降低程度显示的是,如果根据医生的建议改变了现有的危险因素,危险能够降低多少,也即是危险降低的情况。可以计算降低的实际数量,用存在死亡危险减去新存在死亡危险。还可以计算危险度降低程度的百分比,用危险的降低量与总的存在死亡危险的百分比表示。表9-2中第(12)项是危险降低的绝对数量,由第(7)项存在死亡危险减去第(11)项新存在死亡危险求得。第(13)项是危险降低的数量在总存在死亡危险中所占的百分比,由每种死因的危险降低量第(12)项除以总存在死亡危险。例如车祸的危险降低量=541.5-541.5=0,危险降低百分比=0%。

以行为危险因素为主要评价对象的健康危险因素评价方法,是根据流行病学资料、人群死亡率资料,运用数理统计方法,对个人的行为生活方式等进行评价,它可以估计个人在一定时期内患病或死亡的危险性,估计个人降低危险因素的潜在可能性,并向个人进行反馈。其目的是通过个性化健康咨询,促使人们改变不良的行为方式,降低危险因素,减少疾病,维护和促进健康。

四、人群健康危险因素评价方法

2002年,WHO发布了题为《减少风险延长健康寿命》的年度世界卫生报告。报告收集并分析了来自全球的健康危险因素数据和资料,对当今世界上导致人类疾病、残疾和死亡的最重要的健康危险因素进行了深入分析和探讨。WHO健康危险因素评价方法更多是从群体角度出发,关注包括行为危险因素在内的诸多危险因素对人群健康的影响,以疾病负担为测量指标,以综合社会干预策略为主要手段来改善群体健康,其评价结果更多地运用到人群干预策略的选择和政府决策应用。

(一)基本概念

WHO认为健康危险因素评价是系统地评价和比较不同健康危险因素导致疾病和伤害负担大小的一种评价方法。在其分析报告中,涉及了以下一些重要的概念。危险因素暴露率(prevalence of risk)、相对危险度(relative risk)、人群归因危险度(population attributable risk)、归因疾病负担比(attributable burden)、可避免的疾病负担比(avoidable burden)等。

(二)基本步骤

1. 危险因素的确定　通过实验的或者流行病学的方法获取某种危险因素对人体健康危害方面的数据,并推断其对人类健康带来的可能后果。

2. 暴露程度评价　根据某危险因素在人群中的分布情况、危险因素的流行频度及其对人群行为和生理等方面的影响来确定人群的暴露程度。

笔记

3. 剂量–反应评价 主要研究危险因素的剂量或暴露程度导致某一健康后果的概率。

4. 危险特征评价 根据人群的暴露程度以及剂量–反应关系的研究结果,对某一个体或群体的健康危险程度进行评价,如预测某一人群发生某种疾病的概率。

(三)评价方法

1. 计算方法 在计算可避免的疾病负担时,危险因素潜在影响分数(potential impact fractions,PIF)主要是用来计算当一种危险因素的分布发生特定的改变时疾病负担减少的比例。得到人群不同暴露水平的数据资料,就可以开始对PIF进行测算。计算PIF需要三方面的数据。分别是危险因素水平(目前的分布水平、理论上最小的分布水平)、危险因素与疾病的关系(危险因素的累计、危险因素的逆转)和疾病负担。

2. 选择和确定健康危险因素

(1)选择参考:WHO报告是基于以下考虑来选择和确定健康危险因素的:一是对全球具有潜在影响的因素是导致疾病负担增加的主要因素,有较高的流行率或能够在很大程度上增加主要疾病死亡或残疾的风险;二是因素与健康结果之间存在高度因果关联性;三是危险因素具有潜在可干预性;四是危险因素的选择范围既不能太窄也不能太宽;五是具有比较完整的危险因素分布以及危险因素和疾病关系方面的数据资料。

(2)判断健康危险因素的标准:一是关联的时间顺序;二是关联的强度;三是暴露与疾病在分布上的一致性;四是健康危险因素与疾病的发生之间存在剂量–反应关系;五是关联的合理性;六是实验证据:危险因素与疾病之间的关系得到了实验研究数据的支持。

(3)计算目前的危险因素水平,并确定假设的危险因素分布水平:计算PIF首先要收集当前人群危险因素暴露水平方面的数据资料,同时还要有不同年龄、性别、国家别的危险因素暴露数据。由于许多国家缺乏相应的数据,因此需要利用已有的数据进行外推。首先假设所有人群的理论最低暴露风险分布是一致的。出于制定科学合理的风险干预政策的目的,WHO对降低不同年龄、性别、地区危险因素暴露水平所带来的疾病负担变化情况进行了测算,并在当前暴露分布与理论最低风险暴露之间假设了若干个暴露水平,并对暴露水平发生不同变化所带来的疾病负担变化进行测算、比较和分析。

(4)测量当前的和今后的疾病与损伤负担:计算PIF还需要收集不同年龄、性别、地区疾病与损伤负担,计算当前和今后的疾病与损伤负担是目前WHO全球疾病负担研究项目的一项主要内容。

(5)测量危险因素暴露水平与疾病负担之间的关系:虽然不同地区间危险因素暴露水平存在着不一致,但在危险因素暴露与疾病的发生之间却存在着一定的生物学方面的内在联系,因而具有较好的一致性。由于相对危险度指标具有很好的外推性,因而被WHO报告所采用。

(6)测算可避免的疾病负担比:目前针对健康危险因素所采取的干预措施

无法对过去而只能对未来施加影响。就疾病负担比的改变而言,它只能改变疾病的未来负担比,是指如果改变目前的和未来的危险因素暴露水平可避免的疾病负担的比例。计算可避免疾病负担的难度较大,因为在计算归因疾病负担时存在很多不确定性因素。此外还需要收集全球疾病负担预测资料、正常情况下危险因素的暴露水平资料、假设条件下危险因素暴露水平预测资料、危险因素的可消除性资料等。

（7）测算多重危险因素的联合作用:当两个危险因素分别影响到不同的疾病时,它们的净作用效果将是其各自分别作用效果之和。然而,当两个危险因素作用于同一疾病或损伤时,它们所产生的净作用效果将会比其分别作用所产生的效果增加或减少。这种联合作用的大小将取决于两种危险因素流行交叉程度的大小,以及因素间联合作用所产生的生物学后果。

第三节　健康危险因素评价方法的应用

一、健康危险因素评价的应用范围

（一）个体评价

个体评价主要通过比较实际年龄、评价年龄和增长年龄三者之间的差别来进行。以较直观的方式告知被评价者现存危险因素的危害及根据建议改变危险因素后死亡危险降低的程度,增强行为干预的效果。

一般来说,评价年龄高于实际年龄,说明被评价者所存在的危险因素高于平均水平,死亡率可能高于当地死亡率平均水平。增长年龄与评价年龄之差,说明降低危险因素后用年龄表达的死亡概率降低水平。年龄之间差值的大小一般以1岁为标准,大于1岁为大(或多),小于或等于1岁为小(或少)。

根据实际年龄、评价年龄和增长年龄三者之间的关系不同,一般可将个体分为四种类型。

1. **健康型**　个体评价年龄小于实际年龄。例如个体的实际年龄为48岁,评价年龄为44岁,说明个体危险因素低于平均水平,预期健康状况良好,亦即48岁的个体可能处于44岁年龄者的死亡概率,健康水平优于48岁的同龄人群。当然,进一步降低危险因素并不是没有可能,但进展有限,因为危险因素较少。

2. **自创性危险因素型**　这一类型个体,评价年龄大于实际年龄,并且评价年龄与增长年龄之差大。说明危险因素平均水平较高。例如个体的实际年龄为42岁,评价年龄为44.5岁,增长年龄为37岁。这种类型的个体评价年龄大于实际年龄,评价年龄与增长年龄相差较大,说明个体危险因素较平均水平高。由于这些危险因素多是自创的,是可以去除的,降低危险因素其健康状况可得到更大的改善,死亡率有较大的降低,可以较大程度地延长预期寿命。

3. **难以改变的危险因素型**　个体的评价年龄也大于实际年龄,但评价年龄与增长年龄之差较小。例如个体实际年龄为42岁,评价年龄为48岁,增长年龄为47岁,评价年龄与增长年龄之差为1岁。这种类型说明个体的危险因素主要来自既往病史或生物遗传因素,不容易降低和改变这些因素,即使稍有改变,效果也不显著,死亡危险不可能有大的改变。

4. 一般性危险型 个体的评价年龄接近实际年龄,死亡水平相当于当地的平均水平,他们个人存在的危险因素类型和水平接近当地人群的平均水平。降低危险因素的可能性有限,故增长年龄与评价年龄也较接近。

根据上述分析,可以有针对性地对不同类型的个体采取不同的预防措施,健康教育、行为干预对第二种类型的个体作用较大。除了对上述改变所有危险因素后三种年龄之间的关系进行分析外,尚可针对某一种危险因素进行分析。例如仅减少吸烟的危险因素,或控制超体重的危险因素,用同样方法计算增长年龄,从评价年龄的差值大小说明某一种危险因素对个体预期寿命可能影响的程度。危险因素对个体预期寿命影响的程度同样可以用改变危险因素后,危险因素降低程度来说明。

(二)群体评价

1. 不同人群的危险程度 首先进行个体评价,根据实际年龄、评价年龄和增长年龄三者之间关系将被评价者划分为健康型、自创性危险因素型、难以改变的危险因素型和一般性危险型四种类型。进行不同人群的危险程度分析时,可以根据不同人群危险程度性质区分为健康组、危险组和一般组三种类型。然后,根据人群中上述三种类型人群所占比重大小,确定不同人群的危险程度,将危险水平最高的人群列为重点防治对象。一般而言,某人群处于危险组的人越多,危险水平则越高。可以根据不同性别、年龄、职业、文化和经济水平等人群特征分别进行危险水平分析。表9-5显示所调查人群中男性危险组的比例最高,且不同性别的分布不一致。但是该人群中危险组的比重能否被降低,要分析危险因素的属性。

表9-5 上海县农村不同危险水平的人群构成

危险水平	男		女	
	人数	构成比(%)	人数	构成比(%)
危险组	50	59.70	3	3.75
一般组	24	35.82	17	21.25
健康组	3	4.48	60	75.00
合计	67	100.00	80	100.00

2. 危险因素的属性 慢性疾病的很多危险因素属于行为生活方式,是后天习得的,因此这一类危险因素是可以改变的。通过计算具有危险因素人群中能去除和不能去除危险因素人群所占比重来分析人群中的危险因素是否可避免,若具有能去除危险因素的人群比例较高,则可通过健康教育和健康促进来改变危害健康的行为生活方式,降低死亡或疾病风险,提高人群健康状况。

3. 分析单项危险因素对健康的影响 当人群具有危险因素较多时,可以通过分析各种危险因素对健康的危害情况,首先选择对当地人群影响最大的危险因素进行干预。其分析方法是将各个体扣除某一项危险因素后所计算的增长年龄与评价年龄之差的均数作为单项危险强度,同时将这一单项危险因素在调查人群中所

笔记

占的比重作为危险频度,以危险强度×危险频度=危险程度,用危险程度的大小来反映危险因素对健康状况的影响。例如表9-6中,去除吸烟这一危险因素后,各个体的增长年龄与评价年龄之差的均数是0.84岁,而在被调查的人群中,吸烟者所占比重为60.70%,因而吸烟的危险程度=0.84×60.70%=0.51岁。从表9-6可以看到,某一项危险因素对整个人群健康状况影响的大小,不但与它对具体的个体影响大小有关,而且还与它在人群中影响的范围有关。有些因素虽然对个体影响很大,但受这一因素影响者有限,它对整个人群来说影响并不严重。有些因素虽然对个体影响很小,但受其影响的人很多,它也就是值得注意的因素了。

通过对不用人群的危险程度分析,可以发现应该加以干预的重点人群;通过对危险因素属性的分析,有助于我们制定针对不同人群的疾病干预措施;而通过对单项危险因素影响的分析有助于我们确定重点干预的危险因素。总之通过对健康危险因素的群体评价,有助于疾病控制工作的开展。

表9-6　单项危险因素对男性健康状况的影响

危险因素	危险强度(岁)	危险频度(%)	危险程度(岁)
饮酒	1.73	44.78	0.77
吸烟	0.84	60.70	0.51
缺乏常规体检	0.33	83.08	0.27
常感压抑	0.94	17.91	0.17
常生闷气	0.89	12.44	0.11
血压高	0.34	11.44	0.04
缺乏锻炼	0.07	43.28	0.03

二、健康危险因素评价的应用前景

(一)在健康教育中的应用

运用健康危险因素评价的结果,向公众传播健康危险因素信息,开展健康教育对健康危险因素的信息传播正在逐步成为危险因素管理的重要组成部分。由于人类所面临的健康风险正呈现快速增长势头,而人们对健康风险的防范意识、相应知识和信息、干预手段等方面却明显地滞后于现实的需要。由于人们常常会对排泄有毒废弃物的行为感到愤恨和不安,但却又对几亿人的吸烟事实习以为常。因此,运用健康危险因素的研究成果,借助于大众传播手段来推动健康教育活动的开展无疑具有重要意义。

通过向个人提供有针对性的健康危险诊断信息,推动健康危险行为的矫治。健康危险因素评价方法最独到之处在于它能够为每一个人提供有针对性的健康风险评价,而不是仅仅提供一般的诸如吸烟有害健康这样十分泛泛的信息。当了解到人们的年龄、性别、健康状况以及其他健康相关信息后,HRA能够对健康危险因素的危害程度进行量化分析,找出危险因素并为人们提供去除危险因素之后可能获得的健康收益的量化信息。因此HRA在进行个性化的健康教育、健

笔记

康促进方面扮演了十分重要的角色。

（二）在社区卫生服务中的应用

社区卫生服务主要是以家庭为单位，以社区为范围，向人们提供集预防、医疗、保健、康复、健康教育、计划生育技术服务为一体的综合性服务，其基本特点是强调个性化的服务，强调以现代医学模式为导向，向人们提供及时、有效、经济、便捷、综合、连续的基层卫生服务。它以妇女、儿童、老年人和慢性病人、残疾人为重点，以整个社区人口为服务对象。而健康管理的目的、性质、内容、目标人群以及策略和手段与社区卫生服务的很多要求相吻合。因此健康管理服务的实施将有利于推动社区卫生服务的开展，并协调社区内企业、医院机构组织的健康管理和促进活动，从而推动社区卫生服务的快速发展。

知识链接

沈阳开启网上健康管理新模式

在中国医科大学附属盛京医院和东软集团的共同打造下，我国第一个基于IT技术和医疗机构联手合作的健康管理服务平台盛京熙康健康管理中心，可以实现在该中心或与中心联网的社区医院及居民家中，通过健康一体机将健康检查结果上传至熙康云平台，然后由中国医科大学附属盛京医院的医生，进行健康数据分析和健康风险评估，有针对性地提供个性化、定制的健康干预促进服务，并进行实时远程健康监护，形成全日制、全方位、全生命周期的健康管理服务新模式。通过对个人健康数据的获取、健康状态的评估、健康行为的促进、健康知识的传播，完成对公众健康的干预，形成一个面向家庭、个人、社区、医院的健康平台和网络，从而为大众提供更全面、专业、及时的医疗保健指导，提升群众健康水平和生活质量。

资料来源：中国消费者报2012年11月12日

（三）在体检部门中的应用

健康管理在中国起步的时间不长，是一个朝阳的产业。目前国内多数（国有）医院先后成立体检中心，民办体检机构也迅速发展，仅在广州地区就有数百家。健康管理的从业人数没有准确的数据，估计全国在10万人以上，但是绝大部分集中在医院及体检中心等部门。新兴的健康管理行业将有非常广阔的发展前景。建立一支健康管理专业队伍，对于改善和提高我国国民身体素质，全面建设小康社会有着重要意义。健康人群只要拿出1%~5%的医疗费用用于健康投资、预防疾病，这部分市场需求便会非常大。

（四）在专业健康管理公司中的应用

所有从事健康管理的公司都看好健康服务巨大的市场，都知道在未来十年，这个市场会以惊人的速度增长。在美国，健康服务甚至占到GDP的10%以上，这是一个不可思议的数字。目前，国内以健康管理名义服务社会的服务机构至少已有2000家以上，他们从不同层面来完成相关健康管理服务，如健康体检、健康

笔记

评估、健康指导等。但是国内真正意义上的健康管理公司还不多。专业健康管理公司开展健康管理可以为人们从出生就建立起一套从"摇篮到坟墓"的健康档案,及时控制人群的健康,预防疾病,同时做好健康保健的宣传教育工作。这种做法,可以抑制医药费用的上升,而且对引导人们的健康生活方式、提高全民素质有极大的推动作用。

(五)在健康保险领域中的应用

有效地控制健康风险,降低赔付是健康保险或医疗保险运营的关键。而通过提供系统的健康管理服务就能够在很大程度上达到这一目的。它主要是通过以下途径实现的:第一,预防为主的健康管理可以降低疾病的发生率,即降低了参保人群的健康风险,从而降低保险机构的赔付率;第二,健康管理有助于早期发现疾病,减轻疾病的严重程度,减少医疗费用,从而降低了保险机构的赔付程度;第三,通过提供健康信息和健康干预,增强了个体自我保健能力,同时通过合理的分流指导,降低了选择医疗服务的盲目性,减少了不必要的诊疗行为,从而也可以降低保险机构的赔付。所以,健康管理活动起源于保险行业,并在该行业得到广泛应用。在国外,健康管理已成为以健康保险为核心的健康产业的组成部分,将健康管理计划同健康保险产品和诊疗服务计划同时提供给购买者。近年来,国内一些健康保险机构也将健康管理作为风险控制的手段纳入经营之中。健康保险机构采用了多种形式与健康管理机构进行合作,开展健康管理服务,如提供健康管理计划,购买健康管理服务,共同开发产品等,并将其与健康保险产品进行有机结合提供给购买者。

本 章 小 结

1. 健康管理是以不同健康状态下人们的健康需要为导向,通过对个人和人群健康状况以及各种影响健康的危险因素进行全面的监测、分析、评估及预测,以实现向人们提供有针对性的健康咨询和指导服务,并制定健康管理计划,协调社会、组织和个人的行为,针对所有健康危险因素进行系统的干预和管理的全过程。健康管理产生的原因主要有满足多元化健康需求、人口老龄化与疾病谱的转变、生物-心理-社会医学模式的要求、相关科学技术的发展以及医疗服务系统可持续发展面临的挑战。健康管理具有标准化、定量化、个体化、系统化和整体化的特点。

2. 健康危险因素(health risk factor)是指机体内外环境中存在的与疾病的发生、发展及预后有关的各种诱发因素,包括生物、心理、行为、经济、社会等因素。健康危险因素具有长潜伏期、弱特异性、联合作用和广泛存在的特点。健康危险因素主要包括环境危险因素、心理行为危险因素、生物遗传危险因素和医疗卫生服务中的危险因素。

3. 健康危险因素评价(health risk factors appraisal, HRA)是研究危险因素与慢性病发病及死亡之间数量依存关系及其规律性的一种技术方法。其目的是促进人们改变不良行为,减少危险因素,提高健康水平。健康危险因

笔记

素评价的方法主要包括临床评价、健康过程与结果评价、生活方式和健康行为评价和人群健康评价。健康危险因素评价方法应用广泛,主要包括个体评价和群体评价,还可以应用于健康教育、社区卫生服务、体检部门、专业健康管理公司、健康保险或医疗保险领域等。

关键术语

健康管理　　　　　　　　　　　健康危险因素评价
health management　　　　　　health risk factors appraisal, HRA
健康危险因素　　　　　　　　　健康危险因素评价的方法
health risk factor　　　　　　health risk factors appraisal method

讨论题

1.在国外,健康管理不仅被很好地运用到保险业、企业、医院等组织机构的管理活动中,而且也被应用到更为宏观的国家层面的人群健康管理活动中。健康管理在我国刚刚起步,你认为如何借鉴国外经验更好地为我国的人群健康服务?

2.进行健康危险因素评价时,为什么要收集当地性别年龄别的疾病死亡率?这些资料如何获得?

思考题

1.填空题

(1)健康管理的特点:_____、_____、_____、_____和_____。

(2)对健康危险因素评价结果的确定主要根据_____、评价年龄和增长年龄三者之间的不同量值,划分为四种类型。

2.单选题

(1)下列哪项不是健康危险因素的特点(　　　)

　　　A.潜伏期长　B.联合作用　C.敏感性弱　D.广泛存在

(2)如果一个评价对象的评价年龄大于实际年龄,而且评价年龄与增长年龄相差较小,那么这个评价对象属于(　　　)

　　　A.自创性危险因素型　　B.难以改变的危险因素型

　　　C.健康型　　　　　　　D.一般性危险型

3.名词解释

(1)健康管理

(2)健康危险因素评价

(3)评价年龄

4.问答题

(1)健康管理的基本策略是什么?

(2)举例说明难以改变的危险因素型的具体含义是什么?

(李淼晶)

卫生服务研究

通过本章的学习,你应该能够:

1. 掌握卫生服务研究,卫生服务需要、需求、利用,卫生资源的概念和相关内容。

2. 熟悉卫生服务研究的目的、意义、方法以及卫生服务评价内容。

3. 了解卫生服务研究的历史及进展。

章前案例

国家卫生服务研究为卫生改革提供证据

2008年卫生部组织了第四次国家卫生服务调查,其中家庭健康询问调查涉及全国31个省,共有56400住户,近20万城乡居民接受了调查。2009年2月卫生部公布了本次卫生服务调查主要结果:

2008年,调查地区居民两周就诊率为14.5%。由此推算,2008年全国门急诊人次数达50.1亿,与2003年相比,增加2.6亿人次。

门诊病人就诊流向发生明显变化:到基层医疗卫生机构就诊的比例由2003年的69.5%增加至2008年的73.7%;其中城市由36.6%增加至48.3%,农村由79.3%增加至81.7%。

2008年,调查地区居民年住院率为6.8%,比2003年增加了近一倍。以2008年住院率推算,全国住院人次数近1亿人次、手术量达到2500万例,为历史最好水平。

调查地区居民未利用医疗服务的比例下降。两周内新发病例未就诊比例为38%,比2003年下降了6百分点。经医生诊断需住院而未住院的比例为21%,与2003年调查结果相比,出现了明显的下降趋势。

这些数据显示我国近10年来我国全民医保的建设取得了初步成效,但也发现一些问题,如疾病负担有所上升,医务人员执业压力增大等,为政府进行下一步卫生改革提供决策依据。

讨论:为什么一个国家需要进行大规模的卫生服务调查研究?

资料来源:ww.gov.cn/gzdt/2009-02/27/content_1245006.htm

笔记

卫生服务研究已成为社会医学与卫生管理学的一个分支学科。卫生服务是指卫生部门向居民提供卫生服务的过程(如医疗服务、预防服务、保健康复服务等)。卫生服务研究(health services research)是从卫生服务的供方、需方和第三方及其相互之间的关系出发,研究卫生服务组织、实施及其影响因素以及与居民健康状况的关系,探索改善卫生服务系统的功能以及提高卫生资源使用效益的途径。

第一节 概 述

一、卫生服务研究的目的和意义

卫生服务研究在我国20世纪80年代起步,随着医学模式的转变、人们生产生活方式的变化和工作压力的增加,单纯依靠先进的疾病防治技术和方法,并不能保证满足不断提高人群健康水平的要求。卫生服务研究的主要目的是提高居民卫生服务利用程度,控制费用,提高效益,改进卫生服务质量水平,尽可能满足广大居民的卫生服务需要。通过科学合理地组织卫生事业,充分利用现有的人力、物力、财力、时间、知识、信息等资源,促进卫生事业可持续发展,从而保护和提高人民健康水平,改善社会卫生状况。

WHO列举卫生服务研究的具体目的为: ①改进医疗卫生系统工作,提高卫生事业的效益及效果; ②促进多学科、多部门协作,强调运用社会科学知识促进生物医学知识的应用,使生物医学知识充分发挥作用; ③广泛应用比较的方法进行调查研究; ④提供制定卫生计划及决策的基本程序和方法; ⑤为各级卫生机构提供制订卫生计划的基本原则和方法; ⑥从长远观点看,卫生服务研究以实现人人享有卫生保健、加强国家卫生系统的职能为目标,为制定卫生政策、策略和措施提供科学依据。

在当今卫生服务研究领域中,世界各国普遍关注三个问题:提高卫生服务的普及程度和可及性,即保证卫生服务利用的社会公平性(social equity);控制医药费用,提高卫生服务的社会效益和经济效益;改进卫生服务质量,提高人们的健康水平和生活质量。质量、效率、公平性是卫生服务研究的主题。认真研究这些问题,对于当前中国深化医药卫生体制改革仍然具有重要的现实意义。

二、卫生服务研究的任务

(1)**卫生系统研究**: 将卫生服务需要和卫生资源提供作为一个系统过程,运用系统分析的基本原理和方法,研究人群卫生服务需要、卫生资源投入及卫生服务利用水平及其联系,综合分析人群卫生服务需要量是否满足,卫生资源配置是否适度,卫生服务利用程度是否充分、过度或不足等,从而提出卫生服务的方向和重点、合理分配与使用卫生资源的原则和方法。此外,还可以将卫生服务投入量、服务过程、产出量以及效果作为一个系统来考察,或从卫生服务的组织、结构及其功能等方面进行系统研究。

(2)**卫生工作研究**: 包括卫生工作计划、组织、指导、实施、监督、激励、评价

笔记

等,可分为工作开发研究和目标评价研究两类。工作开发研究是通过对工作过程的考察来评价卫生服务计划的进展和工作成效,探讨新技术、新方法的应用和推广。目标评价研究是通过对比实际目标完成与计划目标的接近程度和差距,了解计划目的的执行和完成情况。

（3）**医疗预防效果评价**：卫生服务研究可以帮助促进生物医学成就运用于卫生领域,如临床试验疗效考核,新技术、新方法的推广应用对居民健康的影响,预防措施效果评价以及居民在利用这些新技术、新方法方面存在的差异评价等。

（4）**行为医学研究**：研究行为心理因素对卫生服务的影响,包括健康者与患者的行为心理特征,医务人员行医行为,医患关系,医护关系,个人、家庭、社区和卫生机构之间的协调、利益分配等。

三、卫生服务研究的内容

世界各国卫生服务研究的内容都根据本国的社会、经济、文化等特征以及面临的卫生服务实际问题而各有侧重。20世纪80年代以来以市场为导向的经济体制改革,广泛而深刻地改变了我国的社会经济环境,使原来建立在高度集中的计划经济与管理体制之上的卫生服务体系和健康保障制度发生了一系列显著变化,卫生服务研究的领域得到较大的拓展。具体内容包括下列几个方面：

（1）**社会因素对卫生系统的影响**：社会因素对卫生系统有着重要影响,有时甚至是决定性的影响。一个国家卫生系统的组织形式取决于历史传统、社会制度、政府的组织结构以及所处的社会经济发展阶段。卫生部门提供服务的数量和质量在很大程度上受科学技术、医疗保健制度及付费方式的影响,卫生服务研究是将卫生系统置于社会系统之中,从宏观上探讨社会系统与卫生系统的关系,探讨卫生系统内部各个部门之间的相互协调,以提高卫生事业的社会效益。

（2）**评价人群的卫生服务需要**：了解人群觉察到的和潜在的卫生服务需要量及影响因素是卫生服务研究的重要课题。长期以来死亡率被认为是衡量卫生服务需要量的重要指标,近来人们的注意力逐渐转向患病率指标,它有利于更加准确全面的界定卫生服务需要量。人口学特征及人群健康水平是决定卫生服务需要量的基本因素,社会、经济、文化、行为因素和医疗保健制度对卫生服务需要量具有重要影响。随着社会经济的发展和生活水平的提高、医学模式的转变、健康观念的更新,人们对卫生服务提出了新的需求。研究人群卫生服务需要量未能满足的程度和影响因素,可以为改善卫生服务指明方向和重点。

（3）**合理分配和使用卫生资源**：卫生工作的目的是合理分配和使用卫生资源,满足人群的医疗需要,这也是卫生服务研究的一项重要内容。卫生资源是开展各种卫生服务所需的社会资源的总和,包括卫生人力、财力、物力（机构、装备、供应）、技术和信息等资源。

（4）**卫生系统组织结构与功能研究**：一个国家的卫生系统的组织结构与功能是历史发展的产物。根据不同时期的具体任务建立的卫生服务体系和工作网络,需要根据新的社会经济环境和新的任务进行改革。卫生系统组织结构与功能研究,是对如何审时度势、因地制宜地建立健全卫生服务体系和工作网络进行

笔记

研究,提出协调的方法和手段,以及对卫生服务的内容、性质、范围及层次等进行动态跟踪研究。例如,研究一级、二级、三级卫生保健网络之间的分工和联系,专科与全科医疗、门诊与住院医疗、医疗与预防服务、各级不同性质的卫生组织或机构之间的协调发展。同时,研究卫生系统内部、外部这些纵向和横向的分工和联系,有助于挖掘卫生服务系统的潜力和提高工作效率。

（5）**卫生系统的经济分析**:分析卫生系统的经济活动是制定卫生计划的基础,对卫生系统内部和外部经费进行定量研究关系到卫生服务的全局,因为经费是开展卫生服务活动的必要条件。任何一个社会,卫生经费与其他部门之间必然产生竞争。了解卫生部门各种经费来源的数量、分配、使用和组成,这是卫生计划制定者、决策者不可缺少的基础信息和数据。

（6）**卫生服务效果评价**:人群健康状况是评价卫生服务效果的最终指标。通常对单项的卫生服务项目进行评价,如预防接种的效果评价,一般考核接种率、传染病发病率、死亡率的变化即可作出评价;如果对综合的卫生服务项目进行评价时,则对门急诊、初级卫生保健、生殖保健服务、人群的健康状况等工作进行评价,情况就复杂得多,需要通过建立综合评价指标体系才能作出科学的评价。

四、卫生服务研究方法

（一）描述性研究

描述性研究的目的在于阐明卫生服务及健康状况的社会人群分布、分布趋势及变动规律。可从下列三方面进行:

1. **明确卫生服务发展的变化规律,预测卫生事业发展的趋势** 如系统回顾分析60多年来我国卫生服务的变化,总结卫生事业的成绩,根据WHO提出的"人人享有卫生保健"的战略目标,提出应进一步达到的目标、指标和措施。

2. **比较不同地区卫生服务状况及水平** 通过国家、省市及地区间卫生服务的比较,可以了解不同国家及地区的卫生服务现状,肯定成绩,找出差距,指明发展的方向。

3. **揭示卫生服务的特征和评价卫生服务的效果效益** 按卫生部门的不同领域或系统分门别类地研究卫生事业的特点。如1981年上海县卫生服务研究,分析了有关医疗保健制度、乡村医生、三级医疗网、妇幼保健和计划生育、环境和营养、儿童生长发育、卫生费用和卫生服务利用率等,从这些互为联系的不同方面,探讨卫生服务的特点和效果效益。

卫生服务研究中,常规卫生信息登记报告系统和以家庭为单位进行综合性的健康询问抽样调查是两种重要而又互补的收集资料的方法。一般来说,建立固定的、经常性的(常规)登记报告制度只能提供有限的卫生信息,为了弥补常规收集资料的局限性,补充从常规资料不能获得的重要信息,需要采用家庭健康询问调查的方法(国家卫生服务总调查的一部分),收集人群健康状况、卫生服务需要量、卫生服务利用率、患者未就诊原因、群众对卫生服务的反应性等资料,这类调查属回顾性询问调查。

笔记

（二）分析性研究

主要目的在于明确人群健康和卫生服务方面存在的问题及其影响因素（原因），如研究慢性病患病率及两周患病率与年龄、性别、居住地区、职业、文化、医疗保健制度、人均收入、饮水类型、卫生设施、吸烟饮酒习惯等因素的关系，可采用单因素或多因素分析方法，阐明上述因素与患病率的关系。流行病学研究中常用的病例对照（case control study）和队列研究（cohort study）同样在卫生服务分析性研究中得到广泛应用。

（三）实验性研究

以社区人群作为实验研究的对象，考察卫生服务和疾病防治效果的关联性。开展干预试验的方法已广泛应用于卫生服务研究。例如在缺氟地区采用饮水加氟措施预防龋齿，在缺碘地区通过供应加碘食盐措施预防地方性甲状腺肿，强调安全性行为降低性病和艾滋病的发生等都是干预试验。对于已经明确的诱发疾病的危险因素，通过社会预防措施降低危险因素，可以取得明显的社会效果，如美国1968以来，全社会采取改变饮食习惯与膳食结构、戒烟和参加体育运动三项干预措施，使心血管疾病死亡率下降了40%。

（四）数学模型方法

应用数学模型从理论上阐述卫生服务与有关因素的联系与规律性，是一种定量研究的方法，主要用来阐述各变量间的函数关系。例如结合当地过去和现在的具体情况，通过建立数学模型预测未来，如人口、卫生技术人员以及病床需要量等；或按照既定的目标，预测本地区实现计划目标的进程。常用的有人口预测模型、疾病分布概率模型、卫生技术需要量及病床需要量预测模型等。

（五）系统分析法

系统分析法是一种运用系统思想分析问题、解决问题的方法。运用系统分析技术，综合分析卫生服务系统各个因素之间的联系，提供若干种备选方案，进行可行性评价和优化选择。该方法在卫生服务计划与评价方面已得到广泛应用。

（六）综合评价法

WHO通过对英国、美国、加拿大、荷兰、芬兰、阿根廷、前南斯拉夫7国12个地区1500万居民近10年的卫生服务抽样调查，于1976年提出了卫生服务综合评价模式（后将详述），即研究人群健康状况、卫生服务需要量、卫生资源、卫生服务利用的指标体系及其相互关系，作为评价卫生服务的效果及效益，进行卫生资源配置和决策的依据。我国的国家卫生服务抽样调查已成为每5年一次的常规工作，得出的卫生服务的各项指标值，为评价全国及地区卫生服务综合指标提供客观依据。

（七）投入产出法

投入产出法是研究卫生服务投入量（卫生资源）与产出量（卫生服务利用量、人群健康水平）之间的数量关系，以评价卫生资源配置或使用的效益和效果。卫生经济学广泛使用的成本-效益分析（cost benefit analysis，CBA）、成本-效果分析（cost effectiveness analysis，CEA）及成本-效用分析（cost utility analysis，CUA）等方法均可应用于卫生服务研究领域。

笔记

需要指出的是：在现代卫生服务研究中，除了采用上述研究方法外，有些在社会医学、卫生管理学、卫生统计学、流行病学及人口学等领域常用的研究方法，均可以根据实际情况运用于卫生服务研究领域。

知识拓展

横断面调查

通常将家庭健康询问抽样调查划分为一次性横断面调查、重复性横断面调查和连续性横断面调查，这三种调查方法均属回顾性调查的范畴。目前包括我国在内的大多数发展中国家均采用一次性横断面抽样调查方法，仅少数发达国家（如美国、英国、加拿大、荷兰、日本等）采用连续性横断面抽样调查方法。一次性横断面抽样调查的主要缺陷是不能充分、准确反映疾病和患者就诊的季节性变动差异。若通过扩大外延抽样调查的结果来推断目标人群全年患病率和卫生服务利用的特征及其水平，可能会出现较大的偏差。重复性横断面调查是一次性横断面调查的扩展，即在一年内重复进行若干次调查，调查结果比一次性横断面调查具有说服力。为进一步减少系统误差，提高样本推断总体的准确性，更好的方法是采用连续性横断面抽样调查，即雇用一批调查员，在一年内连续不断地进行调查。

知识链接

美国的连续性横断面调查

美国从1957年以来每年进行的连续性家庭健康询问抽样调查，由国立卫生统计中心负责，雇用150名左右固定的调查员，从全国1 900多个人口普查区中采用多阶段分层概率抽样方法，在1年中对抽取的、遍布全国的4万~5万户家庭的12万~14万居民（约占全国人口的1/2000）进行家庭健康询问调查；将全年12个月连续抽样调查的结果汇总起来用以推断当年美国人的健康及卫生服务需求等状况。在美国家庭健康询问抽样调查中，约有2/3内容为固定调查项目，以保证历年资料的可比性，其余1/3为补充调查项目，可以根据当年实际需要确定项目的增加或删减，以便及时反映当年的卫生热点问题或潜在的卫生问题。

五、卫生服务研究的进展

（一）国际卫生服务研究进展

1. **卫生服务抽样调查** WHO通过对英国、美国、加拿大、荷兰、芬兰、阿根廷、前南斯拉夫等7个国家12个地区1 500万居民近10年的卫生服务抽样调查，于1976年提出了卫生服务综合评价模式。从此以后，许多国家尤其是发达国家都在开展卫生服务研究，并将研究成果广泛应用于卫生计划管理决策。经过20年的发展，发展中国家居民健康状况得到较大的改善，但是不同国家之间和国家内部不同人群之间的健康水平差距在扩大,不公平现象继续存在。造成上述现象的一个重要原因是忽视卫生服务研究以及将研究成果应用于实际行动。在卫生服务决策者、管理者和研究者之间缺乏密切联系。决策者没有利用卫生服务研究成果进行决策;管理者忽视在卫生服务计划、实施监督和评价过程中应用卫生服务研究的原理和方法;研究者往往脱离实际不能将研究结论应用于决策过程的指导。为了改变三者之间的脱节状况,WHO于1991年成立了卫生发展研究专家组,起草并公布了"国家卫生研究纲要(Essential National Health Research,ENHR)",出版了《卫生与人类发展行动策略》(*A Strategy for Action in Health and Human Development*)一书,对ENHR的内涵、实施步骤以及若干国家的经验做了介绍。

2. **世界健康调查** 自2000年以来,WHO在部分成员国开展了以"健康"为主题的各类调查,以了解和评价世界卫生状况。2001年在中国23个省开展了"卫生系统反应性——关键知情人"现场调查,2003年在中国和其他国家开展人群部分的"世界健康调查",目的在于为全球居民健康状况提供信息,也为我国卫生决策提供信息。此次调查利用了中国健康监测的10个调查点进行调查,调查对象为调查地点范围内的常住人口,年龄在16周岁及以上,预计调查人数为4000人,调查问卷来自于WHO。调查内容包括居民社会/人口学情况、居民收入、健康保险情况、家庭支出情况、健康状况(其中包括认知和生活自理能力评估)、危险因素调查、死亡情况、卫生服务利用、儿童免疫、卫生系统反应性调查、居民社会资本调查和卫生系统目标调查,其中卫生系统反应性调查是近几年才引入卫生服务研究的新内容。卫生系统反应性主要从两个方面考察卫生系统,即对病人的尊重和病人的满意度。卫生系统反应性的考察体现了以患者为中心的思想,有助于提升卫生服务机构的绩效表现,使之与人民群众不断提高的卫生服务需求和转变的医学模式相适应。

(二)我国卫生服务研究进展

我国较系统的卫生服务研究起始于1981年,中美科技人员在科技合作项目中对上海市上海县卫生服务状况进行描述性综合研究,系统考察了上海县的卫生服务,并将某些代表性的、综合性的居民健康和社会卫生状况指标与美国华盛顿进行了比较分析。上海县卫生服务研究,尤其是家庭健康询问调查(household health interview survey)的方法,具有十分重要的示范与指导作用。1985年由卫生部医政司组织举行了全国农村卫生服务调查。1986年,由卫生部医政司、卫生部统计信息中心联合举行了城市居民医疗服务研究。进入20世纪90年代以来,我国的卫生服务研究发展较为迅速,调查的规模和手段均有较大发展,其中既包括描述性研究也包括分析性研究(表10-1)。

笔记

表10-1 六次全国卫生服务调查设计概况

名称	年份	组织单位	抽样方法	样本数	调查内容
农村卫生服务调查	1985	卫生部医政司	整群分层随机抽样	9省45县28万人口	疾病,就医,住院,经费,县乡村卫生机构队伍,能力及装备
城市医疗服务研究	1986	卫生部医政司,卫生部卫生信息统计中心	整群分层随机抽样	9省27县9.7万人口	2周患病、慢性病、休工(学)、卧床、门急诊、住院、孕产妇保健资源及1日门诊调查
国家卫生服务总调查(第1次)	1993	卫生部卫生统计信息中心	多阶段整群分层随机抽样	9 2个市县21.6万人口	两周患病、慢性病、两周患病就诊、住院、疾病别患病情况、县(市)、乡、村医疗机构资源现状及资源利用,医疗、预防、保健机构资源及服务
国家卫生服务总调查(第2次)	1998	卫生部卫生统计信息中心	多阶段整群分层随机抽样	9 5个市县21万人口	两周患病、慢性病、两周患病就诊、住院、疾病别患病情况、县(市)、乡、村医疗机构资源现状及资源利用,医疗、预防、保健机构资源及服务
国家卫生服务总调查(第3次)	2003	卫生部卫生统计信息中心	多阶段整群分层随机抽样	95个市县21万人口	两周患病、慢性病、两周患病就诊、住院、疾病别患病情况、县(市)、乡、村医疗机构资源现状及资源利用,医疗、预防、保健机构资源及服务
国家卫生服务总调查(第4次)	2008	卫生部卫生统计信息中心	多阶段整群分层随机抽样	94个市县20万人口	城乡居民卫生服务需要、需求和利用,城乡居民医疗保障,居民的满意度、基层医疗机构提供能力和质量,医生与职业环境与满意度

30多年来,我国学术界和卫生管理工作者围绕卫生改革与经济社会协调发展中的热点和焦点问题,开展的理论和实证方面的调查研究一直持续不断。定性和定量分析相结合的评估技术和方法也日趋完善。特别近几年来,无论是研究的广度还是研究的深度都超过以往任何一个时期,并取得了一些显著的研究进展,归纳起来主要体现在以下几个方面:

1. **上海县卫生服务研究经验的迅速推广**　自20世纪80年代中期以来,我国已有300多个市、县进行过城乡居民卫生服务抽样调查。收集了大量城乡居民健康状况、医疗需要量、卫生服务利用量及卫生资源信息,为制定与评价区域性卫生发展规划,推动卫生事业现代化,科学化管理发挥了重要作用。

2. **卫生服务研究范围、内容和对象的进一步拓展**　同期,我国卫生服务研究范围从农村向城市,从东部沿海地区向西部内地乃至全国范围拓展;研究内容由单一的医疗服务向预防、保健、护理、康复等领域拓展;研究对象从总人群向特殊人群或弱势人群(老人、妇女、儿童、残疾人、流动人口、少数民族人口、贫困人口、部队指战员等)拓展。调查研究规模较大的有:卫生部卫生防疫司组织的《卫生防疫供需及对策研究》、妇幼司组织的《妇幼卫生服务及经费研究》、科教司组织的《农村乡村两级卫生人力开发研究》、中医局组织的《中医需求及服务利用研究》以及军队总后卫生部组织的《部队指战员的卫生服务供给及需求调查》等。90年代以后,卫生部在总结、吸收以往国内外卫生服务调查经验的基础上,采用多阶段分层整群随机抽样的方法,分别于1993年、1998年、2003年和2008年进行了四次国家卫生服务总(抽样)调查。这些调查研究获得的信息不仅为各级政府及有关部门制定卫生事业发展规划和政策,调控卫生服务的各种供求关系,进行科学管理和评价提供客观依据,而且积累了比较丰富的卫生服务抽样调查的经验。

3. **卫生服务研究方法更加系统和综合**　为准确掌握居民健康状况、卫生服务需要量和利用率水平,弥补一次性横断面家庭健康询问抽样调查的缺陷和常规登记报告资料的不足,重复性或连续性的家庭健康询问抽样调查方法已在国内有些卫生服务研究项目中被采用。研究方法也已从初始阶段的横断面描述性研究向纵向的时间序列研究、分析性研究、前瞻性的干预研究发展,从而使获得的研究结论更具说服力、科学性和有效性,加速了我国卫生信息现代化、科学化管理的发展进程。

4. **多学科融合参与卫生服务研究格局的形成**　在卫生服务改革与发展进程中,保障卫生服务公平、提高效益、改善质量是一个错综复杂的社会问题和政治问题。近几年来,我国社会学、政治学、人口学、管理学、经济学、公共卫生与预防医学等多学科的专家学者开始注意改变"就卫生论卫生"的研究思路,通过相互合作与融合,开阔视野,共同参与到卫生服务研究中来,贯彻科学发展观,采用多学科方法,将卫生服务改革与发展中的热点和焦点问题置于现阶段我国全面建设小康社会及和谐社会的大背景和框架下进行审视与研讨。当今国内的研究领域和热点问题主要集中在农村医疗保健制度改革、城市三医(医药、医院、医保)联动改革、社区卫生服务、弱势人群卫生服务与医疗救助、卫生服务公平性与绩

笔记

效评价、公共卫生突发事件管理、卫生法制与监督等公共政策与管理方面的理论、策略、方法探讨及其实证研究。

第二节 卫生服务的需要、需求和利用

一、基本概念

1. **卫生服务要求** 卫生服务要求（health service want）是反映居民要求预防保健、增进健康、减少疾病、避免致残的主观愿望，不完全是由自身的健康状况来决定。居民的卫生服务要求可以从两方面来体现：一是公众对政府卫生、环保等相关部门和机构的希望、要求和建议等。例如在报纸杂志、广播电视节目中经常看到和听到的公众对改进社会卫生工作的呼声，反映和关注的焦点问题；二是可以在专门组织的健康询问调查中收集居民的卫生服务要求。例如在一项农村卫生服务抽样调查中收集的19万多居民意见中，43%的居民呼吁要求减低医疗费用，11%希望增添医疗设备、提高技术水平，6%要求向农村输送高质量的医疗卫生人员，4%希望卫生部门改善服务态度。农村居民的意见集中反映了他们希望能够得到经济、有效、高质量医疗卫生服务的愿望。

2. **卫生服务需要和卫生服务需求** 需要（need）和需求（demand）是两个紧密相关但又不完全相同的概念。卫生服务需要（health service need）是指人们对某种物品或服务的一种欲望和意愿。卫生服务需要从卫生服务上来讲，是指依据人们的实际健康状况与"理想健康水平"之间存在差距而提出的对医疗、预防、保健、康复等服务的客观需要，包括个人觉察到的需要（percieved need），由专业人员判定的需要，以及个人未觉察到的需要（potential need）。卫生服务需要取决于居民的自身健康状况，但不考虑实际支付能力。个人觉察到的需要和由医疗卫生专业人员判定的需要，有时一致，有时不一致。只有一个人觉察到有卫生服务需要时，才有可能去利用卫生服务。个人未觉察到的卫生服务需要，通常不会发生卫生服务利用，最有效的方法是进行人群健康筛检。这对于医疗服务和预防保健工作都具有积极的意义。

卫生服务需求（health service demand）是指从经济和价值观念出发，在一定时期内一定价格水平下人们愿意并有能力消费的卫生服务量。一般分为两类：由需要转化来的需求；没有需要的需求。

（1）由需要转化来的需求：卫生服务需要转化为需求，才会有卫生服务利用。在现实生活中，人们觉察到某种或某些卫生服务需要，但是由于其收入水平、社会地位、享有的医疗保健制度、交通便利程度、风俗习惯以及卫生机构提供的服务类型和质量等因素，没有去利用卫生服务。例如某个人由于收入低、支付不起医药费而看不起病，或者有支付能力，但是由于交通不方便、医疗卫生人员服务质量差、服务态度差等原因不愿意去看病，得不到所需的服务。需要难以转化为需求，突出表现在我国农村地区，特别是老、少、边、穷地区。

（2）没有需要的需求：通常由居民不良的就医行为和医生不良的行医行为所造成。一方面有些居民提出一些"卫生服务需求"，可能这些需求在医学专业

人员按照服务规范认定后是不必要的或者是过分的。例如有时公费和劳保医疗者就医时要求医生多开药、开高价药、延长住院时间等,这就过度地利用了医疗服务。另一方面在不规范的卫生服务市场条件下,医疗卫生服务人员受经济利益驱动给病人开大处方、人情方、做一些不必要的检查等,被称作"诱导性医疗需求"。上述"求非所需"和"供非所求"的情况均可导致没有需要的需求量增加,这类没有需要的需求者又常常与真正需要卫生服务的人竞争有限的卫生资源,造成卫生资源的浪费。

3. **卫生服务供给** 卫生服务的供给应该具备两个条件:提供卫生服务的愿望和提供卫生服务的能力。卫生服务供给和卫生服务需求是相适应的,后者是前者产生的前提条件,而前者是后者得以实现的基础。

4. **卫生服务利用** 需求者实际利用卫生服务的数量(即有效需求量)直接反映卫生系统为人群健康提供卫生服务的数量,是人群卫生服务需要量和卫生资源供给量相互制约的结果。其不能直接用于评价卫生服务的效果。

5. **卫生服务需要、需求和利用的相互关系** 卫生服务需求由需要转化而来,人们的卫生服务需要只有转化为需求,才有可能去利用卫生资源,需求才有可能得到满足。但在实际生活中,由于上述种种主观和客观的原因,人们不能或没能把需要转化为需求而去利用卫生服务。另外,由于卫生资源有限、配置不合理,以及存在服务质量差、效率低、资源浪费等现象,由需要转化来的需求和没有需要的需求都难以得到完全满足。卫生服务需求能否得到满足与满足程度取决于卫生服务的供给量。当供给量大于需求量时,需求将会得到满足;但是供大于求时往往导致卫生资源利用不足,例如人员、床位、仪器设备等限制造成利用效率低下。当供给量小于需求量时,需求将不可能得到全部满足,就会出现等待就诊、等待住院以及得不到规范服务的现象。

因此,研究居民健康状况、卫生服务需要(求)量、利用量及卫生资源配置相互之间的联系,分析需要(求)量、利用量的满足程度及其影响因素,是合理组织卫生服务、配置卫生资源、评价卫生系统工作效率和潜力,解决卫生服务供需矛盾,提高卫生事业社会效益和经济效益常用的、有效的方法与手段,也可以为制定卫生事业发展规划、方针、政策以及加强现代化管理提供科学依据。

二、卫生服务需要和利用指标

(一)卫生服务需要指标

卫生服务需要是居民实际健康状况的客观反映。常常通过对人群健康状况的测量和分析来掌握卫生服务需要量,包括需要量的水平、范围和类型。反映人群健康状况的指标有很多,包括疾病指标、死亡及其构成指标、残疾指标、营养与生长发育指标、心理指标、社会指标以及由这些指标派生出来的一些指标,如生活质量指数、无残疾期望寿命、伤残调整生命年等。目前常用疾病指标和死亡指标来反映人群的卫生服务需要。

死亡指标中,婴儿死亡率、孕产妇死亡率和平均期望寿命是综合反映社会发展水平、居民健康水平及医疗卫生保健水平的敏感指标,因而常用这三个指标反

笔记

映一个国家或地区居民的卫生服务需要量水平。此外,死因顺位及构成也是反映居民卫生服务需要量的重要指标,通过对死因顺位及构成的分析,可以找出危害居民健康的主要疾病和卫生问题,从而确定居民的主要卫生服务需要。当然,还可以结合居民的死亡年龄、性别、职业、医疗保障、受教育程度等进行单因素和多因素的深入分析。

与疾病指标相比,死亡指标比较稳定、可靠,资料也比较容易通过常规登记报告或死因监测系统收集,并且可获得连续性资料。但是,死亡是疾病或损伤对健康的影响达到最严重时的结果,因而用死亡指标反映人群健康问题不太敏感,还需要结合疾病指标进行分析。

反映医疗服务需要量和疾病负担的指标主要由疾病的频率(度)指标和严重程度两类指标组成,通常需通过调查方法得到,如家庭健康询问抽样调查方法。常见的指标有如下几种:

1. **疾病频率(度)指标** "患病"是从居民对卫生服务需要和需求的角度考虑,并非严格意义上的"患病"。主要依据被调查者的自身感受和经培训的调查员的客观判断综合确定。由于回顾性调查不可避免地存在偏倚,为了减少回顾性偏倚,世界各国普遍采用调查前两周内的患病情况来估算患病率。两周患病率是调查居民中两周内患病人(次)数与调查总人数之比(百分率或千分率)。常用的指标有:

(1)两周患病率=调查前两周内患病人(次)数/调查人数×100%或1000‰

国家卫生服务总调查将"患病"的概念定义为:①自觉身体不适,曾去医疗卫生单位就诊、治疗;②自觉身体不适,未去就诊治疗,但采取了自服药物或一些辅助疗法,如推拿按摩等;③自觉身体不适,未去就诊治疗,也未采取任何自服药物或辅助疗法,但因身体不适休工、休学或卧床一天及以上者。上述三种情况有其一者为"患病"。

(2)慢性病患病率=调查前半年内患慢性病人(次)数/调查人数×100%或1000‰

国家卫生服务总调查中将"慢性病"的概念定义为:

①被调查者在调查的前半年内,经过医务人员明确诊断有慢性病;②半年以前经医生诊断有慢性病,在调查的前半年内时有发作,并采取了治疗措施如服药、理疗等;二者有其一者为患"慢性病"。慢性病患病率(可按百分率或千分率表示)有两个定义:一是调查前半年内调查的患病人数与调查总人数之比;二是调查前半年内调查的病例数(也就是说,一个人可患有一种及多种疾病,在调查时最多填写四种)与调查总人数之比。前一定义主要考虑患病的人数,不论一个慢性病患者患多少种类的疾病,该指标主要反映居民健康状况;后一个定义主要考虑医疗卫生服务需要。

(3)健康者占总人口百分比,即每百调查人口中健康者所占的百分比。

健康者是指在调查期间无急慢性疾病、外伤和心理障碍,无因病卧床及正常活动受限,无眼病和牙病等情况的人。

2. **疾病严重程度指标** 居民的医疗服务需要不仅反映在患病频率的高低,

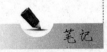

236

同时还表现在所患疾病的严重程度。通常家庭健康询问调查了解的疾病严重程度,是通过询问被调查者在过去的某一时期内患病伤持续天数和因病伤休工、休学天数来间接了解疾病的严重程度和对劳动生产力的影响以及推算因病伤造成的经济损失。常用的指标:

(1)两周卧床率=调查前两周内卧床人(次)数/调查人数×100%或1000‰

(2)两周休工(学)率=调查前两周内因病休工(学)人(次)数/调查人数×100%或1000‰

(3)两周每千人患病日数=调查前两周内所有患病人口的患病天数/调查人数×1000‰

(4)失能率=失能人(例)数/调查人数×1000‰

随着人口老龄化和疾病模式的变化,慢性非传染性疾病导致的公共卫生问题除了在治疗上带来高额费用以外,还造成长期失能(long-term disability)或残障(handicap),带来沉重的社会负担。"长期失能"作为一个重要的公共卫生问题,被WHO定义为"日常生活中主要活动的长期受限"。残障是一种严重的长期失能或活动受限,其严重性表现在需要社会支持和他人的帮助才能维持日常生活,如长期卧床,没有他人帮助不能起身、站立或行走。

知识链接

WHO有关"失能"的问卷

WHO有关"长期失能"的问卷有13个标准问题,其中有10个基本问题和3个可选问题。国家卫生服务总调查根据我国的实际,在可选问题中除了"不休息能否上下12级楼梯及其身体感觉"这一问题以外(农村得到此资料困难),10个基本问题和其他2个可选问题完全采纳。10个基本问题包括:在过去的半年内,由于各种原因导致:①行走方面,自己能否走动;②起居方面,自己能否上下床;③起居方面,自己能否坐椅子;④起居方面,自己能否穿衣服;⑤洗漱方面,自己能否洗脸手;⑥就餐方面,自己能否吃东西;⑦生活方面,自己能否上厕所;⑧自制力方面,是否有过小便失禁;⑨听力方面,能否与他人说话;⑩视力方面,认出一个熟人(可戴眼镜)的距离。两个可选问题包括:①语言方面,说话有无困难;②能否弯腰放一只鞋到地上,或从地上拾起一只鞋。上述12个问题的一般答案选择有,如果没有困难不为失能,有困难称为轻度失能,有困难需要他人帮助称为中或重度失能。在询问上述问题时,如有其中任何一种或多种情况,均要继续询问半年内持续多长时间。

类似的指标还有残障率以及两周卧床天数、休工(学)天数等。对于预防保健的需要量,通常可用传染病的发病率来反映。传染病发病率高的地区对预防保健的需要量高;反之则低。传染病发病资料一般可以通过疾病登记获得。

由四次国家卫生服务调查中城乡居民卫生服务需要量(表10-2)可见,城乡

笔记

居民两周患病率、慢性病患病率、人均患病天数均高于农村居民,而且基本呈上升趋势,而人均年休工天数、休学天数和卧床天数基本低于农村居民。

表10-2　我国城乡居民医疗服务需要量

指标	1993年		1998年		2003年		2008年	
	农村	城市	农村	城市	农村	城市	农村	城市
两周患病率(%)	12.8	17.5	13.7	18.7	14.0	15.3	17.7	22.2
慢性病患病率(%)	13.1	28.6	11.8	27.3	12.1	24.0	17.1	28.3
人均年患病天数	25.7	38.9	29.3	42.8	27.1	32.2	37.2	47.9
人均休工天数	6.8	4.5	9.0	4.0	5.7	2.2	2.5	1.5
人均休学天数	2.1	3.0	2.5	1.8	1.4	0.9	1.2	0.8
人均卧床天数	3.2	3.2	3.1	2.5	4.4	4.6	5.0	4.3

资料来源: 2008中国卫生服务调查研究: 第四次家庭健康询问调查分析报告,2009(下同)

(二)卫生服务利用

主要包括医疗服务(含门诊服务和住院服务)、预防保健服务及康复服务利用等。

1. 门诊服务利用指标　人群门诊服务利用的指标主要有两周就诊率、两周就诊人次数或人均年就诊次数(可根据两周就诊人次数推算得到,这是估计门诊需求量的重要指标)、患者就诊率及患者未就诊率(是反映就诊状况的负指标)等,可用来反映人群对门诊服务的需求水平和满足程度。掌握居民就诊的水平、流向和特点,分析其影响因素,可以为合理组织门诊服务提供重要依据。

(1)两周就诊率=前两周内就诊人(次)数/调查人数 × 100%或1000‰

(2)两周患者就诊率=前两周内患者就诊人(次)数/两周患者总例数 × 100%

(3)两周患者未就诊率=前两周内患者未就诊人(次)数/两周患者总例数 × 100%

两周就诊率和未就诊率: 就诊率是反映居民对医疗服务利用的重要指标,两周就诊率是指前两周内因病或身体不适到各级医疗机构就诊的人次数与调查人口数之比。一名患者在两周内因同一种疾病可能看过一次或多次。未就诊是指未去医疗机构看病的患者,包括自我医疗和未采取任何治疗措施者。两周未就诊率是指两周内患病而未就诊人次数与两周患病人数之比。

2. 住院服务利用指标　反映住院服务利用的指标主要有住院率、住院天数及未住院率,可用于了解居民对住院服务的利用程度,还可以进一步分析住院原因、医疗机构、科别、辅助诊断利用、病房陪住率以及需住院而未住院的原因等,从而作为确定医疗卫生机构布局、制定相应的病床发展及卫生人力规划的依据。

(1)住院率=调查前一年内总住院人(次)数/调查人数 × 100%或1000‰

(2)人均住院天数=总住院天数/总住院人(次)数

(3)未住院率=需住院而未住院患者数/需住院患者数 × 100%

四次国家卫生服务总调查城乡医疗服务利用量(表10-3)表明: 总体上,城

笔记

乡居民两周就诊率呈下降趋势; 城乡两周患者未就诊率除2008年两者接近外, 其余均是城市高于农村; 2008年城乡有1/3病人因种种原因未去看病; 与2003年相比, 城乡居民年住院率分别增加了69%和100%, 住院天数呈减少趋势。2008年居民未住院和自己要求出院的首要原因是经济困难。

表10-3 我国城乡居民医疗服务利用量

指标	1993年		1998年		2003年		2008年	
	农村	城市	农村	城市	农村	城市	农村	城市
两周就诊率(%)	16.0	19.9	16.5	16.2	13.9	11.8	15.2	12.7
两周患病未就诊率(%)	33.7	42.4	33.2	49.9	45.8	57.0	37.8	37.3
年住院率(%)	3.1	5.0	3.1	4.8	3.4	4.2	6.8	7.1
每千人口每年住院天数	14.0	30.0	12.6	22.7	10.2	18.1	10.1	16.6
需住院而未住院率(%)	40.6	26.2	34.5	27.5	30.3	27.8	24.7	26.0

3. 预防保健服务利用指标 预防保健服务包括计划免疫、健康教育、传染病控制、妇幼保健等。与医疗服务相比, 测量预防保健服务利用比较复杂困难。预防保健利用常常发生在现场, 资料登记收集有一定的困难。有些预防服务利用率低, 且又有一定的季节性, 对少数人群进行一次性横断面调查常常不易获得满意的结果。采取卫生机构登记报告和家庭询问调查相结合的方法收集资料, 可将居民实际接受的服务量与按计划目标应提供的服务量相比较。例如1名产妇应接受8次产前检查, 结合某地区孕产妇实际接受的产前检查次数, 可以评价这一地区围生期保健工作的质量。

预防保健服务通常询问一定时期内接受服务的种类和数量。如果服务项目是在全年内经常开展的工作, 如计划生育、妇女保健、儿童保健、健康教育和家庭访问等, 以询问两周(或1个月或半年)结果来推算全年是可行的。预防接种、妇女病普查和某些传染病防治等只发生在某一年中特定的若干月份, 这时应询问在1年或几年内接受服务的次数, 而不应询问在短时期内接受服务的次数, 这一点在调查设计时应引起注意。

以四次国家卫生服务总调查中获得的部分妇幼卫生服务利用指标为例说明我国城乡妇幼保健服务的一般特征。从表10-4可以看出, 除了1993年农村妇女产后访视率高于城市和低出生体重儿比例低于城市外, 城市妇科病检查率、孕产妇产前检查率和平均检查次数、孕早期检查率、住院分娩率、产后访视率、婴儿出生体重及儿童计划免疫接种卡比例等指标明显高于农村。

表10-4 我国城乡居民妇幼卫生服务利用

指标	1993年		1998年		2003年		2008年	
	农村	城市	农村	城市	农村	城市	农村	城市
妇科病查治率(%)	16.4	47.7	–	–	29.8	48.9	43.9	57.0
产前检查率(%)	60.3	95.6	78.6	86.6	85.6	96.4	93.7	97.6

笔记

续表

指标	1993年		1998年		2003年		2008年	
	农村	城市	农村	城市	农村	城市	农村	城市
平均产前检查次数	1.6	6.3	3.2	6.4	3.8	7.8	4.5	8.1
孕早期检查率(%)	24.2	63.5	50.9	70.2	54.7	69.9	63.2	73.3
住院分娩率(%)	21.7	87.3	41.3	92.4	62.0	92.6	87.1	95.1
在家分娩率(%)	76.6	10.7	55.9	6.5	33.9	4.2	9.9	1.2
产后访视率(%)	48.3	39.6	50.2	61.4	51.7	59.6	54.3	61.0
婴儿出生体重(g)	3180.0	3214.0	3270.0	3319.0	3293.0	3345.0	3284.0	3366.0
低出生体重儿比例(%)	3.3	3.8	3.7	3.4	3.8	3.1	2.8	2.1
儿童有计免疫接种卡(%)	56.0	89.2	91.8	97.3	87.3	94.7	97.8	98.4

三、卫生服务需要和利用指标的应用

1. **测算目标人群的卫生服务需要量和利用量** 从两周抽样调查结果可以推算全年总人口中疾病的发生频率及严重程度,从慢性病患病率可以推测社区或全国城乡居民患慢性病的人数等。假设两周内一次性抽样调查的结果对全年有代表性,可采用两周指标的平均值乘以26(1年26个两周),并除以调查人数得出全年每人每年患病、休工(学)及卧床人数。由于疾病指标存在明显的季节性变动。用两周抽样调查的结果推算全年疾病发生的频率及严重程度会存在偏差。如果能够在1年内抽样调查若干次或采用连续性抽样调查方法,1年内由调查员连续进行资料收集,计算出的疾病、休工及卧床指标就能更准确地反映全年目标人群卫生服务需要量及其变动的规律。两周抽样调查结果从时间上延长可以计算全年卫生服务需要量和利用量(表10-5),从调查人群可以推论一个区域内总人口中疾病发生的频率及严重程度指标,作为制定卫生规划的依据。

表10-5 2003年我国居民卫生服务需要量、利用量和费用主要指标的测算

指标	测算程式	测算结果
卫生服务需要量		
年患病人次数	$13 \times 0.143 \times 1.05 \times 26$	50.8亿
年患病慢性病人数	13×0.1233	1.6亿
年患病总天数	$13 \times 28.42 \times 1.05$	387.9亿
劳动力人口年休工总天数	$13 \times 0.700 \times 5.0 \times 1.05$	47.8亿
学生年休学总天数	$13 \times 0.1797 \times 1.3 \times 1.05$	3.2亿
居民年卧床总天数	$13 \times 4.42 \times 1.05$	60.3亿
卫生服务利用量		
年因病伤就诊人次数	$13 \times 0.1338 \times 26 \times 1.05$	47.5亿
其中: 各级各类医院	47.48×0.529	25.1亿

笔记

续表

指标	测算程式	测算结果
基层医疗机构	47.48 × 0.471	22.4亿
患者中: 未就诊人次数	50.76 × 0.489	24.8亿
自我医疗人次数	50.76 × 0.357	18.1亿
年住院人次数	13 × 0.036	0.47亿
年住院手术人数	0.47 × 0.314	1476亿
需住院而未能住院人次数	13 × 0.0152	1976亿
未能住院者因经济困难的人数	1976 × 0.700	1383亿
住院者住院总天数	0.47 × 12.6	5.9亿
卫生服务费用		
居民年支付医疗保健费用	13 × 288	3744亿
年患者门诊就诊总费用	47.48 × 37.0	1756亿
年住院者住院总费用	0.47 × 3544	1666亿

2. 计算因病造成的间接经济损失 每人每年因病休工天数乘以人均产值，再乘以该地区总人口数，可以得出因病休工而引起的间接经济损失量。

3. 为合理配置卫生资源提供依据 根据患病人数可以估算门诊服务需要量；根据因病休工及卧床人数可以推测需住院人数，为分析医疗服务需要量提供依据。人群患病率、休工率及卧床率指标不仅可以计算医疗服务需要量，而且还可以进一步计算病床需要量和医务人员需要量，作为设置病床、配备人员和分配经费的依据。

4. 影响因素的分析 根据卫生服务需要、利用率的现实情况，进行相关影响因素分析。

四、影响卫生服务需要与利用的因素

研究卫生服务需要和利用对于发现高危人群包括病人，确定疾病防治的重点，有针对性地开展健康教育和健康促进活动，合理组织卫生服务，有效发挥卫生资源的作用，提高卫生服务社会公平性有重要意义。凡是影响人群健康状况和社会卫生状况的各种因素，都可直接或间接地影响居民的卫生服务需要和利用，主要有下列因素：

1. 人口数量及其年龄性别构成 在其他因素不变的情况下，服务人口越多，卫生服务需要量和利用量越大。一般来说，儿童和老年人的患病率高，其卫生服务需要量和利用量也大。女性由于月经期、孕期、产褥期、哺乳期和更年期等特殊生理，对卫生服务需要的时间跨度，对门诊和住院的卫生服务利用往往多于男性。

2. 医疗卫生工作的质量 良好的医疗工作质量和全面的预防保健服务，可以从不同角度降低人群的发病率，改善人群的健康水平，从而对卫生服务的需要

笔记

量产生影响。提高医疗质量可以缩短医疗时间,提高治愈率,减少并发症和后遗症,从而减少患者对医疗卫生服务的需要量。新的医疗技术如果能明显降低人群患病率,则可减少人群卫生服务需要量。预防保健是决定卫生服务需要量的重要因素,积极开展预防保健工作的成效在短期内不容易改变人群总的卫生服务需要量,但从长远的观点看,预防保健工作开展得好,发病率下降,从而减少卫生服务需要量和利用量。此外,在一个缺医少药的落后地区,居民获得规范的卫生服务量势必是很低的。

3. 社会经济因素 社会经济因素,包括政治制度、经济状况、文化教育水平、居住生活条件等,不仅可以直接影响居民的健康状况,而且可以通过卫生服务间接地对居民的健康产生影响。第四次国家卫生服务总调查结果表明,无论城市还是农村,两周就诊率和年住院率随着居民收入的增加而提高,可见随着经济发展和生活水平提高,人们对卫生服务的需要量和利用量会明显增加,并会提出新的需要。第四次国家卫生服务总调查结果都显示,经济较发达的地区居民卫生服务利用明显高于西部贫困地区,城市居民的几项主要的卫生服务需要量和利用量指标都高于农村居民。

4. 文化教育 受教育程度高者的预防保健意识、疾病自我认识能力及有病早治的愿望要高于受教育程度低者。从短期看,这会增加卫生服务需要,但最终将会降低卫生服务需要和利用。在家庭健康询问调查中,城市居民自报的患病率往往高于农村居民,这与城市居民的受教育程度相对较高、对疾病的自我认识能力相对较强有关。

5. 气候地理条件 某些疾病的好发往往具有明显地季节性或地区性。夏秋季多发消化系统疾病,冬春季多发呼吸系统疾病和心脑血管疾病,不同季节医疗需要有区别。地方病只有在特定地区易于发生,如血吸虫病、克山病、地方性甲状腺肿等。居住地点和环境条件对卫生服务需要量亦有影响。全国城乡卫生服务抽样调查结果表明,城市居民卫生服务需要量高于农村,与城市工业公害、环境污染、交通事故等因素有重要关系。

6. 家庭与婚姻 患者家庭人口多、家庭关系和睦,能从家里得到精心照顾,这样可以缩短住院天数,减少医疗服务需要量和利用量。有配偶者对医疗需求少于独身、鳏寡及离婚者,即使患病住院,有配偶者可以减少住院次数或缩短住院时间。

7. 行为心理因素 行为心理因素对疾病的发生发展及转归有明显的作用。各种不良心理刺激及行为和生活方式如紧张、压抑、重大生活事件、吸烟、饮酒、不良饮食等,对慢性病的发生、发展及转归有明显作用。同时,行为心理因素对就诊、住院也有影响。

8. 医疗保健制度 医疗保健制度是一个重要的影响因素。享受不同程度的医药费减免者在所利用的医疗卫生机构级别及其利用量方面存在明显不同,医保者利用较高级别医疗卫生机构服务的比例、就诊率、住院率、住院天数以及医疗费用均高于自费医疗者;而且医保者能够获得定期的免费健康检查或疾病普查的机会,有助于及时发现潜在的不良健康问题,从而认识到潜在的卫生服务需要。

笔记

第三节　卫生资源配置

一般来说,卫生资源主要包括人力资源、卫生费用、卫生技术(装备、设施、药品、知识和技术、卫生信息)等。一个国家拥有的卫生资源总量是有限的,社会可能提供的卫生资源与实际需要总是存在一定的差距。研究卫生资源的配置是卫生服务研究的一项基本任务。

一、卫生人力资源

卫生人力资源是卫生资源中最重要且最具活力的一种,人力的数量及分布状况分析是世界范围内人力发展研究中最受关注的问题。它是制定与实现卫生发展规划的基础。卫生人力地区分布不平衡性是世界范围内普遍存在的一种现象,卫生服务研究的目的之一就是为卫生人力规划提供依据,以保证卫生人力分布的均衡性。

(一)卫生人力资源的内容

卫生人力是指经过专业培训、在卫生系统工作、提供卫生服务的人员,包括已在卫生部门工作和正在接受医学培训的人员。卫生人力资源研究主要研究卫生人员的数量、结构和分布。

1. **数量**　卫生人员数量可用绝对数和相对数表示。绝对数表示卫生人力实际拥有量。为了表达不同时期、不同地区卫生人力的水平,通常用相对数来表示,如用每千人口医师数或每名医师服务人口数来表示。

2. **结构**　人力结构可反映卫生人力的质量,说明人力结构的合理性。卫生人力作为一个人才群,其结构应包括三个方面:

(1)年龄结构:年龄是衡量人员工作能力、技能和效率的综合指标。合理的年龄结构有助于发挥不同年龄层次的长处,保持卫生人力的延续性和稳定性。

(2)专业结构:不同专业人员提供不同的服务。我国卫生专门人才中,临床医学专业占70%左右,中医中药专业占15%,药学专业占5%,预防医学专业占4%左右;口腔、儿科、营养、检验、放射卫生、生物医学工程及卫生管理的高级人才严重不足,护理专业人员缺乏。2009年,我国医生与护士的比例为1:0.8,护士与人口数之比为1:719;而多数发达国家医护之比为1:2;护士与人口数之比为1:140~320。

(3)职称结构:职称反映一定的技术水平。在一个人才群中,不同职称人员应有合适的比例。只有一种类型人才,即使水平很高,工作效率也不一定很高。我国高、中、初三级卫生技术人员比例为1:3.2:8.3,而WHO推荐的中等发达国家标准为1:3:1。

3. **分布**　从卫生人员的地理分布来看,发达国家与发展中国家之间卫生人力存在严重不平衡状况。发达国家每10万人口有1 000名卫生技术人员,而发展中国家只有200名。我国卫生技术人员的地理分布也存在不平衡现象,大多数集中在城市,广大农村普遍缺少。我国农村人口占70%以上,卫生技术人员只占总数的52%,而20%的城市人口却拥有48%的卫生技术人员。

笔记

（二）卫生人力规划

卫生人力规划就是对未来卫生人力的需要量、供应量以及拥有量进行预测，以及对卫生人力的数量、知识与技能进行预测，以求卫生人力供求关系的平衡。卫生人力的需要量不是临时准备就可以得到的，而是长期培养的结果。因此，卫生人力规划显得尤为重要。

1. 卫生人力需求 卫生人力需求是从社会和经济发展、科技进步、医疗模式改变、劳动力发展等多种因素出发，研究卫生部门在目标年间需要卫生人力的数量和质量。主要预测方法有：

（1）健康需要法：为了保护人群健康，根据应该接受的服务项目、服务的数量计算卫生人力需要量。如1名产妇需要接受8次产前检查，则每1 000名产妇在1年中应配有1名产科医师、3名助产士和4名卫生员，才能满足围生期保健的基本需要。

（2）健康需求法：健康需求法是建立在有效需求，即卫生服务的实际利用上，根据过去和现在的实际服务需求量，并考虑到未来一定时期内影响需求量的各种因素，计算出未来的服务需求量，再推算出卫生人力需求量。

（3）服务目标法：制定了服务产出量目标，卫生人力需要量即可计算。如已知1名医师1年内能提供5000人次门诊服务，则根据门诊服务的总量，即可计算出需要医师数量。服务目标法可从卫生人员的产出量提出，也可从人群需求量提出，如住院率、住院床日数、年人均门诊次数等。有了服务需求量目标，结合卫技人员产出量目标，可以得出卫生人力需要量。服务目标法从产出量目标可以得出卫生人力需要量。服务目标法从服务提供的角度确定目标，而不是从服务对象的需求或人群健康需要的角度确定目标，这是服务目标法与健康需要法及健康需求法进行卫生人力预测的区别。

（4）人口比值法：人口比值法可用于人力需要量预测，方法简便易行，只要掌握了预测人口数及卫生人力与人口的比值，就可计算出目标年度卫生人力需要量。

应该指出的是，各种卫生人力预测方法都可以得出一定的结果，预测结果取决于选择的方法。不同方法提出不同的假设条件，选用不同的工作量标准。

2. 卫生人力供给 卫生人力供给是卫生服务的基础。卫生人力供给包括现有卫生人力拥有量，未来卫生人力增加量及流失量三个部分。卫生人力规划要求卫生人力的需求和供给取得平衡。

3. 卫生人力管理 科学管理和合理使用卫生人力是发展卫生事业的关键。卫生人力管理包括：①制定卫生人力管理政策和规范；②调节卫生人力需要或需求；③卫生人力的监督和指导；④卫生人力的激励；⑤卫生人力的使用和评价等。

二、卫生费用

研究卫生服务领域内经济活动的特征及规律，对合理分配卫生费用，提高卫生服务的经济效益有重要意义。卫生经费研究包括研究卫生经费的来源与卫生

笔记

筹资方式,卫生投入的类别与构成比例,卫生总费用与人均卫生费用,卫生费用的增长、控制的影响因素及变动趋势等。

卫生费用有广义和狭义两种概念。广义的卫生费用是指一定时期内为保护人群健康直接和间接消耗的社会资源,包括一切人力、物力和财力消耗,以货币来计算;狭义的卫生费用是指在一定时期内为提供卫生服务直接消耗的经济资源。通常所指的卫生费用是指狭义的卫生费用,是卫生费用研究的主要对象。

1. 卫生费用来源 我国卫生费用主要来源于国家、社会和个人。如各级政府预算拨款的卫生事业费;工矿企业从福利基金按职工工资总额一定比例用于城镇职工基本医疗保险的费用,农村从集体公益金中提取的合作医疗费;医保者支付的门诊挂号费、某些药品费,以及按一定比例由患者支付的医药费,自费患者就诊支付的医药费等。

2. 卫生费用分类 卫生费用可分为直接卫生费用和间接卫生费用两类。直接卫生费用指因利用卫生服务而支付的费用,包括病人看病支付的各种服务费、化验费、药费及材料费等;间接卫生费用包括因病误工的工资、车旅费、营养费、照顾病人的误工工资等。间接费用不是卫生费用研究的重点,但在进行费用效益分析时,为了全面衡量因病伤造成的社会经济损失,必须全面计算直接费用和间接费用,才能对卫生服务的投入与产出做出全面的评价。从卫生服务的角度,还可将卫生费用分为医疗服务费、预防保健费、妇幼卫生费、医学教育费及科学研究费等。

3. 卫生费用评价指标

(1)卫生总费用占国民生产总值百分比:该指标说明一个国家或地区投入卫生事业的资金数量,反映政府对卫生工作的支持程度以及全社会对国民健康的重视程度。自20世纪90年代以来,发达国家卫生费用占国民总值的比例一般在6%以上,少数发达国家,如美国、加拿大和瑞典等超过10%。我国卫生费用逐年增加,但卫生费用占国民生产总值的比例偏低,而且卫生费用结构不合理,多年来一直徘徊在4%左右,反映出我国卫生事业发展未能与经济社会同步协调发展。

(2)人均卫生费用:说明一个国家或地区卫生费用的人均水平,是分析不同国家或地区人群卫生费用消费公平性的一个重要指标。性别、年龄、文化及医疗保健制度等因素对人均卫生费用有重要影响。

(3)政府财政预算卫生支出占卫生总费用百分比:反映各级政府对卫生工作的资金投入力度,是进行卫生费用资金来源渠道结构(筹资结构)分析的一个重要指标。

(4)卫生事业费占财政支出百分比:反映一个国家或地区财政部门对卫生事业发展的支持和重视程度。

(5)卫生各部门的投资比例:该指标反映为卫生费用在各级医疗卫生机构中是否得到了合理的分配。

(6)门诊和住院费用构成:反映医疗机构内部费用分配和使用的特征。一般来说,小医院药费所占比重较大;大医院诊治病人病情复杂,使用辅助诊断手

笔记

段和昂贵的检查仪器辅助检查的费用较多。医疗机构级别越高,辅助检查费用比重越大,药费比重相对减少。

（7）医疗、卫生防疫和妇幼卫生费用的比例:这是卫生部门在费用分配时应该首先注意的比例。医疗服务提供治疗服务和医疗康复,是利用最频繁、消耗卫生资源最多的一项服务。我国卫生系统80%左右的人力和费用使用在医疗服务系统。从卫生服务对健康的作用来看,预防保健的重要性不容忽视。确定医疗、预防和保健服务三者之间费用分配的合适比例,不仅要考虑人群需要、服务利用,还要结合社会发展及文化传统等因素综合考虑。

（8）国家、社会、个人卫生支出费用占GDP的比例:国家、社会、个人三方各自卫生支出费用占GDP的比例。

（9）卫生筹资率(health financing rate):是指家庭卫生支出与其支付能力的比例。卫生筹资率应该按照其收入水平和支付能力而定,而不是根据其获得的服务成本来决定。社会的单元是家庭,疾病风险主要是靠家庭和社会来分担,家庭是基本的筹资单位,家庭收入和支付能力关系到卫生筹资率。范围在 0~1间,卫生筹资率越高,家庭的经济负担越重;如果所有家庭卫生筹资贡献率都相同则为公平筹资。

4. 卫生费用增长的原因 卫生费用增长不仅是我国,也是世界各国存在的普遍现象,而且不合理增长的趋势越来越明显。引起卫生费用增长的原因有以下几个方面:

（1）人口老龄化:我国人口面临迅速老龄化的局面,65岁以上的老年人口增长速度很快。而老年人群是健康方面的脆弱人群,根据2008年国家卫生服务总调查的资料显示,65岁以上的老年人患病率、就诊率及住院率相对较高,卫生保健需要也较高。该年龄段人口慢性病患病率也高,这些疾病病程长、费用高,加剧了卫生费用的上涨。

（2）物价上涨和通货膨胀:通货膨胀,物价上涨,导致了能源、运输材料及其他卫生用品价格的上扬,加剧了卫生费用的上升。

（3）人口增长:人口绝对数的增加,即使是人均费用不变的情况下,卫生总费用也会随之上升。

（4）高新技术的应用:是卫生费用上升的又一个重要原因,科技的进步促使卫生领域中新设备、新药物不断增加,新的技术应用促使卫生成本增加,导致卫生费用的上升。

（5）疾病谱的明显变化:社会经济文化的发展,使得目前慢性非传染性疾病占主导地位,且发病率不断上升,如心脑血管疾病、糖尿病、恶性肿瘤等,这些疾病病程长、难治愈、治疗费用高。

（6）卫生保健需求和健康意识的提高:随着国民经济的增长及收入的提高,人们的保健意识也不断增强,卫生服务消费观念发生了变化,卫生服务呈现多层次的需求。对卫生服务质量要求也有所提高。

（7）支付机制的不完善:由于卫生服务提供本身所具有的特殊性,加上支付制度的不完善,使得供方诱导需求行为发生,导致病人费用不断上升。

三、卫生技术

（一）卫生技术的概念

卫生技术（health technology）是指用于卫生保健和医疗服务系统的特定知识体系，包括药物、医疗器械、卫生材料、医疗方案、技术程序等，或者泛指一切用于疾病预防、筛查、诊断、治疗和康复的促进健康、提高生存质量和生存期的技术手段。

1. 装备和供应　在缺乏总体计划的情况下购置大型现代化仪器往往造成重复和浪费。为了避免浪费，确保装备充分利用，应该对装备进行评估和制定大型仪器（如CT、磁共振等）技术装备计划。实际工作中，由于盲目购置仪器而缺乏操纵和维修人才，或因缺乏配套条件而造成仪器不能正常工作，或虽能工作但工作量严重不足的例子比比皆是。无论发达国家还是发展中国家，均存在技术设备不适当利用而造成医疗费用上涨的问题。WHO倡导的适宜技术是以简便易行、经济有效、能够为大多数人享用为原则。通过卫生技术评估，可以对一个国家或地区的技术装备的适合度做出评价。

2. 知识和技术　卫生系统内的知识和技术可以通过书籍、杂志、报纸、电脑网络等传播，但是在出版、分配和销售等传播过程中存在不少薄弱环节，研究医药卫生知识传播过程中的缺陷，有利于推广新的知识和技术，提高人群的健康知识水平和保健能力。

（二）卫生技术评估

卫生技术评估（health technology assessment，HTA）是指对卫生技术的技术特性（技术有效性）、临床安全性、有效性、经济学特性（成本-效益、成本-效果、成本-效用）和社会适应性（社会、法律、伦理和政治）进行系统全面地评价，为各层次的决策者提供合理选择卫生技术的科学信息和决策依据，推动卫生技术的开发、应用、推广和淘汰，从而促进卫生技术资源的合理配置，提高对技术资源的利用效率。一般来说，卫生技术评估分为对药品的评估、对医疗器械和设备的评估、对医疗方案和手术方案的评估等。

第四节　卫生服务综合评价

卫生资源配置是否反映人们的期望，卫生服务的需要、需求、利用和提供是否具有合理性和科学性，需要对卫生服务进行综合评价。自20世纪70年代以来，卫生服务评价在国内外日益受到重视，开展了众多的研究与应用。理念上，卫生服务评价是多方面的，可以从不同的角度着眼，既可应用于对一个国家或地区总的卫生发展计划的宏观评价，也可应用于微观评价；既可以是定量评价，也可以是定性评价，或者是两者结合进行评价。

一、综合评价

卫生服务综合评价是指围绕特定的评价目标、评价对象和评价阶段，对卫生服务的计划、进展、成效和价值进行评判估量的过程。评价工作并不是在卫生服务工作的结束阶段才进行的，而应视为管理程序的一个连续过程，需要计划评

笔记

价、过程评价和结果评价相结合,即首先评价项目的计划目标和指标是否符合卫生改革与发展的社会需要,是否切合实际,实施时可能遇到的障碍。其次,在项目实施的各个阶段实行进展评价,即评价工作进程是否按既定的实施方案执行,是否落实各个阶段的计划目标,信息收集如何,纠正偏离目标的行动如何。最后,在项目实施结束阶段进行结果(成就)评价,即比较实施前后取得的社会效益和经济效益。

卫生服务的对象是社会人群,社会卫生状况和人群健康水平得到改善与提高的程度是评价卫生服务社会效益和经济效益的最终尺度。然而,社会效益和经济效益的大小,不仅受到卫生资源的投入、提供服务数量和质量等因素的制约,而且还受到社会、经济、文化、自然条件等因素直接或间接的影响。处于不同的社会经济发展阶段,人们对卫生服务的需求不同,卫生资源投入和服务水平也存在差异。因此,对一项涉及面较广的卫生服务项目进行综合评价时,需审时度势、因地制宜地根据国情、地情或项目本身关于卫生服务的发展计划、目标以及评价工作所处的阶段,运用多学科的适宜技术与方法,对其进行多方位、多层次、多环节、多因素的综合评价,即从卫生服务的社会需要、卫生资源投入、提供的服务量及其效率、产生的社会效益和经济效益等方面做出评价,才能较全面地反映卫生服务的成效及其影响。

派克(R. Parker)根据系统分析的观点,从卫生服务系统的每一个要素的特征以及各个要素间的相互关系出发,提出从人群卫生服务需要量、资源投入量、服务产出量、工作过程、结果、效益、效果等7个方面进行评价。

劳埃姆(M. Roemer)根据卫生服务的内容,建议从8个方面进行评价:①项目目标评价;②医疗服务需要量评价;③卫生服务利用接受能力评价,④卫生资源评价;⑤工作活动和态度评价;⑥工作过程评价,⑦结果与效果评价;⑧费用与效益评价。

萨盖特(Sackett)根据卫生服务研究的对象,在《预防医学与公共卫生》一书中提出;卫生服务评价应围绕卫生服务是否有效,公众能否利用到有效的卫生服务,提供服务的数量和质量是否充分、可靠,费用是否低廉等4个方面进行评价。

卫生服务利用应以适度为佳。过度利用则造成资源浪费、医药费用上涨,加重国家、企业(集体)和个人的经济负担;利用不足又使人群医疗卫生服务需要(求)量得不到满足。在我国向社会主义市场经济体制变革和转轨时期,卫生服务计划者必须要根据人群的健康需要和需求来做出计划,拟定实施过程中的若干抉择。例如如何更好地组织和配置有限的卫生资源,满足居民的基本医疗保健服务,抑制不合理需求。

卫生服务研究的目的不仅要了解居民利用卫生服务的数量和质量,而且还要研究卫生服务需要、卫生资源和卫生服务利用三者之间的关系,分析"供求矛盾"的现况及其变动趋势,以此作为宏观调控、配置卫生资源的决策依据。WHO曾对美国、加拿大、阿根廷、英国、荷兰、芬兰、南斯拉夫等7国12个地区的卫生服务进行了综合评价,并提出了一个值得借鉴的综合评价模式(表10-6)。其基本思路是:将人群健康需要、卫生服务利用和卫生资源3个方面有机联系起来,以人

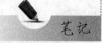
笔记

群健康需要量、卫生服务利用量和卫生资源投入量3类指标的平均数作为划分高低的标准,组成8种组合,以此对一个国家或地区的卫生服务状况进行综合评价,为制订卫生服务发展规划,合理配置卫生资源提供参考依据。

表10-6 卫生服务综合评价模式

卫生服务利用	高需要		低需要	
	高资源	低资源	高资源	低资源
高	A型(平衡型)	B型	E型	F型
	资源分配适宜	资源利用率高	过度利用	资源利用率高
低	C型	D型	G型	H型(平衡型)
	资源利用率低	资源投入低	资源投入过度	资源分配适宜

A型:人群卫生服务需要量大,卫生资源投入充足,卫生服务利用量大,三者之间在高水平状态下保持平衡。

B型:人群卫生服务需要量大,卫生资源投入不足,卫生服务利用量大。低资源与高需要不相适应。由于资源利用紧张,通过提高利用率保持平衡,但不能持久,应向A型转化。

C型:卫生服务需要量大,卫生资源充分,卫生服务利用量小,需研究卫生服务利用的障碍因素,提高卫生服务的效益。

D型:卫生服务需要量大,卫生资源投入不足,卫生服务利用量小,不能充分满足人群卫生服务需要量,应该度增加卫生资源投入,提高服务利用率,以适应人群卫生服务需要。

E型:人群卫生服务需要量低,卫生资源投入充分,卫生服务利用量大。由于卫生资源充分,个别人群过度利用卫生服务,浪费卫生资源。

F型:人群卫生服务需要量低,卫生资源投入不足,卫生服务利用量大,是服务效益良好的标志,但建立在低资源与人群的低医疗需要相互适应的基础上。

G型:人群卫生服务需要量低,卫生资源投入充分,卫生服务利用量小,卫生资源投入过度,应向H型转化。

H型:人群卫生服务需要量低,卫生资源投入不足,服务利用量小,三者在低水平状态下保持平衡。

二、病人满意度和反应性评估

在对卫生服务提供和配置效果的评价中,研究者越来越发现,卫生服务提供所做的工作,最终目的是满足卫生服务对象的卫生服务需要和需求,以需方为中心开展卫生服务评价工作也是卫生事业可持续发展的内在要求。

(一)患者满意度评估

患者满意度(patient satisfaction)是指人们由于健康、疾病、生命质量等方面的要求而对医疗保健卫生服务产生某种预期期望,然后对所经历的医疗保健服务进行比较后形成的情感状态的反映。通过病人满意度评估(patient satisfaction

笔记

assessment），能够获得患者对所接受服务的意见，也可以获得他们对新服务的需求。

患者满意度评估采取事先设计的满意度调查表来进行，包括门诊和住院患者满意度问卷，主要调查患者对医疗机构的服务态度、服务环境和条件、服务价格和医疗质量等方面的满意情况。

患者满意度可以通过与患者面对面的交谈或电话采访，或是采用焦点组访谈进行评价。如果采用采访的方式，执行者最好是一个独立的评价者或志愿调查人员。如果必须由管理者或是机构成员去做的话，最好别由当事人的主要治疗者去询问病人满意度，因为病人不愿意直接向他们的主治医生进行有关治疗的否定评论。

（二）病人反应性评估

在2000年世界卫生报告中，世界卫生组织把反应性评估（responsiveness assessment）作为卫生系统的目标之一，是考虑到当卫生系统与所服务的病人打交道时，卫生系统应该维护卫生服务利用者的最基本人权。

1. **概念** 卫生系统反应性（responsiveness）是指卫生系统或某个机构在运行中能认识并设法适当满足个人的普遍、合理期望时所获得的结果。根据反应性的定义，把期望解释为一种普遍的、不受个人经验和价值左右的现象。它设想存在一种共同的最低期望，对此，所有卫生系统有义务通过社会和个人作出反应。但是反应性仅指卫生系统的非医疗方面，不考虑健康结果，也不评估那些致力于改善健康的活动，是一种恒定的指标表现。

2. **反应性与患者满意度的区别** 患者满意度是依据感觉到的绩效与预期期望之间的差距而作出的一种相对判断，同时病人满意度包含了对医疗质量的期望。而反应性评估是患者普遍期望被满足的程度，与医疗服务关系不大，因此用反应性指标取代患者满意度能更客观、更有效地评价卫生系统的绩效。

3. **反应性评估方法和内容** 用专门设计的反应性调查表进行，调查方法可以参见满意度调查。内容主要包括：对人的尊重（respect for persons）和以服务对象为中心（client orientation）两个方面和8个维度（表10-7）。

表10-7　反应性调查的主要内容

方面	内容	解释
对人的尊重	尊严（dignity）	病人接受治疗过程中是否受到尊重？
		对有传染病如艾滋病、麻风的患者，其权益是否得到保护？
		在治疗和检查过程中是否保护病人的身体隐私？
		是否鼓励病人就其疾病、治疗和康复提出问题？
	自主性（autonomy）	病人在治疗过程中能否得到各种治疗方案的信息？
		在进行检查和做手术时要事先取得知情同意？
		病人是否有自主参与治疗决定的权利？

笔记

方面	内容	解释
	保密性 （confidentiality）	是否本着保护个人隐私的条件进行医疗咨询？
		是否对病人提供的信息保密？
		是否对医疗报告或者医疗记录保密？
	交流 （communication）	个人是否能就自己的健康状况与卫生保健提供者进行自由交流？
		个人是否能向医生自由询问有关治疗、护理、预防保健和健康促进等方面的问题？
		卫生机构是否广泛宣传有关健康促进和预防的信息，增加社区居民的卫生知识？
以病人为 中心	及时关注 （prompt attention）	卫生服务机构地理位置是否方便？
		假如需要，候诊时间是否较短？
		病人等待医疗咨询和治疗时，等待时间是否较短？
		非急诊情况下，普通外科手术是否不必等很长时间？
	社会支持 （social support network）	在治疗时病人是否经常得到探视？
		在住院期间病人是否经常得到家人和朋友对他们的照顾？
		病人是否能参加宗教活动？
	基本的环境质量 （quality of basic amentities）	是否有干净的就医环境？
		是否有足够的家具？
		医疗机构对住院病人提供的饮食营养及卫生状况如何？
		在医疗机构获得清洁水的状况如何？
		医疗机构是否有良好的通风条件
		医疗机构厕所的卫生状况如何？
		医疗机构的被服卫生状况如何？
	提供者选择 （choice of providers）	是否有权选择卫生服务机构？
		是否有权选择医疗机构？
		如果需要，是否有机会看专家门诊？

三、卫生服务绩效评估

1. 卫生服务绩效评估的概念　绩效评估（performance assessment）就是对组

251

织所取得的结果,包括效率、效果、质量和公平性等进行整体价值判断的过程。目前绩效评估的理论方法处于探索阶段。进行绩效评估,关键在于对评估对象的功能应该作出准确的判断,并在此基础上构建绩效评估概念模型和评估指标体系。换句话说,指标的选取要恰如其分地反映评估目标的绩效,这实际上要求组织者和管理者对评估对象要有透彻的了解和深刻的认识。

2. **卫生服务绩效评估模型** 2000年世界卫生报告首次利用绩效评估的思想和方法,用来评估世界各国卫生系统的绩效,引起了广泛的关注。WHO认为卫生系统有四个基本功能: 监督管理(stewardship)、筹资(financing)、提供服务(delivering services)和开发资源(creating resources),见图10-1。以此来保证卫生系统达成三个本质目标(intrinsic goals):

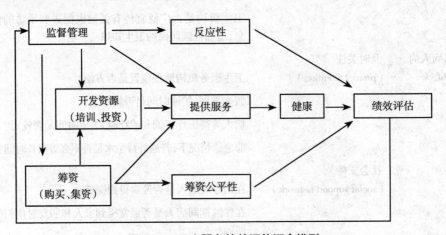

图10-1 卫生服务绩效评估概念模型

（1）改善人群健康(health):不仅是指提高健康水平,提高健康期望寿命,减轻疾病负担,而且还包括改善人群健康分布状况,减少健康状况分布的不公平性。

（2）提高卫生服务的反应性(responsiveness):满足服务对象那些"与健康结果无关"的普遍合理期望的能力(universally legitimate expectations),比如尊重患者的人格等。

（3）确保筹资的公正性(fairness of financial contribution):具体是指每一个家庭应该是公正地支付卫生费用,贫困者应该享有免费医疗;保护每一个人不因卫生保健的费用而陷入经济困境。WHO认为,卫生系统的绩效正是体现在对这三个目标完成上,并且以此构建了绩效评估概念模型和评价指标体系。

3. **卫生服务绩效评估与卫生服务综合评价的异同** 卫生服务绩效评估和卫生服务综合评价都是促进卫生服务发展的重要手段,为卫生政策和策略的制订、修改和完善提供依据。但卫生服务绩效评估是对卫生服务系统所产生成绩和效果所做的综合性评估,以结果主义为指导,WHO为此构建了卫生系统绩效评估指标体系。卫生服务综合评价,以结构主义为指导,综合考虑供方、需方和管理方的关系,从卫生服务需要、资源投入和卫生服务利用等方面进行综合评价。

本 章 小 结

1. 本章是从卫生服务的供方、需方和第三方及其相互之间的关系出发,研究卫生服务组织、实施及其影响因素以及与居民健康状况的关系,探索改善卫生服务系统的功能以及提高卫生资源使用效益的途径。需要掌握卫生服务研究方法和内容以达到上述目的。

2. 卫生服务研究的重点内容是卫生服务需要、需求和利用的概念,卫生服务需要和利用指标及其应用;卫生人力资源的概念、卫生费用及评价指标;卫生技术及卫生技术评估的概念。

3. 卫生资源的提供和配置是否反映人们的期望,卫生资源的投入后产生的成绩和效果如何,卫生服务接受者的满意度和反应性的评估是衡量的重要途径。经过实践,WHO提出了卫生服务综合评价模式和卫生系统绩效评估模式。

关键术语

卫生服务研究	家庭健康抽样调查
health service research	household health survey
卫生服务需要	卫生人力资源
health service need	health human resource
卫生服务需求	病人满意度评估
health service demand	patient satisfaction assessment
卫生服务利用	反应性
health service utilization	responsiveness

讨论题

1. 试述卫生服务需要和需求的含义及其内在联系。
2. 卫生服务需要和利用的指标有哪些?

思考题

1. 填空题

(1)卫生服务利用包括_____、_____及_____利用等。

(2)卫生人力资源研究主要研究卫生人员_____、_____和_____。

2. 单选题

(1)既能说明一个国家或地区投入卫生事业的资金数量,又能反映政府对卫生工作的支持程度以及全社会对国民健康的重视程度的指标是(　　)

　　A.卫生总费用占国民生产总值百分比

　　B.政府财政预算卫生支出占卫生总费用百分比

　　C.人均卫生费用

笔记

D.卫生事业费占财政支出百分比

（2）哪项指标反映了卫生费用在各级医疗卫生机构中是否得到合理的分配
（　　）

    A.门诊和住院费用构成　　B.卫生各部门的投资比例

    C.人均卫生费用　　　　　　D.医疗、卫生防疫和妇幼保健的比例

（3）根据应该接受的服务项目、服务的数量计算卫生人力需要量是（　　）

    A.服务目标法　B.健康需求法　C.健康需要法　D.人口比值法

3.名词解释

（1）卫生服务研究

（2）卫生服务需要

（3）卫生服务需求

（4）卫生资源

（5）患者满意度

（6）卫生服务反应性

4.问答题

（1）卫生服务研究的基本内容是什么？

（2）卫生服务反应性包括哪些具体内容？

（柴 云）

第十一章

社会卫生政策分析

通过本章的学习,你应该能够:

1. 掌握卫生政策的概念与功能、利益相关集团分析、SWOT分析、卫生政策效果评价等基本内容。

2. 熟悉政策分析的框架和要素、卫生政策的确认、政策方案的抉择原则和方法。

3. 了解政策方案实施和政策终结的相关内容。

章前案例

从农村合作医疗制度看政策分析的重要性

1955年年底,全国农村仅有2234所县医院、51600所门诊部所、3852所妇幼保健站,农村存在着严重缺医少药的状况,农民看病就医极为困难。1956年,全国人大一届三次会议通过《高级农业生产合作社示范章程》,掀起了举办农村合作医疗的热潮。到1980年,全国农村约有90%的行政村(生产大队)实行合作医疗,覆盖了85%的农村人口。

改革开放后,农村以家庭为生产单元的家庭联产承包责任制取代了集体经济的规模化生产方式,大多数合作医疗也因此解体。20世纪90年代,卫生部试图恢复农村合作医疗,但是到1998年,全国农村合作医疗覆盖率仅为6.5%。与此同时,农村居民中因疾病损伤而致贫的家庭占总贫困家庭的21.6%,应住院未住院比例为35.5%,其中65.3%是由于经济困难而未能住院。

2003年我国开始建立新型农村合作医疗制度,到2008年,91.5%的农民参加了新型农村合作医疗,之后,参合率一直稳定在95%以上。人均筹资从2003年的30元,增加到2013年的340元,其中,政府补助280元。2012年,政策范围内住院报销比例达到75%左右,最高支付限额不低于全国农民人均纯收入的8倍,且不低于6万元钱。新型农村合作医疗极大地缓解了农村居民看病难、看病贵的问题。

讨论:从我国农村合作医疗制度曲折的发展路径来看,如何开展卫生政策分析工作,确保卫生政策的科学性和稳定性?

卫生政策分析(health policy analysis)是政府为解决卫生领域中的突出矛盾、主要问题,明确卫生事业发展目标,研究卫生政策的制定、实施、效果评价等。它

笔记

是一个系统、持续的过程,贯穿于政策过程的各个环节。

第一节 概 述

一、卫生政策的本质与功能

(一)政策与公共政策

人们在使用"政策(policy)"一词时,在多数情况下是将"政策"与"公共政策"通用。《辞海》将政策定义为党和国家为实现一定时期的路线而制定的行动准则。伍德罗·威尔逊以管理职能为中心进行界定:公共政策是具有立法权的政治家制定并由行政人员执行的法律和法规。詹姆斯·安德森以活动过程为中心内容进行界定:公共政策是一个有目的的活动过程,这些活动是由一个或一批行为者为处理某一问题或有关事务而采取的。孙光以行为准则为中心内容进行界定:政策是国家和政党为了实现一定的总目标而确定的行动准则。

公共政策(public policy)是公共权力机关经由政治过程所选择和制定的为解决公共问题、达成公共目标、以实现公共利益的方案,用于规范和指导有关机构、团体或个人行动,主要以政府的法律、法规、决策和行动为表现形式,是政策范畴中最重要的分支。

(二)卫生政策

卫生政策(health policy)是公共政策的一个重要领域,体现国家保障公民健康的目标、策略与行动,是最受人们关注的公共政策之一。卫生政策指一个国家或地区的政府为保障公众健康和实现特定卫生目标而采取的行动方案和行动依据,主要包括卫生发展的目标、法律、法规、战略、方针、策略、计划和措施等。

对卫生政策也有不同的理解。WHO将卫生政策定义为,在一个社会中为实现特定的卫生保健目标而采取的决定、计划与行动。从政策主体政府的角度出发,卫生政策是指政府为保障人民健康而制定并实施的以规范政府、卫生服务机构、公民等组织和个人的目标、行为指南、策略与措施的总和。从权力和过程的角度,卫生政策又可以看作是影响相关的卫生决策者与决策方式的总和。

(三)卫生政策的特征

1. 利益倾向性 卫生政策与公民利益密切相关,对保护人民健康、维护社会公平正义、促进社会和谐与政治稳定等具有重要意义。健康权是公民的基本权利,卫生政策不仅关系国民健康,而且也关系着经济社会发展和执政者政治目标的实现。

2. 合法性 卫生政策作为社会、团体、个人行为的规范和指导,必须得到所涉及对象的认可和接受(无论是自愿还是被迫)。政策合法性的取得常通过三个途径:特定的法律程序、一套习惯性的程序和领袖人物的指示。

3. 公益性 卫生政策以保障人民健康为根本目的,具有极强的公益性。卫生服务体系建设、医疗保险筹资、政府职责等方面都应充分体现公益性,努力减轻公众,尤其是弱势群体的疾病经济负担,提高居民健康水平,不应以追求经济利益为目标。

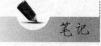

4. **系统性**　卫生政策的系统性体现在政策层级和执行体系等两个方面。政策层级的系统性表现为卫生政策通常是在统一框架内从总体政策到具体政策发展形成的；卫生政策的执行体系包括中央政府及其相关部门和机构、各级地方政府及其相关部门和机构，构成了政策执行的完整体系。

5. **阶段性**　卫生政策的制定和执行与当时的经济社会发展水平、公众健康状况和主要卫生问题等因素密切相关。当环境变化时，卫生政策的内容、手段甚至政策本身等需要相应调整。从政策实践看，无论是全球卫生治理，还是中国的各项卫生政策，都经历了若干发展阶段，具有明显的阶段特征。例如改革开放初期，针对当时的医疗卫生资源严重不足、政府负担较重、服务效率不高等问题，卫生政策的出发点主要是减轻财政负担、调动医院积极性，宏观上引入市场机制，微观上简单效仿企业改革。在取得成效的同时，造成医疗卫生资源配置不合理、公平性和公益性下降。从21世纪初开始，"看病难、看病贵"成为公众和政府关注的热点，坚持公共医疗卫生的公益性成为这一时期卫生改革政策的最重要特征。

6. **功能多样性**　社会是一个复杂和相互联系的有机整体，卫生政策指向的行动可能牵涉社会的方方面面，因而政策的功能不是单一的，既有政策制定者期望的正功能，也有事与愿违的负功能；既有易察觉的显功能，也有隐藏的潜功能；既有可预测的功能，也有始料不及的功能，如我国的计划生育政策在控制人口的同时也加速了人口的老龄化。

7. **价值取向性**　卫生政策的价值受政策制定者影响，不同的政策制定者对同一问题有不同的看法，其价值取向也不同，如卫生发展战略是侧重解决效率问题，还是解决公平问题？不同的制定者会有不同的选择。

知识链接

罗尔斯和诺齐克——两种公平理论

20世纪70年代以来，罗尔斯和诺齐克的争论构成了有关公共政策哲学讨论的最主要部分。一个家庭不把教育几个子女的资金平均地使用，而是主要用来培养其中天分最低、能力最差的一个，这是因为他将来成功的机会先天地少于其他孩子。这个家庭的做法是明智的还是不明智的？推而广之，一个社会的制度安排和公共政策主要向出身和天赋较低的成员倾斜，以缩小和拉平他们与出身和天赋较高的成员在出发点上就已存在的差距。这个社会的选择是恰当的还是不恰当的？

美国著名伦理学家约翰·罗尔斯1971年出版的《正义论》中回答了这些问题。罗尔斯认为，社会和经济的不平等可以存在，但必须基于这样一个前提，即最大限度地使先天有利条件最少的那部分人（如非熟练工人）受益。只有如此，人们才可能发自内心地认可并接受社会差别的存在。罗尔斯不仅强调结果上的公平而且强调机会上的均等。

诺齐克1974年出版的《无政府、国家和乌托邦》对罗尔斯的理论与实践提出了强有力的挑战。诺齐克认为，当每一个人都依照所被赋予的权利得到

笔记

了自己所应得到的利益,那么这种分配就可以被认为是公正的。在一个自由的世界里,只有个人和市场才是能够使社会组织起来实现公正目标的唯一方式,政策的过多干预并不能带来积极的效果。罗尔斯与诺齐克的争论充分体现了哲学思想对公共政策的深刻影响。

资料来源: 谢明. 公共政策导论. 中国人民大学出版社,2009

(四)卫生政策的功能

1. 导向功能 政策能够引导组织及个人的行为和事物的发展方向。卫生政策的制定和实施会引导卫生人力、物力、财力等资源在空间分布与时间流动上的配置,影响人们的预期和行为,进而影响卫生政策目标的最终实现。卫生政策的导向功能可分为正导向和负导向。正导向是政策能够最大限度地符合人民群众的健康利益,有助于保障和提升公众的健康水平,而负导向则与保障群众健康利益、提升健康水平的政策目标背道而驰。

2. 协调功能 卫生政策的制定与实施有很多利益相关者,包括政府、公众、服务提供者、保险组织、企业、社会组织等。不同利益相关者在价值取向、目标和利益等方面不同,利益相关者之间的关系既有协调一致的方面,又有可能冲突。卫生政策的一项重要功能就是要协调不同方面的利益关系,使政策过程中的各个环节、各个利益相关者尽可能地协调一致,充分发挥各自能力,形成政策合力,实现政策既定目标。

3. 控制功能 卫生政策的控制功能就是通过各种规范化的手段,将与卫生相关的各种行为规范制约在法律、法规以及道德伦理许可的范围内,并最大限度地保证各种卫生服务供给与分配的公平性、可及性与效率,最终保证政策目标的实现。由于卫生工作专业性强、卫生服务信息不对称等特点,需要对卫生服务机构和人员的准入、卫生服务的质量安全、服务行为等进行控制。

4. 分配功能 卫生政策的基本目的之一就是将有限的卫生资源进行公平合理的分配。卫生政策的分配功能体现在价值和技术两个方面。价值意义上的分配要求政策制定时的价值理念和执行过程要遵循公平、合理的原则,技术意义上的分配是通过有效的机制设计和监督保障,实现分配的合理与公平。卫生资源有限,但人们健康需求不断提高,如何实现卫生资源的公平合理分配,对卫生政策的制定和实施提出了很高的要求。

知识链接

拆迁之惑

美国世贸大楼,以前是纽约市著名的电子一条街,有着百家店铺。1962年,纽约市开始世贸大楼的征地行动,遭到了几百家店铺业主的反对,政府与业主的官司一直打到了美国最高法院,最终业主们输了。因为大法官最终裁定该地建设的世贸大楼符合公共利益,他们认为,该商业区毗邻华尔街和纽

笔记

约港,该地段是美国乃至世界经济的象征,世贸大楼的修建将吸引全世界对美国的投资,会给纽约乃至美国带来更大的繁荣,而几百家店铺不能够做到这一点。因此,公共利益需要明晰化,需要一个理由充分的解释,如此方能合理地推进城市建设和改造,取得公众最大限度的认同。

资料来源: 谢明. 公共政策导论. 中国人民大学出版社,2009

二、卫生政策分析的框架和要素

(一)卫生政策分析的框架

1. 卫生政策问题确认 通过运用公认的科学方法和遵守合理的逻辑步骤,确认卫生领域或范围内的焦点问题和关键问题,促使这些问题能够优先进入政策议程成为政策问题。

2. 卫生政策方案的制定与通过 研制政策思路、政策目标和建立政策方案的基本原则,制订出可供选择的几套卫生政策方案、并从中选出最优的方案,以及政策的合法通过。

3. 卫生政策的实施 围绕卫生政策执行的目的、目标和任务,研究如何利用有限的资源采取有效的措施,使政策的实施朝着期望的目标前进,同时估计这些措施对政策的影响。

4. 卫生政策效果的评价 研究如何才能客观公正地进行卫生政策效果评价,也就是评价的标准是什么,由谁来进行评价。

(二)卫生政策分析的要素

卫生政策分析的基本要素有政策问题、政策目标、政策方案、政策模型和政策信息等10个要素。

1. 卫生政策问题 来自于大量的社会卫生问题,其选择取决于经验知识(科学层面)和伦理道德观念(价值层面)。

2. 卫生政策目标 制定卫生政策是出于什么样的目的? 希望达到什么样的目标? 是在制定卫生政策时要认真分析的问题。

3. 卫生政策方案的拟订 也就是对解决某个问题拟订多个卫生政策方案供抉择。

4. 卫生政策方案的抉择 对多个备选卫生政策方案进行综合评价、分析,从中选出一个最优的方案。

5. 卫生政策推行与实施 就是卫生政策方案付诸实施的过程。

6. 卫生政策效果评价 可以通过成本-效益等多项评价指标进行衡量。

7. 卫生政策评价标准 美国政治学家荻辛提出了人类社会所追求的五种理性,可以作为卫生政策评价标准。第一,技术理性,即卫生政策是否对社会产生效用从而解决人类所面临的卫生问题; 第二,经济理性,即是否具有成本-效益和成本-效率; 第三,法律理性,即卫生政策是否符合法律规范和法律程序; 第四,社会理性,即卫生政策是否符合社会普遍的价值观; 第五,实质理性,即行政方面

笔记

的可操作性。

8. 卫生政策模型　卫生政策模型从整体上、动态中分析复杂的政策问题，抓住问题的本质，忽视次要因素，将复杂问题变成易于处理的简单模式。

9. 卫生政策影响因素　在整个卫生政策过程，制约和影响它的因素比较多，包括利益各方所拥有的政策资源、政治和法治环境、经济环境以及社会文化环境。

10. 卫生政策信息　卫生政策活动离不开信息的搜集、传递、加工、使用和反馈。信息应当是开放的，获得信息的渠道应当多样，各个来源的信息应当沟通，信息应当可靠。

第二节　卫生政策分析方法

在卫生政策分析方面，常用的方法有：利益相关集团分析（stakeholder analysis）、政策图解法（political mapping）、政策网络分析（policy network analysis）、场力分析法（force-field analysis）和SWOT分析（SWOT analysis）等。此外，哈佛大学采用政策分析理论，开发了计算机辅助政策分析软件（policymaker）。本节将重点介绍三种方法：利益相关集团分析、政策图解法和SWOT分析。

一、利益相关集团分析

（一）利益相关集团

利益相关集团是指那些有某种共同目标并试图对卫生政策施加影响的某些人、团体或者机构。也就是说，这些人或团体的利益与某个卫生政策的目标密切相关，不管是现实的还是潜在的。当一所医院打算降低某些医疗服务收费项目的价格时，政府部门也许会出面干预，因为这样做违反了政府的价值政策；其他医院也会反对，这样做还可能加剧医院之间的竞争；群众也许会欢迎，因为他们的医疗费用可能下降；媒体可能会大力炒作，因为他们发现了一个新闻亮点。这些团体都是利益相关集团。

（二）利益相关集团分析的四个步骤

1. 确定利益相关集团　与卫生政策有关的利益相关集团需要从与某一政策有关的大量机构和团体中寻找。一般来说，包括以下利益相关集团：卫生行政部门、卫生服务提供者群体（如医生、护士、药剂师）、卫生服务消费者、保险公司、药品和医疗服务器生产经营者。

英国政策国际发展部建议采用下面的提示来确定利益相关集团：①谁可能从中得到好处？②谁可能受到负面的影响？③是否找到了容易受到伤害的群体？④是否找到了支持者和反对者？⑤这些利益相关集团之间的关系是什么？

2. 估计政策目标对利益相关集团的可能影响　某些集团的利益可能并不十分容易判断，尤其是当这些利益是"隐藏"的、多方面的或者是与政策目标相冲突的时候。建议采用下面的提示来发掘这些利益：①某个利益相关集团在政策目标实现后可能得到什么？②某个利益相关集团可能得到的好处是什么？③这

笔记

个集团哪些方面的利益与政策目标相冲突？④这个集团拥有的资源的是什么？

要回答这些问题，需要做一些深入的研究。对于那些正式的组织，可以掌握并分析他们现有的资料。对于政府来说，有正式发布的法律、法令和部门规章，有工作报告、领导讲话、年报资料等作为分析的依据；而对于那些非正式的组织，如群众，就需要进行一些直接的或间接的调查研究，如与这些利益集团直接接触或者从了解他们情况的知情者那里获得有关的信息。

3. **评价利益相关集团运用资源的能力** 当某一个集团的利益与政策目标符合或者冲突的时候，它都可能动员其资源来支持或者反对政策目标的实现。资源可以分成五类：经济或者物质资源、社会地位或者威望、接触或者控制关键信息、合法性和强力。例如著名经济学家依靠其拥有的知识和信息，能够影响一个国家的宏观经济政策；董事会拥有法定权力来影响总经理的经营决策等。动用资源的能力可以分成5个等级：很高，高，中等，低，很低；或者运用更细的11个等级划分方法（表11-1）。

4. **判断各个利益相关集团的立场** 根据各个利益相关集团的利益与政策目标的关系，确定他们是支持还是反对政策目标的实现，可以把他们的立场分成7个等级：+3~-3。

表11-1 利益相关集团分析表

利益相关集团	集团的利益	资源	动用资源的能力	立场
集团的名称	列出这个集团的确切利益	概括这个集团所拥有的全部资源（经济资源、社会地位、信息、合法性和强力）	估计这个集团能够动用哪些资源，以及如何动用这些资源来干预（可以把这种能力量化为5个等级或者11个等级）	估计这个集团对这个问题的立场（从支持到反对，分成7个等级+3~-3）

案例11-1

AIDS相关血液安全政策的利益相关集团分析

表11-2是对AIDS相关血液安全政策的利益相关集团分析。从表中可以看出，每一个血液安全政策的制定和实施都涉及多方面、多渠道、多层次的复杂问题。防治AIDS大规模流行的技术条件已经具备，更多的阻碍来自非技术的层面，例如政府官员的态度、普通百姓的道德观念等，这正是政策应当而且能够加以关注和解决的问题。

表11-2 AIDS相关血液安全政策的利益相关集团分析表

利益相关者	组织／个人在政策中的利益	可利用的资源	调动资源的能力	立场
有偿献血者	失去经济来源之一	物质资源（血液）强力（组织活动）	低	反对（-2）

笔记

续表

利益 相关者	组织／个人在政策 中的利益	可利用的 资源	调动资源 的能力	立场
无偿献血员	更好地体现社会效益	物质资源(血液) 强力(组织活动)	很低	非常支持 (+3)
HIV感染者	减少血液传播HIV,但 报复社会的心理	物质资源(血液)强 力(组织活动)	低	中立 0
血液组织者	经济利益受到极大 冲击	经济和物质资源 社会地位	很高	强烈反对 (−3)
血站工作人 员	减少血液传播HIV,保 障群众健康,本身经 济利益可能受到影响	了解血液组织者信 息控制关键信息、职 权	很高	可能支持 或反对 (±1)
卫生部门领 导	减少血液传播HIV 减少医疗纠纷	控制关键信息 社会地位	高	非常支持 (+3)
医护人员	减少医源性传播和自 身感染机会	社会地位 医疗技术	一般	支持 (+2)
卫生防疫部 门领导	控制AIDS的发生和 蔓延	控制关键信息 社会地位	高	非常支持 (+3)
政府官员	减少血液传播HIV事 件,但担心可能发生 不良社会事件	控制关键信息 政治影响力	很高	支持,但 有犹豫 (+1)
媒体	提供新闻亮点,宣传 无偿献血,获得群众 关注,获得经济效益	信息资源	一般	支持 (+2)

注:(−)(+)(0)表示支持者态度,绝对值越大越强,0中立

二、政策图解法

宏观政策图解法、微观政策图解法和政策网络分析都属于政策图解法的范畴,但是宏观政策图解法一般用于国家的大政方针,如法律的制定。后两种方法可以应用于更加微观的领域,如某部门(卫生部)的规章制度制定等。从字面上理解,某一个团体可能宏观上支持某一个政策,但对于其中的若干细节持反对意见。在这种情况下,也需要进行微观层面的分析。

(一)宏观政策图解法

政策体系中有两个重要成分,一是众多的参与者(团体和个人);二是巨大的信息量。在实际生活中,涉及某一政策体系的参与者可能多达上百,政策分析家要想在这样复杂的体系中,使用如此浩大的信息量,分析每个参与者影响政策的能力,是非常困难的。这种情形非常类似出门旅行寻找路线时遇到的问题,地图图解法能够帮助我们确定主要方向,暂时忽略众多的分叉、小路。

笔记

宏观政策图解法，就是借助地图图解，找出主要的利益相关集团，并在地图上标注出他们之间以及他们和政策制定者之间的相互关系，以达到简化环节因素，精简信息量的目的。

政策地图和地理地图一样，也有水平和垂直两个维度。地图中央表示政策制定者，因为它是问题的中心。纵轴表示各个可能的政策参与者，如政党、社会团体、外部参与者（如作为项目资助方的世界银行等）和其他施加压力的团体。横轴表示的是这些团体对政策制定者的支持程度，越靠近中央，支持程度越高，反之越低（图11-1）。支持者分为核心支持者和道义或观念支持者，反对者分为法律反对者和反抗者。核心支持者和反抗者的立场一般都比较坚定，几乎不可能改变，而道义支持者和法律反对者的立场则不是绝对的，他们可能左右漂移，所以是政策制定者最需要关注的对象。在前面提到的某医院自主降低某些项目的收费价格的例子中，群众是坚决的拥护者，他们的立场永远也不会改变。当然价格的降低应当是以保证原有服务形态和质量不变为前提的。某些政府部门往往是道义支持者和法律反对者，出于机构的性质，他们可能支持，但是出于部门自身的利益，他们可能不会真正动用资源来支持这个政策。所以，他们的实际立场可能是中立的，所谓的支持仅限于盖章签字、派代表出席会议而已。

宏观政策图解分析需要考虑两个重要的变量：政策参与者是支持还是反对政策的制定；政策参与者是处在政策制定者的左边还是右边。

对于第一个变量，可以根据五个方面的问题来判断：①该团体基本同意政策

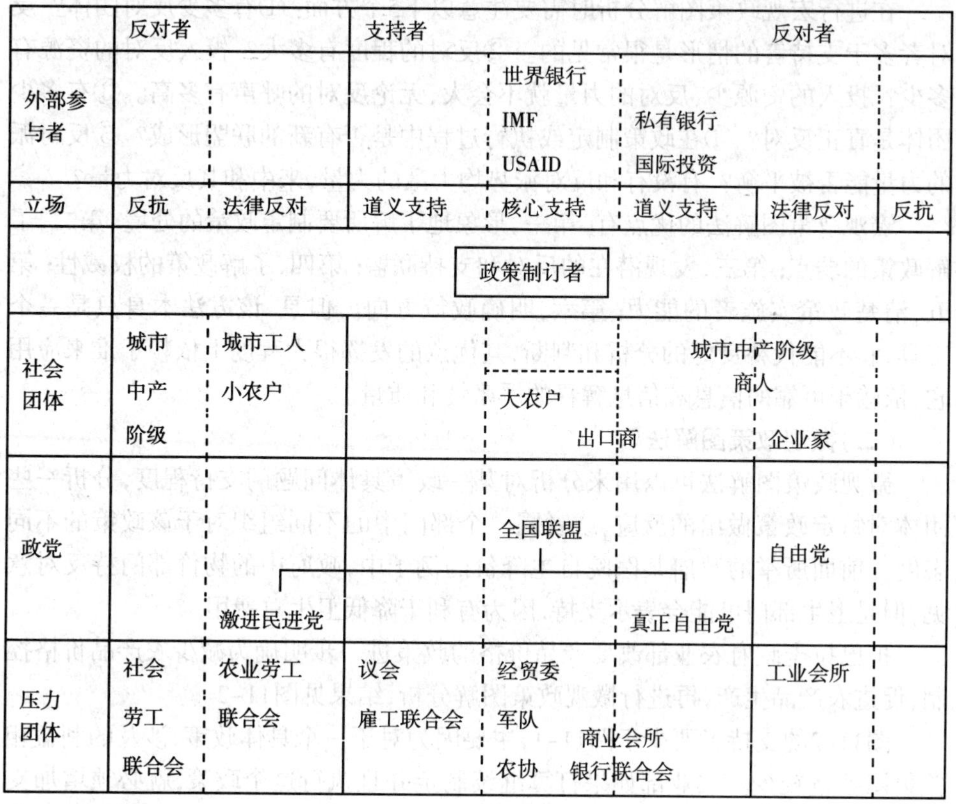

	反对者		支持者		反对者		
外部参与者				世界银行 IMF USAID	私有银行 国际投资		
立场	反抗	法律反对	道义支持	核心支持	道义支持	法律反对	反抗
				政策制订者			
社会团体	城市 中产 阶级	城市工人 小农户		大农户 出口商	城市中产阶级 商人 企业家		
政党		激进民进党		全国联盟	真正自由党	自由党	
压力团体	社会 劳工 联合会	农业劳工 联合会	议会 雇工联合会	经贸委 军队 商业会所 农协 银行联合会	工业会所		

图11-1 政策图解法图示

博弈的根本规则；②该团体同意新政策的目标、目的和策略；③该团体对于政策制定者和执行者完成目标的权力至关重要；④该团体对于实施某些重大政策具有影响力；⑤该团体可以获得很多好处。完全符合这5条的团体，可以归于核心支持者，而且是该政策实施的最主要参与者。符合第1条是必需的，但是仅仅符合第1条，是不能占据中心地位的。

对于第二个变量，基本上依据的是主观判断。划分左右，目的是根据研究的目的，把保守派和改革派、左派和右派区分开来。

图11-1以巴拉圭政府农业部打算引入一个改变农产品价格的政策，来说明各个团体的立场。

通过宏观政策图解分析，基本可以回答以下问题：

1. 政策的支持程度 是否得到支持？多少团体支持？支持的强度有多大？关键参与者是在中央还是偏离中央（态度冷淡）？支持是否平衡？是否过分依赖某个特定团体？

2. 支持的凝聚程度 如图11-1中所示，自由党分离出一派"真正自由党"，支持该政策，虽然激进民主党和自由党都反对该政策，但二者的观点也不一致。所以全国联盟的领导者也不可能统一三者的意见。

3. 支持者的位置 要想让所有支持者都位于核心位置，就意味着政策制定者要付出很大的代价。有无道义支持者？这些团体的重要性如何？制定者需要付出多大代价才能动员他们全力支持？

在进行宏观政策图解分析时需要注意以下5个方面：①有多少反对团体？反对者多于支持者的情形是很常见的。②反对的程度有多大？投入反对的资源有多少？投入的资源少，反对的力量就不会大，无论反对的呼声有多高。③有多少团体是真正反对？④在政策制定或执行过程中是否有新的联盟形成？⑤反对派的力量能否被平衡？有没有和反对派势均力敌的力量，来中和其反对力量？

宏观政策图解法的优点有：第一，形象地了解所要制定政策的处境；第二，了解政策的弱点；第三，发现潜在的反对和支持联盟；第四，了解政策的权威性；第五，清楚政策实施者的能力；第六，明确政策方向。但是，该方法本身只是一个工具，它不能代替良好的分析和判断，其优点的发挥很大程度上依赖于谁来应用它，依赖于可靠的信息和信息解释的严密性和质量。

（二）微观政策图解法

微观政策图解法可以用来分析对某一政策具体问题的支持程度，分析一些团体对特定政策做出的反应，或者同一个部门中的不同组织对于该政策的不同态度。前面所举的政府某医院自主降价的例子中，政府中的物价部门持反对意见，但是卫生部门可能会表示支持，因为有利于降低卫生总费用。

把巴拉圭政府农业部改变产品价格的政策进一步明确为减少农产品价格控制，促进农产品生产，再进行微观政策图解分析，结果见图11-2。

图11-2的支持者要少于图11-1，主要因为对于一个具体政策，涉及的利益相关集团数量较少。农业部如果打算继续制定并且执行这个政策，就必须增加支持者。目前看来，国会、军队、政党都不倾向于支持该政策。如果农业部有能力

反对	道义支持	核心支持	道义支持	反对
城市中产阶级		农业部		
	国会		经贸委	
政党		国际货币基金组织		商业会所
城市劳工联合会		国际捐助机构		
小农户			农业会所	
	军队		谷农	

图11-2　微观政策图解法图示

克服中产阶级、城市劳工联合会和小农户的强烈反对,就可以执行这个政策。如果农业部没有能力做到这一点,它就得修改政策,以减少反对团体的数量。

(三)政策网络分析

如果政府官员希望重点关注某一个特定的政策,不把无关的参与者纳入考虑的范畴,可以应用政策的网络分析。政策网络分析通过如下步骤,绘制政策网络图: 第一步,理清政策的通过和实施要经过哪几个关键点? 第二步,每一个步骤的关键人物是谁? 第三步,政府官员如何接近这些关键人物? 第四步,政府官员如何对这些步骤施加影响?

图11-3是某国家卫生系统的政策网络图。假定卫生部长打算增加农材卫生投资预算。在这个决策过程当中,关键人物,如卫生部长、财政部长、总统和议会,此外还有一些可能的其他影响人物,如财政部官员具体决定预算编制、项目开放或者关闭;卫生协会和医学会可能会结成联盟,与卫生部长一起对总统施加压力。议会的预算和财政委员会有可能批准或者驳回总统提交的预算法案,此委员会中有无议员真正对农村卫生感兴趣? 应该通过什么机制来影响这两个委员会的决策? 卫生部长应当准备足够的信息,在议会讨论和听证会上增加议员的兴趣。同时,还应当关注有间接关系的团体,即政策的接受者——市长联合会、

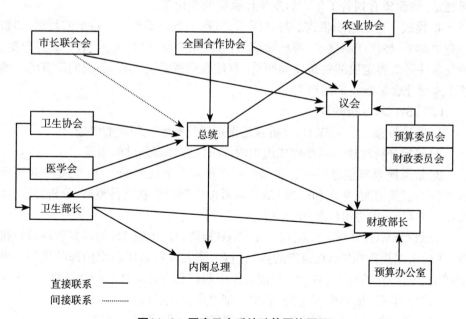

图11-3　国家卫生系统政策网络图示

全国合作协会和农业协会等,他们与议会有密切的关系,他们的影响至关重要。需要注意的是,不仅要与关键人物接触,而且要把他们动员起来。如果卫生部长不积极,就无法达到目标;但仅有卫生部长的努力还是不够的,还要考虑各个关键环节对这个目标的贡献大小。

三、SWOT分析

SWOT分析法又称为态势分析法,它是由美国旧金山大学的管理学教授于20世纪80年代初提出来的。常用来做组织内部分析方法,根据组织自身的既定内在条件进行分析,找出组织的优势、劣势及核心竞争力之所在。其中,S代表strength(优势),W代表weakness(弱势),O代表opportunity(机会),T代表threat(威胁),其中,S、W是内部因素,O、T是外部因素。SWOT分析就是综合考虑内外部环境的各种因素进行系统评价的一种综合分析方法。

(一)优势、劣势、机会和挑战

1. **优势** 是组织机构的内部因素,如有利的竞争态势、充足的财政来源、良好的企业形象、技术力量、规模经济、产品质量、市场份额、成本优势、广告攻势等。这些内部资产可以帮助组织实现目标,克服劣势。如熟练的人力、成熟的知识和技术、与服务对象的良好关系等。界定优势的关键问题是:我们擅长什么?我们在竞争中做得如何?我们的资源如何等。

2. **劣势** 是组织机构的内部因素,可能会阻碍组织实现目标,如设备老化、管理混乱、缺少关键技术、研究开发落后、资金短缺、经营不善、产品积压、竞争力差等。界定劣势的关键问题是:我们哪里做得不好?我们的服务对象哪里不满意(缺乏某种长处)等。

3. **机会** 是组织机构的外部因素,能够有利于组织实现一个特定的目标,如新产品、新市场、新需求、外国市场壁垒解除、竞争对手失误等。界定机会的重要问题是:你希望看到若干年之后发生什么样的变化等。

4. **挑战** 也是组织机构的外部因素,不利于组织实现一个特定的目标,如新的竞争对手、替代产品增多、市场紧缩、行业政策变化、经济衰退、客户偏好改变、突发事件等。界定挑战的重要问题是:有什么东西是别人有、而我们没有的?哪些未来变化会影响我们的组织等。

(二)SWOT分析的程序

1. **明确目标** 按照SWOT分析就是选定研究和解决问题的课题。

2. **确定分析对象** 就是构成组织内部条件和外部条件的因素。

3. **信息搜集与整理** 一是要确定信息源和选定搜集的方法;二是要保证所搜集到的信息全面、系统和可靠;最后对所搜集到的信息进行整理、分析,使之由无序变成有序,成为可以利用的信息。

4. **进行SWOT分析** 先构成一个SWOT矩阵,按照各因素的重要程序进行排序,然后依据矩阵内SWOT因素的排列组合,能大致判断出组织内部的优劣和外部环境中所存在的机会和威胁,从而为组织制订具有针对性的行动策略。

(1)SO策略:依靠内部优势,利用外部机会,采取进取型战略。

(2)ST策略:利用内部优势,回避外部威胁,采取多样化战略。

笔记

（3）WO策略：利用外部机会，克服内部劣势，采取扭转型战略。

（4）WT策略：减少内部劣势，回避外部威胁，采取防御型战略。

（三）SWOT分析的方法

在对组织的上述问题意见达成一致之后，分析团队就可以通过头脑风暴法找出该组织的所有优势、劣势、机会和挑战。在分析之前，可以选出一个主持人，负责发放卡片。分析分四个步骤，每个步骤只分析一个内容（如优势）。每个步骤完成后，对所提出的内容进行归纳，在团队内基本认同后，再进行下一个步骤的分析。例如大家都分析一个情景，把问题放在具体的环境当中进行SWOT分析，让组织最终找出自己的优势并使之得到最大的发挥，找出自己的劣势并尽量克服，面对挑战、利用一切可能的机会发展自己。

案例11-2

SWOT分析实例

2003年，我国有学者利用SWOT分析法的科学原理指导医院管理实践，在正确、客观地认识医院内部优势及劣势和外部环境的机会及威胁后，帮助医院正确地确定了其在社会竞争中的战略。

2003年7月，某市人民医院改制，加入金陵药业股份有限公司，加盟南京鼓楼医院集团，成为国有股份制医院。某市人民医院内部因素分析：

（1）优势：①医院历史悠久；②是唯一的市级医院；③所处位置在交通主干道上；④有鼓楼医院的技术支撑；⑤有金陵药业的先进管理理念。

（2）劣势：①基础设施薄弱；②技术人才缺乏；③运行机制不活；④职工对改制持观望态度。

某市人民医院外部因素分析如下：

（1）机会：①地方政府支持；②附近居民居住较为集中；③市内没有形成竞争的大型医疗机构；④老百姓期望值高。

（2）威胁：①多元化办医格局形成，面对潜在对手的竞争；②市区二级医疗机构6所，每所医院都在以不同方式抢占医疗市场。

某市人民医院改制的策略，如图11-4。

```
                          机会

     ST战略：多样化战略              SO战略：进取型战略
     选择差异化竞争，看别人不能看      做大做强医院，把医院办成某市一流医
     的病，具有高水平、高质量的诊治    院，在淮海经济区有影响力的三级综合
     急危重症和疑难病的能力。          性医院。

 劣势 ─────────────────────────┼───────────────────────── 优势
                              0
     WO战略：扭转型战略              WT战略：防御型战略
     嫁接鼓楼医院的优质医疗资源，      更新观念，规避风险，弥补劣势，用活机
     建特色专科和培养医学人才。        制，突出优势，发展特色，提升知名度。

                          威胁
```

图11-4 某市人民医院SWOT分析图

笔记

第三节　卫生政策的制定与实施

一、提出卫生政策问题

(一)卫生政策问题的确认

公众关注的社会焦点问题成为政治问题,再进入政策制定的过程,叫做政策问题的确认。什么样的问题能够进入政策议程? 事实上,社会焦点问题或者是关键问题并不等同于政策问题,须由政府或社会公共权威认定,并纳入政府工作程序或宣布即将纳入政府工作程序,开始实际解决的社会公共问题才能成为政策问题。

什么样的社会问题才能被认为政策问题? 或者说,政策问题的确认需要具备哪些条件,用什么样的标准去判断? 这主要涉及以下几个方面的内容:

1. **大众传播媒介的力量**　媒体的力量不可低估,不管是在发达国家还是在发展中国家,只要他们拥有一定的自由,媒体可以把个别人关注的问题变成群体关注的问题,可以提高大众和政治精英的注意力,引起社会对某个问题的讨论。

2. **问题解决的可能性**　如果有解决的手段,则问题就可能被提上议事日程。最典型的例子就是当国际组织给予支持的时候,一些问题就会得到特别的重视,如口服补液、母乳喂养和计划免疫措施都是受到国际支持的项目。

3. **政策的倡导者**　组织当中个人的经历会影响组织倡导的宗旨,也就是一些问题会有选择地进入政策倡导者的视野。同样是针对精神疾患发病率高的事实,公共卫生工作者更关注宏观的社会环境变迁,如下岗问题。临床医生更关注患者的内心世界改变,如心理卫生。所以公共卫生工作者会呼吁解决社会问题,而临床医生呼吁解决心理卫生问题。

4. **自然灾害或者经济危机**　地震、水灾等自然灾害会引起人们对灾害卫生管理和预警系统的重视,经济危机会引起人们对进口昂贵药品的关注,从而可能引发限制进口的呼吁。

5. **政治时机**　一些始终没有进入政府议事日程的重大问题,可能由于选举或者突发事件而成为政府关注的重点,如反恐问题在“9·11”事件之后被多国政府作为优先政策。

6. **新的政治角色进入**　政府人事更迭,可能使改革的速度加快,某些久拖未决的法规被迅速制定出来。

7. **社会文化的影响**　主要是价值观和信仰的影响,在某些社会中容易被解决的问题,在另外一些社会中就可能需要特别的关注,如中国少数民族与汉族地区的计划生育政策就有所不同。

8. **重要人物的影响**　一个具有决定力量的领导者可能会使看上去不可能发生的事情成为现实。

(二)建立卫生政策问题议程

从政策问题确认到正式制定政策,中间还要经过一个阶段,即把政策问题列入政府的政策议程。在人们对政府提出的许多问题中,有些问题能够顺利进入政策议程,而有一些则难以进入,甚至被排除在政策议程之处。那么政策问题进入政策议程究竟需要什么条件? 又要通过哪些途径来建立呢?

政治学家肯顿认为,一项卫生改革政策要想取得成功,最好要满足以下三个条件: 第一,符合客观实际,即它确实是专家和群众所认可的热点问题; 第二,有解决的可能性; 第三,符合政治事件发展的规律。上面所提的一些因素。对卫生工作者来说,最复杂、最难以把握的是政治事件发展的规律,因为卫生领域的专家们很少受到政治学方面的培训。

所以,卫生领域的专家应当更加关注某一项政策方案的政治可行性,即符合政治事件发展的规律。政治可行性并非有或无,而是从0到1连续变化的。政策方案是否能够被承认? 能否被采纳? 一项政策方案能否获得政治承认,取决于利益相关集团(支持者和反对者)的地位、技巧和承诺。他们所拥有的资源量有多少? 他们准备动用多少资源来支持或者反对这项预期政策? 他们运用资源的能力如何,即他们是否有效地说服了民众、有效地与关键政治人物达成了协议? 根据以上的判断,卫生政策的制定者还要明白,自己应该如何说服支持的中间派别支持这个政策,说服他们动用自己的资源来保证改革的持续进行。此时,改革政策的领导者至关重要,有能力的领导者能够克服困难,依靠他们的创新精神和负责任的态度,使得不太可能的事情成为可能,因为改革意味着损害很多人的根本利益。所以,进行一项政治上可行的卫生改革,不仅需要良好的政治愿望,而且还需要政治技巧、政治分析和政治策略。通过上节我们介绍的几种政策分析方法,可以达到政治分析的目的,在本节中我们还要介绍相关的政治策略。

二、卫生政策的制定

卫生政策方案的制订是政策过程中的重要环节,也是政策科学理论研究与政策分析实践的重要内容。通过目标确立、立案设计、方案评价、方案抉择等几个步骤构成。很多国家的经验表明,卫生改革往往是很多改革中最难的。其中的主要原因就是忽视了改革的政治可行性。

(一)确定政策目标

在政策方案的制订过程中有两个基本要素:一是目标,二是方案。卫生政策必须先有目标,没有卫生工作目标的卫生政策是没有任何意义的。因此卫生政策的目标是卫生方案的基础。

卫生政策目标,是政策制定者为实现一定的卫生工作目标而制定的一系列指标。政策目标与政策问题密切相关。不同的政策主体(如卫生部和财政部)对政策认同程度可能不同,同一政策主体的不同行动主体(如卫生部、省卫生厅和市卫生局)对同一目标的重要性认同程度也可能不同,关键在于这些认同程度之间不应当存在着根本性冲突。

在确定政策目标时要着重考虑以下几个方面:

1. 政策目标具体明确 政策目标的确定必须表达具体、清晰,内涵不能有歧义,外延要界定清楚。它有助于明确政策目标所需要的各种资源,明确制约目标实现的各种可控和不可控条件。目标明确,各个利益相关集团就会明确的表明自己的态度和立场。例如,中国自2009年起实施国家基本药物制度,到2011年,初步建立国家基本药物制度,政府主办的城市社区卫生服务机构和基层医疗卫生机构实施基本药物制度。这个政策的总目标就非常明确,基层医疗机构必须全部配备使用基本药物并实现零差率销售。

2. 政策目标协调性　卫生政策目标往往是多个目标的有机结合,这些目标有主要和次要目标,近期和远期目标,不能相互矛盾,或者在执行中相互牵制。

3. 政策目标的可行性　卫生政策目标即使制定得非常完美,如果没有可行性,也只是一纸空文。卫生政策目标实现的条件一般分为两大类:一是要考虑它所需的各种资源,如人力资源和经济资源等;二是要考虑制约目标实现的政治因素、文化因素和环境因素。

4. 政策目标与手段要统一　政策系统往往是多层次的,由总目标和子目标构成实现的目标链。例如初级卫生保健是实现"人人享有卫生保健"这个全球健康总目标的手段,它又是改水改厕、健康教育、计划免疫等手段的目标。

(二)设计政策方案

当政策思路和目标体系确立后,便进入政策方案设计,通过对各种相关信息的收集、整理、分析和判断,提出一个或几个卫生政策方案,它包括轮廓设想和细节设计两个步骤。轮廓方案在政策目标体系和政策方案之间起着过渡性的桥梁作用。所以,在这个过程中要利用手中已有信息大胆设想、分析,得出可供选择的几套拟定方案。前苏联学者在评价国家对外政策失误时指出:"最重要的失误是:在做出决定时,提出可供选择的方案太少了。"方案细节设计是建立在方案轮廓设想所得到的雏形基础上,精心设计,尽量要求每个备选方案细化,如是否进行了障碍分析,是否评估了所需的人、财、物资源,是否科学预测各种方案效果等。通过分析、比较,从中选出一个最优设计方案。

备选方案应当具有以下特征:①所拟定的所有方案都应当进入方案库。②方案之间必须互相排斥,如方案甲不能包括方案乙。③拟定的方案在考虑经济可行性、技术可行性的前提下,必须考虑政治可行性。

(三)政策方案的抉择

每个备选方案都有自己的优缺点,所以备选方案的最终决定,决策者应遵循以下要求:

(1)必须符合国家的总政策和基本政策。

(2)能最大限度地实现政策目标。

(3)采取措施所需的时间、精力和人财物等各种资源比较少。

(4)政策方案具有政治、经济、文化、技术、伦理和社会等的可行性。

(5)在政策实施中产生最小的负面效应。

选择备选方案的方法有很多,最常用的如效用分析、决策树法、灵敏度分析、优序图分析和层次分析。政策方案初步选定之后,并不等于在实施过程中对方案不做一点修改,我们要在实践中不断修改,不断完善它。

(四)论证政策方案

设计出各种政策方案之后,就要对他们进行评估和论证,也就是对所有的政

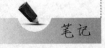

策方案抉择提供科学依据。政策方案的评估主要包括价值评估、效果评估、风险评估和可行性评估,其中,可行性评估是政策方案评估的重点。由于这种评估活动发生于政策执行之前,因此又称预评估。论证的目的是再次检验政策方案的理由,说明每种方案的优缺点,使作出的决策更具有说服力,更令人信服,被大家所认同。

(五)政策方案的合法化

当一项政策方案被确定为采纳方案之后,还不能马上付诸实施,需要经过行政程序或法律程序使其合法化,政策方能在现实中具有权威性和合法性,这样在实践中才具有约束力,才能得到人们的认可和接受,从而减少行政执行中的阻力。例如我国的卫生相关政策分为法律、条例和部门规章三个等级,取得合法地位的部门不同,约束力度也不同。卫生相关法律需要经过人大审议通过后发布实施;卫生相关条例需要国务院签署生效;而部门规章则由卫生部颁布。方案获得合法采纳的过程,也是利益相关集团之间利益的协商、协调过程,有时需要耗费很长的时间。

知识拓展

方面排除法——满意即可

这是一种适用于对决策方案进行同时性选择的有效方法。一般来讲,决策方案的选择都是多属性的。比如对选购汽车的决定来讲,可以根据价格、座位数、速度、颜色等属性来进行选择。根据方面排除法的要求,在选择过程的每一阶段,要根据重要程度的差别从多种属性中挑选出某一属性并以此为标准对方案做出评价。对不符合这一属性要求的予以排除,即在此后阶段的比较选择中不会继续考虑这些方案。

这种方法不涉及复杂的逻辑推理和数学运算,对决策者的认知能力要求不高,相对易于掌握。尽管从规范决策方法的角度来看,方面排除法并不能保证被选中的方案事实上能真正优于那些被排除掉的方案,但至少可以说这是能让决策者感到满意的方案。

三、卫生政策实施

卫生政策实施(implementation of health policy)是指政策内容付诸实施的过程。它是政策过程的重要环节,是将政策目标转化为政策现实的唯一途径。但在过去相当长的一段时间人们关注的是政策的制定而不重视政策的实施,其原因主要在于:认为政策一旦制定只要配以一定的经费和人员,政策自然会得到落实,从而取得预期目标。然而现实中政策执行的结果往往与政策目标相差甚远,这样的情况屡见不鲜。美国学者艾利认为,"在实现政策目标的过程中,方案确定的功能只占10%,而其余90%取决于有效的执行。"可见政策方案实施在政策过程中的重要性。

相对稳定的政策是建立在某一个时点对事物的认识层面上。事物在不断发

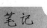
笔记

展变化,再好的政策也会有失效的时候。据此,西方政治学家提出了两个政策执行模型:"浴盆模型"和"史密斯模型"。如图11-5示,"浴盆模型"表示政策"失效"出现于三个阶段。

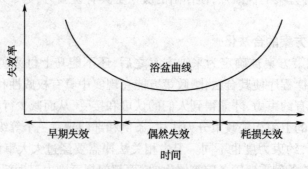

图11-5　失效规律曲线

1. **早期失效**　人们对政策不了解或者是政策本身的缺陷导致了目标实现的可靠性较差,需要增加宣传并完善政策。

2. **偶然失效**　政策功能相对充分发挥,失效率最低。

3. **耗损失效**　由于主客观条件变化,政策老化导致失效率持续上升,需要调整或废止原有政策。

美国学者T.B.史密斯提出的模型具有较大的影响(图11-6),他认为理想化的政策、执行机构、目标群体和环境因素可以归纳为政策执行过程中的四大因素。目标群体是指政策对象,环境因素是指影响政策实施或者受政策实施影响的因素。这个模型的高明之处在于史密斯全面地考虑了目标群体、执行机构和环境因素的影响。

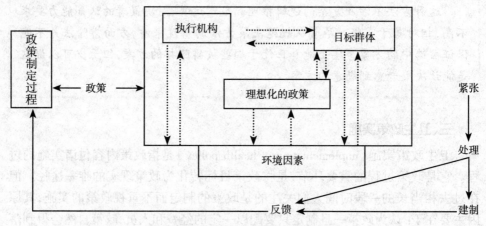

图11-6　史密斯的政策执行过程模型

(一)理想化的政策、政策执行机构、目标群体和环境

1. **理想化的政策**　即合法、合理、可行的政策方案。具体包括政策的形式、类型、渊源、范围以及社会对政策的认识。

2. **政策执行机构**　政策的制定者往往并不具体执行政策。如果把政策的执行权交给一个自身利益与政策目标相冲突的机构,不可避免地会让政策走样。所以,政策的执行权应该交给卫生政策的支持者,或者至少是与当事者无关的第三方机构。

3. 目标群体　与政策制定者和执行者相比,政策目标群体的范围要大得多。政策的预期效果要看目标群体的接受程度,以及政策执行者和目标群体之间的互动关系。从图12-5"浴盆曲线"了解到,政策刚出台的时候,很多目标群体因为不理解而抵触政策,所以出现了"早期失效"。此时,政策执行者应当多做宣传教育工作,让群众更多地理解政策。当群众了解到政策内容,特别是与自己利益相关的内容后,一般会分成支持者(接受政策者)和反对者(不接受政策者)两大利益相关集团,并会根据对他们利益的影响程度来决定动用资源的多少。

4. 环境因素　在史密斯模型中,政策执行者和目标群体之外的其他政策实施影响因素,都可以看作环境因素。环境因素包括政治因素、社会制度因素、经济因素、科学技术因素、文化因素、人口因素、自然资源和生态因素以及心理因素等等。

(二)政策方案的调整

政策实施也是一个政策方案自身修正和调整的动态过程。因为政策在实施过程中,即使是构思完美、设计精良的政策方案也并非都能达到预期的效果,需要仔细考察,确定究竟是政策目标本身的不足还是执行过程当中的偏差。在这个过程中,及时的信息反馈至关重要。一旦发现政策目标与方案需要大的调整,就要进行追踪决策,其目的是为了纠正原政策在实施过程中产生的偏差,让所得出的方案比原来的更好。如果实践证明目标是正确的,方案总体上是合理的,偏差的出现源于认识问题,就要采取控制措施,纠正偏离目标的行为,而不需要对政策方案进行调整。

四、卫生政策效果评价

卫生政策效果评价是指按照一定的评价标准,由具备专业资质的评价者作为主体,运用公认的科学研究方法,对政策实施效果进行综合评价的过程。其目的在于获取相关信息,作为改进政策方案和制定新政策的依据。

(一)卫生政策效果的评价标准

政策评价过程是围绕政策效果展开的,由于价值判断的存在,一个政策实施效果如何,不同的人会有不同的看法。所以为弄清一项政策效果好坏,是否达到了政策目标,就必须建立一套评价的标准。由于政策涉及面广,参与人数众多,因此要制定一个放之四海而皆准的评价标准是非常困难的,只能依据实际情况制定一个较为满意的评价标准。综合国内外学者的看法,评价标准主要包括以下方面:

(1)投入工作量:投入资源的质与量、分配状况。

(2)绩效:包括客观结果和主观满意度。

(3)效率:即政策效益与政策投入之间的比率。也就是单位成本所能产生的最大价值或是既定目标所需要的最小成本。

（4）效益: 政策效益是根据政策目标衡量出来的。因此,把实现政策目标的程度即效益作为衡量政策效果的尺度。

（5）公平性: 它是衡量社会资源、利益和成本在社会不同群体间分配的公平程度。

（6）回应性: 即政策满足特定群体的需要、偏好和价值观的程度,目的是为了从总体上衡量对社会的宏观影响。一个好的政策除了兼顾公平、效率等标准的要求外,还要有比较高的回应度。

（7）执行力: 衡量政策执行机构的组织、功能和能力。

（8）社会发展总指标: 对社会发展总的影响,通过一系列指标表述。

（二）卫生政策评价的基本程序

1. 卫生政策效果评价准备 政策效果评价是一项复杂、系统的工作,因此评估前必须进行周密的准备工作,只有设计、组织、准备得比较充分才能保证评估工作有计划、有步骤地实施,避免评价工作的盲目性。评价前的准备工作主要包括确定评价对象、阐述评价目标、选择评价标准、规定评价手段与步骤和确定评估者五项内容。

2. 政策评价实施 政策评价的实施是整个政策评价中最为重要的阶段,其实施的好坏与评价活动的成败密切相关。该阶段主要有三个内容:

（1）广泛搜集政策信息: 信息是政策评价的基础和前提,及时、准确的评价是政策评价科学化的保证。因此,所获得信息要尽可能全面、系统和准确。

（2）综合分析政策信息: 对收集到的政策信息进行去粗取精,去伪存真,对资料进行整理、归纳、统计和分析。在坚持客观、公正的原则下,通过运用多元评估方法,对政策作出科学的评估结论。

（3）卫生政策评价总结: 这是政策评价的结束阶段。一是自我检验评价分析过程,以确定评估结论的可信度和有效度;二是撰写评估报告。报告要对政策效果进行客观陈述,不仅要指出成绩,而且更要反映问题,特别还要指出问题出现的原因及改善措施,以便对政策进行补充和修正,如果评价结果证明政策存在重大失误,应建议尽快实施政策终结,对政策做出及时的调整。

五、卫生政策终结

政策终结是政策过程的最后一个环节,通过对政策效果的评价,我们发现有些政策目标已经实现,还有一些政策完全背离了既定目标,被实践证明是完全失败的或无效的。所以,这些政策没有存在的必要,应及时退出历史舞台,或者由新的政策加以替代。

（一）卫生政策终结的含义

卫生政策终结（health policy termination）是政策决策者通过对政策进行慎重的评估后,采取必要的措施,以终止那些多余的、不必要的或无效政策的一种行为。由于政策终结涉及面广,影响大,因此政府要根据政策终结内容的不同,采取不同的终结方式,如政策的替代、政策合并、政策分解、政策缩减以及政策废止。

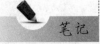

（二）卫生政策终结存在的困难及应对策略

虽然政策终结有利于节省各种资源,促进政策的更新,优化卫生政策,但由于受到诸多方面的影响和制约,因此政策终结的障碍因素很多。

1. 心理上的抵触　那些与政策相关的人员都希望看到政策继续存在下去,很少有人喜欢听到政策失败或政策改变。这种心理上的抵触是政策终结首要的障碍。

2. 机构的持续性　组织本身具有一种保守性,具有寻求生存和发展以及自我扩张的本性,给政策终结造成非常大的障碍。

3. 反对势力的联合　那些反对终结的行政组织以及从政策中获得利益的团体和个人,他们会自动联合起来不断向决策者施加压力来阻止政策终结。

4. 社会舆论的压力　社会舆论借助新闻传播媒介形成广泛的社会影响和巨大的社会冲击力,来影响政策终结的进程。

5. 法律上的障碍　政策终结同样要通过一定的法律程序进行,由于操作的复杂性,往往会延误政策终结的时机。

（三）消除政策终结障碍的策略

由于政策终结是一项困难重重、高度复杂的政治行为,决策者应根据存在的困难,采取相应的、灵活的策略,最大限度地消除政策终结所面临的障碍。

（1）加强宣传教育,消除抵触情绪。

（2）废旧立新并举,缓和政策终结压力。

（3）公平评估结果,争取支持力量。

（4）正确处理公共政策终结与政策稳定、政策发展的关系。

（5）做出必要妥协,减少政策终结代价。

本 章 小 结

1. 卫生政策是指一个国家或地区的政府为保障公众健康和实现特定卫生目标而采取的行动方案和行动依据,主要包括卫生发展的目标、法律、法规、战略、方针、策略、计划和措施等。卫生政策分析的框架包括:政策问题确认、政策方案的制订与通过、政策的实施、政策效果的评价。

2. 常用的卫生政策分析方法有利益集团相关分析、宏观政策图解法、SWOT分析法。利益相关集团分析可以看到哪些组织会受到制定的政策影响,并可预测各组织受影响的程度;宏观政策图解法可以找出主要的利益相关集团,以及他们和政策制定者之间的相互关系;SWOT分析法常用来做组织内部分析方法,找出组织的优势、劣势及核心竞争力之所在。

3. 卫生政策的制定与实施包括五个环节,即提出卫生政策问题、卫生政策的制定、卫生政策的实施、卫生政策效果评价和卫生政策终结。

笔记

关键术语

公共政策　　　　　　　　　利益相关集团分析

public policy　　　　　　　stakeholder analysis

公共选择理论　　　　　　　SWOT分析

theory of public choice　　SWOT analysis

市场失灵　　　　　　　　　卫生政策实施

market failure　　　　　　implementation of health policy

卫生政策分析　　　　　　　卫生政策终结

health policy analysis　　　health policy termination

讨论题

1. 举例说明你如何应用利益相关集团分析进行实际操作。

2. 假设你是一名正在求职的大学生,你将如何应用SWOT分析,提高求职的成功率?

思考题

1. 填空题

(1)SWOT分析就是了解组织的_____,_____,_____和_____。

(2)卫生政策效果的评价标准主要包括:投入工作量、_____、_____、_____、公平性、回应性、执行力、社会发展总指标。

2. 单选题

(1)下列哪一项不是政策的主要功能(　　　)

　　A.功能导向　B.调控功能　C.利益分配功能　D.政府意愿的反映

(2)社会或公共卫生问题只有在被提上政策议程的情况下,才成为(　　　)

　　A.政府问题　B.社会问题　C.卫生政策问题　D.执政党问题

3. 名词解释

(1)卫生政策

(2)卫生政策分析

(3)利益相关分析

4. 问答题

(1)卫生政策的主要功能是什么?

(2)卫生政策分析的要素有哪些?

（王　全）

笔记

第十二章

社会卫生策略

学习目标

通过本章的学习,你应该能够:

1. 掌握人人享有卫生保健、初级卫生保健、健康城市等全球卫生策略的概念和基本内容。

2. 熟悉联合国千年目标和中国卫生工作方针的基本内容以及"十二五"卫生事业发展规划的原则和目标。

3. 了解国际卫生组织构成、"健康中国2020"规划以及新时期中国医疗卫生改革其他相关策略。

章前案例

2005年国务院发展研究中心对中国医改的评价

2003年国务院发展研究中心与WHO合作,确定了"中国医疗卫生体制改革"的课题研究。2005年,研究报告在《中国发展评论》杂志上发表。报告对中国医疗卫生体制改革进行了总体性评价和反思,并提出了医疗改革的新框架。报告认为"目前中国的医疗卫生体制改革基本上是不成功的。"这样结论引起当时社会各界的广泛争议和热评。

研究报告指出,当前的一些改革思路和做法存在很大的问题,主要表现为医疗服务的公平性下降和卫生投入的宏观效率低下。报告还说,现在医疗卫生体制出现商业化、市场化的倾向违背了医疗卫生事业的基本规律。

2005年9月,联合国开发计划署发布《2005年人类发展报告》,指出中国医疗体制并没有帮助到最应得到帮助的群体,特别是农民,所以结论是医改并不成功。这一结论印证了国务院发展研究中心课题组的研究结果。

2009年,我国启动了新一轮医疗卫生体制改革,被称为"新医改",目前已经取得了非常重要的阶段性成果。

讨论:中国医疗卫生体制改革向何处去,什么样的社会卫生发展策略是适合我国国情的,是符合卫生事业发展基本规律的?

资料来源:曼鹿.中国医改基本上是不成功的.医药世界,2005(8)

所谓社会卫生策略(social health strategy)是指促进卫生发展和维护人群健康的战略与政策、目标与指标、对策和措施。既包括卫生领域内的策略,如区

笔记

域卫生规划、社区卫生服务和初级卫生保健、医疗卫生技术；也包括卫生相关领域的策略，即与目标人群健康相适应的政治、经济、法律和文化教育等方面的措施。社会卫生策略是卫生事业发展和繁荣的必要桥梁。制订社会卫生策略，其目的就是运用有效的卫生政策，充分利用有限的卫生资源，最大限度地满足人群对健康的需求。社会卫生策略的制定和推广，一些国际性卫生组织，特别是WHO发挥了至关重要的作用。20世纪70年代以来，WHO制订了"2000年人人享有卫生保健"、初级卫生保健和健康城市建设等全球卫生策略，并倡导各国政府积极制定本国相应的社会卫生策略，有力地促进了全球卫生事业的共同发展。

第一节　国际卫生组织及其活动

卫生领域内国际间合作的不断加强与深化导致了国际卫生组织的产生。1909年在巴黎成立的"国际公共卫生事业处"是最早的国际卫生组织，主要职能是传递传染病的流行和防治信息。继之各种国际卫生组织不断出现，到目前为止，世界上已有200多个，对国际卫生策略形成和推广以及卫生保健国际合作起着重要引导和推动作用。

一、世界卫生组织

世界卫生组织（World Health Organization，WHO）是联合国专门机构之一，是国际上最大的政府间卫生组织，现有193个成员国。1946年7月，经联合国经济和社会理事会决定，64个国家的代表在纽约签署了《世界卫生组织组织法》。1948年4月7日，该法得到联合国会员国批准后生效，WHO宣告成立，总部设在日内瓦，并把每年的4月7日作为全球的"世界卫生日"。

1. 宗旨和职责　WHO的宗旨是使全世界人民获得尽可能高水平的健康。该组织的主要职能包括：促进流行病和地方病的防治；改善公共卫生；推动确定生物制品的国际标准等。其具体工作包括：指导和协调国际卫生工作；根据各国政府的申请，协助加强国家的卫生事业，提供技术援助；主持国际性流行病学和卫生统计业务；促进防治和消灭流行病、地方病和其他疾病；促进防治工伤事故及改善营养、居住、计划生育和精神卫生；促进从事增进人民健康的科学和职业团体之间的合作；提出国际卫生公约、规划、协定；促进并指导生物医学研究工作；促进医学教育和培训工作；制定有关疾病、死因及公共卫生实施方面的国际名称；制定诊断方法的国际规范的标准；制定食品卫生、生物制品、药品的国际标准；协助在各国人民中开展卫生宣传教育工作。

2. 组织机构

（1）世界卫生大会：WHO的最高权力机构和决策机构，每年5月在日内瓦召开，主要任务是通过两年一次的程序预算、审议总干事工作报告、组织的规划和预算、接纳新会员国及其他重要政治和业务议题。

（2）执行委员会：大会的最高执行机构，由32个卫生领域的学术带头人组成，

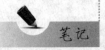
笔记

每个成员由各成员国选派,然后由世界卫生大会选举产生,任期三年。执行委员会每年至少举行2次会议,主要职能是行使卫生大会作出的决议和政策,建议该组织的工作方针政策、审议常设机构的工作、拟定规划预算草案和卫生大会议程等。

（3）秘书处:为WHO常设工作机构,负责日常工作。秘书处由3800个卫生以及其他领域的专家,包括专业人员和一般的服务人员组成,他们分别工作在总部及6个区域办事处。秘书处由秘书长领导,秘书长由执行委员会提名,通过世界卫生大会任命。

（4）地区组织:WHO设有六个区域办事处,分别为非洲区、美洲区、东南亚区、西太平洋区、欧洲区、东地中海区。

（5）驻国家代表或规划协调员:由WHO地区办事处派驻在技术合作地区或者援助项目国家或地区,代表WHO协调WHO与政府卫生当局的关系,协助技术合作项目的执行,督促检查派出的专家顾问的日常工作。

3. **专业组织**　①顾问和临时顾问委员会:为完成某些专业性很强的任务而请的专家,每年6000~7000人,包括同声传译、笔译和编辑人员等;②专家咨询团和专家委员会:咨询团有47个,成员有2600多人,其中中国有96人;③全球和地区医学研究顾问委员会:WHO发展生物医学研究的最高咨询机构;④合作中心:WHO与会员国合作开展生物医学研究的一种组织形式,主要任务包括收集和传播情报资料、参与研究和制定医药卫生方面的国际标准和规范、统一名称(如国际疾病分类药品和生物制品国际标准,食品卫生标准等)、保存和提供生物医学标准品和参考品、承担WHO统一规划下的研究任务并协助该组织设计科研计划,管理和评价并且承担一定的科研培训任务。

4. **规划和经费**　WHO的工作规划分为中期和年度规划。WHO的经费来源主要有:会员国交纳的会费,构成"正常预算";泛美卫生组织、促进组织志愿基金、儿童基金会、控制药品滥用基金、环境规划署、紧急活动署、难民事务告急专员署、救灾署、世界银行等提供的专款和其他收入构成"预算外基金"。

5. **出版刊物**　WHO的主要出版物包括《世界卫生》(月刊)、《世界卫生组织通报》(双月刊)、《世界卫生统计》(季刊)等。

知识链接

来自中国的WHO总干事

陈冯富珍,女,1947年生于香港,祖籍广东顺德。1977年在加拿大西安大略大学获得博士学位。1978年加入香港卫生署,并于1994年6月成为香港卫生署首位女署长。2003年8月陈冯富珍出任WHO人类环境保护局局长,主要负责传染病防控事务,成绩卓著,受到许多国家的称赞。2012年5月23日在65届世界卫生大会上当选WHO总干事(任期为2012年7月1日至2017年6月30日)。

笔记

二、与卫生相关的国际组织

除国际上最大的卫生组织WHO外,还有一些影响力较大的与卫生相关的国际组织,对国际卫生保健策略制定和实施以及国家间的卫生交流与合作工作发挥着重要作用。

1. **联合国儿童基金会**(United Nations Children's Emergency Fund, UNICEF)联合国儿童基金会为联合国常设机构之一,成立于1946年12月,原名为"联合国国际儿童紧急基金会",旨在向遭受第二次世界大战灾害的儿童提供紧急救援。1953年联合国大会正式定名为"联合国儿童基金会",主要任务是帮助发展中国家改善儿童的生活状况,扩大免疫规划、控制腹泻、开展母乳喂养、基本药物、麻风病控制等,在儿童保健营养、教育和职业训练,家庭和儿童福利等方面提供援助,以及为救灾提供紧急援助。援助的对象主要有儿童、少年和年轻母亲。经费来自各国政府及民间的自愿捐赠。其领导机构是由41个国家代表组成的执行局。中国于1979年参加该会,是执行局成员之一。UNICEF总部设在美国纽约,主要出版物为《UNICEF News》。

2. **国际红十字与红新月运动**(International Red Cross and Red Crescent Movement)1863年10月,在红十字国际委员会敦促下,在日内瓦召开有16个国家代表参加的国际会议。1864年8月22日在日内瓦签订了《万国红十字会公约》,将1863年国际会议决议用国际公约的形式固定下来,运动从此正式得到国际公约的承认。1928年制定国际红十字章程,称国际红十字,1986年第25届红十字国际会上改用现名。由红十字国际委员会、红十字会与红新月协会以及得到红十字国际委员会承认的各国红十字会和红新月会组成。其宗旨是在所有活动中维护人道性、公正性、中立性、独立性、统一性、普遍性和志愿服务等七项红十字基本原则。中国红十字会在1912年获红十字国际委员会承认后,即为该组织的成员。红十字与红新月国际大会为最高审议机构,每四年举行一次;国际红十字常设委员会为常设机构,总部设在日内瓦。

3. **联合国人口基金会**(United Nations Fund for Population Activities, UNFPA)人口基金会是联合国机构之一,直属联合国大会。其前身是1967年成立的"人口活动信托基金",1969年更名为"联合国人口活动基金会",1987年定名为"联合国人口基金会"。它是向发展中国家提供人口活动技术和经济援助的最大国际性组织。其宗旨为:建立适应人口和计划生育所需的能力;提高人们对人口问题及其相关策略的认识;应发展中国家的要求,帮助它们因地制宜地解决人口问题;在联合国系统促进人口方案中起指导作用并协调基金所支持的各项计划。理事会由联合国开发计划署理事会兼任。UNFPA总部设在纽约,出版物有《年度报告》等。

4. **国际劳工组织**(International Labor Organization, ILO)联合国专门机构之一,成立于1919年,总部设在日内瓦。宗旨是"促进充分就业和提高生活水平,促进劳资双方合作,扩大社会保障措施,保护工人生活和健康",主张通过"劳工立法"来改善劳工状况,"增进劳资双方福利",进而"获得世界持久和平,建立社会

笔记

280

主义"。组织机构实行"三方代表"原则,即各成员国代表团由政府代表2人,工人、雇主代表各1人组成,三方都参加各类会议和机构,独立表决。最高权力机构是国际劳工大会,每年召开一次。主要出版物有《国际劳工评论》《公报》等。

5. **联合国开发计划署**(United Nations Development Programme,UNDP)联合国最大的多边援助机构,成立于1966年1月。主要活动是"帮助发展中国家加速经济和社会发展,向它们提供系统的、持续不断的援助。"对农业、工业、教育、交通、通讯、贸易、医学等项目给以财政和技术支援。该署的领导机构是管理理事会,总部设秘书处和5个地区局(亚太、非洲、拉美、中东、地中海和欧洲部分),在114个国家和地区设立代表处,总部在纽约。出版物有《人类发展报告》等。

6. **联合国环境规划署**(United Nations Environment Programme,UNEP)简称"联合国环境署",为联合国机构之一。根据联合国人类环境大会的建议于1973年1月成立。其宗旨是:促进环境领域内的国际合作;在联合国系统内提出指导和协调环境规划的总政策;审查世界环境状况;推动改善环境的项目得以落实。组织机构有理事会、秘书处。总部设在肯尼亚内罗毕。主要出版物为《联合国环境规划署新闻》。

7. **世界银行**(World Bank)世界银行集团是由世界银行本身(正式名称为国际复兴开发银行)和两个附属机构(国际开发协会和国际金融公司)组成。世界银行于1946年开始营业,国际开发协会于1960年成立,二者是一个紧密结合的单位,由同一批人员经营管理。目的都是向发展中国家提供经济与技术援助,但它们在法律地位和财务方面是两个不同的实体,贷款条件也不一样:前者征收利息,还款期限约为20年;后者免收利息,仅收小额手续费,还款期限50年,另有10个宽限期。国际金融公司建立于1956年,服务对象是发展中国家的私营部门。世界银行主要以贷款的形式向发展中国家提供卫生援助。

三、国际卫生活动及相关项目

(一)国际卫生活动

目前,国际卫生组织及相关机构都在开展大量的国际卫生活动,包括开发全球卫生策略与措施,开展卫生保健国际交流与合作和进行疾病控制和国际卫生援助等。

1. **全球卫生策略与措施** 人类健康是全球共同话题和责任。WHO和其他国际性卫生组织具有一定国际视野和国际资源,其开发的全球卫生策略与措施,能促使全世界人民获得尽可能高水平的健康,如人人享有卫生保健策略、初级卫生保健、千年发展目标以及健康城市策略等,为维护和促进人类健康起到了关键性作用。

2. **医学研究交流与合作** 当前世界上危害人类健康的主要疾病如癌症、艾滋病等已不再是个人的问题,也不是哪一个国家的问题,而是国际医学研究领域和人类共同面对的重大课题。加强科学技术攻关,研究疾病的病因、流行规律和有效的治疗方法,大力开展国际间交流与合作,在国际医学领域广泛推广研究成果,不仅可以避免重复研究,节约人力、财力和时间,而且可以在全世界医学领

笔记

域树立团结互助的科学风尚,促进医学研究的快速进步,为增进全人类的健康服务。

3. 疾病控制　随着医学科学技术的国际交流和防病治病活动的国际间合作日益广泛和深入,世界主要卫生问题如营养不良、传染病、慢性非传染性疾病等只有采取全球性措施才能得到有效控制。随着医学模式的转变,很多健康问题都有其社会渊源,在国际间开展医学信息交流,针对各国实际制定有效的社会防治措施,建立有效的卫生保健服务系统,引起社会各部门的充分重视,动员社会力量参与,从生物、心理、社会三个维度制定疾病防治措施,才能够有效控制疾病。

4. 环境污染控制　环境污染的全球化问题以及环境对人类健康造成的不良影响越来越受到世界的关注,保护环境、控制污染、增进健康已成为国际卫生活动的重要项目之一。联合国环境规划署、国际红十字会等国际组织在控制和清除环境污染的国际间合作中起着重要的协调作用。

5. 国际卫生援助　WHO通过给予一定的资金支持和技术指导在许多国家建立合作中心,对世界医学科学技术的发展和医疗卫生服务的开展起了重要的推动作用。同时很多国家之间广泛开展对落后国家的援助和双边援助,也对促进世界范围内的卫生保健起着极其重要的作用。我国从UNICEF获得扩大儿童计划免疫项目资助,从WHO获得大量的疫苗和设备,促进我国计划免疫目标完成。我国自1963年起,陆续向第三世界国家派遣医疗队1万多人次,为加强我国与第三世界国家的友好合作、增进全球健康作出了贡献。

(二)国际卫生项目

为了促进国际卫生工作的发展,使全人类获得尽可能高水平的健康,WHO相继出台了一系列国际卫生合作项目,主要包括:

1. 老年化和生命过程项目(Ageing and Life Course)2000年全世界60岁以上的老年人约有6亿,到2025年将达到12亿,到2025年将达到20亿。目前,这些老年人中约三分之二生活在发展中国家,到2025年这一比例将达到75%。老龄化是一种挑战,它将影响21世纪人们社会生活的各个方面。因此,所有国家,特别是发展中国家,必须采取措施实现老年人积极、健康老龄化的目标。这一项目包括老年友好城市(age-friendly cities)、老年人与初级卫生保健(older people and primary health care, PHC)、老年急诊等(older people in emergencies)。

2. 卫生政策与系统研究联盟(Alliance for Health Policy and Systems Research)1996年WHO卫生研究特设委员会(WHO's Ad Hoc Committee on Health Research)的研究报告认为,缺乏卫生政策和系统的研究是阻碍中、低收入国家卫生状况改善的主要原因。经过推荐,成立了这一国际合作联盟。

3. 慢性病与健康促进项目(Chronic Diseases and Health Promotion)慢性病,如冠心病、中风、癌症、慢性呼吸系统疾病、糖尿病等,是目前世界上的主要死亡原因。其导致的死亡在所有死因中约占60%。2005年全世界死于慢性病的约为3.5亿,其中一半在70岁以下,一半为女性。在慢性病引起的死亡中,中、低收入国家约占80%。因此,必须控制全球慢性病的流行。

笔记

4. **儿童、青少年健康成长项目**（Children and Adolecent Health and Development）目前，每年有1.1亿儿童死亡，绝大多数在发展中国家。每年有100万新生儿的存活时间不超过24小时。该项目主要目的是对19岁以下儿童、青少年的健康、成长进行干预。

5. **公共卫生与环境项目**（Public Health and Environment）适当的环境管理可以避免约四分之一的可预防性疾病，主要是因为这些疾病与环境因素有直接的关系。环境因素可以很多方式，如物理的、化学的和生物的影响我们的健康。每年约有1.3亿人死于环境因素。防治环境危险因素每年可以减少400万儿童的死亡。

6. **艾滋病防治计划项目**（AIDS Health Project，AHP）AHP的主要任务是为世界各国艾滋病的一线工作者、科研人员和政策制定者提供继续教育的机会，帮助他们更好地理解以病人为中心和为艾滋病人提供情感和心理支持的重要性。我国也参加了国际艾滋病的防治计划，2007年12月，我国卫生部与联合国艾滋病中国专题组共同举办了第四届中国艾滋病防治国际合作项目经验交流会，加强了中国艾滋病防治国际合作项目的交流，进一步完善了中国艾滋病防治框架。

第二节　全球卫生策略

一、人人享有卫生保健策略

人类健康问题已经成为全世界的社会问题，保护和促进居民健康是世界各国政府必须承担的责任。

（一）"2000年人人享有卫生保健"

在20世纪70年代初期，随着社会文明发展和人类对健康的强烈渴望，"人人享有卫生保健"思想逐步形成。1977年，第30届世界卫生大会正式确立了这一具有划时代意义的全球性社会目标。1978年，WHO和UNICEF在前苏联阿拉木图召开国际初级卫生保健大会，发表了《阿拉木图宣言》，再次确认了"2000年人人享有卫生保健"目标，明确指出初级卫生保健是实现人人享有卫生保健的关键。随后，WHO经过多方面沟通和协调，在1981年第34届世界卫生大会通过了"2000年人人享有卫生保健"的全球战略。进入21世纪，"2000年人人享有卫生保健"的目标在全球未能完全实现。但是，这项全球卫生策略对人类健康的促进作用是非常巨大的，同时也是制定和实施卫生策略的典范。

1. **"2000年人人享有卫生保健"的含义**　1977年，第30届世界卫生大会为所有成员国确立了卫生目标：到2000年，使世界上所有的人在社会生活和经济生活两方面都达到富有成效的那样一种健康水平，即"2000年人人享有卫生保健"。

"2000年人人享有卫生保健（health for all by the year 2000，HFA/2000）"不是指到2000年不再有人生病或成为残疾；也不是指到2000年医护人员将为世界上每一个人治疗其全部已有疾病；而是指到2000年时人们将从家庭、学校、工厂等基层做起，使用切实可行的卫生措施预防疾病，减轻病人及伤残者的痛苦，通过

笔记

更好的途径使儿童、青年、成年到老年顺利地度过一生;在不同国家、地区及人群间均匀地分配卫生资源,使每家每户每个人都能积极参与并得到初级卫生保健,即人人享有卫生保健。

2."2000年人人享有卫生保健"取得的成就 20世纪70年代以来,世界卫生组织的成员国政府和非政府组织日益接受"人人享有卫生保健"的策略,作为努力改善健康的总目标。初级卫生保健以及经济、教育和技术的发展,极大地促进了全世界婴儿和儿童发病率和死亡率的下降。由于基础设施扩大,识字率提高,收入的增加以及营养、环境卫生、教育的改善,许多国家传染病发病率已经下降;天花已经得到根除;麻疹、脊髓灰质炎和白喉的控制和预防已经极大地降低了儿童死亡率和发病率;全球人均期望寿命已从1950年的46岁增加至1995年的65岁;富裕国家与贫穷国家之间在人均期望寿命方面的差距,已从1955年的25岁缩减为1995年的13.3岁。

(二)"21世纪人人享有卫生保健"

1."21世纪人人享有卫生保健"的含义 1998年召开的第51届世界卫生大会上,WHO各成员国发表了"21世纪人人享有卫生保健"的宣言。其主要内容是:①重申健康是每个公民的一项基本人权,每个公民都有相同的权利、义务和责任,来获得最大可能的健康;②人类健康水平的提高和幸福,是社会经济发展的终极目标。

21世纪人人享有卫生保健,是一个理想,即在人们的生存机会中,最大限度地实现每个人的健康。其社会基础是:①承认享有最大可能的健康是一项基本人权;②重视政策、研究和服务提供过程的伦理问题;③消除个人之间和群体之间的不公平、不合理现象;④消除性别歧视,强调性别平等。

21世纪人人享有卫生保健的政策基础包括两个方面:

(1)健康是人类发展的中心:个人健康是家庭、社会和国家实现社会和经济目标的前提,以健康为中心才能保证个人、家庭、社区和国家实现其社会和经济目标。不仅要重视生命数量,更要重视生命质量。脆弱人群的健康状况是衡量健康公平性和卫生政策正确性的重要指标,一个社会的健康状况能够对社会问题起到预警作用。

(2)卫生系统的可持续发展:可持续发展在于不断加强基础建设,包括基础的新建和改革,目标是使得当代和后代受益。基础建设的概念不仅仅是结构,更重要的是宗旨和功能,比如原有设施的改建,原有人力资源的重组,新的领域人才的吸收,某些功能的增加或减少,筹资体制的改革,服务提供方式的改变,人们为维护自己健康,观念上的变革等。要求卫生系统对人一生的健康负责,对社会需求作出反应。

2."21世纪人人享有卫生保健"的目标

(1)"21世纪人人享有卫生保健"的总体目标:①增加人均期望寿命的同时提高生活质量;②在国家间和国家内部改善健康的公平程度;③卫生系统可持续发展,保证人民利用这一系统所提供的服务。

(2)"21世纪人人健康"的具体目标:①到2005年,在各国和国家间确定具体

笔记

的行动计划并开始实施健康公平性评估。②到2010年,消灭麻风病,阻断恰加斯病的传播;全体居民获得终生的综合、基本、优质的卫生服务;建立适宜的卫生信息系统;建立政策研究和体制研究机制。③到2020年,确定孕产妇死亡率、婴儿死亡率、5岁以下儿童死亡率和人均期望寿命的具体目标;结核病、艾滋病,与烟草、暴力相关的疾病和残疾上升趋势得到控制;消灭麻疹、丝虫病、沙眼,以及维生素A和碘缺乏症;重点改善安全饮用水、环境卫生、营养和食品卫生以及住房环境;社区建立综合健康行为促进计划并予以实施。

3. **"21世纪人人享有卫生保健"的行动计划**　为实现上述目标,世界卫生组织建议的四项重大行动是:①与贫困作斗争:不仅仅是为贫困人口提供他们赖以生存所必需的物质,更重要的是寻找一种机制让他们能够通过自救改变生存的环境。采取卫生干预措施,打破贫困和不健康的恶性循环。②在所有的环境中促进健康:包括生活、工作、娱乐和学习环境。通过社会行动促进健康,如通过媒体形象倡导健康。③部门间的协调、协商和互利:卫生部门要敏感地意识到各个部门的动机,以便与之协调,实现在促进人类健康目标上的一致性。④将卫生列入可持续发展规划。

知识链接

新中国卫生成就使WHO总干事从惊愕到赞赏

1972年,中华人民共和国恢复了在联合国的合法地位,当中国政府将一份20世纪70年代中国卫生状况的报告递交给WHO后,总干事长马勒博士震惊了:在当时世界人口平均寿命只有55岁的状况下,中国人的平均寿命却已达到65岁!作为一个人口众多的农业大国,又是一个经济文化落后的穷国,却在全世界面前呈现了一片卫生保健的绿洲,这可能吗?马勒博士从最初的惊愕转而对这份报告的不信任。

1975年,WHO总干事马勒博士来到中国考察,他看到了新中国成立后的20多年里中国卫生事业所取得的巨大成绩:中国卫生工作坚持预防为主的方针;建立农村三级医疗预防保健网;开展爱国卫生运动。特别是实行了"把医疗卫生工作的重点放到农村去"的卫生工作指导方针,从而使人民的健康水平迅速提高。马勒博士在亲眼目睹了中国农村卫生保健工作在较短的时间内取得很大的成绩,从开始的"不相信"到"大加赞赏",并希望把中国的宝贵经验推广出去。

1978年9月,由WHO和UNICEF在前苏联阿拉木图召开了国际初级卫生保健会议,发布著名的《阿拉木图宣言》。从此,中国的基层卫生保健经验得到了世界的公认,中国卫生发展模式为全球卫生事业发展提供了有益的启示。

资料来源:郭清.人人享有卫生保健——庄严承诺30年,健康报,2008年12月18日

笔记

二、联合国千年发展目标

2000年9月,在联合国千年首脑会议上,世界各国领导人一致同意就消除贫穷、饥饿、疾病、文盲、环境恶化和对妇女的歧视,制定一套有时限但也能够测量的一系列目标和指标。这些目标和指标被置于全球议程的核心,统称为千年发展目标。

(一)千年发展目标的具体目标

"千年发展目标"计划在2015年之前实现以下八大目标:消除极端贫穷和饥饿,普及初等教育,促进两性平等并赋予妇女权利,降低儿童死亡率,改善孕产妇保健状况,与艾滋病、疟疾和其他疾病作斗争,确保环境的可持续能力,以及通过全球合作促进发展。千年发展目标还包括18项具体目标、48项评价指标。

(二)与卫生直接相关的目标、具体目标和指标

"千年发展目标"的八大目标中有3项与卫生直接相关,包括降低儿童死亡率,改善孕产妇保健,与艾滋病毒/艾滋病、疟疾以及其他疾病对抗;18项具体目标中有8项与卫生有关,包括饥饿人口减半,5岁以下儿童的死亡率降低2/3,产妇死亡率降低3/4,遏止并开始扭转艾滋病毒/艾滋病的蔓延,遏止并开始扭转疟疾和其他主要疾病的发病率增长,无安全饮用水人口减半,到2020年使至少1亿贫民窟居民的生活明显改善,在发展中国家提供人民负担得起的基本药物;48项评价指标中的17项与卫生直接有关,可见,健康被置于千年发展目标的核心地位(见表12-1)。

表12-1 千年发展目标中与卫生直接相关的目标、具体目标和指标

目标1:消灭极端贫穷和饥饿	
具体目标2:至2015年使饥饿人口在1990年基础上减半	指标4:5岁以下体重不足儿童比例
	指标5:低于食物能量消耗下限的人口比例
目标4:降低儿童死亡率	
具体目标5:至2015年使5岁以下儿童死亡率在1990年基础上降低2/3	指标13:5岁以下儿童死亡率
	指标14:婴儿死亡率
	指标15:接受麻疹免疫接种的1岁儿童比例
目标5:改善产妇保健	
具体目标6:至2015年使孕产妇死亡率在1990年基础上降低3/4	指标16:产妇死亡率
	指标17:由熟练保健人员接生的比例
目标6:与艾滋病毒/艾滋病、疟疾和其他疾病作斗争	
具体目标7:到2015年制止并开始扭转艾滋病毒/艾滋病的蔓延	指标18:15至24岁孕妇HIV感染率
	指标19:安全套普及率
	指标20:因HIV/AIDS而成为孤儿的人数
具体目标8:到2015年制止并开始扭转疟疾和其他主要疾病的发病率增长	指标21:疟疾发病率及与疟疾有关的死亡率
	指标22:疟疾风险区使用有效防治措施的人口比例

笔记

续表

	指标23：肺结核发病率及与肺结核有关的死亡率
	指标24：短期直接观察治疗方案下查出和治愈的肺结核病例比例
目标7：确保环境的可持续能力	
具体目标10：至2015年将无安全饮用水的人口比例减半	指标30：可以持续获得改良水源的人口比例
具体目标11：至2020年明显改善至少1亿贫民的生活	指标31：卫生条件改善的人口比例
目标8：全球合作促进发展	
具体目标17：与制药公司合作，在发展中国家提供负担得起的基本药物	指标46：可以持续获得负担得起的基本药物的人口比例

（三）千年卫生目标的成就与挑战

千年发展目标实施以来，已经取得的成效有：全球儿童死亡率下降，疟疾干预措施得到推广；流行性肺结核开始缓慢减少。与此同时，必须予以应对的关键性挑战有：

（1）孕产妇死亡率下降缓慢，地区差异明显。每年仍有50万以上的妇女死于可避免的妊娠和分娩并发症；撒哈拉以南的非洲妇女在其一生中因此死亡的风险是1：16，而发达国家则是1：3800。

（2）由于南亚和撒哈拉以南非洲地区进展缓慢，体重不足儿童比例减半的具体目标难以达到。

（3）由于预防措施不利，艾滋病疫情继续蔓延，艾滋病孤儿人数持续增长。

（4）发展中国家有一半人口缺少基本的卫生设施。为了完成千年发展目标的具体目标，有16亿人口需要在2005—2015年期间获得改善了的卫生设施。如果按照1990年以来的趋势发展下去，全世界可能有6亿人口达不到这一指标。此外，气候变暖现已成为不争的事实。预计气候变化会对经济和社会产生严重影响，也会阻碍千年卫生目标的进展。

加速千年卫生目标进展的首要条件是充足的资源。人力和财力资源是卫生系统的支柱，缺乏这些资源是取得进展的主要障碍。大多数发展中国家的卫生保健预算不足，许多熟练的工作人员离开公立卫生服务机构以寻求更好的职业前景。第二个必要条件是提高卫生系统的效率和质量，改进健康衡量手段和系统，加强初级、二级和三级预防保健的一体化，各国政府继续在协调行动方面提供领导以实现21世纪全球卫生目标。

三、初级卫生保健

为推动"人人享有卫生保健"这一目标，1978年WHO和联合国儿童基金会在阿拉木图召开了国际初级卫生保健会议，指出初级卫生保健是实现"2000年人人享有卫生保健"的战略目标的关键和基本途径。但初级卫生保健在全球范围内并没有取得预期成功。2007年11月，WHO总干事陈冯富珍在北京召开的中国农村初级卫生保健发展国际研讨会上表示，WHO将重振初级卫生保健。随后，WHO把《2008年世界卫生报告》主题定为"初级卫生保健，过去重要，现在更重要"。

（一）初级卫生保健的概念

初级卫生保健的观念，最早可追溯到19世纪的病理学家Rudolf Virchow，他曾提出大多数人类疾病问题的解决方法不仅仅依靠最好科学技术手段，而且依靠申张社会正义及改善贫困人口生活的有魄力的政策。初级卫生保健（primary health care，PHC）是一种基本的卫生保健，它依靠切实可行、学术上可靠又为社会所接受的方式和技术，为社区的个人与家庭提供普遍能够享受的，能够负担得起的保健服务。它既是国家卫生系统的组成部分、功能中心和活动焦点，也是社会整个经济发展的组成部分。它是个人、家庭、群众与国家卫生系统接触的第一环，还是卫生保健持续进程的起始阶段。各级政府及有关部门对初级卫生保健的发展具有不可推卸的责任。

（二）初级卫生保健的基本原则

1. 社会公正　初级卫生保健要体现卫生资源和卫生服务分配与利用的公正性，不能忽视乡村或某一地区的人口。

2. 社区参与　在改善人群健康的过程中，必须充分发挥社区和人民群众的作用，依靠群众的参与改变不良卫生习惯和生活方式，提高自我保健能力。

3. 成本效益　必须以最低成本产生最大效益的方式来分配和利用资源，卫生资源的投放应该从以医院和专科服务为主转向社区卫生系统和基础卫生为主。

4. 部门间协作行动　卫生部门必须与其他部门的共同行动，协调一致。

5. 预防为主　卫生保健的重点应是预防和促进健康，而不是治疗。要以寻找和消除各种致病因素为核心，重视综合性的致病因素对生命和健康的影响。

（三）初级卫生保健的基本内容

初级卫生保健的任务分为四个方面、八项要素。

1. 基本任务　①促进健康：包括健康教育、保护环境、合理营养、饮用水安全、改善卫生设施、开展体育锻炼、促进心理卫生、养成良好生活方式；②预防保健：在研究人群健康和疾病的客观规律、人群所处的内外环境、人类社会活动的相互关系的基础上，在发病前采取积极有效的措施，预防疾病的发生；③合理医疗：早期发现、早期诊断、及时治疗，以避免疾病的发展与恶化，促使早日好转痊愈。药物应用以"节约、有效"为原则；④社区康复：对丧失了正常功能或功能上有缺陷者，通过医学、教育、职业和社会的综合措施，尽量恢复其功能，使他们重新获得生活、学习和参加社会活动的能力。

2. 基本要素　①针对当前主要卫生问题及其预防和控制方法的健康教育；②改善食品供应和合理营养；③供应安全卫生水和基本环境卫生设施；④妇幼保健和计划生育；⑤传染病预防接种；⑥预防和控制地方病；⑦常见病和外伤的合

理治疗；⑧提供基本药物。

1981年第34届世界卫生大会上，又增加了"使用一切可能的方法，通过影响生活方式，控制自然、社会心理环境来防治非传染性疾病和促进精神卫生"作为初级卫生保健的基本要素。强调重视工业发展和生活方式改变可能带来的职业性疾病、慢性病、外伤和肿瘤的预防及精神卫生等，故近年各地制定初级卫生保健的工作内容和评价指标时，也相应纳入了工业劳动卫生、精神卫生、老年卫生、口腔卫生、社区康复等相关指标。

（四）初级卫生保健的特点

1. 社会性 影响居民健康的因素是综合的，既有社会经济、自然环境、生态环境和医疗卫生条件的影响，又有生物因素、理化因素、心理因素和居民卫生习惯的影响；初级卫生保健工作本身具有广泛的社会性。达到尽可能高的健康水平是世界范围的一项最重要社会目标，而其实现则要求卫生部门及其他多部门、社会的共同行动。因此，初级卫生保健具有广泛的社会性。

2. 群众性 初级卫生保健的实施不分国家和地区，它关系到全世界每个居民、每个家庭、每个社区。因此，初级卫生保健具有广泛的群众性。

3. 艰巨性 卫生事业的发展与社会经济发展同步，初级卫生保健的实施也不例外。初级卫生保健经费不足，适宜人才缺乏，卫生事业满足不了人们对医疗保健日益增长的需求。全世界经济发展地区性差异大，卫生事业发展存在明显差距；同一个国家内，还存在地区间差异；除急性传染性疾病外，慢性非传染性疾病、社会病也严重威胁人类的健康；这些都是初级卫生保健需要解决的艰巨任务。

4. 长期性 由于经济的发展，人们生活方式的改变，环境因素、行为因素、心理因素导致的疾病越来越威胁人们的健康。此外，随着社会的发展，人们对健康的需求呈多样化、高要求的趋势。人们已经不仅仅满足于长寿，更多的是追求高水平的生命质量。与之相适应的是医学在思想上、技术上、管理体制上需要有相应的改变。因此，初级卫生保健是一项长期的战略任务。

初级卫生保健是全人类获得比较高的健康水平的关键所在；是社会发展的组成部分；是社会公正的体现；是构建和谐社会的重要内容。初级卫生保健对任何国家都很重要，尤其为第三世界国家所急需。

知识链接

《2008年世界卫生报告》主题：初级卫生保健——过去重要，现在更重要

2008年是1978年提出初级卫生保健的《阿拉木图宣言》发布30周年。在过去60年中，世界卫生形势发生了巨大变化，《世界卫生组织宪章》阐述的核心观念和《阿拉木图宣言》提出的价值观已被验证，至今仍然正确。尽管全世界人民的健康状况得到了巨大改善，但显而易见却令人痛心的是，各国遵循这些价值观所开展的初级卫生保健运动却没有成功。这个事实值得我们高度重视。重振初级卫生保健，现在比以往任何时候更重要。

资料来源：2008年世界卫生报告，www.who.int

笔记

四、全球健康城市策略

20 世纪50 年代以来,全球城市的数量和规模剧增。目前,世界人口约有一半居住在城市里,城市居民人数达到30 亿,预计到2030年,世界城市人口接近50亿,约占世界总人口的60%。我国2010年城市化水平达到47.5%,预计到2020 年,我国城市化发展水平将达到58%左右。因此,城市化对人类健康影响越来越重要,基于此,WHO提出了健康城市这一项全球性战略,旨在应对快速发展的城市化给人类健康带来的严峻挑战。

(一)健康城市的概念

1984 年10月,WHO在加拿大多伦多市召开的"超越卫生保健:多伦多2000年"的大会上,首次提出了"健康城市"理念,为解决城市人口健康问题提供工作思路。随后,1985年WHO欧洲办事处发起了"健康城市项目(healthy city project,HCP)",致力于将"2000 年人人享有卫生保健"和《渥太华宪章》所提出的健康促进策略转化为可操作的实践模式,该项目后来演变为"健康城市"运动规划。

在1994年,WHO完善了健康城市(healthy city)概念,认为"健康城市是指不断创建和改善自然和社会环境并不断地扩大社区资源,使人们在享受生活和充分发挥潜能方面能够相互支持的城市。""其目的是通过人们的共识,动员市民与地方政府和社会团体合作,以此提供有效的环境支持和健康服务,从而改善城市的人居环境和市民的健康状况。"

健康城市是作为一个过程而非结果来界定的。它不是一个已达到特定健康状况水平的城市,而是对健康有清醒认识并努力对其进行改善的城市。因此,任何城市不论其当前的健康水平如何,都可以对改善健康进行承诺,并设置相应的架构和程序来实现承诺,持续改进影响健康的因素,消除健康的不平等,达到人人健康的目标。

WHO 在 1986 年里斯本会议中指出健康城市具有五大特征:①健康城市计划是以行动为基础,以全民健康理念、健康促进原则为主要架构;②依据城市自己的优先次序,确立良好的行动方案;③监测健康城市对城市与健康的影响;④对结盟城市提供经验和蓝图;⑤城市及农村相互支持和学习。

(二)健康城市的标准和评价指标

为了推进世界健康城市建设的步伐,WHO将1996 年4月7日的世界卫生日主题确定为:"城市与健康",并公布了健康城市的10 项具体标准:①为市民提供清洁安全的环境;②为市民提供可靠和持久的食物、饮水和能源供应,并具有有效的清除垃圾系统;③通过富有活力和创造性的各种经济手段,保证市民在营养、饮水、住房、收入、安全和工作方面达到基本要求;④拥有强有力的相互帮助的市民群体,其中各种不同的组织能够为改善城市的健康而协调工作;⑤使市民能一起参与制定涉及他们日常生活,特别是健康和福利的各种政策;⑥提供各种娱乐和休闲活动场所,以方便市民的沟通和联系;⑦保护文化遗产并尊重所有民族的各种文化和生活特征;⑧把保护健康视为公共政策,赋予市民选择利于健康行为的权利;⑨努力不懈地争取改善健康服务质量,并能使更多市民享受健康服务;

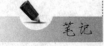

⑩能使人们更健康长久地生活和少患疾病。

为协助各国建立可量化评估的健康城市指标,1996年,WHO与47个欧洲城市一起建立一个32个可具体量化的健康城市指标(表12-2),其中健康指标3条,卫生服务指标7条,环境指标14条,社会经济指标8条,作为各城市建立自己城市健康指标的基础。

表12-2 国际健康城市建设和发展的评价指标

类别	具体指标
A. 健康指标	A1 总死亡率
	A2 死亡原因
	A3 低出生体重儿
B. 卫生服务指标	B1 有城市健康教育规划
	B2 儿童全程免疫率
	B3 每位全科医师服务的人口数
	B4 每位护士服务的人口数
	B5 健康保险覆盖的人口比例
	B6 能用外语提供初级卫生保健服务的可得性
	B7 市政府每年检查卫生问题的数量
C. 环境指标	C1 空气污染
	C2 水质
	C3 污水处理率
	C4 家庭废弃物收集质量指数
	C5 家庭废弃物处理质量指数
	C6 城市绿化面积
	C7 公众可及的绿化面积
	C8 废弃的工业用地
	C9 运动和休闲设施
	C10 人行道
	C11 自行车专用道
	C12 公共交通
	C13 公共交通网络覆盖情况
	C14 可居住面积
D. 社会经济指标	D1 住在不合居住标准的住宅中的居民比例
	D2 估计的无家可归的人数
	D3 失业率
	D4 低于平均收入水平的个体比例

笔记

续表

类别	具体指标
	D5 学龄前儿童托儿机构的比例
	D6 <20周、20~34周、35周以上活产儿的比例
	D7 堕胎率(与活产总数相比)
	D8 残疾人就业比例

(三)健康城市的建设原则

1. **平等原则** 健康方面的平等意味着每个人都有认识自身全部潜能的权力和可能。健康城市建设应该体现人群在政治、经济与社会方面的平等。

2. **可持续原则** 这是健康城市进程的核心原则,城市人口健康与卫生福利是可持续发展,而不是毕其功于一役。

3. **跨部门协作** 建设健康城市,提倡多元社会模式,要求跨部门协作,以减少重复与冲突,达到有限资源的最大健康效益。

4. **社区参与** 健康城市基础是在社区,拥有第一手资料的、活跃而积极参与的社区,是决定问题解决的次序、制订和修订决策所不可或缺的合作伙伴。

5. **国际合作** 健康城市工程以真正的协作为基础,不仅是多部门间的协作,而且还包括城市之间、国家之间的协作,如健康城市联盟协作等。

> **知识链接**
>
> #### 健康城市联盟(The Alliance for Healthy Cities, AFHC)
>
> 该联盟于2003年在WHO西太区办事处支持下成立的。联盟旨在通过健康城市行动保护居民健康,促进联盟成员经验共享,其成员由支持健康城市行动的城市政府、管理机构、非政府组织(NGO)、私人部门、学术机构和国际组织等组成。第一届全体大会于2004年在马来西亚古晋市举行,联盟大会每两年举行1次,第二届大会于2006年在中国苏州市举行。

(四)健康城市的建设程序

为了协助各国推动健康城市建设工作,WHO总结了健康城市项目发展的基本步骤。一般而言,健康城市项目发展分为3个阶段:启动、组织和行动阶段。这3个阶段相互交错,每个阶段又分为多个步骤,共计20个步骤:

1. **第一阶段(启动)**

(1)建立支持系统:一旦决定启动项目,就应开始组建支持小组。项目支持者应来自不同阶层和部门。包括政府部门高级官员(负责环境、城市规划、住房、教育和社会服务等)、卫生保健人员(包括基本卫生保健和健康促进)、对健康问题感兴趣的社区人员和专家学者(社会政治、公共卫生、城市发展和生态平衡)等。

（2）理解健康城市理念：健康城市是一个新的理念，应该正确理解健康城市的原则和策略。

（3）了解城市现况：健康城市建立依据城市实际情况设计项目和行动计划，只有很好地了解城市及其运转机制，才能形成适合地方需要的项目提案。

（4）寻找项目资金：支持小组对项目预算做出估计并列出可能的启动资金的来源，应在整个城市内挖掘可能的资助者，资金提供者应尽可能多地参与项目计划。

（5）确定机构定位：项目定位应准确，它影响项目的组织结构和执行机制；每个项目应采用最适合当地情况的机构定位。

（6）准备项目计划：市政府是项目提案的主要评判者，项目提案也应考虑项目合作伙伴和资金提供者的利益。

（7）争取批准同意：项目要取得政府的支持以确保项目提案被批准。

2. 第二阶段（组织）

（1）指定项目工作委员会：项目一旦批准就应尽快任命指导委员会，负责规划和决策，这是项目的核心。

（2）分析环境状况：指导委员会应复查分析结果，确保制订项目策略时必需的基线资料，如果信息不完整或信息已过时，应重新分析。

（3）规定项目工作内容：指导委员会应明确阐述项目的作用和功能，对项目合作伙伴（包括个体、机构和社区）分配工作内容。

（4）设立项目办公室：成立独立的项目办公室，作为项目的执行机构。配备专人和财务系统，支持指导委员会的工作。

（5）计划工作策略：项目应有明确的策略，并与项目指导委员会、市政府和合作伙伴共同商讨。

（6）培养项目工作能力：保证项目具有称职的工作人员、适当的资金和信息来源，加强项目的执行能力培养。

（7）确定职责：建立明确的责任机制，特别是指导委员会应有明确承诺，并制定相应的策略使项目顺利开展。

3. 第三阶段（行动）

（1）提高健康意识：开展健康宣传工作，确保市民对健康问题和健康促进有深刻的认知。

（2）宣传项目工作计划：对项目工作策略进行阶段性规划，选择适当的策略，并允许环境变化时灵活应用，抓住机遇。

（3）组织跨部门的行动：建立组织结构和行政联系机制以激活部门合作。

（4）鼓励社区参与：应全面强化社区行动，项目的组织结构、行政系统、工作方式和优先领域应鼓励和支持社区参与。

（5）促进革新：健康城市需要在多个领域进行革新，要创造支持改革和革新的环境。

（6）保证健康的公共政策：政府要在政治上支持健康城市建设工作，发展健康的公共政策。

案例12-1

上海创建健康城市

2008年10月,上海静安区正在向全区每一户居民分发油壶、盐勺,同时还派出疾控机构工作人员深入社区,现场指导居民如何根据"控盐少油"的原则烧家常菜。从无数个关注群众健康的细节做起,倡导良好的生活习惯,在上海积极推进"健康城市"建设中,类似的一幕不断上演。

2003年在经历了抗击SARS的考验后,上海市政府正式启动实施建设健康城市行动计划,明确由市爱卫会负责组织实施,建立了全市建设健康城市联席会议制度,由14个市政府有关职能部门和19个区县政府为成员单位,上海由此成为我国第一个开展健康城市建设的特大型城市。

2006年起,上海掀起了以"五个人人"为代表的健康市民系列行动,包括"人人知道自己的血压"、"人人掌握救护技能"、"人人参加健身活动"、"人人参与无偿献血"、"人人养成健康行为"。以"人人知道自己血压"为例,全市全面开展为35岁以上市民和外来人员测量血压活动,共设置血压测量点7079个,社区居民参与血压测量约500万人次,并成立了超过400个社区高血压自我管理小组,2008年将实现各个街道、镇的全覆盖。

目前,上海的健康城市项目取得了一定的实效:城区主要河流(苏州河)基本消除了黑臭,主要水质指标达到景观水标准,生态功能开始恢复;空气质量改善,空气质量指数二级和优于二级的天数明显增加;建成区的绿化覆盖率,人均公共绿地面积从3.05平方米提高到11平方米;居民平均期望寿命、孕产妇死亡率和婴儿死亡率"三大指标"保持世界发达国家中等水平……

资料来源: 仇逸、徐敏,http://www.sh.xinhuanet.com/2008-10/05/content_14552799.htm(新华网)

第三节 中国社会卫生策略

一、中国卫生工作方针

(一)新中国成立以来制定的卫生工作方针

1949年秋,我国确立了"预防为主"的卫生工作总方针,面向农村、工矿,依靠群众,开展卫生保健工作。1950年8月北京第一届全国卫生会议又制定了:面向工农,预防为主,团结中西医的卫生工作三项原则。1952年年底的第二届卫生会议,根据爱国卫生运动的经验,将"卫生工作与群众运动相结合"作为我国卫生工作的第四项原则。

(二)新时期我国卫生工作方针

根据形势的发展及卫生工作改革的深化,1991年的"八五纲要"中,将卫生工作方针调整为"预防为主、依靠科技进步、动员全社会参与、中西医并重、为人

笔记

民健康服务"。1997年党中央、国务院《关于卫生改革与发展的决定》继续坚持这一方向,并根据我国农村人口占人口绝大多数和农村卫生薄弱的实际,特别增加了"以农村为重点"的方针。

1. **以农村为重点** 农村人口在今后20年内仍然占多数。相对于城市,农村经济、卫生环境、健康保健意识,医疗卫生条件薄弱。近年来,农民因病返贫,因病致贫现象突出。农村卫生问题不仅关系"三农"问题,更关系到国家全面小康社会建设的全局,《中共中央 国务院关于卫生改革和发展的决定》要求各级党委和政府高度重视,采取有力措施,切实予以加强。

2. **预防为主** 预防为主是新中国成立以来卫生工作的一条重要经验。我国经济建设飞速发展,人口流动、物流活跃、环境污染、全球气候变暖等因素,导致新型疾病,特别是人畜共患疾病增加。例如: SARS,禽流感等。据统计,过去的25年从动物传染到人的疾病有38种之多。其中多种疾病与人类行为、饮食和生存环境密切相关,可干预特征明显。加强预防保健是卫生工作低投入、高效益的关键所在。

3. **中西医并重** 中医是中国人长期同疾病作斗争丰富经验的总结,是一个伟大的宝库,应当努力发掘,加以提高。随着改革开放,中国传统医学的作用越来越多地为各国人民认可。西医随着现代科学技术发展而来,两种医学有各自的理论体系和宝贵经验,各有所长,也各有所短,应当取长补短。中西医相互结合,经过长期广泛的实践,必将达到更高的科学水平。我国中医药与西医共同发展的策略,经历了"团结中西医"、"中西医结合"和"中西医并重"的三个阶段。

4. **依靠科技与教育** 针对严重危害人民健康的疾病,突出重点,在关键性应用研究、高科技研究、医学基础性研究等方面,集中力量攻关,力求突破,使我国卫生领域主要学科和关键技术逐步接近或达到国际先进水平。同时,加大对常见病、多发病、疑难病症研究的支持力度。促进卫生科技与防病治病结合,加快科技成果的转化和应用,大力推广适宜技术,提高农村和社区服务的整体科技水平,力争在预防、诊断和治疗手段的理论、方法上有创新。加快发展医学教育,深化医学教育改革,重视学科带头人培养。

5. **动员全社会参与** 中国卫生工作正反教训与经验,更加说明卫生事业不仅是卫生行业的事情,与各部门、社会经济关系密切。疾病预防、保健、健康知识传播等,都离不开全社会的参与。

6. **为人民健康服务,为社会主义现代化建设服务** 这是卫生工作方针的核心和根本方向。人是生产力的第一要素,健康的劳动者是发展经济和实现现代化的基本条件。卫生工作必须以维护劳动者的健康为宗旨,为社会经济可持续发展服务。为社会主义现代化建设服务是社会主义的卫生事业性质所决定的。

二、中国初级卫生保健实施策略

(一)2000年初级卫生保健的工作目标

我国政府于1986年明确表示了对WHO倡导的全球战略目标的承诺,1989年卫生部主持召开了第一次全国初级卫生保健试点工作会议。会议讨论了《初级卫生保健管理程序》和《初级卫生保健工作评价指标》,提出到1990年应有10%的

笔记

县先期达标,目的是为了培养样板、推动农村初级卫生保健规划的全面实施。

国家计划委员会、农业部、国家环境保护局、全国爱国卫生运动委员会和卫生部等部委于1990年3月将《关于我国农村实现"2000年人人享有卫生保健"的规划目标》(以下简称《规划目标》)下发实施。《规划目标》指出:"我国农村实现人人享有卫生保健的基本途径和基本策略是在全体农村居民中实施初级卫生保健";"实施初级卫生保健是全社会的事业,是体现为人民服务宗旨的重要方面"。这标志着我国农村初级卫生保健的实施进入科学化目标管理阶段。

我国实现初级卫生保健的目标分为三个阶段,第一阶段(1989—1990年)为试点阶段,力争全国10%的县首先达到规划目标的最低标准;第二阶段(1991—1995年)为全面普及阶段,各省、自治区、直辖市至少有50%的县达到最低限标准;第三阶段(1996—2000年)为加速发展、全面达标阶段,使所有的县都能达到最低限标准(表12-3)。

表12-3 "2000年人人享有卫生保健"最低标准(以县为单位)

初级卫生保健指标	不同经济地区最低限标准			
	贫困	温饱	宽裕	小康
1. 把初级卫生保健纳入县、乡(镇)政府工作目标和当地社会经济发展规划(%)	100	100	100	100
2. 县、乡政府年度卫生事业拨款占两级财政支出的比例(%)*	8	8	8	8
3. 健康教育普及率(%)	50	65	80	90
4. A. 行政村卫生室覆盖率(%)	90	95	100	100
B. 甲级卫生室占村卫生室比例(%)	30	50	70	90
5. 集资医疗保健覆盖率(%)	50	50	60	60
6. "安全饮用水"普及率(%)	60	70	80	90
7. "卫生厕所"普及率(%)	35	45	70	80
8. 食品卫生合格率(%)	80	80	85	85
9. 婴儿死亡率每五年递降百分比(%)	20	15	8	5
10. 孕产妇死亡率每五年递降百分比(%)	30	25	20	15
11. 儿童"四苗"单苗接种率(%)	85	85	90	95
12. 法定报告传染病发病率每五年递降百分比(%)	15	15	10	10
13. 地方病患病率每五年递降百分比(%)**	10	10	5	5

*该项指标由各级地方政府审定
**为地方病病区"2000年人人享有卫生保健"规划目标的必列指标,其他地区不作要求

(二)初级卫生保健组织和实施情况

卫生部会同有关部委分别于1992年和1996年对项目县进行评审。结果显示,在试点阶段全国已有10%的试点县达标,普及阶段中期规划目标完成率为44.4%,截至1996年10月全国30个省(区、市)已有1542个县达到"合格"与"基本合格"的要求,规划目标完成率为64.1%。实施结果表明:经济发展是影响达标

笔记

的一项重要因素,具有一定的经济基础是开展初级卫生保健的重要条件之一;我国初级卫生保健工作地区间发展不平衡,西部和老少边穷地区达标率低。由于各级党和政府加强领导,卫生部门发挥了积极的骨干作用,各部门协调配合,广泛动员全社会参与,较好地实现了《规划目标》规定的前二个阶段的目标。

2002年,卫生部发布的《中国农村初级卫生保健发展纲要(2001—2010年)》指出,经过努力,我国农村已基本实现了1990—2000年初级卫生保健阶段性目标。我国在农村实现初级卫生保健最低限目标方面所取得的成就是巨大的。

中国农村初级卫生保健实施的经验主要有:①坚持把维护人民健康权放在首位,促进社会公平和谐发展。②坚持从中国国情出发,探索中国特色的农村初级卫生保健模式。在不同的发展时期和阶段,探索符合中国实际的农村初级卫生保健发展策略,有效提高农村居民健康水平。③坚持政府推动、部门协调、社会参与、整体推进。④坚持改革与创新,促进农村初级卫生保健的可持续发展。

(三)21世纪我国初级卫生保健的实施策略

进入21世纪,为了进一步促进农村初级卫生保健的发展,国家卫生部等7个部委印发了《中国农村初级卫生保健发展纲要(2001—2010年)》。共制定了10个一级指标:包括政府支持;农村卫生服务体系建设;基本医疗规范管理;预防保健服务;卫生监督;妇幼保健;环境卫生;健康教育;新型农村合作医疗;居民健康水平。采取策略包括:

(1)分级管理:国务院有关部门负责制定农村初级卫生保健发展纲要,进行宏观调控和指导,组织全国性的督导和经验交流,并对全国农村初保工作先进单位和个人进行表彰。各省、自治区、直辖市政府应按照纲要要求,结合本地实际,制定本地区农村初保实施方案并报国务院有关部门备案,负责组织本地区初保的具体实施和监督评估工作。

(2)分步实施:各省、自治区、直辖市根据本地实际,明确实施进度和要求,巩固已有成果,科学规划,整体推进,全面落实。

(3)分类指导:经济发达地区不断深化初级卫生保健的内涵,提高服务水平;经济欠发达地区结合西部大开发和扶贫攻坚计划,扶持当地农村卫生事业发展,使危害严重的主要地方病、传染病和寄生虫病得到基本控制。

(4)社会参与:鼓励、动员社会各界和农村经济组织持续关注、参与初级卫生保健工作,在人财物方面提供支持和帮助。广大农村居民也要承担起保护自身健康的责任,移风易俗,加大对自身健康的投入,积极参与初级卫生保健活动。

(5)协调发展:要坚持增进农村居民身体健康、提高生活质量与促进社会文明建设相结合,保护农村生产力与经济发展相结合,做到政府领导,部门协作,社会和个人广泛参与,在全社会树立起大卫生的观念。

2007年11月1日,卫生部和WHO联合组织的"中国农村初级卫生保健发展国际研讨会"在北京召开,会后发表了《北京倡议》。为促进初级卫生保健,我国政府明确承诺:①制定国家农村初级卫生保健发展纲要并纳入政府工作目标和经济社会发展目标。②加大政府对农村和偏远地区卫生的投入,政府新增卫生支出主要用于农村和偏远地区的卫生事业,加大对贫困地区的转移支付力度,切实

笔记

保证农村公共卫生机构和重大传染病防治经费。③建立覆盖全国农村县、乡、村三级的医疗卫生服务体系。保证每个乡镇有1所政府办的卫生院,支持每个行政村设立1个卫生室。加强农村医疗卫生基础设施建设,提升服务能力,为居民提供安全、有效的公共卫生服务和基本医疗服务。④大力培养农村和偏远地区卫生适宜人才。建立城市支援农村和偏远地区卫生工作的长效机制。支持应用研究,推广适宜技术,充分发挥传统医药作用。⑤全面推进农村医疗保障制度建设。努力形成政府主导,公共财政支持,居民参与的筹资机制,并随着经济发展,逐步提高保障水平。

案例12-2

初级卫生保健的"中国模式"

新中国成立至20世纪70年代,我国政府高度重视农村卫生工作,从国情出发,创造性地建立了以县、乡、村三级医疗预防保健服务网络、农村卫生队伍和合作医疗制度为支柱的农村卫生服务体系,被誉为中国农村初级卫生保健的"三大支柱"。这种低成本、广覆盖、能充分体现出卫生服务公平性和可及性的独特模式也为国际社会所公认。

20世纪70年代中期,WHO高度评价我国的初级卫生保健体系。认为中国的初级卫生保健制度是世界上唯一的用低廉的费用解决了居民的基本卫生服务问题,是发展中国家的典范。它不但对发展中国家有重大的作用,而且对发达国家也有借鉴意义。当WHO需要一个例证来证明其满足基本卫生服务需要可以实现时,中国的经验给予了最强有力的支持。自此,中国的初级卫生保健走向了世界。

1979年12月以来,WHO先后确定我国山东省掖县、广东省从化县、上海市嘉定县、内蒙古科左中旗、新疆吐鲁番县、黑龙江省绥化市作为初级卫生保健合作中心,为发展中国家卫生官员和世界卫生组织会员国官员提供初级卫生保健培训,同时也不断总结我国初级卫生保健实施中的成功经验。1982年6月,WHO、UNICEF、世界银行在山东掖县组织召开了国际初级卫生保健区间讨论会,对"中国模式"进行总结:即把卫生工作的重点放到农村的政策;因地制宜建立基层卫生组织;国家、集体、群众三结合,各部门协调,多渠道筹集资金,多种途径培训卫生人员;做好城市对农村的支援;坚持群众路线,发动群众用自己的力量改变不卫生的状况和习惯是我国实施初级卫生保健成功的经验。

与会专家一致认为"在世界所有国家中,有一个特例——也就是中国,这个几乎生活着世界四分之一人口的国家——显著地示范着'人人享有卫生保健'的目标如何实现。"

资料来源:中国农村初级卫生保健改革的历史沿革,www.szhe.com

(公众健康教育网)

笔记

三、"健康中国2020"战略

（一）"健康中国2020"的战略目标

"健康中国2020"战略是从现在起到2020年的卫生发展中长期规划，是提高全民族的健康素质、实现以"健康促小康"、以"小康保健康"的重要战略，是实现人人享有基本医疗卫生服务奋斗目标的重要内容。

这一战略分三步走：第一步到2010年，初步建立覆盖城乡居民的基本医疗卫生制度框架，实现《我国卫生事业发展纲要》规定的各项目标，使我国进入实施全民基本卫生保健的国家行列；第二步到2015年，使我国医疗卫生服务和保健水平位于发展中国家的前列；第三步到2020年，建立起比较完善、覆盖城乡居民的基本医疗卫生制度，全民健康水平接近中等发达国家。每个阶段都要有具体的指标和措施，包括：人均期望寿命、婴儿死亡率和孕产妇死亡率的指标，重大传染病和重大慢性疾病控制指标，卫生服务可及性指标和生物药械产业发展水平，卫生服务规模和卫生投入指标等，以实现卫生制度建设与健康促进目标的有机统一。

（二）"健康中国2020"的行动计划

实施"健康中国2020"战略，需要根据我国经济社会发展、居民健康需求和主要健康危害控制等因素，从多学科组织专家进行研究，确定每个阶段卫生发展的优先领域。在此基础上，制定并实施一批切实可行的行动计划，主要包括：

1. 艾滋病、结核病、血吸虫病、大流感防治行动计划，有效控制传染病流行。

2. 肝病防治行动计划，对儿童免费接种乙肝疫苗，并逐步扩大到缺乏免疫力的成年人，大幅度降低感染人群。

3. 改善孕产妇和婴儿保健的"母婴安全"计划，争取在2015年实现全部孕产妇住院分娩，大幅度降低母婴死亡率。

4. 控制烟草和心脑血管疾病、癌症防控行动计划，降低发病率。

5. 以行为教育和心理关怀为核心的心理健康行动计划，提高居民精神健康水平。

6. 以科学健身运动为导向的青少年健康行动计划，兴起全民健身热潮。

7. 老年人健康行动计划，改善老龄人口生活质量。

8. "地方病防治"和"职工健康"行动计划，改善卫生环境，减少职业危害。

9. "传统医药振兴行动计划"，推动中医药和民族医药传承、创新，开展重大疾病防治研究。

10. 食品、饮用水安全促进和食源性疾病防控行动计划，加强风险性评估、营养科学评价和监测网络建设。

通过这些行动计划的实施，将"预防为主，以农村为重点，中西医并重"的卫生工作方针落到实处，夯实医疗卫生服务基础，有效减少疾病发生，提高国民健康水平，并带动医疗保健服务业和生物医药产业的发展。

（三）"健康中国2020"战略的支撑体系

1. **体制支撑** 要深化医药卫生体制改革，加快体制创新和机制创新，建立适

笔记

应经济转轨、社会转型和疾病模式转变需要的中国特色医疗卫生体制。

2. 财政支撑 加大公共财政的投入力度，广泛动员社会资源，确保卫生医疗服务体系和医疗保障制度的有序高效运转。要特别强调公共财政在提供基本医疗保障和基本医疗服务方面的责任。

3. 科技支撑 以防病治病为中心，实施"科技振卫"战略，建立四大科技体系，包括涵盖基础研究、应用研究和开发研究的现代生物医学"转换型"研究机制，卫生适宜技术推广体系和科普宣传体系，公共卫生和医学服务信息体系和高新技术的评估、准入及监管体系。卫生事业是依靠科技的事业，一定要提高我国卫生科技尤其是转换性研究、临床科技能力，包括中央财政都要有专项的制度渠道。

4. 人才支撑 实施人才强卫战略，加强卫生人才队伍能力建设，为卫生事业发展和人民群众健康提供人才保障。构筑公立大医院和基层（农村、社区）医疗机构间的人才有序流动机制，建立卫生人才教育培养体系和配置机制，完善卫生人才评价体系，着力优化人才教育结构，提高教育质量，培养德才兼备的卫生人才队伍。要把医疗卫生工作重点放到农村去，放到基层去，最重要的是通过政策引导，把人才放到农村去，放到基层去。

5. 道德文化支撑 以先进文化为基础重塑卫生系统职业道德。要实施以德兴卫战略，积极推动医德医风建设，要发扬抗击非典精神，继承弘扬"大医精诚"的医学伦理道德，要学习先进模范的精神，更好地为人民健康服务。

6. 国际交流合作 充分利用国际资源发展我国卫生事业，帮助不发达国家改善人民健康状况，展示我负责任大国的形象。

四、中国卫生事业发展"十二五"纲要

"十二五"期间（2011—2015年）是我国全面建成小康社会关键时期，卫生改革与发展面临良好的机遇，也肩负着繁重的任务。根据《国民经济和社会发展第十二个五年规划纲要》《中共中央 国务院关于深化医药卫生体制改革的意见》和《国务院关于印发"十二五"期间深化医药卫生体制改革规划暨实施方案的通知》，"十二五"期间要初步建成基本卫生制度，使全体居民人人享有基本医疗保障和基本公共卫生服务。

（一）指导思想

以邓小平理论和"三个代表"重要思想为指导，深入贯彻落实科学发展观，以维护人民健康为中心，以深化医药卫生体制改革为动力，坚持卫生事业的公益性，坚持预防为主、以农村和基层为重点、中西医并重、依靠科技与人才，保基本、强基层、建机制，转变卫生发展方式，把基本医疗卫生制度作为公共产品向全民提供，促进卫生事业与经济社会协调发展，不断提高人民群众的健康水平。

（二）基本原则

1. 坚持统筹兼顾 统筹公共卫生、医疗服务、医疗保障、药品供应保障四个体系；统筹城乡、区域卫生事业发展；坚持中西医并重。

2. 坚持科学发展 推动卫生发展方式从注重疾病治疗向注重健康促进转

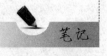

300

变,从注重个体服务向注重家庭和社会群体服务转变;优化资源配置,实现医疗卫生工作关口前移和重心下沉。

3. 坚持政府主导、全社会参与 强化政府保障基本医疗卫生服务的主导地位;广泛动员社会力量参与,加快形成多元化办医格局;引导社会资本发展健康产业。

4. 坚持强化能力建设 改革人才培养和使用机制,优先培育高素质卫生人才;大力加强信息化建设,提升医疗卫生服务能力和管理水平。

(三)发展目标

到2015年,初步建立覆盖城乡居民的基本医疗卫生制度,使全体居民人人享有基本医疗保障,人人享有基本公共卫生服务,医疗卫生服务可及性、服务质量、服务效率和群众满意度显著提高,个人就医费用负担明显减轻,地区间卫生资源配置和人群间健康状况差异不断缩小,基本实现全体人民病有所医,人均预期寿命在2010年基础上提高1岁。具体发展指标见表12-4。

表12-4 "十二五"时期卫生事业发展指标

类别	指 标	2015年
健康状况	人均预期寿命(岁)	在2010年基础上提高1岁
	婴儿死亡率(‰)	≤12
	5岁以下儿童死亡率(‰)	≤14
	孕产妇死亡率(/10万)	≤22
疾病预防控制	法定传染病报告率(%)	≥95
	存活的艾滋病病毒感染者和病人数(人)	120万左右
	全人群乙型肝炎表面抗原携带率(%)	≤6.5
	以乡(镇)为单位适龄儿童免疫规划疫苗接种率(%)	≥90
	重点慢性病防治核心信息人群知晓率(%)	≥50
	高血压和糖尿病患者规范化管理率(%)	≥40
妇幼卫生	3岁以下儿童系统管理率(%)	≥80
	孕产妇系统管理率(%)	≥85
	孕产妇住院分娩率(%)	≥98
卫生监督	日供水1000立方米以上的集中式供水单位卫生监督覆盖率(%)	≥90
医疗保障	城乡三项基本医疗保险参保率(%)	在2010年基础上提高3个百分点
	政策范围内住院费用医保基金支付比例(%)	75左右
卫生资源	每千人口执业(助理)医师数(人)	1.88
	每千人口注册护士数(人)	2.07
	每千人口医疗机构床位数(张)	4
医疗服务	二级以上综合医院平均住院日(天)	≤9
	入出院诊断符合率(%)	≥95
卫生费用	个人卫生支出占卫生总费用的比重(%)	≤30
	人均基本公共卫生服务经费标准(元)	≥40

笔记

（四）卫生工作重点

1. 加强公共卫生服务工作　主要做好重大疾病防控工作；大力加强慢性病防治和精神卫生、口腔卫生等工作；深入开展爱国卫生运动；做好妇幼卫生工作；广泛开展健康教育；做好卫生应急工作；做好流动人口公共卫生服务工作。

2. 强化食品安全和卫生监督工作　进一步完善食品安全工作机制，强化食品安全风险监测网络建设，建立统一的国家食品安全风险监测体系；加强对尘肺、职业中毒、职业性肿瘤等重点职业病的监测；加强城乡集中式供水、二次供水和学校饮用水卫生监测工作，形成全国饮用水卫生监测网络。

3. 全面加强医疗服务管理　进一步加强医疗质量管理；强化医疗服务监管；推行惠民便民措施；控制医疗费用不合理增长；推进公立医院改革，逐步形成基层首诊、分级医疗、上下联动、双向转诊的诊疗模式。

4. 积极发展中医药事业　进一步完善中医医疗服务体系，研究制定鼓励中医药服务的医疗保障和基本药物政策，完善中医药发展的保障机制。

5. 加强医药卫生人才队伍建设和医学科技发展　加强以全科医生为重点的基层医疗卫生队伍建设；加快推动医药卫生科技进步，大力推进医药卫生科技创新体系建设。

6. 推进医药卫生信息化建设　加强区域信息平台建设，推动医疗卫生信息资源共享，逐步实现医疗服务、公共卫生、医疗保障、药品供应保障和综合管理等应用系统信息互联互通；提高城乡居民规范化电子健康档案建档率，2015年建档率达到75%以上。

7. 加快健康产业发展　建立完善有利于健康服务业发展的体制和政策，鼓励社会资本大力发展健康服务业，满足群众多层次需求。

五、新世纪中国特色医疗卫生改革策略

进入21世纪，特别是近年来，医疗卫生改革与发展已成为我国经济社会发展中的热点议题。2005年7月，《中国青年报》披露了国务院发展研究中心对中国医疗卫生体制改革的评估报告，报告认为"中国医改基本不成功"。将医疗卫生改革与发展问题推向了风口浪尖；2006年9月底，国家正式启动医改，成立了由国家11个有关部委组成的医疗体制改革协调小组，国家发改委主任和卫生部部长出任双组长；2009年3月国务院常务会议通过《中共中央 国务院关于深化医药卫生体制改革的意见》和《2009—2011年深化医药卫生体制改革实施方案》，为切实加强领导，国务院成立了以李克强副总理为组长，16个部门参加的深化医药卫生体制改革领导小组。新一轮医改方案正式出台，成为建立中国特色的医药卫生体制，逐步实现人人享有基本医疗卫生服务远大目标的纲领性文件。

> **知识拓展**
>
> **中国医改进程**
>
> 第一阶段：1978—1984年，医改孕育期。1980年之前基本上进行恢复性

笔记

质的建设工作,1980年之后主要是对医疗机构内部的一些调整;第二阶段:1985—1992年,医改启动期。1985年可谓是医改元年,改革思路是放权让利,扩大医院自主权。政府直接投入逐步减少,市场化逐步进入到医疗机构;第三阶段:1992—2000年,医改探索期。伴随着医疗机构市场化的是与非的争议,各项探索性改革仍在进行;第四阶段:2000—2005年,医改问题暴露期。随着改革的不断深入,市场化在发挥了很大作用的同时也显露出了一些弊端;第五阶段:2005—2008年,医改反思期。在反思争论中不断地总结改革的经验和教训,为医改又上新的台阶打下基础;第六阶段:2009年至今,医改攻坚期(新医改期)。主要是坚持卫生服务公益性,保基本、强基层、建机制,新医改到目前已经取得了十分重要的阶段性成果。

资料来源:中国医改进程及阶段特点,http://news.QQ.com,2009年09月23日

(一)新时期医疗卫生改革重要论断

面对21世纪的改革开放事业,中共中央十七大和十八大报告为深化卫生改革与发展、完善国民健康政策和提高全民健康水平,指明了目标和方向。现阶段中国特色社会主义卫生发展道路的核心内容有两条:一是立足国情,从实际出发,从我国经济社会发展水平和人民健康需求出发,不能照搬外国发展模式,不能照搬经济领域的改革做法,不能脱离社会主义初级阶段的基本国情;二是坚持社会主义基本卫生制度,坚持为人民健康服务的方向。

十七大和十八大报告都强调在经济发展的基础上,要更加注重社会建设,着力保障和改善民生,推进社会体制改革,扩大公共服务,完善社会管理,促进社会公平正义,努力使全体人民学有所教、劳有所得、病有所医、老有所养、住有所居,并且形成了新时期医疗卫生改革的重要论断。

1. "健康是人全面发展的基础,关系千家万户幸福","健康是促进人的全面发展的必然要求"　这些观点深刻揭示了健康在人的全面发展中的重要基础性作用,阐明了健康既是发展中国特色社会主义伟大事业的目标,又是全面建设小康社会的重要条件。将促进健康为己任的卫生事业提高到了经济社会发展全局中的空前高度。健康是人全面发展的根本前提和条件,没有健康就没有一切。在发展中国特色社会主义伟大实践中,要进一步转变观念,提高对卫生事业作用、性质和地位的认识,坚持公益性,并将发展卫生事业作为贯彻落实科学发展观的重要行动和检验政府绩效的重要标准,落实政府职责,发挥政府作用。

2. "人人享有基本医疗卫生服务"是全面建设小康社会的新要求之一　"人人享有"的本质含义是"公平享有",任何公民,无论民族、年龄、性别、职业、地域、收入水平等,都享有同等权利。"基本医疗卫生服务"指的是与我国社会主义初级阶段经济社会发展水平相适应的,国家、社会、个人能够负担得起的,投入低、效果好的医疗卫生服务。基本医疗卫生服务既包括疾病预防控制、计划免

笔记

疫、健康教育、卫生监督、妇幼保健、精神卫生、卫生应急、急救、采供血服务以及食品安全、职业病防治和安全饮用水等公共卫生服务，也包括采用基本药物，使用适宜技术，按照规范诊疗程序提供的急慢性疾病的诊断、治疗和康复等医疗服务。

3. **"基本医疗卫生制度建设"是卫生事业发展的核心内容** 现阶段，建设基本医疗卫生制度，就是要努力建设和完善"四大体系"，即：覆盖城乡居民的公共卫生服务体系、医疗服务体系、医疗保障体系和药品供应保障体系。四大体系之间是密切联系的，只有同步加强四大体系建设，并注重加强相互协调配合，才能建立基本医疗卫生制度，实现人人享有基本医疗卫生服务的目标。单独加强某一体系或者割裂体系之间的联系都难以实现上述目标。

(二)新时期深化医疗卫生改革的目标、重点与措施

深化医疗卫生改革既是推动中国特色卫生事业发展的重要动力，也是顺应人民群众新期盼的客观要求，更是实现人人享有基本医疗卫生服务战略目标的重要行动。深化医疗卫生改革要坚持以党的十七大精神为指导，深入贯彻落实科学发展观，让人民群众共享改革发展成果，体现卫生事业的公益性质。

1. **改革的总目标** 建立覆盖城乡居民的基本医疗卫生制度，为群众提供安全、有效、方便、价廉的公共卫生和基本医疗服务，促进人人享有基本医疗卫生服务。建立覆盖城乡居民基本医疗卫生制度分两个阶段。

第一阶段，到2010年，在全国初步建立基本医疗卫生制度框架，努力缓解城乡、地区、不同收入群众之间基本医疗卫生服务差距扩大的趋势，有效缓解人民群众看病就医突出问题。

第二阶段，到2020年，建立覆盖城乡居民的基本医疗卫生制度，包括普遍建立比较完善的覆盖城乡的公共卫生和医疗服务体系，比较健全的覆盖城乡居民的医疗保障制度体系，比较规范的药品供应保障体系。

2. **改革重点与措施** 卫生改革重点：建设覆盖城乡居民的公共卫生服务体系、医疗服务体系、医疗保障体系、药品供应保障体系，形成四位一体的基本医疗卫生制度。

主要政策措施：建立协调统一的医药卫生管理体制、高效规范的医药卫生运行机制、政府主导的卫生投入机制、科学合理的医药价格形成机制、严格有效的医药卫生监管体制、可持续发展的医药卫生科技创新机制和人才保障机制、实用共享的医药卫生信息系统和健全完善的卫生法律制度体系。

(三)深化医疗卫生改革的制度保障

1. **强化政府在提供公共卫生和基本医疗服务中的主导地位** 公共卫生服务主要通过政府筹资，向城乡居民提供均等服务。而基本医疗服务则由政府、社会和个人三方合理分担费用。特需医疗服务由个人付费或通过商业健康保险支付。

2. **强化公立医疗机构公益性运作机制** 所有医疗机构，不论所有制、投资主体、隶属关系和经营性质，均由当地卫生行政部门实行统一规划、统一准入、统一监管。公立医院要遵循公益性质和社会效益原则，坚持以病人为中心，建立和完

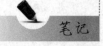
笔记

善法人治理结构,明确政府和医院管理者的责权。要实行医药收支分开管理,逐步取消以药补医机制,切断医院运行与药品销售的利益联系,降低药品价格。

3. 完善国家基本药物制度　加强药品供应体系建设,以建立国家基本药物制度为基础,以规范药品生产流通秩序、完善药品价格形成机制、加强政府监管为主,建设规范化、集约化的药品供应体系,不断完善执业药师制度,保障民众用药安全。所谓国家基本药物制度,即是中央政府制定国家基本药物目录,建立基本药物生产供应体系,实行招标定点生产或集中采购直接配送等方式,确保基本药物的生产供应,完善药物储备制度,保障民众基本用药。

4. 坚持"强基层"和"保基本"的发展策略　政府新增卫生投入重点用于公共卫生、农村卫生、城市社区卫生和城乡居民基本医疗保障。公共卫生机构将实行全额预算管理。转变基层医疗卫生机构运行机制。政府举办的城市社区卫生服务中心(站)和乡镇卫生院等基层医疗机构,将探索实行收支两条线、公共卫生和医疗保障经费的总额预付等办法,严格收支预算管理,探索改革药品价格加成政策,逐步改革基层医疗卫生机构以药补医机制,维护其公益性质。

5. 坚持以公立为主、非公共同发展　公立医院要实行院长负责制,形成决策、执行、监督相互制衡,有责任、有激励、有约束、有竞争、有活力的内部运行机制。改革就是要坚持以公立医疗机构为主、非公医疗机构共同发展,最终形成布局合理、分工明确、防治结合、保证质量、技术适宜、运转有序的医疗服务体系。

6. 保证药品安全监管的改革策略　将从3个方面重点加强:

(1)深入整顿和规范药品市场秩序:加强药品研制整治,全面完成药品注册现场核查和药品批准文号清查;加强药品GMP的监督实施;严格药品准入管理;建立健全医疗器械标准和监管法规。

(2)全面加强标准体系和监管能力建设:及时跟踪和掌握国外先进标准修订情况,加快中国标准修订速度,完善标准修订的快速应急机制。

(3)健全药品安全监管长效机制:建立鼓励创新药物研发机制;突出中医药特色,加强中药注册管理;实施药品标准提高计划;研究建立科学、合理、公正的药品定价机制和方法,健全处理和赔偿机制。

知识拓展

基本药物与基本药物制度

　　基本药物(essential medicines)是由世界卫生组织(WHO)在1977年提出来的,是指能满足人群优先卫生保健需要的药物,是在适当考虑公共卫生相关性、药品的有效性、安全性和成本效果的基础上选定的,有足够的数量和适宜的剂型供应的,价格也应让个人和社区支付得起的药物。目前,已有156个国家发布了与本国国情相适应的《基本药物目录》和基本药物制度。2009年我国基本药物制度正式启动,并发布了《国家基本药物目录(基层医疗卫生机构配备使用部分)》(2009版),共307个品种(西药205种、中成药102种),要求基层医疗机构全部配备,并进行零差率销售。

笔记

本章小结

1. "2000年人人享有卫生保健"是WHO在20世纪70年代提出一项具有划时代意义的全球卫生策略,旨在为人类健康树立一个理想和工作方向,但2000年并没有完成预期目标。在1998年,WHO重新确认在21世纪继续推进HFA,并对HFA的内容、目标、政策基础和行动计划进行了阐述。

2. 初级卫生保健(PHC)是实现"人人享有卫生保健"目标的重要策略,是1997年著名《阿拉木图宣言》的核心内容。PHC不是低劣的卫生服务,而是基本的卫生服务,也是每个人都需要的卫生服务,WHO认为PHC关键性地位不要受到削弱。

3. 健康城市是WHO在1984年提出的一项全球性战略,旨在应对快速发展的城市化给人类健康带来的严峻挑战。健康城市是由健康人群、健康环境和健康社会有机结合的一个持续发展的整体。

4. 我国卫生工作方针,强调以农村为重点,预防为主,是符合中国的国情和卫生事业发展规律的重要卫生策略,应该一以贯之。

5. 我国进行是医疗卫生体制改革,特别是2009年以来,坚持卫生服务的公益性,建立覆盖城乡的基本卫生保健制度,是保证全体居民人人享有卫生保健,实现全体人民病有所医的重要卫生策略。

关键术语

社会卫生策略
social health strategy

人人享有卫生保健
health for all, HFA

初级卫生保健
primary health care, PHC

健康城市
healthy city

世界卫生组织
World Health Organization, WHO

讨论题

1. 你如何看待我国现阶段的卫生问题? 你认为应当优先解决的问题是什么?
2. 你如何评价我国现行的在基层卫生机构实施基本药物制度的可行性?
3. 结合我国城乡发展的现状,讨论如何在我国实现"21世纪人人享有卫生保健的目标"?

思考题

1. 填空题
(1) WHO的宗旨是_____。
(2) 我国新时期卫生工作方针是_____,预防为主,_____,依靠科技与教育,_____,为人民健康服务,为社会主义现代化建设服务。

笔记

2.单选题

(1)世界卫生组织在哪种宣言中提出了初级卫生保健的概念(　　　)

A.《阿拉木图宣言》　　B.《雅加达宣言》

C.《哥本哈根宣言》　　D.《慕尼黑宣言》

(2)21世纪人人享有卫生保健的总目标中不包括(　　　)

A.提高生活质量　　　　B.提供免费服务

C.提高平均期望寿命　　D.卫生系统可持续发展

3.名词解释

(1)社会卫生策略

(2)初级卫生保健

(3)健康城市

4.问答题

(1)实现"21世纪人人享有卫生保健"的行动计划是什么?

(2)实施初级卫生保健的原则是什么?

(刘军安)

笔记

第十三章

家 庭 保 健

学习目标

通过本章的学习,你应该能够:

1. 掌握家庭生活周期问题以及防范、家庭保健的定义和方法以及家庭健康评估条件。

2. 熟悉家庭概念、类型、结构和功能、家庭健康教育内容以及家庭健康评估原则和程序。

3. 了解家庭研究理论以及家庭健康评估工具。

章前案例

家庭因素对健康的影响

患者为80岁老年男性,瘫痪卧床2年多,生活不能自理,目前在家中由其59岁女儿(护理者)独自完成护理任务。近期由于照顾父亲的只有女儿一人,女儿夜间睡眠受到影响,同时护理导致的疲劳长期积累,使女儿出现腰痛、肩痛和头痛等健康问题。从家庭访视的现场观察中发现:尽管患者下肢有部分活动能力,但在移动时,为了不让父亲多用力,女儿把全部的重力压在自己身上,同时由于患者床位太低,导致其弯腰过度;而患者依赖性很强,不主动做力所能及的事,家庭中所有的事情都由女儿完成。通过访谈得知护理者丈夫是某公司的经理,每天工作很忙,晚上回来很晚,几乎不能帮助妻子照顾岳父。护理者还有一个儿子在外地工作,也无法放弃工作或请假回来护理外公。尽管护理者认为护理工作很辛苦,同时感到生活暗淡、烦躁和苦恼,但由于责任心和亲情的关系,依然每天坚持护理父亲。

讨论: 1. 女儿(护理者)出现的健康问题受到家庭中哪些因素的影响?

2. 解决女儿(护理者)健康问题的方法有哪些?

家庭是人们生活的重要场所,家庭中每位成员的心理、行为和生活方式在很大程度上受到家庭结构、功能和关系等的影响。同时,家庭也是构成社会的一种重要组织形式,是构成社区和社会的基本单位。因此,家庭不仅与个体健康息息相关,家庭健康也是人群和社区以及社会健康的基础。

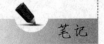

笔记

第一节 概　述

一、家庭的概念及其演变

家庭(family)是由两个或多个人组成的,家庭成员共同生活和彼此依赖的处所。家庭成员间应具有血缘、婚姻、供养、情感和承诺的永久关系,并通过共同努力以达到生活的目标与需要。

由于受不同历史环境和不同民族文化的影响,不同时代、不同国家、不同民族对家庭的认识也不同,大致可以归纳为传统意义的家庭概念和现代意义的家庭概念两种。传统意义的家庭是指有法定血缘、领养、监护及婚姻关系的人组成的社会基本单位。随着社会的发展变化,人们对家庭的概念也有了新的认识。现代意义的家庭除强调婚姻关系和法定的收养关系外,也承认多个朋友组成的具有家庭功能的家庭。在我国,多数的家庭是以婚姻为基础、以法律为保障、传统观念较强的家庭,家庭关系比较完整而稳定。

二、家庭的类型

家庭大体可以分为以下三种类型:

(1)婚姻家庭:是指被法律承认的、具有合法婚姻关系的家庭。具体有两种分类方法,一类是包括核心家庭(由父母及未婚的子女组成)、主干家庭(由父母和已婚子女及第三代人组成)、联合家庭(由父母和几个已婚成家子女及其孙子女居住在一起)。另一类包括双职工家庭、夫妻分居家庭、丈夫或妻子或父亲或母亲离家家庭、继父母家庭、领养或抚养家庭、自愿不要孩子的家庭。

(2)一方抚养子女的家庭:包括父母离异有孩子的家庭、自愿单身领养孩子的家庭、非自愿单身有孩子的家庭。

(3)非婚姻家庭:包括同居家庭、享用同一居室的人组成的家庭、非亲属关系的人组成的家庭、同性恋家庭等。

随着改革开放和对外交流的不断扩大,人民生活水平的提高,我国家庭发展趋向于小规模和多样化,以夫妻制的三人核心家庭为主,但老年夫妻单独生活的家庭、老年夫妻一方丧偶独居或与子女一同生活的家庭增多,因此带来诸如年轻夫妻家庭的育婴经验不足、老年夫妇孤独及缺少家人照顾等社会问题。与此同时,在大城市中,单身且不愿结婚家庭、一方抚养孩子的家庭、同居家庭呈现逐渐增加的趋势,此类家庭由于家庭关系不完整、不稳定或者个人的孤独带来的与此相关的心理社会问题比较普遍,也成为影响家庭健康的因素之一。

三、家庭结构

(一)概念

家庭结构(family structure)是指构成家庭单位的成员及家庭成员互动的特征,分为家庭外部结构和家庭内部结构。家庭外部结构主要指家庭人口结构,即家庭的类型。家庭内部结构指家庭成员间的互动行为,其表现是家庭关系。

笔记

（二）家庭内部结构的内容

家庭内部结构包括四个方面,即家庭角色、家庭权利、沟通方式和价值系统。

1. 家庭角色 是指家庭成员在家庭中所占有的特定地位及履行的特定行为。一般家庭成员依照社会规范和家庭工作性质、责任,自行对家庭角色进行分配,成员各自履行其角色行为。比如家庭中的男女之间的角色,都要把握好自己的定位,如果定位不好不仅能影响男女之间的和谐发展,甚至影响整个家庭和谐。

2. 家庭权利 是指家庭成员对家庭的影响力、控制权和支配权。家庭权利分为传统权威型、情况权威型、分享权威型。如对作为社会的自然和基本的单元的家庭,特别是对于它的建立和当它负责照顾和教育未独立的儿童时,应给予尽可能广泛的保护和协助。如对母亲,在产前和产后合理的一定时间内,应给予特别保护,在此期间,对有工作的母亲应给带给薪休假或有适当社会保障福利金的休假。如对儿童和少年采取特殊的保护和协助措施,不得因出身或其他条件而有任何歧视。

3. 沟通方式 是指家庭成员之间对感情、愿望、价值观、意见和信息进行交流的过程。大量的事实表明,沟通不良是众多婚姻家庭问题的"祸根",它常引发各种婚姻家庭的矛盾冲突,甚至导致婚姻解体。适当的交流与沟通,可以增进夫妻感情,让许多矛盾解决在萌芽状态。反之,缺乏必要的交流与沟通,绝不会"距离产生美",反而只能拉开夫妻之间的亲密距离,给矛盾的产生留下大量的空间。因此,幸福的家庭,必从良好的沟通开始。

4. 家庭价值系统 是家庭在价值观方面所特有的一种思想、观念、态度和信念。它的形成受家庭所处的文化背景、宗教信仰和社会价值观的影响。如在传统观念中,父亲在孩子面前总是保持着冷漠严肃的形象,给孩子洗尿布、喂奶、照顾孩子等家务活也与父亲的大男人形象联系不到一起。不过在今天,一种颠覆传统家庭观念的新角色——"全职爸爸"开始出现。他们为了支持爱人的工作,自己作出事业上的牺牲,在家庭生活中发挥自己的聪明才智,忙并快乐着。

四、家庭功能

家庭功能（family function）是指家庭本身所固有的性能和功用,家庭功能决定了家庭成员在生理、心理及社会各方面各层次需求的满足程度。家庭功能的好坏直接关系到每个家庭成员的身心健康及疾病的预后,因而是家庭评估中最重要的内容。家庭具有以下5种功能:

1. 情感功能 家庭成员以血缘和情感为纽带,通过彼此的关爱和支持满足爱与被爱的需要。情感功能是形成和维持家庭的重要基础,它可以使家庭成员获得归属感和安全感。

2. 社会化功能 家庭可提供社会教育,帮助子女完成社会化过程,并依据法规和民族习俗,约束家庭成员的行为,给予家庭成员以文化素质教育,使其具有正确的人生观、价值观和信念。

3. 生殖功能 包括生养子女、培养下一代的功能,它体现了人类作为生物世

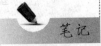

笔记

代延续种群的本能与延续种群的需要。

4. **经济功能** 为家庭生活提供需要的经济资源,包括金钱、物质、空间等,以满足多方面的生活需要。

5. **健康照顾功能** 通过家庭成员间的相互照顾,可以抚养子女,赡养老人,保护家庭成员的健康,并且在家庭成员生病时,能提供多方面的照顾。家庭健康照顾的主要内容是提供适当的饮食、居住条件和衣物,维持适合于健康的居家环境,有足够的维持个人卫生的资源,进行保健和病人的照顾,配合社区整体健康工作。

五、家庭关系

家庭关系是指基于婚姻、血缘或法律而形成的一定范围的亲属之间的权利和义务关系。家庭关系依据主体为标准可以分为夫妻关系、亲子关系和其他家庭成员之间的关系。

(一)夫妻关系

依据我国婚姻法的规定,就是否具有直接财产内容可以分为夫妻人身关系和夫妻财产关系两种。夫妻之间的人身权利义务有以下几方面的内容:①夫妻都有各用自己姓名的权利;②夫妻都有生产、工作、学习和社会活动的自由,任何一方都不得对他方加以限制或干涉;③夫妻都有实行计划生育的义务。

(二)亲子关系

亲子关系是指婚生父母子女之间的权利义务,依据我国《婚姻法》的规定主要有:①父母对子女有抚养教育的义务,父母不履行抚养义务时,未成年的或不能独立生活的成年子女,有要求父母付给抚养费的权利;②子女对父母有赡养扶助的义务,子女不履行赡养义务时,无劳动能力的或生活困难的父母,有要求子女付给赡养费的权利;③子女可以随父姓,也可以随母姓;④父母有管教和保护未成年子女的权利和义务,在未成年子女对国家、集体或他人造成损害时,父母有承担民事责任的义务;⑤父母和子女有相互继承遗产的权利;⑥子女应当尊重父母的婚姻权利,不得干涉父母再婚以及婚后的生活;子女对父母的赡养义务,不因父母的婚姻关系变化而终止。

(三)其他家庭成员之间的关系

其他家庭成员之间关系包括祖孙之间的权利和义务与兄弟姐妹之间的权利和义务。根据婚姻法要求,如祖孙之间的权利义务主要包括:①有负担能力的祖父母、外祖父母,对于父母已经死亡或父母无力抚养的未成年的孙子女、外孙子女,有抚养的义务;②有负担能力的孙子女、外孙子女,对于子女已经死亡或子女无力赡养的祖父母、外祖父母,有赡养的义务;③祖孙之间依据《继承法》的规定作为第二顺序继承人相互享有继承权。

六、家庭健康和健康家庭

(一)基本概念

尽管学者们普遍认为家庭健康和健康家庭是两个意思相同的概念,可互换,但目前还没有一个统一的家庭健康(family health)或健康家庭(healthy family)

笔记

的定义,其原因是不同学科的学者从不同的角度去认识和理解家庭健康或健康家庭的概念。例如医学模式认为家庭健康是家庭成员没有生理、社会心理性疾病,家庭没有功能失调或衰竭的表现;角色执行模式认为家庭健康是家庭有效地执行家庭功能和完成家庭发展任务;适应模式认为家庭健康是家庭有效地、灵活地与环境相互作用,完成家庭的发展,适应家庭的变化;幸福论模式认为家庭健康是家庭能持续地为家庭成员保持最佳的健康状况和发挥最大的健康潜能提供资源、指导和支持。这四个模式没有相互重叠,而是反映不同层次的家庭健康。

总之,家庭健康(family health)是指能使其家庭中每一个成员都感受到家庭的凝聚力,能够提供足够滋润身心的内部和外部资源的家庭,它能够满足和承担个体的成长,维系个体面对生活中各种挑战的需要。而要成为健康家庭(healthy family),必然要实现个体在家庭中的自主性及个体参与家庭内外活动的能动性,家庭成员间要有开放以及坦诚的沟通,要有支持和关心的温馨氛围和促进成长的环境。

(二)家庭健康的影响因素

家庭健康反映的是家庭单位的特点,而不是家庭成员的特点。家庭健康受到家庭成员的知识、态度、价值、行为、任务、角色,以及家庭结构类型、沟通、权力等因素的综合影响。研究表明,家庭成员保健知识、健康行为等与其健康状况呈正相关,而家庭婚姻、沟通、权力结构与经济状况等也与家庭健康密切相关。因此,理想的健康家庭不等于每个家庭成员健康的总和。在评估家庭健康时,不能仅通过对家庭成员健康的评估来评定家庭健康,也不能只局限于个体的行为、态度、信仰和价值,而是要扩展到整个家庭系统。

(三)家庭健康或健康家庭应具备的条件

1. 良好的交流氛围 家庭成员能彼此分享感觉、理想,相互关心,使用语言或肢体语言的沟通方式促进相互了解,并能化解冲突。

2. 增进家庭成员的发展 家庭给各成员有足够的自由空间和情感支持,使成员有成长机会,能够随着家庭的改变而调整角色和职务分配。

3. 能积极地面对矛盾及解决问题 家庭成员对家庭负有责任,并积极解决问题。遇有解决不了的问题,不回避矛盾并寻求外援帮助。

4. 有健康的居住环境及生活方式 重要的或有影响力的家庭成员能认识到家庭内的安全、膳食营养、运动、闲暇等对每位成员的重要性,从而引导家庭生活朝健康行为和生活方式转变。

5. 与社区保持密切联系 家庭应不脱离社区和社会,并能充分运用社会网络,利用社区资源满足家庭成员的需要。

七、家庭生活周期

(一)家庭生活周期定义和特点

家庭生活周期(family life cycle)是指家庭遵照社会与自然发展规律,经历产生、发展与消亡的整个过程。家庭生活周期具有以下特点:①随时间变化;②有起点和终点;③家庭有阶段性的发展趋势,每一阶段都有特定的发展课题;④有正常的变迁和意外的危机;⑤有生物、行为和社会信息的交流。

笔记

（二）家庭生活周期研究

家庭生活周期这个概念涵盖了婚姻、生育、教育和死亡等一系列生命课题，对家庭生活周期的研究可以对家庭、生命、婚姻的各种现象和机制进行更深入的探讨，避免将婚姻、生育、死亡等家庭过程孤立起来进行研究的弊端。比如通过对家庭生活周期的分析，可以更好地解释处于不同家庭生命周期的人们心理状态、家庭成员之间的关系、婚姻障碍背后的家庭原因等等。研究分类可以表现为：

1. 整体研究　把家庭作为一个分析单位，对家庭中的成员以及他们之间的关系作为一个整体加以研究。该方面研究看起来是一种理想的研究方式，但受到分析方法的复杂化，数据搜集的困难，以及较难与人口基本要素（婚姻、生育、死亡）直接联系等方面的限制。

2. 个体研究　把在家庭中生活着的个体作为分析单位进行研究。该研究在方法论与数据来源方面的困难相对小于前者，但对于各个个体之间的相互关系研究以及推论家庭结构的变动也并非易事。

（三）家庭生活周期问题以及防范

1. 青年单身周期　该周期处于单身没有成立家庭阶段。这一周期可能出现的主要问题有：①个人的生理健康问题；②结婚前的心理问题。

防范和解决问题的方法是在生理方面、心理方面和社会方面的全方位锻炼，为结婚做准备。

2. 已婚夫妻无子女家庭周期　这一阶段是新婚夫妻与原始家庭脱离阶段，平均可持续2年。这一周期可能出现的主要问题有：①新婚的生理问题以及对遗传病的了解；②和原始家庭的关系改变如何；在财产、情感和价值观方面彼此分享的情况如何；③夫妻双方对时间、金钱、外界朋友、事业等看法如何；④配偶之间合作是否默契。

防范和解决问题的方法有：①在生理方面要学习新婚生理知识和遗传病知识；②在心理方面要对新婚夫妇进行评估，了解心理问题并咨询解决；③在社会方面要增加夫妇对各自家庭社会关系的适应性。

3. 养育婴幼儿家庭周期　即从孩子出生到满30个月，这一阶段年轻父母会面对疲劳、经济压力、家庭休闲活动受限制等问题。这一周期可能出现的主要问题有：①配偶间关系的改变情况；②父母对子女的责任应如何分担；③对子女的行为应如何处置；④配偶及其原始家庭之间的关系发生了何种改变。

防范和解决问题的方法有：①在幼儿方面，主要是营养指导、疾病预防、意外伤害问题；②在母亲方面，主要是产后恢复、营养、心理指导等；③在父亲方面是照顾家庭成员，调整自己的心理等问题。

4. 学龄儿童的家庭周期　即孩子30个月到13岁之间，这一阶段面临的问题是孩子身体、社会、情感及智力上的发展问题。这一周期可能出现的主要问题有：①孩子身体、社会、情感及智力上的发展问题；②孩子对学校的适应情况；③以家庭为单位参与的社会活动问题。

防范和解决问题的方法有：①密切注意孩子身体、社会、情感及智力上的发展，并给予及时调整和解决；②密切关注孩子对学校的适应情况，特别是由于生理

笔记

变化带来的心理变化,并及时调整和解决;③积极以家庭为单位参与社会活动。

5. **有青少年子女的家庭周期** 即孩子14岁到20岁,主要是孩子青春期在性方面的问题。这一周期可能出现的主要问题有:①青春期子女如何在责任与自由、依赖与独立之间寻求平衡;②是否讨论性问题;③配偶和原始家庭之间的关系又发生了何种变化。

防范和解决问题的方法有:①密切注意子女在责任与自由方面的心理问题;②和子女讨论性问题并正确引导;③注意夫妇两人之间的关系变化并发现问题以便及时解决。

6. **子女离家家庭周期** 两代关系演变为成人对成人的关系,双亲由关注孩子转化为彼此重新关注,时间约经过8年左右。这一周期可能出现的主要问题有:①配偶与子女之间存在何种关系;②家庭角色如何改变;③配偶的婚姻关系改变如何;④健康情况。

防范和解决问题的方法有:①密切注意母亲的心理变化,预防心身疾病的发生;②注意夫妇两人之间的关系变化并发现问题以便及时解决;③家庭成员重新规划亲子关系的发展。

7. **中年父母家庭周期** 大约可持续15年左右,中年父母要重新评估终生目标,安排家庭优先次序,这一阶段的妇女常有情绪危机。这一周期可能出现的主要问题有:①夫妻过去承担父母的责任,现在闲下来如何打发时光;②家中成员的失落感;③生理改变情况以及随之发生的心身问题。

防范和解决问题的方法有:①生理方面要密切注意由于生理功能减退带来的生理问题,特别是疾病发生问题,要及时咨询与治疗;②女同志在心理方面要密切注意由于生理功能问题带来的精神问题,要及时咨询与治疗;③夫妇的性生活问题要及时注意。

8. **老年家庭周期** 大约可持续10~15年,这一阶段主要出现的问题有老年夫妻因失去职业,出现与社会脱离的问题,并因此产生忧虑等心理问题。这一周期可能出现的主要问题有:①夫妻如何适应退休的问题;②对老年的到来做了何种准备;③家中成员的失落感发生情况;④生理改变后发生的问题。

本周期的问题防治的重点是疾病的治疗与防范,在心理方面要及时考虑老年心理退化带来的种种精神问题。

(四)家庭周期问题变化的规律

1. **初级变化** 初级变化不牵涉主结构的变化,只是原有状态、行为有轻度改变。这些变化不影响个体自我认知及自我形象的确定。这种变化通常是生活周期中某一阶段内成员的变化。如孩子出生后生活规律的改变、经济分配改变;家庭的迁移、重新安排工作或生活;生活模式的改变等。

2. **继发性改变** 继发性改变主要指个人状态改变,即重新变为另一种状态。其原因是家庭成员结构变化引起成员人数增减,从而造成个体角色变化。如孩子出生,配偶则变为父母的角色。

(五)家庭周期问题的预防性指导

当家庭周期由一个时期转入下一个时期时(初级变化转化为继发性改变),

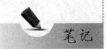

笔记

与家庭成员共同评价面临的"危险因素"并提出必要的指导性或纠正性意见,称之为预防性指导。通过家庭周期问题的预防性指导可以达到预防家庭内的冲突并缓解压力,预防疾病和增进健康,促进家庭功能的健康发展等目的。

（六）人生不同阶段发展的问题

每个个体都要经历三个阶段的发展,家庭发展只是其中的一个阶段,不同阶段的发展可能会出现不同的问题,首先是个人阶段发展,从胎儿到老年,这种情况是客观存在的,很难列出问题的等级。其次是家庭阶段发展,可以列出问题等级。还有是外在生活阶段发展,也可以列出问题等级(表13-1)。

表13-1　不同阶段发展问题等级列表

个人阶段发展情况	家庭阶段发展情况	外在生活阶段发展情况
胎儿	追求	+++家庭成员或友人死亡
新生儿	++结婚	+++犯法
婴儿	++孕育子女	+++离婚
学步的子女	++养育子女	+++分居
学龄前儿童	++空巢	++疾病
学龄儿童	++退休	++职业问题或改变
青春期少年	+++死亡	++债务
年轻成人		++性问题
中年		++家庭中新的亲戚
老年		++争论的频率改变
		++婆媳关系
		++成就感问题
		+社交、休闲活动改变
		+睡眠或个人饮食习惯改变
		+假期

（备注: 加号是指问题的严重性,三个加号问题最严重）

案例13-1

常回家看看

家中老母亲已88岁,以前是在农村生活,几年前儿子把她接到城里自家别墅居住。虽然城里较农村居住条件好,但老母亲总抱怨别墅太大,人太少,没有人陪她说话。而儿子和儿媳除了照顾三餐以外,其他方面由于工作太忙无法顾及。近期老母亲出现失眠、心烦、自言自语、幻觉等症状,但到医院就诊却无法找出病因。

讨论

1.案例中的问题出现在家庭生活周期的哪一个阶段?

2.养老和照护老人是当前的主要问题,从社会和家庭的角度如何解决?

笔记

> **知识拓展**
>
> ### 家庭角色
>
> 在家庭系统中,每个成员所扮演的角色及各种角色之间的关系有一定的规律性。在家庭角色中还有如下一个不成文的分工现象:即父母之间有一个起主导作用,指导着家庭的发展方向,另一位主要处理家庭里的事务,为孩子作一些辅助工作。儿童行为研究专家认为,当一个儿童被赋予他无法胜任或他不愿接受的家庭角色时,就造成一种"不健全的角色"现象,这时儿童就会因为力不从心、无法实现或不愿履行其职责。

八、家庭研究理论

(一)家庭系统理论

家庭系统理论于20世纪70年代初开始出现,是构筑在奥地利生物学家Ludwig Von 1945年提出的"一般系统理论"基础之上。家庭系统理论认为家庭是受社会文化、历史和环境的相互作用的一个"开放系统",家庭成员是系统的组成部分,每个家庭成员都是交互作用的;该理论帮助人们在家庭关系出现问题时,判断问题出现的环节、问题的类型,寻找解决的办法。家庭系统具有以下的特点。

1. **整体性** 家庭成员的变化一定影响家庭整体的变化。例如妻子突然生病住院,打破了以往的家庭生活状况。丈夫由于工作忙,孩子担当了帮助父母料理家务的工作,家庭成员自行调整了家庭生活。由于家庭角色分配发生变化,导致家庭整体发生相应的变化。

2. **积累性** 家庭整体的功能大于家庭成员功能之总和。例如年迈的奶奶生病,生活不能自理,需要人照顾。此时家庭的全体成员,包括夫妻、兄弟姐妹、孙子孙女聚集在一起,商量如何分工照料老人。家庭成员汇聚一起的讨论比家庭成员各自自己安排效果倍增。

3. **稳定性** 家庭系统力图应对家庭内外的变化,维持家庭的安定。例如新婚期的家庭,夫妻双方各自有自己婚前家庭的生活习惯,两人组成新的家庭,必然出现难以适应的地方,但他们会尽量互相做出一些让步,以适应新的家庭生活,维持家庭的稳定。

4. **周期性因果关系** 家庭成员的行为促使家庭内部发生各种变化,产生周期性因果关系。例如:父亲染上了赌博的坏习惯,经常挥霍家里的钱财。妻子说服不了丈夫,经常苦闷而致身心症状,导致不能很好料理家务。孩子看到父母的状态,担心和害怕,经常旷课,学习成绩下降。进而使父亲的心理压力增大,想通过赌博把失去的都找回来,乃至恶性循环状态。由此可见,家庭成员间的关系不仅仅停留在单一原因与结果的关系上,他会连续地影响家庭各成员,而出现新的原因,这样周而复始地循环呈现周期性。

5. **组织性** 家庭成员有层次和希望达到的角色。例如家庭成员是由不同时代和年龄的父母、子女、兄弟姐妹组成,他们既是独立的个人,同时也是相互具有联系的子系统。父母有养育子女长大成人的义务,父母期待子女通过学习而使之社会化,子女遵照父母教诲去做。

知识链接

家庭系统理论的应用

美国健康管理专家Anderson把家庭系统理论用于家庭护理,他主张应用家庭系统的各程序进行家庭健康护理,将家庭系统论中提出的家庭特点和家庭健康相关理论进行综合,提出了家庭健康系统的五个程序,各程序包括的概念有:①发展程序:家庭发展阶段的转变、家庭发展动力;②健康程序:健康信念、健康状态、健康习惯、生命周期、保健服务的提供;③应对程序:资源的活用,问题的解决,压力、危机的应对;④相互作用程序:家庭成员关系、沟通与交流、养育、抚爱、外来支援;⑤综合程序:共同体验、同一性、责任、历史、价值观、境界、仪式。

(二)家庭压力应对理论

家庭压力应对是指动用社区和家庭力量为提高家庭人员对压力生活适应的能力和减少危机产生的可能性。家庭压力应对理论主要阐述当家庭第一次出现或反复出现危机时,要掌握此危机处于哪个阶段,援助该阶段的家庭成员,促进他们提高应对问题的能力,增强其生活能力,并强调选择适当的援助方法,挖掘成员中能促进家庭健康的各种潜力,促进发挥其作用。家庭压力干预策略包括:①消除压力源;②增强对压力的适应性;③增强个体或家庭的应对能力。例如帮助家庭更充分地认识问题中的各因素以及自身对问题的情绪反应状况,以利于家庭重新认识和评价事件的意义;教给家庭成员解决问题的一些基本步骤。

知识链接

《压力下的家庭》

1947年Reuben Hill出版了著作《压力下的家庭》,这是对第二次世界大战中出征的135个家庭进行的跟踪调查。研究结果提出了ABCX模式:A表示压力源事件;B表示家庭应对危机所具有的资源;C表示家庭对事件的认识;X表示家庭危机。该模式主要强调的是:家庭是否产生压力或发生危机,并不是某些事件直接导致的结果,而是取决于两个变量,即家庭资源和家庭成员对事件的认识。

第二节 家 庭 保 健

一、家庭保健的概念

1. **家庭保健定义** 家庭保健(family care)是以家庭为单位的护理,是指社

笔记

区保健人员为帮助家庭成员预防、应对、解决各发展周期的健康问题,适应家庭发展任务,获得健康的生活周期所提供的帮助。

2. 家庭保健目的　家庭保健是从提高和促进人们完成家庭发展任务的能力,帮助问题家庭获得健康发展阶段的能力,培养家庭解决和应对健康问题发展阶段的能力三个方面达到维持和提高家庭的健康水平及其家庭自我保健功能的目的。

二、家庭保健机制

当家庭健康出现问题时,社区保健人员可通过家庭健康评估判断家庭健康问题,提出家庭健康诊断和需要援助的项目,并根据其诊断制定相应的家庭护理援助计划、实施和评价,通过评价判断家庭健康问题是否得到解决,由此决定是修改计划还是终止计划。

三、家庭保健方法

(一)家庭健康档案

家庭健康档案的建立对家庭保健具有重要意义,建立家庭健康档案不仅是社区卫生服务和家庭医生制度服务的依据,也是对社区居民进行动态管理的最好工具,同时也是医学研究的重要基础。家庭健康档案主要内容包括:

1. 家庭基本资料　包括家庭住址、人数及每个人的基本资料,建档医生和护士姓名,建档日期等。

2. 家系图　以绘图的方式表示家庭结构及各成员的健康和社会资料,是简明的家庭综合资料,其使用符号有一定的格式。

3. 家庭卫生保健记录　记录家庭环境的卫生状况、居住条件、生活起居方式,是评价家庭功能、确定健康状况的参考资料。

4. 家庭评估资料　包括家庭结构资料、家庭成员的资料、家庭生活周期资料、家庭功能资料。

5. 家庭主要问题目录及其描述　目录里记载家庭生活压力事件及危机的发生日期、问题描述及结果等,多采用SOAP病历的方式进行描述。

6. 家庭成员健康资料　家庭成员健康档案资料包括一般情况(性别、年龄、职业等),保存好完整的疾病资料(X光照片或报告、心电图、B超、化验单、体检表等各种病历原始单据),行为方面的问题(烟酒史、食物过敏史、接触过敏史、药物过敏史等)。儿童应有生长发育方面的资料和预防接种卡。妇女应该有孕初期保健方面的内容。

> **知识拓展**
>
> #### SOAP病历
>
> SOAP病历是美国临床药师协会推荐的病历书写格式,事实上这也是美国绝大多数药师采用的一种格式。SOAP病历,S(Subjective):即主观性资

料,包括患者的主诉、病史、药物过敏史、药品不良反应史、既往用药史等; O (Objective): 即客观性资料,包括患者的生命体征、临床各种生化检验值、影像学检查结果、血、尿及粪培养结果、血药浓度监测值等; A(Assessment): 即临床诊断以及对药物治疗过程的分析与评价; P(Plan): 即治疗方案,包括选择具体的药品名称、给药剂量、给药途径、给药时间间隔、疗程以及用药指导的相关建议。

(二)家庭健康教育

家庭健康教育是个人和家庭健康发展的主要环节。特别是在儿童和老人方面的家庭健康教育,更有助于预防意外伤害的发生。在开展家庭健康教育活动时,着重可以从家庭环境卫生、生活方式、心理健康、疾病防治、防病知识、安全教育、生殖与性教育等方面加以考虑。

1. 家庭环境卫生教育　家庭环境包括住宅庭院和居室内部的环境,家庭环境的好坏,对家庭成员的健康有着重要的影响。怎样创造一个美好的家庭环境,是家庭健康教育的重要内容。

在我国农村和城市,就健康对家庭环境的要求而言,无论是住宅条件如何,都存在着不利于健康的家庭环境问题。有些从建造房屋之始就已经存在,有的可能存在于装修过程中,有的则在于我们日常对家庭环境的管理中。针对农村与城市不同的情况和每个家庭的具体问题,家庭环境健康教育的具体内容包括以下几个方面:

(1)住宅建设方面: 具体包括居民住宅的选址要求,住宅周围的环境布局,住宅的给水与排水布置,住宅的通风、采暖卫生要求以及室内的采光与照明要求,绿化美化要求; 农村居民建房还要考虑厕所与禽畜厩位置,庭院的布局等。

(2)住宅装修方面: 涉及室内装饰材料的选择,家庭厨房、老年居室、儿童居室的布置,居室色调和灯具的选择,床位和家具的合理摆放等。

(3)家庭室内外卫生方面: 具体包括居室空气消毒的物理、化学、生物等方法; 测试和调整居室微小气候的方法; 保证厨房、卫生间和庭院卫生的方法; 警惕厨房污染、卧室污染、噪声污染、化妆品污染、吸烟污染等。

2. 生活方式教育

(1)饮食行为知识教育: 人体所需的能量和各种营养物质都来源于饮食。食物的品种、数量、质量、卫生状况以及人们的不同膳食方式都与健康的关系十分密切。平衡膳食是健康"四大基石"的重要环节。饮食行为知识教育是生活方式教育的重要内容,具体实施教育时包括营养知识教育、食品卫生知识教育、酒、茶及其他饮料知识教育等。

(2)起居生活习惯教育: 形成有规律的起居习惯,对睡眠、健康、学习都有重要影响。起居教育内容应包括: 布置符合卫生要求的居室,掌握正确的起居时间,根据不同季节调整冷暖适度的卧具,形成有利健康的睡眠姿势; 孩子睡觉的卫生要求,老年人起居的注意事项,建立起良好的起床后与睡觉前的洗漱习惯。

（3）休闲、娱乐方式教育：适当的娱乐能减轻疲劳，放松紧张的情绪，有利于人们的身心健康。相反，一些不良的娱乐方式，或娱乐时间不当，则会有损于人们的身心健康，甚至危及人们的生命安全。因此，在家庭中不能忽视休闲、娱乐方式教育。

（4）运动锻炼教育：研究发现许多慢性非传染性疾病的发生往往是缺乏锻炼所导致的肥胖引起，因此运动锻炼教育是家庭健康教育的重要组成部分，是现代生活中重要的保健方法之一。各种健身操、跑步、爬山、游泳以及各种球类活动，中国特有的武术、气功等都有着良好的保健作用。

3. 心理健康知识教育 心理卫生教育家庭化是未来医学发展的必然趋势，在开展家庭心理卫生教育时，必须考虑到普及性，要选择比较简单易懂又与日常生活相关的心理卫生常识作为教育内容。具体教育内容可以从以下加以选择：心理健康的标准；心理咨询的概念和寻求心理咨询的办法；婴儿期、学龄前儿童的心理卫生常识，独生子女的心理教育，中小学生心理障碍的原因和预防措施，培养孩子良好的心理素质的方法，处理孩子的逆反心理的办法，青春期可出现的心理状态；父母对子女过严或溺爱的心理危害，父母与子女相容的心理原则，夫妻心理相容的条件；女性月经期的心理表现，妇女孕育期的心理特性；中年人保持心理健康的方法，老年人的心理特点及心理变化，离退休保持心理平衡、摆脱不良情绪的措施；正确面对困难、挫折、嫉妒心理等对健康的危害等。

家庭心理健康知识教育应遵循下列原则：

（1）正确导向原则：在家庭教育中，家长应坚持以正确的价值观对子女的身心发展施加影响，正确引导，使他们朝社会与家庭期望的目标成长。

（2）理性施爱的原则：在家庭教育中，家长不但要以无私的亲情热爱子女，更需要情感与理智相结合，坚持科学的教育。

（3）启发诱导原则：在家庭教育中，家长要承认子女在学习、成长中的主动地位和独立人格，注意调动他们的积极性、主动性和创造性，引导他们自觉地努力形成和发展良好的个性品质。

（4）要求适度原则：没有要求就没有教育，严格的要求才是认真有效的教育。家长教育子女也应该坚持严格要求。但严格要求不等于过苛、过度不合理的要求，而是从教育目的出发，针对子女的发展实际，提出内容适当的教育要求。

（5）教育一致性原则：家庭教育应将来自各方的教育影响加以协调，使家庭成员的教育价值观、教育要求和手段、方法一致起来，前后贯通，从而保证子女的个性品质按照正确的培养方向发展。

4. 疾病防治知识教育 疾病防治知识教育的目的是提高家庭成员自我保健能力、预防疾病能力、急救处理能力及家庭护理能力。这些能力的提高，需要多方面的努力，家庭成员的自我教育，也是一条有效途径。疾病防治知识教育的具体内容包括：

（1）家庭护理常识：家庭成员应掌握一些基本的家庭护理和用药知识。如对骨折、高热病人、高血压病人、冠心病人、糖尿病人、瘫痪病人及癌症病人的家庭护理方法。怎样预防褥疮，怎样做冷热敷，测体温、数脉搏、看呼吸、量血压的

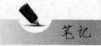
笔记

方法,玩具、衣服、被褥的消毒方法等。

（2）用药常识：药品的批准文号及有效期,药物的各种剂型,药物的不良反应,正确掌握用药量,失效药物的特征,常备药的收藏保管,旅游用药须知,服用补益、营养药的注意事项,中西药的服用方法,煎中药的方法,忌乱用未经验证的秘方、偏方,注意药物搭配禁忌,滥用药物的危害,烟、酒、茶对药物的影响等。

5. 生殖与性教育　生殖性教育就是对受教育者进行有关性科学、性道德和性文明教育培养的社会化过程。性教育不只是读一本书,听一次讲座或看一次录像,而是一个涉及家庭、学校和全社会的教育系统工程,也是一个随受教育者年龄不断发展的再社会化过程。家庭生殖与性教育要注意的问题是：

（1）孩子出生后,无论性别如何,在取名、着装、生活用品的选择上都不应混淆,以免孩子从小对自己和他人形成性朦胧意识,从而影响孩子的性取向。

（2）期望孩子是父母所盼求的性别,或双亲偏爱男孩或女孩,或有意地把女孩扮男装或将男孩扮女装,均会影响孩子的性自认,导致后来性格和行为上的改变。

（3）当孩子能听懂言语时,家长应把性教育贯穿在日常生活中,如在洗澡、着装、修整发型及玩具选择等方面要有明确的性别区分。还可通过书报、画册、影视、讲故事等去引导孩子观察动物、植物的生长和繁殖,使孩子对生殖产生一种自然的认识,从而使他们接受大自然,热爱人类,认识生命本质,使性自认得以完成。

（4）自由探索自己的身体是健康性教育的良好开端。父母在家庭生活中,要选择适当时机,如洗澡、睡前等,很自然地让孩子认识自己的身体,尤其是要孩子认识到生殖器官与人体其他器官一样并不神秘,而且引导孩子要保持自体清洁,养成良好的卫生习惯。

（5）当孩子提出有关性方面的疑问时,父母不应回避,宜用孩子能理解和接受的言语和方式予以解答,使孩子的好奇心和求知欲得到解决和满足。

（6）父母自身行为的模范作用也很重要。父母之间感情真挚、融洽,道德高尚,给孩子树立良好的榜样,就会使孩子热爱人生,热爱生活,正确对待性的问题。

（7）对常遇到的问题应恰当地予以解释。如人是怎样出生的？可以从植物开花结果讲起,接着联系到人的性与生殖,也可以从动物的生殖活动进行示范性比喻。浅显地介绍人类生殖的生理,有助于孩子弄清问题。进行性教育时既要如实相告,又不能太复杂；既要鼓励孩子的求知欲,又要把一些具体细节很自然地延迟到孩子的未来生活中去了解。

我国性教育仍未形成一种科学、系统的教育局面。健康教育工作者,应当本着科学精神,将正确的生殖与性知识用恰当的形式传播给不同人群。而在家庭中开展生殖与性教育,则要把握好传播的内容和传播方法,如在夫妻间的教育内容与方法和在父母与子女间的教育内容与方法,就有较大的区别。

6. 意外伤害教育　意外伤害是人们日常生活中经常会遇到的问题,家庭意外伤害教育可选择生活中经常较易碰到的问题作为教育内容。例如煤气、沼气

笔记

或灭鼠药中毒后的急救措施;防止触电及拯救触电者的方法;防雷击的方法;烫伤、烧伤后医疗处理;溺水者的急救处理;火灾、水灾和地震等灾害逃生技能;脑外伤及骨折等的处理措施等。

家庭意外伤害预防方法:

(1)加强农药管理:宣传有关小儿意外伤害的防范措施,指导家长加强对儿童的照管,教育家长加强危险源的管理,对农药、灭鼠药和其他各种药品要注意妥善保管,洒过农药的蔬菜、瓜果须经过规定时间后方可下厨,新鲜蔬菜、瓜果清洗时浸泡时间要长,瓜果应洗净削皮食用,灭鼠药毒饵必须晚上投放早晨收起,严加防范小儿误服。

(2)妥善放置各类药品:例如成人用药,如避孕药、外用药、镇静安眠药等要上锁保管,以免儿童误服。

(3)家庭内注意事项:热汤、热油、热水瓶要放在小儿不易拿到的地方,年轻父母在给小孩洗澡时,应先往盆中放凉水,然后再加热水,以免引起烫伤。

知识拓展

格林模式

格林(PRECEDE)模式(即诊断/评估模式),是一种综合运用各种行为改变理论的组织框架制订行为干预策略的方法。无论在管理形式,还是在教育内容上均有了很大突破。格林模式是由美国著名流行病学、健康教育学专家劳伦斯·格林博士创立的,它提示我们,在制订教育计划前,要进行诊断分析,即先从分析目标人群的生活质量入手,寻找目标人群的健康问题及引起这些问题的原因,然后有针对性地制定健康教育对策,最后加以实施与评价。

第三节 家庭健康评估

一、家庭健康评估概念

早在19世纪中叶,人们就已经认识到评估在护理实践中的重要性。英国近代护理事业创始人Florence Nightingle认为护士需要发展收集资料的技能,强调护理观察、与患者交谈以获取健康和疾病相关信息的重要性。但当时因护理工作仅作为医疗辅助工作,健康评估未能形成一门独立、完整的学科。

随着健康观念的改变,到20世纪50年代,美国护理学家Hall首次提出了护理程序的概念,将护理程序分为评估、计划、实施和评价4个阶段。同年,采用美国著名社会心理学家Maslow的"人的需求论"作为评估框架,指导护理评估,会议最终确立了护理评估的原则:①评估是护理程序的第一步;②评估是一个系统的、有目的的护患互动过程;③护理评估的重点在于个体的功能能力和日常生活能力;④评估过程包括收集资料和临床判断。

20世纪70年代以来,护理诊断概念和护理诊断分类被系统地提出,并逐步发

笔记

展成熟。美国医学家恩格尔"生理—心理—社会"医学模式的提出,对医学与护理学的发展产生了深远的影响,丰富了健康评估的内涵,健康评估作为一门学科的框架基本形成。美国大部分护理学教育开始培养学生收集资料的方法和技巧,包括全面的体格检查。大部分学士学位课程使用了医疗的模式来培养学生健康评估的能力,并经过30多年护理的实践逐步从医学的评估模式,即评估机体系统状况、疾病对身体的影响、并发症以及治疗的效果等,发展形成了不同于医疗定义的护理学评估模式,即有效地收集与护理相关的、评估个体护理需要的临床资料的护理评估系统。

家庭健康评估指在家庭内部实施的综合性健康评估,即通过合理有效的手段收集家庭及其成员的详细健康资料后,利用人工或计算机系统等多种方式对健康资料进行整理、分析,最终形成一个对当前健康状态、健康发展趋势以及未来可能出现的结果等诸多方面的判断。

二、需要进行家庭健康评估的状况

一般说来,当生活中出现危机,例如丧失家庭成员、失业、意外、死亡、战争、分离等问题时就需要进行健康评估。除此以外,需要家庭健康评估的状况还包括:

(1)病患频频地因非特异性的症状来求诊,如头痛、背痛、腹痛、疲劳、失眠等,特别是没有器质性病变的时间。

(2)过度利用医疗保健机构(资源利用过度)或每个家庭成员都经常就诊。

(3)处理慢性病时遭遇难题,如高血压维持药物的顺从性不佳,糖尿病及严重气喘发作频繁等。

(4)"涟漪"效应(ripple effect),不同的成员出现同样的严重疾病的症状或家中接连出现严重的疾病。

(5)情绪及行为方面的问题,主要是在家庭周期转换时段出现的问题,如中年妇女的更年期综合征问题。

(6)配偶间的问题(婚姻及性问题),主要是经济、文化、心理等问题。

(7)"代罪羔羊"或"三角关系"(triangulation),即将家中未解决的压力以情绪转移的状况移至家庭中成员,如将某些负面情绪转移给小孩。

(8)与生活方式及环境因素有因果关系的疾病,如酒精性肝病、情绪性消化道溃疡等。

(9)促进健康与预防疾病的活动,包括预防接种、遗传咨询及营养指导等。

(10)家庭发展阶段因预期问题而产生的焦虑,如婴儿的诞生及照顾、青春期、中年危机、空巢症候群等。

三、家庭健康评估原则

家庭健康评估的重点是家庭系统,因为家庭成员交互作用时所产生的有形和无形规则构成了比较稳定的家庭系统,家庭健康评估还要注重家庭周期发展的动态变化,同时评估家庭的问题和优势,并且全面、完整、多方面收集资料。

四、家庭健康评估程序

家庭健康评估包括四个步骤,具体为:①与个人交谈或用问卷获得资料,如利用心理量表进行分析并获得资料;②收集比较家庭成员的个人资料并综合评价;③收集家庭结构资料,分析家庭代际层次和亲属关系等;④收集和分析家庭成员互动所得资料,例如测量互动间的个体反应,比较和综合互动间个体反应等资料。

五、家庭健康评估条件

家庭健康评估需要满足一定的条件才能实施和开展,具体条件包括:①评估需要由家人("病人")完成,只有通过由家庭成员自己的评估,才能真实反映情况;②评估调查工具要求简单明确,让受教育较低层次的家庭成员也能理解和提供资料;③评估时间不能太长,需要在短时间内完成,有些健康问题如果不能短时间内完成就会引起变化;④评估适用范围广,能适用于不同的社会经济或文化团体的病人;⑤被评估者能提供家庭结构、功能等重要成分的完整资料。

六、家庭健康评估内容

家庭评估主要包括三个部分,即家庭生活周期、心理层面、社会环境。进行评估时,由评估人询问家庭成员,最后由家庭全科医生进行评估。

1. 家庭生活周期 主要询问的问题有:①这个家庭有几个成员;②家庭成员近来住址;③该家庭处于家庭生活周期中的哪个阶段;④在这个家庭周期目前发生了哪些问题;⑤过去该家庭遭遇过哪些大问题;⑥家庭对这些问题的处理方式是否满意。

2. 家庭的社会和心理方面的问题 主要询问问题有:①谁是这个家庭的决策者;②在这个家庭周期,哪些人应受重视;③家庭成员中,大家各自的期望值是什么,是否已经实现,现在还有哪些期望值;④家庭成员间彼此引起注意的主要因素是什么;⑤家庭成员的个体差异与自我表达方式;⑥家庭成员各自间的容忍度有多大。

3. 社会环境 主要询问问题有:①该家庭和亲戚间有多少接触;亲友是否前来帮助解决问题或是前来制造问题;②家庭成员在邻居中是否有很多朋友,成员们参加的社团或团体有哪些;③家庭有无使用社区资源,以后是否还会使用这种资源;④该家庭中其双亲受教育的程度。

七、家庭健康评估工具

1. 家系图(family tree) 家系图是指将家庭的结构性资料及功能性资料用简单的图谱及文字表达,以形成家庭主要问题的直观性解释。家系图常根据不同情况而采用不同的样式,一般男用□表示,女用○表示;□、○以横线连接的称为婚姻线,表示为夫妇;从婚姻线的近中点向下作垂线,下端连上子女记号,子女如在二人以上,可按出生顺序从左向右排列,世代数在图左端以罗马数字标出,并在各人记号的右肩接各世代顺序记以阿拉伯数字,如图13-1。

目前家庭评估用的家系图,除有以往的生物性医学资料外,还有家族以及家

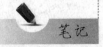

笔记

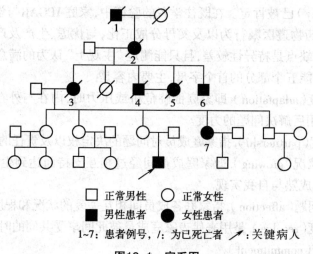

正常男性　○ 正常女性
男性患者　● 女性患者
1~7：患者例号，/：为已死亡者　↗：关键病人

图13-1　家系图

庭成员互动关系的资料，主要包括如下内容：

（1）家庭结构资料（前述）。

（2）家庭周期资料（前述）。

（3）世代间反复出现的模式：包括重复出现的疾病模式，如特别的疾病（高血压）、症状（头痛）；重复出现的功能模式，如躯体化、否定（心理状况）和药物滥用等；重复出现的人际关系问题，如冲突、断绝关系；重复出现的结构模式，如离婚、再婚等。

（4）生活经历：包括最近的生活压力来源，如结婚、怀孕、下岗、急性和慢性疾病；慢性生活压力来源，如贫穷、工作环境恶劣、与上司关系差等；巧合或出现的有意义日期和暂时性生活事件，如节假日、生日、周年纪念等；文化、社会、经济、政治或环境力量，如迁移、自然灾难、战争。

（5）家庭关系模式：包括家庭中关系的形态，如断绝关系、冲突、疏远、融合；三角关系，如父母与孩子间的三角关系，一般配偶间的三角关系，离婚和再婚家庭三角关系，家庭收养及养育的孩子间的三角关系，多世代间的三角关系和非家庭成员的关系。

（6）家庭平衡与失衡：包括家庭结构平衡与失衡，如离婚与再婚后的结构变革；家庭角色平衡与失衡，如生育子女后所表现的角色变异情况；家庭功能平衡与失衡，事件发生后，其家庭功能能否平衡。

2. 家庭功能的APGAR问卷　家庭APGAR问卷即"家庭关怀度指数"问卷，它是一种以主观的方式来探讨病人对本身家庭功能满意程度的工具。该问卷1978 年由美国西雅图华盛顿大学的Smilkstein医师根据家庭功能的特征设计的，其特点是简单、快捷，能在很短的时间内，使受测试者对自己家庭的功能进行主观的、量化的评价，并进一步指出家庭问题存在的可能层次。其本意是希望家庭全科医生在初次接触家庭时，就对家庭情况有个整体的了解，就像给新生儿打分一样，给家庭进行打分。问卷分为两个部分，涉及家庭功能的实现和家庭成员关系两方面（表13-2、表13-3）。该问卷曾被世界各地反复验证，其信度（reliability）

笔记

及效应(validity)已被肯定。在既往学者的验证中,家庭APGAR与学校成绩及行为、使用治疗药物遵医嘱行为以及父母分成正比,与忧虑、生产及产后并发症呈反比。问卷的缺点是特异性较差,且只能测定"主观上"认为的满意度。APGAR是代表家庭功能五个部分的首个字母,主要内容是:

A: 适应度(adaptation),即家庭面临危机或压力时,内在与外在资源的使用情况,以及使用后解决问题的力度。

P: 合作度(partnershi),指家庭成员对问题的决定权以及责任的共享情况。

G: 发展状况(growing),即家庭成员间经过相互支持而达到生理、心理和社会适应方面的成熟与自我实现。

A: 感情问题(affection),指家庭各成员间相互关爱的状况和程度。

R: 亲密度(resolve),是用来代表家庭成员彼此间享受共同的时间、空间和经济资源的承诺(commitment)。

表13-2　家庭APGAR问卷第一部分

填写下列问题,您就能对自己家庭有更好的了解,如果您对自己家庭或本项目还有其他补充,请写在补充说明处。"家庭"是指平常与您住在一起的成员,如果您是一个人居住,请将目前与您最密切的人当作您的家人。

家庭档号:　　　　　　　填表人:　　　　　　　年　月　日

1. 当我遭遇困难时,可以向家人求助,对此我比较满意。

　　经常(　)　　　　有时(　)　　　　几乎很少(　)

　　补充说明:

2. 在与家人进行讨论问题时,是以分担问题的形式,对此我较满意。

　　经常(　)　　　　有时(　)　　　　几乎很少(　)

　　补充说明:

3. 当我希望从事新的事业或发展时,家人能接受并给予支持,对此我较满意。

　　经常(　)　　　　有时(　)　　　　几乎很少(　)

　　补充说明

4. 我满意家人对我表达情感的方式,以及对我的情绪(愤怒、悲伤、爱)的反应。

　　经常(　)　　　　有时(　)　　　　几乎很少(　)

　　补充说明:

5. 我很满意家人与我共度时光的方式

　　经常(　)　　　　有时(　)　　　　几乎很少(　)

　　补充说明:

补充说明: 由家庭成员就各问题的满意度分别选择经常、有时、几乎很少三个方面进行选择,计分分别为2分、1分和0分。如总分在7~10间为家庭功能无障碍,4~6分之间为中度功能不全的家庭,0~3分为重度功能不全的家庭。

医务人员填写:

1. 问卷分数

2. 家庭功能评估

签名:

表13-3　家庭APGAR问卷第二部分

按密切程度将与您住在一起的人(配偶、孩子、重要的人、朋友)顺序写下			跟这些人相处的关系(　)		
关系	年龄	性别	好	一般	不好
如果你和家人不住在一起你经常求助的人(家庭成员、朋友、同事、邻居)			跟这些人相处的关系(　　)		
关系	年龄	性别	好	一般	不好

3. **家庭圈**(family circle)　家庭圈是让家庭的每个成员以主观认知分析方法在代表其家庭的大圆圈内画出代表每一个成员的小圆圈(图13-2)。愈大的圆圈代表的该成员权力愈大,圆圈之间的距离表示彼此之间关系密切适度。这种家庭圈图的优点是简单,可用来进行各成员的比较,也可作进一步切入问题实质的初探,缺点是初看不易理解。

4. **生态图**(ecological map)　生态图也是一种评估家庭的图形工具,以核心家庭的"家系图"为核心圆,探讨与外界的其他单位、机构、人员的相互关系(图13-3)。生态图有助于指出家庭所处社会环境的基本性质,也可用于家庭成员心理问题的治疗,即让家庭成员能清晰地看到与自己有关的社会环境关系,引导其思维的改变等。

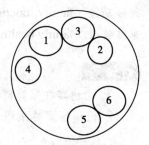

图13-2　家庭圈示意图
注:1.父亲　2.自己　3.母亲 4.小妹　5.大妹　6.妹婿

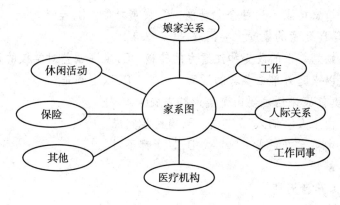

图13-3　家庭功能生态示意图

327

本 章 小 结

1. 家庭是人们生活的重要场所，家庭中每位成员的心理、行为和生活方式在很大程度上受到家庭类型、结构、功能和关系等的影响，其中家庭功能包括情感功能、社会化功能、生殖功能、经济功能和健康照顾功能。

2. 家庭生活周期是家庭遵照社会与自然发展规律，经历产生、发展与消亡的整个过程，每个周期中都有可能出现的主要问题需要重点防范和解决。

3. 家庭保健是以家庭为单位的护理，家庭保健方法包括建立家庭健康档案和实施家庭健康教育。

4. 家庭健康评估是在家庭内部实施的综合性健康评估，评估的重点是家庭系统，关注家庭周期发展的动态变化，从家庭生活周期、心理层面、社会环境三个角度开展评估。

关键术语

家庭结构　family structure　　　　家庭生活周期　family life cycle
家庭功能　family function　　　　　家庭保健　family care
家庭健康　family health

讨论题

1. 论述建立家庭健康档案对家庭保健的意义。
2. 论述家庭健康评估与社区慢性病干预的关系。

思考题

1. 填空题

（1）家庭内部结构包括＿＿＿＿＿、＿＿＿＿＿、＿＿＿＿＿、＿＿＿＿＿四个方面。

（2）家庭保健的方法有＿＿＿＿＿＿＿＿和＿＿＿＿＿＿＿＿。

2. 单选题

（1）以下不属于家庭功能（family function）的是（　　　）

　　A.情感功能　B.社会化功能　C.发展功能　D.生殖功能

（2）有学龄儿童的家庭主要问题是（　　　）

　　A.婚姻关系的改变和注意力的转移　B.家庭调整对学校的适应情况

　　C.以家庭为单位参与的活动　　　　D.以上都是

（3）家庭健康评估主要由哪类人群完成（　　　）

　　A.由家人（"病人"）完成　B.有医生完成

　　C.由第三方完成　　　　　D.以上都不对

3. 名词解释

（1）家庭生活周期

（2）家庭保健

笔记

4．问答题

（1）家庭健康评估的原则有哪些？

（2）家庭生活周期具体可以划分为哪些周期？

（鲍　勇）

第十四章

社区卫生服务

学习目标

通过本章的学习,你应该能够:

1. 掌握社区卫生服务的概念、特性、服务对象、服务内容和服务方式,社区卫生服务的筹资渠道,社区卫生服务双向转诊的概念和原则。

2. 熟悉社区的构成要素和功能,发展社区卫生服务的意义及挑战,社区卫生服务的组织机构,社区卫生服务的体系建设和人才培养,社区卫生服务的管理模式。

3. 了解国内外社区卫生服务的发展状况。

章前案例

"转"出来的社区卫生"明星"

一走进武汉市青山区红钢城社区卫生服务中心,墙上的培训基地标牌让人目不暇接:中国社区卫生协会培训基地、国家中医药管理局城市社区中医药知识与技能培训示范基地、武汉大学全科医学实习基地、武汉大学HOPE护理学院实习基地,等等。一个普通的社区卫生服务中心是如何取得如此众多的殊荣的呢?

该中心是由原武汉市青山区第一医院转制而来。中心主任姚汉金回忆起转型前的日子:"青山区常住人口45.6万人,有三甲医院2家,二甲医院5家,我们中心周边就有3所大型医院,个体诊所几十家。像我们这种规模的医院在城市中是夹缝中生存,论技术和设备比不上周边的大型医院,论灵活服务又比不上个体诊所,如果不改变经营模式将来很难生存下去。"与许多医疗机构舍不得放下手术刀不同,医院领导力排众议,决定"撼动根本"。2006年将当时仍盈利并已有53年历史的武汉市青山一医院彻底转型为社区卫生机构。大刀阔斧地对原有机构人员和科室设置进行了优化调整,取消了妇产科和外科,将21个临床科室,调整归为4个部门:基本医疗部,公共卫生科,中医科,老年病区。该中心管辖11个社区,下设4个社区卫生服务站,形成了全面覆盖社区的卫生服务网络,为辖区居民提供多位一体的卫生服务。

转型前,青山区第一医院曾尝试过让一部分人员从事入户调查、慢病管理等社区卫生服务工作,但工作多浮在表面,2003年和2004年,连续两年在全区社区卫生工作评比中处于后列。结果就是各级领导不满意,居民也不满意,职工也不满意,有的辞职,有的消极怠工。转型后,该中心首先组织医务人员开展

笔记

辖区居民入户调查,调查发现所管辖区老年人居多,他们特别需要愈后康复治疗,通过人才引进、培养,形成了以脑卒中中医康复为特色的中医科。还开创性地提出"得大妈者得天下"的口号,以掌管全家的菜篮子的大妈们为切入点积极开展健康教育,在社区慢性病防治方面取得了令人称道的佳绩。

通过重新定位和调整,武汉市青山区红钢城街社区卫生服务中心成功塑造了一个从小医院转型为社区卫生机构并成为"明星"的典型案例,让全国许多夹缝中生存的一级和二级医院看到了希望和未来。近年来,该中心多次接受中央、省、市领导检查及指导工作,共接待了来自全国20多个省、市、地区的代表到中心参观学习。

讨论: 1. 什么是社区卫生服务,跟医院服务有什么区别?

2. 为什么一家区级医院要转制为社区卫生服务机构?

健康是人的基本权利,是人全面发展的基础。作为社区建设的基本组成部分和维护医疗卫生公益性的重要基石,社区卫生服务是广大人民群众的"健康守门人",是实现人人享有初级卫生保健目标的基础环节。2009年3月《中共中央国务院关于深化医药卫生体制改革的意见》明确指出"完善以社区卫生服务为基础的新型城市医疗卫生服务体系",社区卫生服务面临着难得的发展机遇和挑战。

第一节 概 述

一、社区

(一)社区的定义

德国社会学家Ferdinand Tonnies于1881年在研究人类群体生活时首先使用"社区(community)"一词,在其1887年出版的《*Gemeinschaft und Gesellschaft*(共同体与社会)》中将社区界定为"由具有共同的习俗和价值观念的同质人口组成的,关系密切的社会团体或共同体"。"社区"概念在传入美国后发生了较大变化。美国社会学家将"gemeinschaft"译为"community"。20世纪30年代,我国著名社会学者费孝通将"community"引入国内并译为"社区",他将社区定义为: 由若干个社会群体(家族、氏族)或社会组织(机关、团体)聚集在某一地域里所形成的一个生活上相互关联的大集体。自"社区"一词提出后,对社区内涵的解析,在不同时期、不同研究和应用领域存在不同。1955年,美国社会学家希勒里(Hillery)对94个"社区"定义进行了统计分析,发现"社区"概念较一致的表述为由聚居在一定地域里共同生活的人群共同体和多种社会关系的结合体,并从事经济、政治、文化活动而组成的相对独立的区域性社会实体。世界卫生组织对社区的解释是: 一个有代表性的社区,其人口10万~30万,面积在0.5万~5万平方公里。

(二)社区的构成要素

社区的构成要素主要包括五个方面:

1. 一定数量的以社会关系为纽带共同生活人群 一定数量和质量的人群

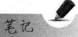

笔记

是构成社区的主体,他们既是社会产品的创造者和消费者,也是社会关系的承担者。

2. 一定范围的从事社会活动的地域条件和空间 地域条件泛指地理位置、资源、气候、交通、经济等方面,是社区各种活动的自然基础,也是影响社区人群活动的性质以及特点的重要因素。

3. 相对完备的生活服务设施 提供社区存在的物质基础,满足社区人群基本物质需要和精神需要的生活服务设施,是衡量社区发展程度的重要标志。

4. 特有的文化背景、认同意识和生活方式 每个社区都有自己的历史的传统和社会的条件,形成特有的文化、生活方式,而且社区人群拥有在情感上和心理上的认同感及其对社区的归属感。

5. 适合社区生活的制度与相应的管理机构 社区有一定的制度和管理的机构,能够起到协调和调解各种社会关系的作用。

(三)社区的类型

通常将社区分为生活型社区和功能型社区两种类型。

1. 生活型社区 是由不同的个体或家庭生活在相邻近的区域产生相互合作和依存关系而形成,如市、县、街道、乡镇、居委会和村等。

2. 功能型社区 是由不同的个体因某种共同特征产生相互联系而形成,如企事业单位、学校、医院、军队、非政府组织等。

(四)社区的功能

社区是多功能的集合体,主要具有以下功能:

1. 管理功能 社区是类行政组织,具有管理社区人群的社会生活事务的功能。

2. 服务功能 社区是人们参与社会生活的主要场所,可为社区居民提供便利的社会化服务。

3. 民主自治功能 社区是群众实行自我管理、自我教育、自我服务的行之有效的载体。

4. 文化教育功能 社区通过组织开展宣传、娱乐、体育、群众性精神文明创建等活动,能有效提高社区成员的文明素质和文化修养。

5. 安全稳定功能 社区居民由于交往形成一定范围内的稳定社会关系,这种关系有利于化解各种社会矛盾,保证居民生命财产安全。

二、社区卫生服务的概念和特点

(一)社区卫生服务的概念

社区卫生服务(community health service)概念源于20世纪40年代的英国,人们最初将非住院服务称为社区卫生服务。1945年英国议会正式批准"国家卫生服务法",规定在英国实行由政府税收统一支付的医院专科服务、社区卫生服务和全科医生制度。此后,英国政府推行有限资源向弱势群体倾斜的政策,大力发展社区卫生服务,社区卫生服务逐步承担起健康"守门人"的职责。英国社区卫生服务的理念、模式和经验被许多国家效仿和借鉴。20世纪70年代,WHO提出

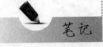
笔记

卫生服务的社区发展方向,社区卫生服务概念在世界各地迅速传播。

在1999年国务院出台的《关于发展城市社区卫生服务的若干意见》中,对社区卫生服务的定义做了阐述,认为社区卫生服务是在政府领导、社区参与、上级卫生机构指导下,以基层卫生机构为主体,全科医师为骨干,合理使用社区资源和适宜技术,以人的健康为中心、家庭为单位、社区为范围、需求为导向,以妇女、儿童、老年人、慢性病病人、残疾人、贫困居民等为服务重点,以解决社区主要卫生问题、满足基本卫生服务需求为目的,融医疗、预防、保健、康复、健康管理、计划生育技术指导等为一体的,安全、有效、方便、价廉、综合、连续的基层卫生服务。

(二)社区卫生服务的特性

1. 基础性　社区卫生服务是基本卫生服务,具有基础性,同时,社区卫生服务是社区居民出入卫生服务系统的"门户",提供首诊服务,能以较方便、经济、有效的适应技术解决社区居民80%~90%的基本健康问题,还负责急危重病人的基础诊断及转诊服务。社区卫生服务体系位于卫生服务体系的底部,是促进社会公平、维护社会稳定、实现病有所医的基础网络。

2. 综合性　社区卫生服务以生物-心理-社会医学模式作为理论指导,具有综合、全方位的服务特性。具体表现为:①服务对象包括辖区内的健康人群、高危人群、重点保健人群和病人;②服务内容包括基本医疗、预防、保健、康复、健康管理和计划生育技术指导等;③服务层面涵盖生理、心理和社会等多个方面;④服务范围涉及个人、家庭和社区;⑤服务方式包括综合利用现代医学、传统医学和替代医学的各类适宜技术和方法。

3. 连续性　通过与社区居民建立一种稳定、长期的服务关系,社区卫生服务提供从出生到死亡、从健康到疾病的连续性服务,是有别于医院服务的重要特征。具体表现为:①提供沿生命周期各阶段卫生保健服务,包括婚前保健、孕前保健、分娩、婴幼儿保健、青少年保健、中老年保健、临终关怀以及对病人家属的支持;②提供沿健康-疾病各发展阶段的卫生保健服务,从健康促进、危险因素监测,到疾病早、中、晚各期的诊疗、康复和管理;③不受时间、空间、服务对象的健康状况和生命周期等变化的影响,对服务对象的健康责任都不间断和终止。

4. 可及性　社区卫生服务是以社区为基础的基层卫生服务,贴近社区人群,能让他们体验到属于自身并方便使用的基层卫生保健服务。社区卫生服务的可及性具体体现在地理接近、服务便利、关系密切、结果有效、心理接受、经济合理等一系列使人易于利用的特点。

5. 协调性　社区卫生服务是社区居民最先接触、最常利用的基层医疗保健服务,要提供好综合性和连续性的医疗卫生保健服务,社区卫生服务提供者必须倡导和动员各级各类社会资源服务于社区居民,承担协调人的责任。作为医疗保健系统的"守门人",社区卫生服务提供者需根据服务对象的不同需求,充分协调和利用社区卫生资源,包括动用家庭、社区及各有关医疗资源,以实现提供全方位、全过程的综合服务。

三、我国发展社区卫生服务的必要性

我国开展社区卫生服务并不是偶然的,而是随着社会、经济、科技、文化的发展而逐步发展的必然结果,其目的是为了满足人们日益增长的基本卫生服务需求,是调整卫生资源合理布局和配置的有效手段,是实现人人享有卫生保健的重要途径。社区卫生服务产生与发展的主要原因有:

1. **人口的急剧增长和人口老化** 随着社会经济的发展,人口死亡率逐步下降,人口自然增长率增加,期望寿命延长。虽然实行了计划生育政策,但我国人口基数大,每年净增人口数不断增加;特别是随着期望寿命的延长,人口老龄化现象越来越突出。第五次全国人口普查数据显示,截至2000年11月11日,我国60岁以上人口已占总人口数的10%,65岁以上人口比例则为6.96%,表明中国已正式步入老龄社会。2010年上海市60岁及以上老人已占全市人口的23%,到2030年则将达到38.54%。

2. **疾病谱和死亡谱的改变** 慢性非传染性疾病、退行性疾病和意外伤害已成为威胁人们健康的主要疾病。防治慢性病,必须重视社区卫生服务。与此同时,新老传染性疾病的威胁仍不容忽视,乙肝、结核、性病等在我国仍存在大面积流行,艾滋病、SARS、禽流感等为代表的新传染病也对我国的卫生建设带来挑战。面临双重疾病负担,我们必须重视基层卫生保健和社区预防。

3. **医学模式及健康观的转变** 随着医学科技的发展和哲学观的变化,医学模式已由生物医学模式转变生物-心理-社会医学模式,对病因的认识也由单纯的生物病因提高到生物、心理和社会的诸方面,病因理论由单因单果上升到多因多果,即疾病往往有多种致病因素,多种因素联合作用又可导致多种疾病。无病就是健康已成为传统的健康观,新的健康观对健康提出了更高的要求,强调三维健康,提倡以社区为基础的三级预防。

4. **医疗费用的过快增长** 我国的医疗费用每年以约20%的速度增长,远高于国内生产总值和居民收入的增长速度。社区卫生服务是控制医疗费用不合理增长的重要环节,全科医生是控制医疗费用的守门人。目前,85%的医疗资源消耗在15%的重症病人身上,仅剩15%的资源用于大多数人的基本医疗服务。这种资源不合理消耗使政府不堪重负,群众对此也十分不满,加之,居民个人卫生支出比例过重,占卫生总费用的50%左右。因此,迫切需要改变现行的医疗服务体系,发展社区卫生服务。

5. **调整卫生资源配置** 根据人群健康服务的需求特征,城市居民80%以上的医疗保健问题应在社区解决,仅有10%的病人需要到专科大医院门诊治疗,1%的病人需要到大医院住院治疗。而目前80%的卫生资源集中在城市大医院,高精尖设备在数量规模上已接近或达到发达国家水平。目前,城市卫生服务体系仍是"头重脚轻"的"倒三角"结构(图14-1),仅有很少部分资源配置到基层。一方面城市卫生资源数量相对过剩;另一方面,社区卫生资源严重不足,质量不高。于是,群众只能舍近求远涌向大医院,使大医院拥挤不堪,这又反过来刺激了大医院的扩张行为。同时,我们还应看到,卫生资源在治疗和预防的配置中有失衡

的危险,近10年来,用于预防的资源比例呈下降趋势。发展社区卫生服务,加强基层卫生机构的服务能力,不仅有利于调整卫生资源配置,而且可以将常见病人留在社区。

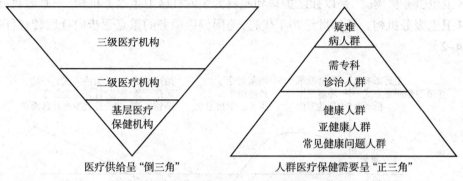

图14-1 资源配置与卫生服务需要关系图

6. 人群对卫生服务需求增加 人口老龄化,人群疾病模式的转变,以及人群生活水平的日益提高,导致对卫生保健服务的需求增加,而现行单一的卫生服务模式往往不能满足人群的需求,并由于诸多其他原因,使得人群无法得到综合且连续的卫生保健服务。发展社区卫生服务在一定程度上可以满足人群对卫生服务需求的增加。

四、社区卫生服务发展概况

(一)国际社区卫生服务发展概况

历经几十年的不断探索和实践,社区卫生服务已经成为世界很多发达国家如英国、澳大利亚、美国、加拿大和部分发展中国家较成熟的基层卫生服务模式。由于各国的卫生管理体制方面的差异以及政治、经济、文化等一系列社会因素对卫生服务体系的影响,社区卫生服务组织与社区卫生服务在不同的国家运行方式和发展情况有很大差别。

英国作为社区卫生服务的发源地之一,其社区卫生服务组织主要有两种形式:一是由开业的全科医生合伙举办的社区卫生中心或社区医疗中心;二是由开业全科医生个人执业的全科诊所。英国推行严格的社区首诊制度,除急诊外,居民去医院就诊必须经过注册的全科医生转诊才行。英国将社区卫生服务作为医疗卫生服务体系的重要组成部分,采用社区卫生服务的方式,低成本地给予社会弱势人群优先、综合及连续的服务,对满足本国居民的基本医疗服务需求、控制医疗卫生费用、合理分流病人发挥出了十分有效的作用,成为世界上其他许多国家的学习发展目标。

澳大利亚社区卫生服务实行区域化管理,由政府统一规划、设置社区卫生服务机构。社区卫生服务机构存在多种形式,包括社区卫生服务中心、全科医生诊所、老年保健服务中心、儿童保健中心等。社区卫生服务机构与医院等专业机构之间建立了比较完善的双向转诊体系。加拿大的社区卫生服务以私人开业的诊所为主,私人开业医生是社区医疗服务的主要提供者,政府设立社区卫生服务专

笔记

项资金,重点扶持农村和边远地区的社区卫生服务发展。美国的社区卫生服务是多元经济体制下的产物,社区卫生服务遵从市场调节的原则,长期护理和家庭保健是其主要内容。美国的社区卫生服务组织主要有三种形式:一是综合性社区卫生服务机构;二是以社区护理和照料为主的社区卫生服务机构;三是专科社区卫生服务机构。从20世纪70年代起,美国健康服务的重点逐步向社区转移(图14-2)。

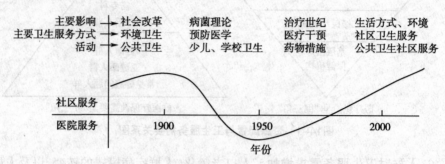

图14-2　美国健康服务重点的变化情况

(二)国内社区卫生服务发展概况

1. 我国社区卫生服务的发展　我国基于社区的卫生服务始于20世纪50年代,政府通过开展大规模的爱国卫生运动,在农村建立起以赤脚医生为支柱的基层医疗卫生服务体系,在城市建立了企事业医院或卫生所以及行政单位的公费医疗门诊部和公费医疗医院。20世纪80年代以来,国内专家开始探讨在我国实施社区卫生服务的可行性,并进行了一些实践探索,但是这些探索都较为分散,没有形成规模。

> **知识链接**
>
> ### 赤脚医生
>
> 赤脚医生是中国卫生史上的一个特殊产物,是农村社员对"半农半医"卫生员的亲切称呼。赤脚医生掌握一些卫生知识,可以治疗常见病,能为产妇接生,主要任务是降低婴儿死亡率和根除传染疾病。来源主要有三部分:一是医学世家;二是高中毕业且略懂医术病理者;三是一些上山下乡的知识青年。挑选出来后,到县一级的卫生学校接受短期培训,结业后即成为赤脚医生,但没固定薪金,仍持农业户口。赤脚医生为解决当时中国一些农村地区缺医少药的燃眉之急作出了积极的贡献。1985年1月25日,《人民日报》发表《不再使用"赤脚医生"名称,巩固发展乡村医生队伍》一文,到此"赤脚医生"在我国逐渐消失。

1997年2月17日正式发布实施的《中共中央　国务院关于卫生改革与发展的决定》明确提出:"改革城市卫生服务体系,积极开展社区卫生服务,逐步形成功能合理、方便群众的卫生服务网络。"第一次正式提出了在城市要开展社区卫生服务,这是我国社区卫生服务起步创立的重要标志,表明社区卫生服务成为了中国卫生系统的一个重要组成部分。此后,政府有关部门陆续颁布了一系列相关政策。1999年7月卫生部等十部委(局)联合制定发布了《关于发展城市社区卫生服务的若干意见》。这是我国第一个关于城市社区卫生的基础性、政策性文件。明确了我国开展社区卫生服务的总体目标、功能定位、服务内容、基本原则、社区卫生服务体系、规范化管理、配套政策等。

2006年2月,国务院在北京首次召开全国城市社区卫生服务工作会议,将发展社区卫生服务作为深化城市医疗卫生体制改革的重要举措和有效解决城市居民"看病难、看病贵"问题的突破口,并出台了《国务院关于发展城市社区卫生服务的指导意见》,标志着我国社区卫生服务工作进入了新的发展阶段。《国务院关于发展城市社区卫生服务的指导意见》对今后一段时间我国发展社区卫生服务的指导思想、工作目标、基本原则、服务体系、政策措施和组织领导等问题进行了明确规范。《国务院关于发展城市社区卫生服务的指导意见》以及卫生部等相关部门制定出台的一系列配套文件,对社区卫生服务的规范发展起到了极大的促进作用。

2009年4月6日颁布的《中共中央 国务院关于深化医药卫生体制改革的意见》(以下简称《意见》)是我国社区卫生服务发展又一个重要的里程碑。《意见》明确要求完善以社区卫生服务为基础的新型城市医疗卫生服务体系。2011年7月1日发布的《国务院关于建立全科医生制度的指导意见》指出,坚持保基本、强基层、建机制的基本路径,强化政府在基本医疗卫生服务中的主导作用,逐步建立和完善中国特色全科医生培养、使用和激励制度,全面提高基层医疗卫生服务水平,为社区群众提供连续协调、方便可及的基本医疗卫生服务。2012年3月,国务院办公厅印发的《"十二五"期间深化医药卫生体制改革规划暨实施方案》进一步强调,按照填平补齐的原则,继续支持村卫生室、乡镇卫生院、社区卫生服务机构标准化建设,2015年基层医疗卫生机构达标率达到95%以上。

我国社区卫生服务经历了从无到有、从小到大的发展历程。目前,全国所有地级以上城市、市辖区和80%以上的县级市都已开展社区卫生服务,设置社区卫生服务中心的街道占街道总数的比例为92.1%。截至2011年年底,全国已设立社区卫生服务中心7861个,社区卫生服务站(以下简称站)2.5万个。初步形成了以政府为主导、社会力量广泛参与的,以社区卫生服务中心、站为主体的城市社区卫生服务体系,承担着向社区居民提供均等化的基本医疗和基本公共卫生服务等重要职能。初步构建起基本公共卫生与基本医疗服务并重,政府办与社会力量举办协调发展的新格局,社区卫生服务在进一步方便群众就医、促进人民健康等方面发挥着越来越重要的基础性作用,受到广大人民群众的普遍认可和欢迎。

2. 我国发展社区卫生服务面临的挑战

(1)外部支持环境未形成:基本医疗卫生保健立法还未实现,社区首诊与分级诊疗机制处于探索阶段,收入分配、社会保障等社会领域配套改革没到位,财政筹资补偿和监管考核制度不健全。

（2）人才队伍建设亟待加强：由于相应薪酬激励和绩效考核机制欠缺，当前我国的社区卫生人力资源配置与其承担的功能任务尚不匹配，社区医疗卫生人才短缺、结构失衡和服务能力相对不高的问题未得到实质性改善。

（3）区域发展不均衡：目前国内区域间社区卫生服务发展差距明显，尤其是中小城市社区卫生服务发展水平亟待提高。

（4）管理体制和运行机制亟待完善：长效稳定的政府财政投入增长机制亟待建立，有效的激励约束机制未形成，人事分配制度改革未及时跟进，绩效考核机制不完善。

（5）信息化建设滞后：社区卫生信息化建设明显滞后于社区卫生服务体系的发展需要，区域内医疗卫生信息分割，数据收集和使用不规范，居民健康档案信息缺乏有效利用，信息互联互通和交换共享亟待实现。

3. 我国发展社区卫生服务取得的经验

（1）坚持把以人为本、群众受益作为发展社区卫生服务的根本出发点：发展社区卫生服务的根本目的是提高人民群众的健康水平，必须立足于维护群众健康权益。社区卫生服务必须坚持预防为主、防治结合的工作方针，不断优化服务模式，为群众提供安全、有效、方便、价廉的公共卫生和基本医疗服务。只有把群众利益放在首位，社区卫生事业才具有持久的生命力，我们必须把群众是否满意作为衡量社区卫生发展成效的根本标准。

（2）坚持把政府主导、部门协同作为做好社区卫生服务的重要保障：社区卫生服务具有鲜明的公益性质，是政府履行公共服务的一项基本职责，必须坚持政府主导，保证必要的投入，否则就不可能做好公共卫生服务，不可能减轻居民负担，也不可能取得群众的信任和支持。同时，社区卫生是一项复杂的系统工程，是卫生综合改革的交汇点，必须加强与有关部门密切配合，协同推进，不断健全和完善配套政策措施，才能取得良好的社会效果。

（3）坚持实事求是、探索创新是社区卫生服务可持续发展的生命力：社区卫生服务在我国还是一个新事物，其发展需要一个渐进的过程。近年来，各地区在发展社区卫生服务的一些关键问题上已经进行了很好的探索，积累了很多经验。我们只有在实践中不断总结经验，勇于探索创新，才可能逐步建立起一套社区卫生服务可持续发展的运行机制和管理体制。

案例14-1

小"社区"发挥大作用

从2008年开始运行的南宁经开区槎路社区卫生服务中心面积有1600平米，地方虽不大，但提供的服务却很全面，集预防、保健、医疗、健康教育、计划生育等功能为一体。平时社区居民身体不适，只要一个电话就有医生上门服务；60岁以上的老人每年都能接受一次免费体检；80岁以下困难户的老人还可以享受部分疾病的免费用药，而且检查费、诊疗费、上门费全部减免……

据了解,2011年,槎路社区卫生服务中心免费为60岁以上老人体检3000多人次,免费普查孕龄妇女2000多人次。对行动不便的病人,只要打来电话,就能得到该中心上门量血压、测血糖、输液、换药等诊疗和护理服务。中心通过开展多种形式的优惠高效服务,拉近了与社区居民的距离,增进了与社区居民的感情,让社区居民真正感到社区卫生服务中心就是自己健康保障的依托。

"现在,社区居民都很愿意到社区卫生服务中心看病,免去了到大医院的排队之苦。"南宁经开区党工委书记、管委会主任韦志鹏说。他表示,"十二五"期间,经开区将加大投入,不断完善医疗服务体系,形成以综合性医院为龙头,社区卫生服务中心为主体,社区卫生服务站为基础的三级医疗服务网络,努力为居民提供更便捷、更实惠的医疗服务。

讨论:南宁市经开区为什么要大力发展社区卫生服务?

资料来源:摘自2012年1月17日人民网

第二节　社区卫生服务内容、方式和组织机构

一、社区卫生服务的对象和提供者

(一)社区卫生服务的对象

社区卫生服务机构以社区、家庭和居民为服务对象,包括辖区内的常住居民、暂住居民及其他有关人员。根据人群健康状况和服务特点,社区卫生服务的对象可分为5类人群:

1. **健康人群**　健康人群处于一种躯体、心理和社会适应方面的完好状态。以健康人群为社区卫生服务的对象,积极开展社区健康促进工作,充分体现了预防为先的特点。

2. **亚健康人群**　介于健康和疾病之间的中间状态,虽然没有明显的疾病,但呈现体力降低、反应能力减退、适应能力下降等的人群。

3. **高危人群**　暴露于某种或某些对健康有影响的危险因素下的人群,其发生相应疾病的概率明显高于其他人群。一是高危家庭的成员,凡是具有以下任何一个或更多特征的家庭即为高危家庭:①单亲家庭;②吸毒、酗酒者家庭;③精神病患者、残疾者、长期重病者家庭;④功能失调濒于崩溃的家庭;⑤受社会歧视的家庭。二是具有明显危险因素的人群,如具有不良的生活方式、职业危险因素、家族遗传因素及其他社会危险因素的人群。

4. **重点保健人群**　由于各种原因需要在社区得到特殊保健的人群,如妇女、儿童、老年人、慢性病人、残疾人、贫困居民等。

5. **病人**　患有各种疾病的病人,一般为社区常见健康问题的门诊病人,需要家庭照顾、护理院照顾、院前急救或临终关怀的病人,以及其他一些不需要住院

笔记

治疗的病人等。

（二）社区卫生服务的提供者

社区卫生服务常以全科医生服务团队的形式为社区居民提供服务。全科医生服务团队通常由五类人员组成：第一类是全科医生、社区专科医师、社区中医师等临床医师；第二类是社区公共卫生人员或防保人员；第三类是社区护士；第四类是药剂师、检验师、康复理疗师及其他卫技人员；第五类是管理者、医学社会工作者、志愿者。全科医生服务团队按照服务功能与任务的不同，可以组成不同性质的工作团队，比如以解决病人健康问题为导向的门诊工作团队、以促进人群健康和实施群体健康干预为主的公共卫生服务团队、以管理为主的服务团队等。

全科医生（general practitioner，GP）是社区卫生服务的骨干，是为个人、家庭和社区提供优质、方便、有效、一体化的基层医疗保健服务，对生命、健康和疾病进行全过程、全方位负责式管理的临床医生。

二、社区卫生服务的内容

国外社区卫生服务的内容一般包括社区医疗、社区护理与照顾、预防保健及健康教育四大部分。社区医疗主要负责常见病的诊断治疗、院前急救以及大医院转来的急性病恢复期病人的康复。社区护理一般分为护理院或疗养院的长期护理和家庭护理。预防保健包括针对大众的公共卫生服务和针对个人的预防保健。通过健康教育改变人们的不良行为生活方式则贯穿于社区卫生服务的各个服务项目中。

目前我国的社区卫生服务机构主要负责提供基本公共卫生服务和基本医疗服务，其基本内容主要包括6个方面：①社区预防：社区卫生诊断、高危人群监测、常见传染病、地方病、寄生虫病防治，健康档案管理等；②社区保健：妇女保健、儿童保健、老年保健等；③社区医疗：一般常见病、多发病的诊疗，社区现场救护，慢性病筛查和重点慢性病病例管理，精神病患者管理，转诊服务等；④社区康复：残疾康复，疾病恢复期康复，家庭和社区康复训练指导等；⑤社区健康管理：提供个人及家庭连续性的健康管理，重点人群与重点场所健康教育等；⑥社区计划生育：计划生育适宜技术服务与咨询指导，发放避孕药具等。

三、社区卫生服务的服务方式

社区卫生服务的基本服务方式依据地域环境、服务需求及人口学特征的不同而形式各异。一般可分为以病人为中心的个体化服务和以社区人群需求为导向的群体性服务。

（一）以病人为中心的个体化服务

1. **门诊服务** 最主要的社区卫生服务方式，以提供基本卫生服务为主，一般包括常见病、多发病门诊，留诊观察、急诊急救、转诊和会诊服务等。

2. **出诊和家庭病床服务** 最具特色的社区卫生服务方式，出诊服务多是给予老年人或慢性病行动不便者或病情危急的社区患者；家庭病床服务主要针对中风后遗症、晚期肿瘤、慢性病行动不便、手术及疾病康复期患者等需要上门服务的人群。

3. 社区急救服务 在社区区域内,提供全天候的急诊服务、院前急救等,及时帮助病人利用当地的急救网络。

4. 长期照顾 主要针对身患多种疾病需要长期护理的老年人提供医疗护理、康复促进、临终关怀等服务。

5. 临终关怀及姑息医学照顾 对于生命终末期的患者给予人文关怀、减轻身心痛苦的双重照顾等服务,帮助患者获得最好的生存质量。

6. 电话/网络咨询服务 通过电话、网络等方式,为社区居民提供健康教育、医疗保健咨询、预约服务等,是近年来兴起的社区卫生服务的新型服务方式。同时,也可以通过电话、网络等方式对患者进行定期的随访督导。

7. 医疗器具租赁服务与便民服务 为家庭照顾中所需的短期使用的某些医疗器具提供租赁服务,并指导病人及其家属正确使用,如氧气袋/瓶、简易客服器具等。

知识拓展

姑息医学

姑息医学最早于1987年在英国被批准作为一门医学专业,对其描述是:"…… 对患活动性、进行性、预后有限的晚期疾病的患者进行研究、治疗和关怀照护,焦点是生命质量。"2002年WHO将其正式定义为:通过早期识别、积极评估,控制疼痛和治疗其他痛苦症状,包括躯体的、社会心理和宗教的干扰,预防和缓解身心痛苦,从而改善面临生命威胁的患者和他们的亲人的生命质量。2005年在"临终关怀之声"与世界各地的"临终关怀和姑息治疗学会"的联合倡导下,将每年的10月8日定为"临终关怀和姑息治疗日。"姑息医学是一门交叉学科,姑息治疗不等于临终关怀。

(二)以社区为导向的群体性服务

1. 开展社区卫生诊断 运用流行病学、社会学等定性和/或定量调查研究,确定社区人群的主要健康需求,分析影响社区人群健康的关键问题及其原因,有针对性地制订社区卫生计划和措施。

2. 开展以社区为导向的基本医疗卫生服务 基于流行病学的理念,以社区人群为服务对象,重视社区、环境、行为等因素与人群健康的关系,利用预防保健与社区医疗相结合的系统性医疗策略开展综合、连续、协调的基本医疗卫生服务。

四、社区卫生服务的组织机构

(一)我国社区卫生服务的组织形式

社区卫生服务的组织形式是社区卫生服务的结构基础。对于社区卫生服务的组织提供,世界上大多数国家采用的是一种混合形式,提供者包括公立机构、私

笔记

立营利性机构和非营利性机构,政府举办的医疗卫生机构不再是唯一的卫生服务提供者。目前,我国提倡政府主导,鼓励社会参与,多渠道发展社区卫生服务。

1. **政府举办的社区卫生服务**　社区卫生服务机构由一级医院、部分二级医院或其他基层医疗机构整体转型而来。其特点是以城市的街道办事处为依托,以医疗卫生单位为主体,将医疗中心、社区卫生服务机构与家庭连接起来,使资源得到合理配置,社区卫生服务向规范化发展。

2. **企事业单位举办的社区卫生服务**　企事业单位举办的社区卫生服务分为企业举办和事业单位举办两种形式。企业举办的社区卫生服务主要依托有条件的企业卫生机构,与地方资源形成互补,共同承担相应区域的社区卫生服务。事业单位举办的社区卫生服务主要是由二级、三级医院在院内设立开展社区卫生服务的专门部门或在院外举办社区卫生服务机构。企事业单位举办的社区卫生服务的优势在于盘活卫生资源,有利于卫生机构合理布局,使卫生服务得到延伸;存在的问题是,社区卫生服务的功能得不到完全重视。

3. **社会力量举办的社区卫生服务**　根据国家有关支持政策,部分地区允许具备提供社区卫生服务的基本条件,符合法律法规,能独立承担民事责任的法人或自然人均可申请举办社区卫生服务。社会力量参与举办社区卫生服务,有利于整合卫生资源,扩展筹资渠道;存在的问题是谋利的同时导致"重医轻防"现象较为普遍,社区卫生服务的功能难以完全落实。

(二)我国社区卫生服务的组织设置原则

社区卫生服务机构的存在取决于人群健康需求和社区发展目标,社区卫生服务机构的设置遵循以下基本原则:

1. 要符合事业单位改革和医疗卫生体制改革的方向以及区域卫生规划的要求。

2. 要立足于调整现有卫生资源,辅之以改扩建和新建,避免重复建设。

3. 要统筹考虑地区之间的经济发展差异,保障城市居民享受到最基本的社区卫生服务。

4. 政府举办的社区卫生服务机构为公益性事业单位,按其公益性质核定的社区卫生服务机构编制为财政补助事业编制。

5. 机构设置,要有利于方便群众就医。

6. 人员编制的核定,要符合精干、高效的要求,保证社区卫生服务机构最基本的工作需要。

五、社区卫生服务的网络建设

(一)社区卫生服务网络体系

社区卫生服务网络是以社区卫生服务中心(站)为主体,其他医疗卫生机构为补充,二级、三级医院和防保机构为指导,与上级医疗机构实行双向转诊、条块结合、以块为主,基于城市街道、社区居委会而建立起来的基层卫生服务网络。

(二)社区卫生服务网络建设的作用

1. 有利于医药卫生体制改革和基本医疗保障体系的建立。

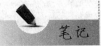

2. 有利于卫生资源的合理配置和使用,提高卫生资源的使用效益。

3. 有利于形成基层医疗卫生机构与城市医院合理分工的诊疗模式,控制医疗费用的过快增长。

4. 有利于为群众提供连续协调、方便可及的基本医疗卫生服务,满足社区居民健康需求。

(三)社区卫生服务网络建设

社区卫生服务网络建设是一项涉及面很广的社区系统工程,需要各级政府牵头和协调各有关责任部门,共同完成社区卫生服务网络建设。

1. **坚持政府主导、统筹规划** 各级政府负责制订实施社区卫生服务发展规划,有计划、分步骤地建立以社区卫生服务中心/站为主体,以诊所、医务所(室)、护理院等其他基层医疗机构为补充的社区卫生服务组织网络。在大中型城市,按照3万~10万居民或按照街道办事处所辖范围规划设置1所社区卫生服务中心,根据需要设置若干社区卫生服务站。推行社区卫生服务中心与社区卫生服务站一体化管理。

2. **建立合理的基层卫生分工协作机制** 调整疾病预防控制、妇幼保健等预防保健机构的职能,将适宜社区开展的公共卫生服务交由社区卫生服务机构承担,建立社区卫生服务机构与专业公共卫生机构分工明确、信息互通、资源共享、协调互动的协作机制。推进区域医疗卫生资源的纵向整合,探索建立"资源纵向整合、服务上下联动"的医疗服务协作关系,推动社区卫生服务机构与医院在坚持各自功能定位的基础上,逐步形成分工明确、协作密切的新型医疗卫生服务体系(图14-3)。

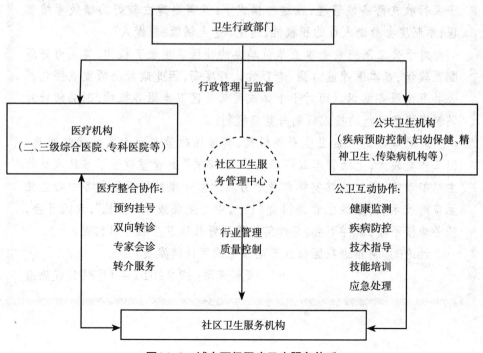

图14-3 城市两级医疗卫生服务体系

3. 完善社区卫生服务运行机制 属于事业单位的政府办社区卫生服务机构，要根据事业单位改革原则，改革人事管理制度，实行定编定岗、公开招聘、合同聘用、岗位管理、绩效考核的办法。改革收入分配管理制度，实行以岗位工资和绩效工资为主要内容的收入分配办法。按照购买服务的方式，根据社区服务人口、社区卫生服务机构提供的公共卫生服务项目数量、质量和相关成本核定财政补助。全面实施国家基本药物制度。

4. 加强社区卫生服务的监督管理 规范社区卫生服务机构的设置条件和标准，依法严格社区卫生服务机构、从业人员和技术服务项目的准入，明确社区卫生服务范围和内容，健全社区卫生服务技术操作规程和工作制度，完善社区卫生服务考核评价制度，推进社区卫生服务信息管理系统建设，加强社区卫生服务机构的日常监督与管理。

5. 发挥中医药和民族医药在社区卫生服务中的优势与作用 加强社区中医药和民族医药服务能力建设，合理配备中医药或民族医药专业技术人员，推广和应用适宜的中医药和民族医药技术。

案例14-2

社区卫生服务机构管理中的难题

目前，我国社区卫生服务机构举办主体、所有制形式、隶属关系存在较大差异。社区卫生服务机构运行模式百花齐放，采取一种管理模式是行不通的，管理方法也要百家争鸣。上海、北京等地的社区卫生服务机构多实行收支两条线管理，在这种模式下，就需要建立较好的绩效考核管理，用制度去激励人员的积极性，避免"吃大锅饭、养懒人"。

对于公立医院或企事业单位举办的社区卫生服务机构，其人力资源配置较优、基本医疗能力强、老百姓认可度高，因此政府必须重点强化其公共卫生服务意识。而对于个体或民营社区卫生服务机构，则必须针对其制定规范可行的投入机制与监督机制。

政府举办的社区卫生服务机构，其医保政策与财力支持优势明显，但工作量较大，上级管理部门烦琐。"公婆式"的管理锁住了基层人员的主观能动性，很难让其发挥自身潜力。北京一家社区卫生服务中心主任无奈地表示，其上级主管部门有11个，中心主任成了"会长"，天天开会，任务应接不暇，这样下去，又如何能管理好社区卫生服务机构呢？

讨论：如何推进我国社区卫生服务的可持续发展？

资料来源：摘自2011年4月21日健康报

笔记

第三节　社区卫生服务运行机制与管理模式

一、社区卫生服务的筹资机制

社区卫生服务筹资(financing)是指通过一定渠道,采取适当方式,社区卫生服务向外部或机构内部筹集资金的一种财务活动,具有资金筹集、资源汇集和购买服务等职能。

(一)社区卫生服务筹资的原则

1. **筹资规模适度**　合理预算资金量是社区卫生服务筹资的首要原则。按照社区卫生服务工作计划科学合理预算社区卫生服务财务收支规模、资金需求量,并作为社区卫生服务筹集资金的依据。

2. **资金投向正确**　筹资是投资的前提,投资是筹资的目的。筹资的效益和产出与投资方向密切相关。若资金投向错误,投放时间不对,则会严重影响筹资效果。

3. **筹资时机适宜**　社区卫生服务正常运行不仅需要资金数量上的保障,还需充分考虑资金供应时间上的协调一致。既要做到按时供应,又不能超过实际合理需要,防止发生资金浪费和占用的现象。

4. **依法筹措**　社区卫生服务筹资应建立在遵守国家有关财经法规,维护有关方面经济权益的基础上,不能置国家相关政策于不顾,违法违规筹集资金,扰乱社会经济秩序。

(二)社区卫生服务筹资的概念框架

社区卫生服务通过使用者缴费、社会筹资、社会医疗保险和商业保险、政府投入、项目基金或捐赠等筹集运行资金。资金在捐赠者、政府、卫生服务提供者和卫生服务利用者之间流动(图14-4)。

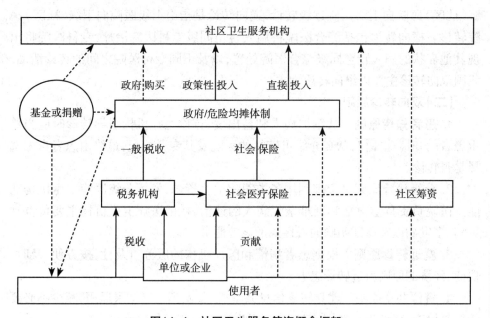

图14-4　社区卫生服务筹资概念框架

（三）社区卫生服务主要筹资渠道

1. 政府投入 社区卫生服务是政府实行一定福利政策的社会公益事业的具体表现，大量的社区卫生服务属于公共和准公共卫生服务，必须有政府政策与资金的投入才能得以开展和维持。政府投入包括中央政府或地方各级政府以直接或间接的方式对社区卫生服务机构进行财政拨款，以及国有企事业单位的资金投入。我国对社区卫生服务的政府投入主要为预算拨款和专项经费投入。

2. 社会保险 社区卫生服务担负着社会医疗保险体系"守门人"的作用，可通过为社区居民提供纳入基本医疗保险范畴的基本医疗服务项目从社会保险基金筹集资金。社会医疗保险资金一般由雇主和个人按一定比例交纳保险费建立社会保险基金筹集，国家通常会提供一定的补助。

3. 使用者缴费 社区卫生服务既包括公共卫生服务的内容，也包括个人的医疗卫生服务消费。社区卫生服务机构可通过为个人提供医疗、保健服务而向其收取各项合理费用以筹集资金。使用者缴费还包括集体企业，个体、私营企业的资金投入。

4. 社会筹集 通过动员鼓励社区居民或者社区内企事业单位、相关社会团体等自发出资用以保障社区居民的日常的、基本的卫生服务需求。

5. 项目基金及捐赠 包括政府或科研机构设立的某项目基金对社区卫生服务机构投入资金，以及基金会或个人对社区卫生服务捐献资金或物品等。

二、社区卫生服务的双向转诊机制

（一）双向转诊的概念

双向转诊（two-way referral）是指根据病情和人群健康的需要而进行的上下级医院间、专科医院间或综合医院与专科医院间的转院诊治过程，它分为纵向转诊和横向转诊两种形式。纵向转诊包括正向转诊和逆向转诊，正向转诊指由下级（社区）医院向上级医院逐级转诊，逆向转诊是指由上级医院向下级（社区）医院转诊。横向转诊包括综合医院将病人转至同级专科医院治疗，专科医院将出现其他症状的病人转至同级综合医院处置，以及不同专科医院之间的转诊活动。我国双向转诊主要以纵向转诊为主。

（二）双向转诊原则

1. 患者知情原则 从维护病人利益出发，首诊医疗机构引导转诊时应当尊重患者的知情选择权，认真介绍可转往的医院及其专科情况，最终由患者自主选择是否转诊。

2. 分级诊疗原则 合理利用各类医疗卫生资源，发挥分级医疗卫生机构功能。医院负责危重急症和疑难杂症病人的诊治，社区医疗卫生机构主要负责常见病、多发病以及诊断明确的慢性病的诊疗服务。

3. 就近转诊原则 根据患者病情和医疗机构的服务可及性，按方便、及时、快捷、经济的原则就近转诊患者。

4. 资源共享原则 建立转诊信息共享机制，做到检查结果通用，减少不必要的重复检查，降低诊疗费用，有效提高卫生资源的合理利用效率。

5. 无缝管理原则 建立有效、严密、实用、畅通的上下转诊渠道,为患者提供整体性、系统性、持续性的医疗照顾。医疗机构必须做好转出、转入登记,及时反馈相关信息。

(三)社区卫生服务双向转诊流程

根据就诊患者病情,社区卫生服务机构应将符合上转指征的病例及时转至上级定点医院。当病人诊断明确、病情稳定进入康复期时,医院应将符合下转指征的病例及时转回社区卫生服务机构治疗或管理,并根据需要提出继续治疗的指导建议和注意事项(图14-5)。

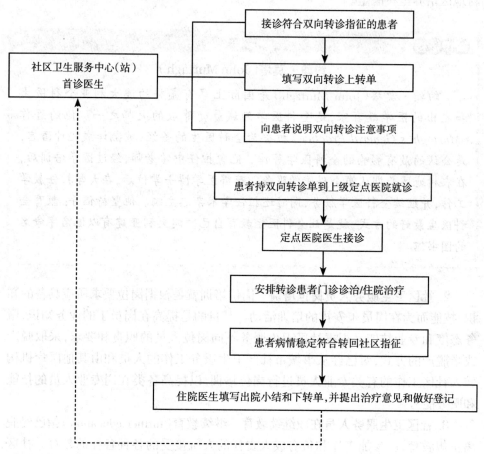

图14-5 社区卫生服务双向转诊流程

三、社区卫生服务的人力资源管理机制

(一)社区卫生人才培养机制

人才培养机制是指在一定的教育理念指导下,为实现一定的培养目标而形成的较为稳定的结构状态和运行机制,包括教育理念、培养目标、培养过程、培养制度、培养评价。社区卫生服务是一项由多种类型、多个专业人才提供综合服务的社会服务工程,需要培养配置全面、系统的卫生人力资源。被选拔的卫生专业人员一般都需经过培养训练,才能成为符合社区卫生服务岗位要求的专门人才。

笔记

1. 全科医生规范化培养 规范化培训是优化医生知识结构、提高临床能力、加强医学人才培养、保障医疗质量和医疗安全的重要举措,将逐步成为医学院校毕业生转变为一名合格医生的必经阶段。我国将逐步规范全科医生培养为"5+3"模式,即先接受5年的临床医学(含中医学)本科教育,再接受3年的全科医生规范化培养。全科医生规范化培训包括理论培训、临床技能培训和基层医疗卫生实践。全科医生规范化培养以提高临床和公共卫生实践能力为主。为解决当前基层急需全科医生与全科医生规范化培养周期较长之间的矛盾,我国近期还采取基层在岗医生转岗培训加强全科医生培养,采取"3+2"模式为经济欠发达的农村地区培养全科医生。

> **知识链接**
>
> ### 约翰·莫塔(John Murtagh)
>
> 约翰·莫塔(John Murtagh)是国际上享有盛誉的澳大利亚全科医生和杰出的医学教育家,是全科医学领域最受尊敬的大师之一。他的著作《*Murtagh's General Practice*》被誉为全科医生的圣经,被翻译成12种语言,是公认的最有影响的全科医学著作。他曾担任中学老师,经过医学培训后,在农村地区长期从事全科医学服务。获得医学博士学位后,在大学担任教学工作,并继续全科医学服务,同时还担任学术杂志主编。他坚持倡导:教育全科医生最好的方式,就是让全科医生教育自己。澳大利亚建有以他名字命名的图书馆。

2. 社区卫生服务人员岗位培训 岗位培训就是根据岗位要求所应具备的知识、技能而为在岗员工安排的培训活动。其目的是提高在岗员工的业务知识、服务态度和专业技能。根据社区卫生服务不同岗位人员的职责和要求,采取脱产或半脱产的方式,对已经从事城市社区卫生服务工作的人员和由其他医疗机构转入社区工作的有关专业人员进行岗位培训,以提高各类在岗专业人员的技能和服务能力。

3. 社区卫生服务人员在职继续教育 继续教育(further education)指已经脱离正规教育,已参加工作和负有成人责任的人所接受的各种各样的教育。社区卫生人员继续教育应坚持"分类指导、按需施教、讲求实效"的原则,以现代医学技术发展中的新知识和新技能为主要内容。继续教育可采用现代远程教育、培训班、研讨会等多种方式。

> **知识拓展**
>
> ### 继续教育的基本特性
>
> - 继续教育是一种非学历的成人教育。
> - 受教育者在学历上和专业技术上已达到了一定的层次和水平。

> ● 继续教育的内容是新知识、新技术、新理论、新方法、新信息、新技能。
> ● 学习的目的是为了更新补充知识、扩大视野、改善知识结构、提高创新能力，以适应科技发展、社会进步和本职工作的需要。

4. 高等医学院校教育 主要包括理论教学与社区实践。通过开设全科医学及社区医学有关的必修课和选修课，安排医学生到社区卫生服务实习基地见习或实践，可使医学生先期了解社区卫生服务理念、内容及社区卫生服务人员的工作任务和方式，为将来从事社区卫生服务工作打下基础。

（二）社区卫生人力绩效考核机制

社区卫生人力绩效考核指社区卫生服务各级管理者对社区卫生服务工作人员规定行为目标，在社区卫生服务机构运行中，按照一定的标准在某个时间周期内对员工的行为状态和行为结果进行工作绩效的考核，并以此通过激励和帮助员工取得优异绩效从而实现组织目标的管理方法。

1. 社区卫生人力绩效考核的资料

（1）客观资料：社区卫生服务绩效评价信息来源于效益性指标数据、结果性指标数据和产出性指标数据。如发病率、伤残率、服务项目、门诊量、健康体检人次数、新建档案人次数、签约家庭户数、转诊率、出诊次数、转送病人次数、有效工作日、诊断正确率等。

（2）员工管理资料：常用的有缺勤率、重要工作记录、奖励记录等。

（3）评判资料：评判资料运用最广泛，包括来自管理人员、社区群众、同事、知情人、患者等的评价信息。评判结果以管理人员和社区群众为主。

2. 社区卫生人力绩效考核流程

（1）确定考核人员：社区卫生人力绩效考核的执行者一般为机构人力资源部门，参与者包括员工所在科室上级、同事、下属以及其本人，还包括机构以外的专家、社区相关人群、患者。

（2）制订绩效考核计划：明确考核的目的和对象，选择考核内容和方法，确定考核时间。社区卫生人力资源考核的时间一般为常规工作时间段的末尾，如年末、一项工作周期末等。

（3）绩效考核技术准备：人力绩效考核是一项技术性很强的工作。其技术准备主要包括确定考核指标和标准、选择或设计考核方法以及培训考核人员。

（4）收集资料：收集与绩效考核指标有关的资料，为考核提供依据。收集的资料要保证客观性，尽量避免采集与考核无关的信息，减少对考核工作的影响。

（5）综合评价：依据收集到的有关资料，确定单项指标的等级和分值，并通过指标体系加以综合分析，得到综合评价结果。

（6）评价反馈：由考核的执行者将评价结果及时准确反馈给被考核的员工，征求被评价者的意见，使员工能正确认识自己的工作情况。

（7）绩效改善：通过沟通帮助员工查找产生良好绩效和不良绩效的原因，并制定改进的措施和方法。

四、社区卫生服务的管理模式

(一)国外社区卫生服务管理模式

由于历史背景和制度的差异,各国的社区卫生服务的形式和内容有所不同。英国、美国、澳大利亚、德国等国家的社区卫生服务模式代表了世界先进水平(表14-1)。

表14-1 部分发达国家的社区卫生服务管理模式

	英国	澳大利亚	美国	德国
管理模式	政府主导经营管理模式	政府统筹下、市场主体参与的项目管理模式	市场调节为主导的私营管理模式	政府计划经营、市场参与管理模式
组织形式	国家计划管理	国家计划、市场	市场调控为主	国家计划、市场
服务提供者	全科医生、社区护士、社会工作者	公立医疗机构和非营利性社会组织的全科医生、社区护士、治疗师、社会工作者	家庭医生、社区护士、护士助手及其他专业人员	家庭医生、社区护士
服务内容及重点	医疗、预防保健、健康教育、康复、计划生育指导、健康档案	预防保健、康复、护理、健康教育	长期护理和家庭保健	门诊医疗、预防保健
社区服务调控者	国家	国家、保险机构	保险机构	国家、保险机构
筹资补偿方式	国家财政拨款	国家财政拨款、社会健康保险	国家财政拨款、商业保险、自费	国家财政拨款、社会健康保险
医生收入来源	注册病人数量	服务量	服务量	服务量

1. 英国管理模式 英国的社区卫生服务是国家保健服务制的重要组成部分,其经费主要来源于国家投入,实行定额预算的控制措施。社区卫生机构主要由各种委托机构和基金组织以购买服务合同的方式经营管理,形成卫生服务供方和买方紧密合作关系。

2. 德国管理模式 德国主要采取国家计划管理、私人提供社区卫生服务的经营管理方式。私人开业的家庭医生与国家健康保险部门签订服务合同,提供社区卫生服务。社区卫生服务的管理机构具有卫生行政管理和医院双重职能。

3. 澳大利亚管理模式 澳大利亚制定了与社区卫生服务管理规范相匹配的系列评价指标体系,严格规范社区卫生服务机构的基本服务内容、基本设施、设备和服务提供方式。全科医疗诊所不接受地方卫生局管理,其准入、考核评估等工作由全科医师协会来负责。

4. 美国管理模式 美国社区卫生资源的配置以市场调节为主,社区卫生服务组织结构松散,经营方式多样,以团队工作的方式为主,国家和地方财政能给予较大支持。各种医疗保险制度以"疾病诊断治疗分类标准（DRGs）"作为依据对社区卫生服务的运行进行规范。

（二）国内社区卫生服务管理模式

历经多年的发展，目前我国形成了以政府办为主的多种举办形式并存的社区卫生服务管理模式格局。

1. 政府管办模式　政府办的社区卫生服务机构，主要是由政府所属的一级或二级医院整体或部分转型或改造而来，在管理与运行机制上与过去没有较大差别，全民所有制的医院有相对稳定的财政投入，集体所有的医院则获得一定投入财政补助。政府对这类机构进行人、财、物及设备上的管理与支持，与其他举办主体机构相比，这类机构的运行管理具有明显的政策优势。

2. 医院管办模式　医院举办社区卫生服务已成为我国城市社区卫生服务体系中的重要组成部分，此类机构主要由二级以上综合医院伸腿举办，少部分机构由专科医院或妇幼保健院伸腿举办，实行院办院管的模式。这种模式，有利于社区卫生服务机构在房屋、设备、经费、人员培养、业务开展、技术指导等方面获得医院持续性的支持。但从总体上看，这种模式存在诸多弊端，如财政拨付经费难以落实到机构、人才队伍不稳定、重医轻防、易受到医院发展战略及领导认识和重视程度的影响、缺少政策和制度上的保障等。

3. 企业管办模式　企事业单位办的社区卫生服务包括国有企业单位直接办、国有企业单位所属医疗机构转型、国有企业单位所属医疗机构办等形式，这是中国特有的社区卫生服务运行管理模式。随着企业单位内部改革和后勤服务社会化的推进，部分企业采取将所属医院整体转型或伸腿举办的方式成立社区卫生服务中心和相应的站点，为企业职工和当地居民提供卫生服务。企业单位办的管理模式，有利于盘活社区存量卫生资源，但由于企业所能提供的保障和支持越来越少，机构运行多处于自负盈亏的状态，容易忽视"六位一体"的综合服务功能。

4. 民营管办模式　在国家政策的支持下，社会民营资本开始被引入社区卫生服务的发展中。部分地区已允许具备提供社区卫生服务功能的基本条件，符合法律法规，能独立承担民事责任的法人或自然人均可申请举办社区卫生服务机构。民营社区卫生服务机构往往更倾向于谋求机构经济利益，在其服务的提供过程中，"重医轻防"的现象较为普遍。

（三）社区卫生服务机构的管理方式

1. 社区卫生服务机构的收支两条线管理　所谓"收支两条线"管理，是指行政事业单位的收支活动全部纳入国家财政预算管理，行政事业性收费和罚没收入的执收执罚决定权与缴款实行分离，收入全额上缴财政，代收代缴单位所需经费由财政根据预算核拨。社区卫生服务机构实施收支两条线管理，主要是指将社区卫生服务机构收入全部上缴政府、支出全部纳入财政预算的财务管理模式，其目的是切断社区卫生服务从业人员个人收入与业务收入的直接联系，保证社区卫生服务的公益性质。

社区卫生服务机构收支两条线管理中，收入包括机构的医疗、药品、预防保

笔记

健等业务性收入、政府补偿及其他渠道的收入,支出包括社区卫生服务机构运行所需的一切经费,如人员经费、常规工作经费及其他经费。

社区卫生服务机构实行收支两条线管理关键在于收支纳入全面预算管理,并且收支完全脱钩。坚持资金统筹、综合预算、量入为出,收支平衡的原则,社区卫生服务机构来自个人付费、医保支付、政府补偿等不同渠道的收入全额上缴;机构所需的一切支出由财政核定,并实施全面预算,以此作为经费下拨即财政支出的依据,而与上缴收入多少完全无关。

2. 社区卫生服务机构的绩效管理 社区卫生服务机构的绩效管理(performance management)是一个复杂的系统工程,是对社区卫生服务机构整个运行过程的管理,包括绩效计划、绩效实施与管理、绩效考核、绩效反馈等过程。其目的是规范社区卫生服务机构管理,完善服务功能,充分调动工作人员积极性,有计划地开展工作,提高服务质量和工作效率,体现社区卫生服务公益性质,切实使群众受益。

知识拓展

绩效管理的误区

- 绩效管理是人力资源部门的事情,与业务部门无关。
- 绩效管理就是绩效考核,绩效考核就是挑员工毛病。
- 重考核,忽视绩效计划制订环节的工作。
- 轻视和忽略绩效辅导沟通的作用。
- 过于追求量化指标,轻视过程考核,否认主观因素在绩效考核中的积极作用。
- 忽略绩效考核导向作用。
- 绩效考核过于注重结果而忽略过程控制。
- 对推行绩效管理效果抱有不切实际的幻想,不能持之以恒。

本 章 小 结

1. 社区的构成要素包括一定数量的人群、一定的地域条件和空间、一定的生活设施、特有的文化背景、认同意识和生活方式、一定的生活制度与管理机构等五个方面;具有管理、服务、民主自治、文化教育、安全稳定等功能。

2. 社区卫生服务承担着健康"守门人"的职责,具有综合性、连续性、可及性、协调性、基础性的特性;服务对象包括健康人群、亚健康人群、高危人群、重点保健人群和病人;服务提供者包括全科医生、社区护士、社区公共卫生人员或防保人员、其他卫生技术人员、管理者等。

3. 我国的社区卫生服务机构主要提供基本公共卫生服务和基本医疗卫生服务;服务方式有以病人为中心的个体化服务和以社区人群需求为导向

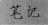
笔记

的群体性服务;组织形式主要有政府举办、企事业单位举办、社会力量举办;筹资渠道主要有政府投入、社会保险、使用者缴费、社会筹集、项目基金及捐赠等。

4.双向转诊分为纵向转诊和横向转诊两种形式。纵向转诊包括正向转诊和逆向转诊,正向转诊指由下级(社区)医院向上级医院逐级转诊,逆向转诊是指由上级医院向下级(社区)医院转诊。

5.社区卫生人才培养途径包括全科医生规范化培养、社区卫生服务人员岗位培训、社区卫生服务人员在职继续教育、高等医学院校社区医学知识教育。

6.国内社区卫生服务的管理模式有政府管办模式、医院管办模式、企业管办模式、个体/民营管办模式。社区卫生服务机构的收支两条线管理和绩效管理可保证社区卫生服务的公益性质。

关键术语

社　区
community

社区卫生服务
community health service

筹　资
financing

双向转诊
two-way referral

绩效管理
performance management

讨论题

1.WHO为什么要提出卫生服务的社区发展方向?

2.我国发展社区卫生服务面临哪些挑战?

思考题

1.填空题

(1)社区卫生服务具有_____、_____、_____、_____、_____的特性。

(2)社区的类型可分为_____和_____两种。

(3)双向转诊包括_____和_____。

2.单选题

(1)社区卫生服务概念起源于(　　　)

　　A.英国　B.美国　C.德国　D.澳大利亚

(2)下列哪类医务人员是社区卫生服务最主要的骨干(　　　)

　　A.社区护士　B.社区公共卫生人员　C.全科医生　D.管理人员

笔记

3.名词解释

(1)社区

(2)社区卫生服务

(3)双向转诊

4.问答题

(1)试述我国发展社区卫生服务的必要性。

(2)试述社区卫生服务的内容。

（李伟明　黄巧云　姜焰凌）

▶ 第十五章

弱势群体的社会医学

学习目标

通过本章的学习,你应该能够:

1. 掌握弱势群体的概念、社会影响因素及社会保健措施。

2. 熟悉妇幼、老年人、残疾人、流动人群、下岗失业人群、低保贫困人群的生理心理状况,弱势群体的健康促进措施及相关政策。

3. 了解自然性弱势群体的现状。

章前案例

十四岁少女外出打工遭强奸

陈晓云(化名)是一名14岁的广东少女,在广东省佛山市一家私营的纽扣厂打工,晚上就睡在旁边的一个不足8平方米的平房里。平房进门左边摆着一张木板床,右面是一个架子床,陈晓云住在架子床的下铺,她有智障的哥哥和纽扣作坊的老板莫炳言睡在旁边的木板床上。2012年8月5日夜里,陈晓云在睡梦中被她的老板强奸。

一向隐忍的她在事发后并没有直接报警,而是向年迈的爷爷打电话说要换工作。后来,在堂叔堂伯的劝说下才将事件的真相说了出来。这时候家人才了解了事件的严重性而报了警。可是面对警察,晓云却一度不愿把事情的经过完整地说出来。记者走访调查时发现,和晓云一起工作的同乡工友竟然异口同声地说不清楚"强奸"这回事,有的甚至说不认识晓云。这样的结果让记者十分疑惑,随后晓云的堂哥就接到了莫家打来的恐吓电话,电话那头称如果把他的儿子莫炳言送进去就灭了他们家,还要用6万元钱"私了"。可笑的是,当记者和莫家人联系上时,莫家人竟声称晓云和莫炳言正在谈恋爱,发生性关系是晓云自愿的。采访时晓云哭诉,她还不懂什么叫谈恋爱。我们也觉得惊奇,14岁少女和30多岁的中年男子怎么也不会是谈恋爱。

据了解,晓云家庭生活在一个小村里,母亲在生下她一年后和别的男人私奔,爸爸因此精神不正常,她和哥哥由年迈的奶奶爷爷照料。晓云从小特别懂事,因为不想让爷爷奶奶那么辛苦,她小学毕业后就外出打工,短短几个月的时间就给家中寄回2000多元,而在纽扣厂做一个纽扣晓云只能得到1.2分。

晓云的遭遇无疑为这个本来就充满悲剧气氛的家庭蒙上了一层阴影。

笔记

老年人、精神病人、悲情的儿童，这样一个家庭充分诠释了弱势群体在社会上面临的种种困境。而最让我们唏嘘感叹的是，处在豆蔻年华的晓云却承受了这样一个不应该在她这个年纪承受的伤痛。

讨论：如何解决留守老年人、流动儿童、残疾人等弱势群体的社会问题？

弱势群体（vulnerable group）是依靠自身的力量或能力无法保持个人及其家庭成员最基本的生活水平，需要国家和社会给予支持和帮助的社会群体。社会弱势群体也称社会脆弱群体、社会弱者群体。社会弱势群体主要包括妇女、儿童、老年人、残疾人、精神病患者、失业者、贫困者。在有些国家，还包括单身母亲、吸毒者、酗酒者等。一般学术界把社会弱势群体分为两类：生理性弱势群体和社会性弱势群体。

生理性弱势群体，有着明显的生理原因，如孕产妇、儿童、老年人、残疾人、患病者等。社会性弱势群体，基本上是社会原因造成的，如下岗职工、社会低保对象、失业者、流动人口等。也有学者在生理性、社会性弱势群体之外，补充了自然性社会弱势群体，主要包括生态脆弱地区的人口、自然灾害的灾民。本章将重点介绍妇女、儿童、老年人、残疾人、流动人口和其他弱势群体的健康状况、影响健康问题的因素及相关卫生措施。

第一节　妇幼社会医学

一、妇幼生理、心理特点

（一）妇女生理、心理特点

妇女是指15岁以上的女性人口，约占人口总数的48.73%。妇女在人类社会生活中承担着生育后代和劳动生产的双重任务。妇女一生要经历青春期、性成熟期（生育期）、围绝经期（更年期）、绝经后期（老年期）等阶段，在不同的阶段中妇女发生着不同的生理变化，既有与一般群体相同的最基本的保健需求，也有高层次的特殊需求。因此，她们的健康问题成为全社会1/2人口的健康问题，而且也直接影响着下一代健康，关系到整个民族的素质和社会的发展进步。

1. **青春期**（adolescence）　女性青春期大约从12岁到18岁。这时期是从月经初潮到生殖器官发育成熟，从儿童发育到成人的过渡时期。在此期间会引发一系列生理和心理问题，甚至产生社会问题，如痛经、闭经、吸烟、酗酒、早恋、意外妊娠、不安全人流、感染STD/HIV/AIDS、自杀等问题，因此青春期的问题会严重影响女性的健康。

2. **生育期**（growth period）　青春期后，女性进入生理功能最稳定、最旺盛的生育期，这时期性功能及心理状态已成熟，生理表现为正常月经及生育能力，进入婚姻家庭生活。一些女性生活美满幸福和谐，而一部分女性则感到厌烦、焦躁，甚至出现家庭危机。女性自身的因素有很多，如月经来潮、怀孕、生育、哺乳，女性都经历着生理变化和环境变化的双重考验，这不仅关系着女性个人的身心健康,同时将会影响下一代的健康。

3. **更年期(menopause)** 一般45~55岁之间是妇女卵巢功能逐渐衰退、生殖器开始萎缩的过渡期,表现为经常闭经,月经不规则,最后绝经。许多妇女卵巢分泌功能减退,以及自主神经功能紊乱,出现一系列的症状,如潮热、出汗、烦躁、失眠、抑郁、功能性子宫出血、更年期综合征、肿瘤等。

4. **老年期(senility)** 60岁以上称为老年期,卵巢萎缩、雌激素及孕激素水平不断下降、生理变化对老年期的妇女产生特殊影响。家庭结构的变化以及现代生活的变化,使老年妇女的存在被忽视,缺乏社会照顾,老年人会感到孤独不安,生活依赖性高,因此多出现生理、心理性疾病。

(二)儿童青少年生理、心理特点

儿童是指小于14周岁处于生长发育时期的一组特殊人群,青少年是指14~20周岁的人群,他们占总人口的30%,包括婴儿期(0~1周岁)、幼儿期(1~3周岁)、学龄前期(3~6周岁)、学龄期(6~13周岁)、青春期(11~18周岁)。

1. **婴儿期(infancy)** 由于婴儿期的生长发育比任何时期都快,对能量和蛋白质要求特别高,如果缺乏,容易发生营养不良和发育迟缓。同时机体的各器官生理功能尚未成熟,从母体获得的免疫力逐渐丧失,自身免疫功能低下,容易感染患病。

2. **幼儿期(early childhood)** 从1周岁到3周岁内的幼儿,体格发育速度减慢,神经系统发育较迅速,语言、动作能力明显发展,活动增多,容易发生意外损伤,断奶后的幼儿很容易造成饮食营养不良。

3. **学龄前期(preschool period)** 从3周岁到入学前为学龄前期,体格、智力发育非常迅速,有专家指出7岁是人的智力高峰期,各种活动增多,体质增强。5~6岁乳牙逐渐脱落,恒牙出现,若不注意口腔卫生易造成龋齿。这时期还应加强免疫、定期检查,做好各种常见病和传染病的预防和治疗,培养孩子良好的生活习惯。

4. **学龄期(learning period)** 从入小学起(6~7周岁)到青春期之前为学龄期,这时期孩子体格继续稳定增长,除生殖器官外,其他器官的发育已接近成人,恒牙在6~7周岁时出现,智力发育迅速。

学龄期又称儿童期,注意力、观察力、记忆力全面发展,有意识的注意开始延长,观察力提高,具有强烈的好奇心,记忆由无意识发展到有意识;模仿性想象仍占有儿童期主导地位,但在绘画、手工、游戏中都有大量创造性想象力的存在;对自己表面行为的认识能力开始转向对自己内部质量更深入的评价;在情绪发展方面,高年级小学生的一些高级情感,如责任感、正义感、社会道德感等开始落实在行为表现上,远比低年级时深化;性心理发育开始萌发,如开始注意自己的性别。学龄期儿童会因环境的改变和学习产生恐惧、焦虑的情绪,对其心理产生重大影响,此时期儿童容易患感染性呼吸系统和消化系统疾病。

5. **青春期(adolescence)** 女孩从11~12周岁开始到17~18周岁,男孩从13~14周岁开始到18~20周岁之间,是体格发育的第二个高峰,第二性征逐渐明显并趋向成熟。内分泌系统也开始发生变化,心理发育达到新水平。青春期是自我意识发展突变的时期,它的特点是成熟感和独立意向、自我的分化、自我意识的强度和深度不断增加、自我评价趋于成熟;青春期青少年的生理发育十分迅速,但心理发展相对缓慢,使得身心处在非平衡状态,引起种种心理发展上的矛盾;青少年好奇心及模仿性强,这种心理使他们很容易受别人的影响,如吸烟、饮酒、网瘾等;随着观察力及批判力增强,对周围事物有自己独到的见解;情感发展日益丰富、稳定,独立意识显著,具有闭锁性;心理的逐渐成熟,促使青少年的性意识急剧发展。此期近视、月经异常、痤疮、风湿、肾炎、肝炎、结核、胃病等疾病增多,由于心理卫生问题导致的疾病也随之增加。

二、妇女、儿童青少年的主要社会卫生问题

(一)留守妇女、儿童的问题

留守妇女、儿童是工业化、城镇化进程中出现的新的社会问题,他们绝大部分居住在自然环境较差、资源较匮乏的不发达和欠发达地区。由于大量农村青壮年劳动力进城务工,留守妇女不仅要照顾老人孩子,还要面临各种社会压力,造成其没有安全感、身心健康状况低下、权益保障实现困难等社会问题。而留守儿童在受教育质量、学习质量较低,心理健康程度不够(亲情缺失)以及意外伤害频发等问题上更是令人担忧。因此,留守妇女、儿童的存在会给和谐社会的发展造成影响。

(二)儿童意外伤害问题

意外伤害指遭受外来的、突发的、非本意、非疾病的使身体受到伤害的客观事件。现阶段儿童主要面对来自家庭、学校、社会等方面的意外伤害,例如溺水、煤气泄漏、不洁食品,以及频频发生的校车问题等。在这些意外伤害中,又以流动儿童受伤比例最高,其中家庭是儿童意外发生的最主要场所。据2013年1月佛山市一项调查显示,佛山流动儿童意外伤害发生率为35.7%,跌落是佛山流动儿童非致死性伤害的首要原因,占38.0%,烧烫伤占21.7%,动物伤害占12.4%。跌落超过五成(56.8%)发生在家里;烧烫伤超过七成(75.4%)发生在家里;多数被动物咬伤来自于宠物狗,约占87.1%;交通事故致伤为5.4%。

(三)儿童肥胖和营养不良问题

目前,我国儿童营养状况存在显著的城乡和地区差异,农村地区,特别是贫困地区农村儿童营养问题更为突出。农村地区儿童营养改善基础尚不稳定,呈现脆弱性,容易受到经济条件和突发事件的影响,2岁以下儿童贫血问题突出。2010年,6~12月龄的农村儿童贫血患病率高达28.2%,13~24月龄儿童贫血患病率为20.5%。此外,农村地区儿童低体重率和生长迟缓率为城市地区的3~4倍,2010年贫困地区尚有20%的5岁以下儿童生长迟缓。同时,我国儿童肥胖和超重的比率,一直呈现快速上涨的趋势。2005年,城市和农村5岁以下儿童的超重和肥胖发生率分别为5.3%和3.9%。2010年,城市和农村分别升高到8.5%和6.5%。不仅城市地区儿童超重和肥胖问题日益突出,农村地区儿童超重和肥胖问题也逐渐显现。

(四)家庭暴力与儿童虐待问题

家庭暴力是指家庭成员中一方对另一方实施暴力的行为,包括殴打、罚跪、

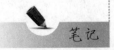
笔记

拘禁等体罚方式,也包括威胁、恐吓、辱骂等精神虐待。家庭暴力是一个社会问题,是社会毒瘤,严重危害家庭的稳定和社会的发展。家庭暴力发生于有血缘、婚姻、收养关系、生活在一起的家庭成员间,其中以妇女受丈夫的暴力侵害最为普遍。它不但侵犯妇女的身心健康和生命安全,也破坏婚姻家庭的和睦幸福,更不利于下一代的健康成长。家庭暴力涉及当事人的文化层次、思想观念、生活环境、职业、心理、性格等多个复杂因素。

儿童虐待是指儿童的父母或其他抚养人以暴力或者其他方式对待儿童,造成儿童身心伤害的行为。包括:持有监护权的成人,对受抚养的未成年儿童,在其饮食、教育、医疗、衣物、卫生等基本需求上,刻意忽视;对儿童进行踢、踹、捏、打耳光、拉耳朵、拉头发、鞭打、捆绑、香烟烫伤与过度的体罚。施暴者往往声称只是在管教小孩,实际会导致儿童严重受伤或死亡。

(五)儿童青少年网瘾问题

中国青少年网络协会公布的《2011年中国网络青少年网瘾调查数据报告》显示,目前我国青少年网瘾比例高达26.0%,网瘾倾向比例高达12.0%。13~17岁青少年网瘾比例为30.5%;18~23岁青少年网民网瘾比例为26.6%。网瘾会造成青少年情绪低落、睡眠障碍、兴趣丧失、生物钟紊乱、饮食和体重减轻、精力不足、思维迟缓、有自杀意念、社会活动减少、大量吸烟、饮酒等方面的危害,还会引发心脑血管疾病、胃肠神经官能症、紧张性头痛等病症。

知识链接

疯狂英语李阳在家也疯狂

2013年2月4日,李阳离婚案在北京市朝阳区人民法院一审宣判。法院认定李阳家庭暴力行为成立。法院判决:准予李阳和妻子李金(Kim Lee Li)离婚;三个女儿由李金抚养;李阳支付三个女儿抚养费每人每年10万元,直至她们分别年满18周岁;李阳向李金支付精神损害抚慰金5万元、财产折价款1200万元。

李阳家暴案终于尘埃落定。早在2011年9月5日,李阳的美国妻子李金在自己名为"丽娜华的MOM"的微博上,曝光了一系列关于丈夫向她施暴的图片和文字,一下子把这个著名的英语教育专家推到了舆论的风口浪尖。一些网友对李阳激烈批评道:想不到创办了疯狂英语的李阳,在家庭中竟然也如此"疯狂"。

电影《无间道》中有一句著名的台词:"出来混总是要还的。"李阳终于为家暴付出了应有的代价,同时也给我们的社会敲响了警钟。

三、影响妇幼健康的社会因素

(一)影响妇女健康的社会因素

1. 社会地位 由于长期历史和文化因素的原因,妇女社会地位低下。报告显示有24.7%的女性曾遭受过配偶不同形式的家庭暴力。随着社会的进步发展,

笔记

妇女受教育状况明显改善,接受高中及以上教育的妇女超过三分之一,平均受教育年限显著提高;超过7成的女性工作,但男女劳动收入差距很大,参与管理和决策人数的比例很低;妇女家务劳动负担较重,平衡事业和家庭的关系存在困难,不能更好地进行体育锻炼,健康方面处于危险境地,受到疾病威胁和伤害也相对较大。

2. **就业状况**　妇女就业率虽然明显提升,但仍处于就业机会少、可选择的职业有限的状态。专业、技术和行政职业等在就业、进修上与男性不平等,很难进入决策岗位,收入平均比男子低40%~60%。因此,女性早婚、早育无法避免,为生活所迫卖淫现象也很常见。

3. **教育状况**　当今妇女教育程度虽然得到明显改善,但仍低于男性,发展中国家重男轻女现象普遍存在,全世界男女受教育比例为2∶1,由于受教育水平低下,就业和经济收入、社会地位受到影响,导致预防、治疗疾病的能力较差,容易出现健康问题。

4. **风俗、习俗**　不良的风俗、习俗会危害人群的健康,重男轻女现象给妇女身心造成极大影响,女婴得不到与男婴同等的关爱,遗弃女婴现象屡见不鲜。同时某些地方风俗也存在一定问题,比如为束腰要佩戴银制的腰带,这给妇女的身体发育带来很大的影响,从而影响了健康。

5. **经济因素**　经济状况与妇女健康密切相关。世界上某些地区的孕产妇死亡人数居高不下,出现医疗服务的社会不平等。发达国家和发展中国家的死亡率有明显差距。家庭经济方面研究显示,低收入孕产妇死亡率较高;个人经济方面研究显示,有独立经济收入的妇女,家庭、社会地位较高,孕产妇死亡率较低。

6. **地域因素**　居住不同地域的人群,健康状况不同。研究显示,经济相对落后的农村和偏远地区拥有卫生资源总量相对少于经济发达的城市。因此,农村和偏远地区妇女健康状况较差,虽然近年来孕产妇死亡率有所下降,但农村和偏远地区孕产妇的死亡率仍高于城市。

(二)影响儿童健康的社会因素

1. **营养因素**　营养是生长发育最重要的物质基础,三大营养以及各种纤维素、矿物质和微量元素等是身体发育不可缺少的营养。营养不良或过剩都会给儿童造成健康问题。

2. **体育锻炼**　体育锻炼是促进身体发育和增强体质最有效的途径,锻炼可以加强各系统、器官功能,改善大脑的控制指挥能力,提高细胞免疫活性及体内非免疫水平,促进新陈代谢,改善循环等。

3. **家庭因素**　家庭是社会的重要组成部分,经济、文化、生活环境等通过家庭直接或间接地影响儿童健康,从生物学角度看,家庭为儿童提供遗传基础;从社会学角度看,儿童的心理、道德、学习取决于家庭父母的道德、性格、经济状况、生活方式等。例如家庭暴力等因素会直接影响儿童的心理健康发展。因此,家庭的变化会给儿童的身心健康造成很大影响。

4. **社会经济因素**　社会经济发展与儿童健康有密切联系。随着全球经济快速发展,许多国家儿童生长速度加快,生长发育水平提高,以及性发育提前,但变

笔记

化有一定限度,最大限度地生长与经济、卫生、文化等因素有密切相关。目前,发达国家的部分儿童身高增长已呈停滞现象,月经初潮年龄无明显的提前。

5. 生活作息因素　合理安排儿童的生活作息时间,使其有规律、有节奏地进行,保证足够的睡眠、户外活动和学习时间,定时就餐,有益儿童身心健康。

6. 环境因素　环境污染不仅影响健康,还会阻碍儿童生长发育。WHO发布报告称,环境中化学物质在儿童不同生长阶段带来极大危害,全球所有疾病中,30%由环境因素引起,这些疾病的40%发生于儿童,每年500万以上儿童死于和他们学习、生活、游戏等环境相关的疾病。

四、提高妇幼健康的社会保健措施

(一)妇女社会保健措施

《中国妇女发展纲要(2011—2020年)》提出,实行男女平等是国家的基本国策,男女平等的实现程度是衡量社会文明进步的重要标志。妇女占全国人口的半数,是经济社会发展的重要力量。在发展中维护妇女权益,在维权中促进妇女发展,是实现妇女解放的内在动力和重要途径。保障妇女权益、促进妇女发展、推动男女平等,对国家经济社会发展和中华民族文明进步具有重要意义。

妇女保健主要包括儿童期、青春期、生育期、更年期和老年期五个时期的保健,妇女保健以维护和促进妇女健康为目的,以预防为主,保健为中心,生殖健康为核心,强调社会和政府责任的五期保健。

1. 青春期保健　从月经初潮到生殖器官发育成熟,做好营养卫生指导,培养良好的饮食习惯,自我保健为主,普及个人卫生知识,特别是经期卫生指导,开展心理和健康行为指导,采用适当形式进行性知识和性道德教育。

2. 成年期保健

(1)婚前保健(pre-marriage care):包括婚前卫生指导,医学检查和卫生咨询。婚前卫生指导包括性保健指导、生育指导和新婚节育指导。婚前医学检查通过对准备结婚的男女询问病史、全身体检、生殖器官检查和必要的化验及辅助检查,发现和确定对结婚与生育有影响的疾病,提出建议,帮助解决问题。婚前卫生咨询通过卫生指导和检查,针对服务人群存在问题做出理想解答。

(2)围生保健(perinatal health care):包括孕产妇保健、产时保健和产褥期保健、新生儿保健等一系列工作,是女性生殖健康的关键,不仅关系妇女的身心健康,也影响下一代的健康。近年来,我国实行三级管理,开展推广使用孕产妇系统保健册(卡),开展定期健康教育、产前检查及产后访视等常规工作。一旦发现异常,及时将高危孕产妇送上级机构诊治,降低孕产妇的死亡率、围产儿死亡率和病残儿发生率。

3. 更年期保健　更年期是妇女生殖器官萎缩的过渡期,由于卵巢分泌功能减退以及自主神经功能紊乱,出现潮热、出汗、烦躁、失眠等更年期症状。采用必要的心理保健干预和治疗措施,尽力学会聆听,学会理解,化解郁闷,减轻痛苦,多接触社会新鲜事物,避免自闭。

4. 建立妇女保健机构　保健机构开展系列健康检查和心理咨询工作,定期进行妇女常见、多发病普查,留守妇女心理疏导,发现问题并及时解决,制定防治措施,开展各种咨询活动,达到宣教目的,促进妇女身体、心理健康。

5. 加强人才培养和信息建设　充分发挥高校人才培养优势,加强师资和学科建设,加强妇女保健机构人才培养,建立健全妇女卫生信息系统,利用现代化信息手段,了解妇女对健康咨询、服务等需求,建立健康信息库,评估妇女健康水平,为政策制定提供依据。

6. 提高妇女地位和权利　妇女地位改善与健康有密切关系。具体表现在经济地位、婚姻地位、受教育权、法律权利、政治权利、身体权利等方面,政府和社会必须采取更多措施,建立和谐家庭,实现男女真正意义平等。提高妇女的地位,给予应有的权力,建立社会救助机构,设立妇女维权站和妇女庇护中心,构建反家庭暴力的社会网络,鼓励妇女走出家庭、参与社会,建立独立的经济地位,提高妇女社会地位、健康状况、受教育程度和享有的政治权利。

(二)儿童青少年社会保健措施

为了保护未成年人的身心健康,保障未成年人的合法权益,促进未成年人在品德、智力、体质等方面全面发展,培养有理想、有道德、有文化、有纪律的社会主义建设者和接班人,根据宪法,制定了《未成年人保护法》。其中提出了许多关于保护未成年人的措施。

1. 儿童期心理卫生保健　儿童期心理卫生问题为暂时性现象,根据儿童身心发展规律进行教育和训练,建立三级预防机制,培养健康的心理和良好的社会适应能力,为心智成熟的成年奠定基础。

2. 学校的健康教育　儿童的健康教育是通过教育过程达到改善、维持和促进儿童健康的目的。利用教学普及科学知识、促进合理营养、养成良好卫生习惯和文明的生活方式,培养学生自我保健意识,培养健康的心理素质和社会适应能力,降低各种常见疾病患病率及各种危险因素的侵害。

3. 留守儿童的社会保护　加强留守儿童的安全和法制教育,强化留守儿童自尊、自立,还要培养他们良好的道德情操、个性修养,增强自我防护意识。同时,政府应加大投入,改善寄宿条件,给留守儿童提供良好的学习和生活环境,从而加强对留守儿童的管护。社区应尽快建立留守儿童档案,全面掌握有关情况,共同构建社会化教育和监护体系。

4. 儿童青少年的网络利用　引导儿童青少年合理利用网络,加强网络管理和监控;健全家庭、学校、社会的教育和引导工作;上网时间要合理、有度,积极开展网络道德教育和心理咨询活动,培养青少年自我调节和控制能力。

5. 意外伤害的预防　要预防和避免儿童各种意外伤害,特别要加强校园治安、消防安全和校车安全工作。近年来一些地方连续出现令人痛心疾首的重大校车安全事故和校园内学生被伤害事件,必须引起各地各部门高度重视。

第二节　老年社会医学

国际上将65岁以上的人口定义为老年人,我国界定60岁以上的公民为老年人。一个国家或地区65岁的人口占总人口7%以上或年满60岁以上人口占总人口10%以上,则标志这个国家或地区的人口进入老年型社会。我国于2000年步入人口快速老龄化社会,平均每年增加596万老年人,年均增长率达到3.28%,超过总人口年均增长速度,人口老龄化进程明显加快。第六次全国人口普查结果显示,60岁及以上老年人口为1.78亿,占13.26%,其中65岁及以上为1.19亿,占8.87%,同比第五次人口普查60岁及以上人口比重上升2.93%,65岁及以上人口的比重上升1.91%,我国成为世界上人口老龄化最快的国家之一。

在我国,经济越发达的地区,老年人口所占比例越高,出现城市高龄老人多于农村、大城市多于中小城市、东部多于西部的现象。发达国家是在基本实现现代化的条件下进入老龄化社会,属于富老同步,而中国是在尚未实现现代化、经济尚不发达的情况下,提前进入老龄化社会,属于未富先老。目前中国还处于中等偏低收入国家的行列,人口老龄化将带来劳动力短缺、养老负担过重、国家整体竞争实力下降等诸多社会问题。

一、老年人生理、心理特点及健康问题

(一)老年人生理特点

衰老不可抗拒,随着年龄的增长,老年人在生理功能上出现诸多障碍和病变。老年人呼吸肌萎缩,易形成老年性肺气肿;心脏组织也会产生明显的功能减退,容易发生心力衰竭,引起老年人血压增高、心肌缺血,出现心梗症状;脑细胞逐渐萎缩,脑血管发生不同程度的硬化,出现记忆力减退,视力和听力减弱,反应迟钝及运动不准确等功能衰退的症状;胃肠黏膜萎缩,消化腺分泌减少,蠕动减弱,容易引起消化不良;各种类型的淋巴细胞数量比例失调和活动改变,使机体防御感染的能力减弱,自身稳定功能紊乱和免疫监视功能减退,易受到细菌、病毒感染,自身免疫性疾病发生率也较高。

(二)老年人的心理特点

老年人随着年龄的增长,心理状态也随之出现异常。每一位老年人都有自己不同的生活经历,一旦离开原有的生活环境,往往会有失落感,加之亲朋亡故,更加孤独寂寞。特别是生病后常担心自己的康复问题,产生焦虑不安的情绪,往往因一些小事发脾气,性格孤僻、固执。另外由于老年人的记忆力下降,遇事好唠叨,使年轻人讨厌他们,更加重了老年人的悲观情绪。

(三)老年人健康状况

1. 两周患病率、慢性病患病率 生理、心理和社会角色的变化直接影响了老年人的身体健康,使得老人对卫生服务的需求水涨船高。第三、第四次卫生服务调查显示了全国65岁及以上的老年人口两周患病率、慢性患病率、两周患病就诊率、两周患病未就诊率、住院率、应住院未住院率、慢性病患病率(表15-1、表15-2)。

据第四次卫生服务调查结果显示,老年人卫生服务需要量持续增加,随着年龄的增加,老年人口的两周患病率和慢性病患病率均呈现上升趋势,城市地区老年人口的慢性病患病率高于农村地区。与2003年的调查相比,城市和农村地区的老年人口两周患病率和慢性病患病率均明显上升。老年人疾病前十位依次是高血

笔记

压、脑血管病、糖尿病、慢性阻塞性肺病、类风湿性关节炎、缺血性心脏病、胃肠炎、椎间盘疾病、胆结石症和胆囊炎、白内障。老年人在疾病表现、诊断、治疗和预防与一般人不同，具有多病共存、发病缓慢、临床表现不典型、易形成并发症等特点。

表15-1 我国居民年龄别两周患病率和慢性病患病率(‰)

年龄组	2003年		2008年	
	两周患病率	慢性病患病率	两周患病率	慢性病患病率
0~4岁	133.0	6.3	174.2	6.4
5~14岁	72.2	9.6	76.9	8.7
15~24岁	49.8	18.5	49.7	20.2
25~34岁	82.5	58.3	74.9	51.3
35~44岁	126.2	117.1	136.0	121.7
45~54岁	191.5	219.5	227.2	259.5
55~64岁	251.8	362.1	322.7	419.9
65岁及以上	338.3	538.8	465.9	645.4

表15-2 我国居民年龄别患病就诊情况

年龄组	2003年				2008年			
	两周就诊率(‰)	两周患病未就诊率(%)	住院率(‰)	应住院未住院率(%)	两周就诊率(‰)	两周患病未就诊率(%)	住院率(‰)	应住院未住院率(%)
0~4岁	202.4	23.7	33.3	5.2	248.0	19.7	81.0	6.9
5~14岁	77.4	38.6	11.7	15.3	91.0	27.8	21.0	10.1
15~24岁	47.0	44.1	28.1	12.8	47.0	38.4	46.0	8.7
25~34岁	78.3	47.1	39.5	16.8	61.0	40.0	69.0	9.9
35~44岁	112.6	49.2	25.9	33.4	114.0	39.6	47.0	27.4
45~54岁	176.2	51.2	36.6	38.0	160.0	41.8	62.0	34.4
55~64岁	227.5	52.3	53.3	38.4	216.0	41.1	93.0	32.6
65岁及以上	280.6	54.3	84.1	34.7	303.0	35.8	153.0	28.0

2. 老年人日常生活能力 老年人在行走、听力、语言、视力等方面的失能状况不容乐观。第四次卫生服务调查显示，4%的老年人长期卧床，2%的老年人无人帮助不能行走，8.2%的老年人不能独自出门，7.3%的老年人很难听清楚，22%的老年人需要别人提高声音说话才能听到，14.5%的老年人说话有困难，25.7%的老年人视力存在中度困难。因此，日常活动能力随年龄的增长呈下降趋势，这些疾病对老年人日常生活能力影响很大。

3. 心理和社会健康状况 随着年龄增长，老年人躯体健康减弱，收入减少，家庭、社会关系改变，生活圈子缩小，社会支持减少，子女陪伴时间缩短，使得老年人的心理和社会健康问题日益突出。第四次卫生调查显示老年人社会参与明显下降，仅10.9%的老年人每周能参加社会聚会，而城市老人与邻居、亲朋交往频率很低。

老年人需要通过家庭来进行情感的交流，获得精神上的满足，从而消除心理和情感上的压力，但很多家庭的子女在外地工作无法满足老年人精神上的慰藉，出现许多"空巢老人"。2012年10月29日，据首届全国智能化养老战略研讨会获悉，2050年我国"空巢老人"将达到7900万左右，空巢老年人将占54%以上。他们日常生活缺少照料，有的地方甚至出现老年人在家中死亡多日才被发现的悲剧，心理健康问题非常突出，在一些高龄化国家，老年人自杀现象较为普遍。

二、影响老年人健康的社会因素

（一）社会交往

据第四次卫生服务调查显示，老年人和邻居的交往频率比较高，与邻居"每周有交往"和"每月有交往"的比例分别达到了76.1%和8.3%，只有13.3%的老年人与邻居"基本不交往"。（表15-3）。

表15-3 2008年调查城市地区老年人口参加社会聚会频率构成（%）

频率	合计	性别		年龄别		
		男性	女性	60~69岁	70~79岁	80岁及以上
每周活动	10.9	11.0	10.9	12.5	10.3	6.4
每月活动	10.3	11.0	9.6	11.1	10.1	7.1
每年几次	17.1	18.2	16.1	18.4	17.4	11.2
基本不参加	61.7	59.7	63.4	58.0	62.2	75.3

由于社会角色的转变，进入老年期后老年人会出现特殊心理，与朋友的交往也因行动不便而减少，而与邻居、亲戚的交往增多。老年人的社会交往主要为了沟通感情，排遣心中的不快。城市老年人的社会交往圈要比农村大些。

（二）社会支持

虽然老年人体力减退，在智力和性格上也发生了一些变化，但完整和睦的家庭关系、亲朋对老年人关怀备至，有利于老年人的身心健康。第四次卫生服务调查显示，城市老年人每周或每天与子女见面的合计比例达到85.8%，而农村只有71.7%。因此，应鼓励老年人从事自己力所能及的事情，运动大脑，发挥潜力，提高生活质量。

（三）经济收入

家庭收入水平对老年人健康有很大影响。老年人家庭收入越高，会有更多资金选择保健产品，发生疾病时能选择高效的药品和设备进行治疗。在城市地区第四次卫生服务调查中，老年人最主要的经济来源是自己或配偶（占83.5%），

笔记

子女或孙子女(占11.8%),社会救济占2.2%,其他占2.6%;而在农村地区,老年人最主要的经济来源主要是子女或孙子女占53.9%,自己或配偶占41.3%,社会救济占2.9%,其他占2.0%。

(四)家庭生活

和谐、温馨的家庭生活有利于老年人的健康。孝敬老人是中华传统美德,营造良好的家庭氛围,有利于老年人安享晚年,家庭成员给予老人的照料,有利于老年人保持积极向上的生活态度,提高健康水平。同时,老年人的婚姻状况、夫妻关系与健康状况密切相关。

(五)生活方式

生活方式与健康关系极为密切。许多老年人慢性疾病都是因不良的生活方式造成的,这些疾病导致老年人死亡的占总数的50%以上,吸烟、饮酒行为都是老年人常见的不良生活方式,吸烟者比不吸烟者患慢性支气管炎的危险性高2~8倍,肺气肿高4.2倍,恶性高血压高3倍。饮酒的老年人易患肾炎、胃溃疡、肝炎等消化系统疾病。因此,倡导健康的生活方式有助于老年人的健康。

三、老年人的社会保健措施

(一)提高对健康老龄化和积极老龄化的认识

"健康老龄化"是使多数老年人保持良好的身心健康,拥有良好智力、心理、躯体、社会和经济功能与状态,让这些功能的潜力得到充分发挥。老龄化是普遍现象,衰老与疾病、功能损失虽有一定的联系,但老化并不是疾病,是生命历史一部分,健康老龄化对自身、家庭、社会都有积极的意义。在健康老龄化基础上,WHO提出了"实现积极老龄化",把"积极老龄化"界定为"参与健康和保障"。通过各种方式为老年人参与社会创造条件,以期老年人能更好地适应老龄化社会的发展变化,让老年人按照自己的需要、愿望和能力参与社会,在需要帮助时,获得充分的保护和照顾。

(二)完善老年人医疗保险制度

改善老年人健康状况首先要增加国家对卫生医疗服务的投入,加大普及老年人基本医疗保障水平的力度;加大对社区医疗机构建设的投入,提高服务质量,降低服务价格;加快推进医疗保险全民覆盖的同时还要提高其保障水平;尝试为老年人设计医疗保险制度。针对常见疾病、多发病、慢性病提供有效的保障,从而改善和提高老年人的健康状况。

(三)开展老年社区卫生服务

推动各地把老年医疗保健纳入社区卫生工作重点,努力为老年人提供安全、有效、便捷、经济的卫生服务。各地积极引导基层医疗卫生机构向社区卫生服务机构转型,开展社区老年保健、医疗护理和康复等服务。

(四)倡导健康生活方式,加大慢性病防控

倡导老年人健康的生活方式,不吸烟、不饮酒,适当地进行体育锻炼,把住病从口入关,养成良好的作息习惯,保持充足的睡眠,与家人和邻居、朋友和睦相处,愉快地参加各种社会活动,注意健康的饮食,了解一些预防老年人常见疾病

的知识,通过健康的生活方式有效避免疾病的困扰。同时加大预防慢性病的宣传力度,积极教育老年人树立健康意识,充分利用各种有利健康长寿的因素提高人口素质,并将慢性病管理纳入基本医疗卫生服务中。

(五)创建和睦家庭,做好老年人家庭保健

家庭是构成社会的"细胞",尊老爱老是中华民族传统美德,家和万事兴,家庭是老年人的情感寄托和归宿,子女们尽可能多的抽出一些时间陪伴父母,减少空巢对老年人身心健康所产生的不利影响,和谐的家庭关系对老年人健康至关重要,良好的家庭氛围,有利于老年人安享晚年。同时,还通过移动终端技术对老年人在家里的情况进行远程视频管控,可极大减少"空巢老人"突发疾病时因错过最佳医治时间而产生遗憾的概率,发现老年人身体异常及时就医治疗。因此,家庭成员和老年人自己要及时发现身体的异样,做到早发现早治疗,从而提高老年人的身体健康水平。

第三节 残疾人社会医学

根据第六次全国人口普查我国总人口数及第二次全国残疾人抽样调查结果,推算2010年末我国残疾人总人数及各类不同等级的残疾人数:全国残疾人总数为8502万人;各类残疾人的人数分别为:视力残疾1263万人,听力残疾2054万人,言语残疾130万人,肢体残疾2472万人,智力残疾568万人,精神残疾629万人,多重残疾1386万人。各残疾等级人数分别为:重度残疾2518万人,中度和轻度残疾人5984万人。

一、残疾、残疾人的概念及分类

(一)残疾、残疾人的概念

1. **残疾(disability)** 指人的身心功能缺陷,包括不同程度的肢体残缺、活动障碍、体内器官功能不全、精神和行为异常、智能缺陷等。

2. **残疾人(the disabled persons)** 是指在心理、生理、人体结构上,某种组织、功能丧失或者不正常,部分或全部丧失以正常方式从事某种活动能力的人。

残疾人包括视力残疾、听力残疾、言语残疾、肢体残疾、智力残疾、精神残疾、多重残疾和其他残疾的人。具有如下特点:

(1)具有生活和工作潜力:残疾人一般具有不同程度的生活和工作潜力,经过康复训练或提供某种康复服务,这些潜力可以得到发挥,使之生活和工作得到改善。

(2)身心活动上存在困难:残疾人在身心活动上存在不同程度的困难应该给予特殊的关心与照顾,鼓励克服这些困难的影响,以利于他们充分地发挥潜能。

(3)具有正当公民权利和人格尊严:残疾人与健全人一样,在社会上享有同样的权利和人格尊严,不应受到任何歧视和不公平的待遇。

(二)残疾的分类

WHO将残疾根据严重程度分为三类:

1. **缺损(impairment)** 又称结构功能缺损,是指由于损伤、疾病或发育上

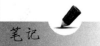

的缺陷,造成身体组织或功能不同程度的缺陷,身体、精神或智力活动受到不同程度的限制,对独立生活有不同程度的影响,但生活上仍能自理。缺损是有关器官结构和系统功能异常的生物医学概念,被认为是一种在器官水平上的障碍。

2. **残疾(disabilities)** 当缺损严重到不能独立进行日常生活的主要活动(如穿衣、洗漱、进食、行动)时,称为残疾。残疾是以功能为导向的概念,根据活动的完成情况反映缺损的后果,被认为是一种个体水平上的障碍。

3. **残障(handicaps)** 由于残疾程度严重,身心功能严重障碍,不但个人生活不能自理,而且影响到参加社会活动和工作,称为残障。残障是一个社会学概念,反映个人与周围环境和社区的相互作用以及对上述情况的适应。除了社会范围,残障本身难以通过医疗康复减轻,也难以像残疾那样定量测量。

二、残疾人生理、心理特点

残疾人在心理、生理、人体结构上,某种组织、功能丧失或者不正常,部分或全部丧失以正常方式从事某种活动能力。

(一)认知方面特点

不同缺陷会影响人的认知能力和方式,如盲人由于视力障碍,有先天视力残疾,没有视觉空间概念,这时由于无视觉信息的干扰,却形成爱思考、善思考的习惯,抽象和逻辑思维较发达,语言听觉较发达,记忆力很好,词汇丰富,形成盲人语言能力生动、说理充分的特点。

聋哑人因缺陷或丧失听力,他们与人交流靠手势,形象思维发达,视觉十分敏锐,想象力极为丰富,逻辑和抽象思维较差,行为和人格偏离者相似,情绪不稳、自我调节和控制能力差,现实性差,带有浓厚的幻想色彩,片面性强。

(二)情感方面的特点

1. **孤独感** 残疾人普遍由于生理、心理缺陷,行动受到不同程度的限制,其行为易受挫折,活动太少,长此以往会产生孤独感。

2. **自卑情绪** 残疾人在学习生活和就业方面会受到限制,难以得到理解,易产生自卑情绪。

3. **敏感和自尊** 残疾人极为敏感和自尊心强,对歧视情绪反应强烈,内心痛苦。

4. **富有同情心** 残疾人由于自身的残疾,往往对同伴有深厚的同情感,结成有限的社会支持网络,甚至相互依恋。

(三)性格方面特点

孤僻和自卑是残疾人性格的普遍特点。盲人较为内向,温文尔雅,善思考探索;聋哑人却外向,情感反应强烈,豪爽耿直,看问题容易注意表面现象;肢体残疾人较为倔强和自我克制,具有极大耐心和忍辱精神;智障由于整个心理水平低下,难以形成完整的性格。

三、影响残疾人健康的社会因素

(一)年龄、性别及文化程度

残疾人中妇女、儿童、老年人等弱势群体,会随着年龄老化进程的加快而带

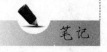

来更为复杂的社会问题。2011年全国残疾人监测报告显示男女比例为1.097：1；6~17岁残疾儿童受普通小学教育的占残疾人总数的68.2%,受普通中学教育的占残疾人总数的20.2%,受特殊教育的占残疾人总数的6.5%,受普通高中教育的占残疾人总数的2.5%,受中等职业学校教育的占残疾人总数的2.4%,受其他教育的占残疾人总数的0.1%。

18周岁及以上残疾人受教育情况:从未上过学的占残疾人总数的37.7%,受小学教育的占残疾人总数的36.9%,受初中教育的占残疾人总数的18.0%,受高中教育的占残疾人总数的4.4%,受中专教育的占残疾人总数的1.4%,受大学专科教育的占残疾人总数的36.9%,受大学本科及以上教育的占残疾人总数的0.5%。由于生理、心理及人体结构方面的缺陷,使残疾人在接受教育方面较健康人更为困难。教育程度的高低会给残疾人的生活、家庭、就业带来许多影响。

(二)就业与经济来源

生产力水平和受教育程度限制了残疾人的就业范围,残疾人对经济要求较高,但用人单位不愿使用效率较低的残疾人士,导致其收入较少。大部分残疾人都属于低收入群体,近年来我国加快推进残疾人社会保障和公共服务体系建设,使残疾人就业和经济收入得到明显改善,解决其温饱问题。

目前,残疾人的生活状况得到较大改善,残疾人小康实现程度达到63.1%。2011年全国残疾人抽样调查显示,劳动年龄段生活能自理的城镇残疾人就业比例为33.2%,农村残疾人就业比例为50.3%。有劳动能力但未就业的残疾人的生活来源:城镇中依靠领取基本生活费的占32.2%,依靠离退休金的占16.9%;农村中依靠领取基本生活费的占13.5%。

(三)家庭与婚姻

家庭的幸福和睦是社会安定团结和快速发展的基石,由于残疾人的特殊性,他们婚姻、生育、家庭生活都很困难,无论是残疾人的父母、配偶、子女还是残疾人本身都要承受巨大的精神和经济的压力来完成其家庭责任,这给残疾人带来很多客观困难,从而导致残疾人在家庭中地位低下,影响正常的生活和健康状况。

2011年全国残疾人抽样结果显示,未婚人口占残疾人总人口的11.9%,已婚占残疾人总人口的63.5%,离婚及丧偶占残疾人总人口的24.5%。2011年适龄残疾人再婚率为63.5%,远低于全社会人群再婚率83.1%的水平。因此,残疾人的婚姻状况应得到全社会的关注。

(四)残疾人地区分布

残疾人在农村的数量高于城市,比例约为2：1。2011年全国残疾人抽样结果显示:城市残疾人口占33.8%,农村残疾人口占66.2%,某些偏远、贫困地区残疾人口所占比例更大。由于地域差别,某些贫困地区残疾人的生活状况更窘迫。

(五)社会环境

影响残疾人健康状况的社会因素主要指无障碍环境,这种社会环境是残疾人参与社会生活的基本条件,平等地参与社会、共享社会文明的权利。社区活动参与率依然较低,残疾人未能真正走出家门、融入社会。残疾人总体生活状况与

笔记

社会平均水平仍存在差距,享有的基本公共服务明显不足,在一定程度上影响了残疾人的健康。精神环境建设有待提高,公民之间相互理解与交流、团结、友爱、互助的社会风尚应大力倡导,全社会都应关心、帮助残疾人,提高残疾人的生活质量。

(六)法律保障

联合国和其他国际组织都十分重视残疾人的权利问题,制定了《残疾人的世界行动纲领》和《残疾人权利国际公约》,我国于1990年颁布了《中华人民共和国残疾人保障法》《残疾人教育条例》《残疾人就业条例》和《无障碍环境建设条例》。2008年各项法律、条例进行重新修订。此外,在我国的其他法律中,对于残疾人均给予了特殊的保护。目前,法律法规已经较为完善,但还不够健全,残疾人事业发展滞后于经济和社会的发展。

四、提高残疾人健康的社会保健措施

(一)完善各种政策

各级政府应高度重视残疾人的社会保健工作,通过多方努力,为残疾人提供综合的康复保健服务,促进残疾人群的健康,平等参与、共享各种活动,特别在医疗康复、特殊教育、劳动就业、社会保障等方面,制定倾斜于残疾人的特殊优惠政策和扶植措施,将国家给予的福利和扶植措施落到实处。引导社会力量兴办残疾人服务机构,理解、尊重、关爱、帮助残疾人,切实保障残疾人能平等充分参与社会生活、共享社会物质文明成果。

(二)预防残疾措施

1. **一级预防** 其目的在于减少各种缺损的发生。主要措施是:促进社会经济发展,改善人群卫生状况,提供合理营养;推行优生优育和围生期保健服务,注意妊娠期营养和避免药物滥用;普及儿童预防接种,减少各种传染病后遗症;通过公共教育、安全措施,减少家庭、交通、职业等意外伤害的发生;注重心理保健咨询服务,提倡自我保健。

2. **二级预防** 其目的在于限制或逆转由缺损造成的伤残。主要措施是:提供适当的药物积极治疗各种可能导致伤残的疾病;提供最基本的外科治疗,在可能造成伤残的第一时间内提供必要治疗。

3. **三级预防** 其目的在于防止伤残转变成残障或者减少残疾的影响。主要措施是:通过家庭或各种康复机构的训练,提高残疾人的生活自理和参加活动能力;对盲、聋哑人,智力迟钝者和肢体残疾者根据不同情况提供教育;在职业训练的基础上,适当给予就业机会;提供合适的假肢、矫形设备,弥补特殊需求,提高生活自理能力。

(三)残疾人康复服务

1. **专业康复(institute based rehabilitation, IBR)** 是指集中专门的康复专业人才和利用较复杂、先进的设备,通过临床治疗和康复功能评估及各种康复方法,在康复医学研究所、康复医学中心、综合医院中的康复医学科、大型职业康复中心、特殊教育部门等地方进行的康复工作。

2. **社区康复**（community based rehabilitation，CRB） 是一种在社区范围内对各类残疾人提供服务的新途径，包括医疗、社会、职业、教育和心理的综合服务。残疾人社区康复的基本原则使家庭和社区对残疾人康复负起责任，残疾人及其家庭参与康复活动，应用简便、适用、有效的康复方法，充分利用社区资源，以较完善的转诊系统和康复中心支持，在全面康复基础上，促使残疾人回归社会，最终实现社会受益。

3. **社会康复**（social based rehabilitation，SBR） 是全面康复的一个重要组成部分。是从社会学角度去推进残疾人的医疗、教育、职业康复等。社会康复牵涉面广，内容多，其核心问题是维护残疾人"人格尊严"，消除社会上长久以来形成的种种偏见，保障残疾人的正当权利。包括职业康复、教育康复、社会康复。

4. **家庭康复**（family based rehabilitation，FBR） 是以家庭为基地进行康复的一种措施。帮助患者具有适应家庭生活环境的能力，参加家庭生活和家务劳动，以家庭成员的身份与家庭其他成员相处，使家庭康复成为康复医疗整体服务中的一个组成部分。在专业人员的指导下由家庭训练员（患者家属）负责，主要开展家庭康复训练，内容有疾病知识介绍和防治处理方法，简易康复器材的使用，康复性医疗体育训练，家务活动训练等。

知识链接

残疾人指挥家舟舟

舟舟大名胡一舟，年龄28岁，而其智商仅相当于3岁儿童，不识字，不认路，憨态可掬。但是，一旦登上指挥台，面对庞大的交响乐团，他似乎立刻变了一个人——中外乐章，得心应手，指挥棒舞动得如醉如痴。舟舟的指挥棒从中国一直舞到美国，使有幸得以观赏他表演的千万观众激动不已，赞叹不已。

1978年4月1日，舟舟出生在中国武汉，这一天正好是愚人节。出生后一个月，儿子患肺炎住院时，父母被告知：因患有第21对染色体三体综合征，这是个先天愚型儿。舟舟一天天长大，父亲上班时常把他放在排练厅的一角。一次排练的间隙，胖胖的舟舟一声不响慢慢地爬上指挥台，拿起指挥棒挥舞起来。演奏员们只觉得好玩，看着看着发现舟舟把指挥模仿得惟妙惟肖。后来，演奏员们在排练厅指挥席一侧给舟舟安排了一个位置，一个谱架，一根小棍。只要音乐响起，舟舟就会站在那里，挥舞着小棍，直到曲终。

1997年，湖北电视台纪录片编导张以庆在一次偶然的机会中发现了武汉交响乐大厅外的舟舟，长达10个月的跟踪采访拍摄后，诞生了一部长达60分钟的电视纪录片《舟舟的世界》。

从此，舟舟出现在大家的视野中，成为一名优秀的残疾人指挥家。

笔记

第四节 流动人口社会医学

一、流动人口的概述

（一）流动人口的概念

流动人口（floating population）是指离开户籍所在地市、县或市辖区，到户口所在地以外的地区从事务工、经商、社会服务等各种经济活动的人群，排除旅游、上学、访友、探亲、从军等人群。衡量流动人口的基本尺度是其涉及的空间和其持续时间，空间可按流动距离对流动人口分类或按一个社会的政治、经济活动的空间组织形式（区域）分类，按区域划分为省际、县际、乡际流动人口，还可按城市、农村区分。在时间尺度上，可按流动人口出行规律分为定期和非定期流动人口，在定期流动人口中，又可根据当事人离开常住地在外居留时间的长短，划分为每日流动、季节性流动和周期性流动人口。

（二）流动人口的特征

1. **规模特征** 目前城镇人口比重超过50%，流动人口规模达到历史新高，流动人口的流量、流向、结构都在发生深刻变化，2011年我国流动人口总量近2.3亿，占全国总人口的17%。

2. **年龄结构** 《中国流动人口发展报告2012》显示，流动人口的平均年龄约为28岁，"80"后新生代农民已占劳动年龄流动人口的50%，年轻化是我国流动人口年龄构成最突出的特征之一。流动人口中，占据主体的新生代农村户籍流动人口，多数是在城市成长，基本不懂农业生产，即使经济形势波动，城市就业形势不好，他们也不可能返乡务农。

3. **文化结构** 在流动人口中的一小部分属于以人才引进的方式进入大城市，这部分流动人口由于具有较高的文化水平和专业知识，户籍问题容易解决，能享受地方优惠政策。但绝大多数外来务工人口文化层次较低，男工多在建筑业务工，女工则大多在服务行业工作。

4. **性别结构** 在工业化初期，随着房地产、交通等行业的兴建，城市提供大量蓝领岗位，吸引农村男性流动人口进入城市务工。但到工业化中期，随着城市基本建设用工数量缩小，制造业和服务业用工数量的扩张，女性流动人口迅速增长。流动人口男女比例趋于均等，大城市女性高于男性，在大城市或省会等城市伴随后工业化特征的加强，会吸引更多女性进入城市工作，从而使大城市女性数量超过男性。目前，在北京、上海、广州、深圳等城市，流动人口中女性的数量已接近或超过男性。

5. **就业结构** 流动人口一般在北京、上海、广州等大城市从事金融或知识技术密集型行业的比重明显高于全国水平，北京尤为明显，上海、广州从事制造业为主，约占40%，其次为批发零售、社会服务等行业。其他城市流动人口多从事建筑业、经商和社会服务，还有一部分女性在私营娱乐场所或商业部门工作。

6. **家庭结构** 家庭候鸟式迁移现象越来越突出。在工业化初期，主要是男性重体力劳动流动人口迁居到城市谋工求职，这些人当中也存在家属关系，主要

表现为父子外出打工,成年已婚女性留守农村。到工业化中期阶段之后,流动人口尤其是随着女性务工人员在城市就业需求的增加,使得流动人口家庭式迁移,表现为夫妻携带子女的迁移。最近几年,伴随城市公共资源向流动人口的逐渐开放,家庭化候鸟式迁移的数量越来越多,这从流动人口子女数量的增加上可以明显感知到。由此可见,流动人口将不再表现为短期的迁徙,而会增加市民化与移民化特征。

> **知识拓展**
>
> ### 移民化、市民化
>
> 从"移民化"的角度来看,比较强调当地现有的制度与文化对移民群体的同化以及相互之间的融合程度;而关于市民化的讨论比较倾向于从城市市民现有的权利与生活方式出发,讨论农民工与城市市民的距离,并由此出发来讨论农民工的未来发展问题。所谓市民化是指生活在农村的一部分农民进入城市长期从事城市非农产业的社会现象。他们在文化、生活方式等方面融入城市,成为推动城市经济、文化、市政建设的动力之一。近年有的城市则规定在该市工作生活一定年限的农民工可直接转为城市市民。

7. 经济基础 流动人口中有相当一部分人收入不稳定,生活不安定,居住不固定,受到社会保险的限制,约束其在城市消费,除北京、上海等两地流动人口月收入略高外,其余各地流动人口月收入水平低于全国平均水平2513元。

8. 权益保障 流动人口缺失城市政治话语权,这会导致他们维护权益能力低下,在公民选举与被选举权上也因户籍问题被剥夺,合理权益得不到保护。社会保障现状也不能得到完全保障,2011年,我国流动人口参加各类社会保险的比重均不超过30%。

二、流动人口的社会健康问题

《中国流动人口发展报告 2012》显示,流动人口平均年龄28岁,生理特征以青壮年为主,两周患病率与青壮年基本相同。新生代流动人口成为主流,多数外出打工者患重病不会在大城市就医而是回家诊治,流动人口的健康问题也比较突出。

1. 妇幼健康问题 流动人口卫生保健服务低于常住人口,孕产妇死亡率和围产儿死亡率均明显高于常住人口,儿童计划免疫率较低,麻疹、新生儿破伤风等发病人群主要是流动人口。

2. 传染病 近年来城市中结核病、性病等传染病又死灰复燃,流动人口又是传染病高危人群。随着流动人口不断增加,在不同地区间流动,成为传染病几年来流行的主要因素。据《中国流动人口发展报告2012》调查显示,流动人口的两周患病前5位的疾病为:普通感冒、急慢性胃肠炎、上呼吸道感染、运动系统疾病、牙病及其他口腔疾病。

3. 职业病 职业病在流动人口中高发,主要有两方面的原因:一是流动人口

笔记

就业主要集中在化工、建材和煤炭系统的企业中,这些企业约有84.8%工人来自流动人口。这些企业忽视劳工健康,造成职业病发病率非常高。二是流动人口本身自我防护意识差,对职业病危害认识不足,不注重保护自己,常引起尘肺、急性职业中毒等疾病。

4. **心理健康问题**《中国流动人口发展报告 2012》调查显示,25%男性、6%女性有心理问题,平均心理健康水平较低,许多人焦虑、人际关系敏感、偏执、敌意分值较高,流动人口的抑郁发生率为34%。这些流动人口面临着就业难、子女入学难、生活困难、工作压力大、生存环境恶劣等诸多难题,可能激发各种负面心理情绪,引发心理疾病。WHO研究显示,到2020年,抑郁导致的疾病负担将在所有疾病中排名第二位,流动人口中出现的自杀、犯罪、心理障碍等问题越来越多。因此,流动人口的心理健康将成为重要的公共卫生问题。

三、影响流动人口健康的社会因素

(一)经济因素

流动人口的收入略高于流出居民,但远远低于当地居民。这些收入不仅要维持生活开销、负担子女学费,还要供养父母。由于收入较低,无法同时购买家乡和流入地的两份社会和医疗保险,加之流动人口的营养状况较差、居住条件简陋,造成有病不医现象。

(二)文化因素

近年来中等职业学校和大学生流动人口增长很快,但流动人口的文化程度普遍较低。主要表现在对自我维护健康知识和能力严重缺乏,对卫生预防保健知识不愿意接受,许多流动儿童不能获得正常的免疫接种,从而影响了儿童健康。

(三)行为因素

流动人口聚居在城市边缘地区的出租房或工棚,卫生条件极差,与当地居民相对隔离,无良好卫生习惯,或保留原居住地的卫生习惯,常饮生水、吃街头排档食物,易引起痢疾、伤寒等肠道传染病暴发。还有一些流动人口由于孤单一人外出打工,卫生保健意识淡薄,会有吸食毒品、不安全性行为等不健康行为,从而引发流动人口中梅毒、艾滋病等性病的传播。

(四)环境因素

流动人口为适应城市生活,要融入当地的风俗和文化环境。流动人口只有认为自己是当地人时,才能真正融入流入地的主流社会。这种社会融合影响流动人口的心理和社会健康。

四、流动人口健康的社会保健措施

(一)政府政策支持

为进一步提高流动人口健康水平,需全社会采取有效的社会卫生措施,让流动人口与城市居民享受当地政府社会保障制度各种待遇,包括低保、子女入学、育龄妇女分娩、儿童接种疫苗等方面。加强政府支持力度,积极宣传卫生知识,提高流动人口社会经济地位,改善生活条件,建立流动人口家庭档案统一管理,

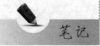
笔记

将流动人口中弱势人群纳入当地社会救助、社会保险、医疗保险之中,切实解决问题,全方位、创新性地实现科学管理流动人口。

（二）提供卫生保健服务

将流动人口纳入城市医疗保险和社区卫生服务范围,针对流动人口特征和健康状况进行服务。

1. 健康教育 社区要建立各种促进健康计划,有针对性地开展宣传教育工作。将传染病、职业防治作为宣传和普及的内容,使流动人口初步掌握上述疾病的预防和保健知识。

2. 职业病防控 用人单位为每位职工建立健康档案,定期进行职业病的相关检查工作,做到早发现、早诊断、早治疗。同时加大对职业病防护知识的宣传,指导流动人口进行有效的预防。督促从事粉尘较大工作的流动人口定期进行胸片检查,一旦发现疾病及早进行治疗,促进早日康复。

3. 妇幼健康与计划生育 社区卫生服务中心应对流动人口中育龄妇女做好保健服务工作,平等地为儿童提供相应的预防接种和免疫工作,做好育龄妇女生殖健康保健服务、避孕节育措施的知情选择工作。

4. 传染病控制 社区严格执行传染病防治法,发现病例及时上报,防止疾病扩散和蔓延。社区卫生服务中心或站要协助流动人口做好各种传染病预防措施知识的宣传,及早切断传染源、隔离病人,特别要做好高危人群的健康保健工作。

（三）完善流动人口的社会医疗保障制度

建立针对流动人口特色的社会医疗保障制度,必须考虑流动人口与城镇居民的不同特点和流动人口本身的具体情况采取分类措施。要按照城乡基本公共服务均等化的要求,认真落实相关政策,加强流动妇女儿童卫生保健、疾病预防控制、计划免疫等工作,逐步实现城市与流动妇女儿童享有同等的卫生保健服务。

案例15-1

流动儿童家庭暴力引发关注

雷先生曾经是一名农民,来到深圳龙岗一家工厂打工,月收入约3000元,妻子黄女士没有工作,在一间面积仅有10平方米的单间里照顾今年4月才从老家来到深圳父母身边的儿子小乐(化名)。一家三口租住的单间没有窗户,月租金200多元。孩子以前在乡下的爷爷奶奶那里,回到父母身边之后,彼此有很大的不适应。小乐曾在凌晨两点仅穿一件单衣被赶出家门,邻居说看到小乐"站在走廊里,一直在哭,头上还有被打的痕迹,夫妻当时正在吵架。"据小乐母亲黄女士供述,2012年11月29日中午,3岁的小乐吃饭时不听话,她打屁股进行教育。小乐不服,继续大声哭闹,结果激怒了黄女士,对小乐实行更为严厉的"教育"。小乐被打后出现意识障碍,呈现昏迷的状态,这才让黄女士担心起来,急忙叫了救护车把孩子送到医院。

医生说孩子全身皮肤苍灰,可见多处大小不等的新旧瘀青,右侧前胸壁可见鲜红色似鞋形皮下出血,呼吸节律不规则,四肢末端冰冷,经医院CT诊断有蛛网膜下腔出血,脑水肿,脑疝。事情发生后公安机关将黄女士依法刑事拘留,后因雷家情况特殊将黄女士保释到医院照顾孩子。此事引起社会的强烈关注。

讨论:如何解决流动人口影响健康的社会问题?

资料来源:李荣华.流动儿童家庭暴力引关注.http://www.ceosz.cn

第五节 其他弱势群体社会医学

一、其他弱势群体概念的界定

对于弱势群体概念的界定,国内外学界尚未形成统一标准。主要包括:①下岗职工,或已经走出了就业指导中心,但仍没有找到工作的人;②低保贫困人群;③遭受自然灾害难以维持基本生活需要的个人和家庭;④由于其他原因造成生活低于基本标准的个人或家庭。

(一)下岗失业人群

失业(unemployment)有广义和狭义之分。广义的失业是指生产资料和劳动者分离的一种状态;狭义的失业是指具有劳动能力的处于法定劳动年龄阶段的并有就业愿望的劳动者失去或没有得到相应报酬的工作岗位的社会现象。在这种状态下,劳动者的生产潜能和主观能动性无法发挥,不仅浪费社会资源,还会对社会经济发展造成负面影响。

我国失业人群的基本情况如下:

(1)规模:登记失业人数有逐年增加的趋势,从2007—2011年,我国登记的失业率由4.0%增加到4.1%,失业人数从830万人达到922万人,随着失业规模在增大,城镇居民的生活质量受到很大影响(表15-4),许多失业人员的健康受到严重威胁,不再享受企业给予的福利待遇(医疗保险、社会保险等)。

表15-4 2007—2011年度全国下岗失业人数统计表(单位:万人)

年份	登记失业人数	登记失业率(%)
2007	830	4.0
2008	886	4.2
2009	921	4.3
2010	908	4.1
2011	922	4.1

笔记

(2)特征:从地域分布看,失业人员主要分布在西北、西南和东北,集中在东北老工业基地和经济欠发达地区,东北三省占25%;从行业分布看,集中在煤炭、纺织、机械、军工等困难行业。1998年调查显示,工业制造和采矿业的失业人员最多,占45.8%。

根据西南财经大学发布的2011年我国城镇失业报告,我国男性失业率为8.1%,女性失业率为7.8%。从年龄结构上看,我国城镇失业率分布呈U字型。26岁以下及46岁以上劳动者失业率相对偏高。文化程度越低,失业率越高。同时失业人员大都肩负着赡养父母、抚养子女的家庭重任,加上近年来住房、子女上学、医疗费用的增加,使他们承受巨大的经济负担和精神压力。

(3)发展趋势:随着计划经济转型的延续,国家对失业再就业扶持力度的加大、培训范围的更广泛,国企失业的人数将逐步减少。但是40~50岁失业人员的再就业困难问题逐渐凸显,成为就业困难人群。

(二)低保贫困人群

低保贫困人群,也称低保户,是指家庭人均月收入低于市(县)低保标准的居(村)民,享受国家最低生活保障补助的家庭。因为地区发展不平衡,所以每个省市的低保标准也有很大差异。低保贫困人群包括城市低保人群和农村低保人群。农村贫困人群还包括:五保供养户(简称五保户)、农村特困救济困难户等。

表15-5　2007—2011年度全国低保人数统计表(单位: 万人)

年份	城市低保人数	农村低保人数	农村五保人数
2007	2270.9	3451.9	525.7
2008	2334.6	4284.3	543.4
2009	2347.7	4759.3	554.3
2010	2311.1	5228.4	554.8
2011	2276.8	5313.5	551.0

我国低保贫困人群的基本情况如下:

(1)规模:据国家民政部统计资料,2011年我国城市低保人群为2276.8万人,农村贫困救助人群为5864.5万人(表15-5)。

(2)特征:低保人群是指家庭人均收入低于当地生活标准的居(村)民,主要有以下四类人员:无经济来源、无劳动能力、无法定赡养人或抚养人的居(村)民;领取失业救济金期间或失业救济期满仍未能重新就业,家庭人均月收入低于市低保标准的居(村)民;在职人员在领取工资或最低工资及退休人员领取养老金后,其家庭人均月收入仍低于市低保标准的居(村)民;其他家庭人均月收入低于市低保标准的居(村)民(不包括五保对象)。主要为病残、年老体弱、丧失劳动能力等生活常年困难的人群。

(3)发展趋势:随着我国经济的发展,低保将惠及更多的贫困人口,并且将由广覆盖性向高标准性飞跃;随着低保制度的进一步完善和补贴金额的提高,农村低保人群将进一步增加。

笔记

二、其他弱势群体的健康问题

（一）下岗失业人群的健康问题

下岗失业人群多为年老体弱、丧失劳动能力的人，多为女性。第四次卫生服务调查显示，失业人员多受心脑血管疾病等慢性病困扰，给家庭造成沉重负担。由于下岗失业，没有固定的经济收入满足家庭的需要，对家人存在歉意，从而产生自卑的心理；在再就业过程中多次遭到挫折便心生胆怯，日常生活中人际交往减少，表现为颓废和自我闭塞倾向；大多数下岗人员没有养老保险、医疗保险等各种福利待遇，在这种情况下会使人产生绝望甚至轻生的想法。

（二）低保贫困人群的健康问题

低保人群两周患病率、慢性病发病率远高于普通人群。第四次国家卫生服务调查显示，低收入人口两周患病率为21.8%，高于全人群的18.9%；低收入人口按人口和病例计算慢性病患病率分别为 18.9%和24.3%，高于全人群（分别为15.7%和20.0% ）。大部分贫困人群生活质量和生命质量较低，部分或完全丧失劳动能力，卧床时间远高于正常人。同时，低保人群由于经济困难，无法满足家庭成员的最基本生活、卫生服务需要，因此在情绪上难免会产生焦虑、抑郁、孤独、自卑等精神上的问题。部分人产生"相对剥夺感"和"仇富、仇官"心理。

三、影响其他弱势群体健康的社会因素

1. **经济因素**　低保贫困人群和下岗失业家庭主要收入依靠政府救济金，居住条件和生活环境恶劣，家庭生活水平仅能维持温饱。一旦出现疾病、意外伤害、子女上学等情况，将面临入不敷出的实际问题，生活更加艰难。

2. **文化因素**　低保人群和下岗失业人群文化水平较低，初中以下人员占60%以上。由于文化程度低，缺乏专门技能，年龄较大，对新技术、新事物、新的管理经验、新的观念接受能力不强，致其贫困。

3. **家庭因素**　低保家庭和下岗失业人群家庭成员营养状况差，患病率也往往高于其他家庭。因病丧失或部分丧失劳动能力，致其贫困。有些下岗人员家中有无生活自理能力的病人，致使无法外出工作，还要支付高额的医药费用及子女非义务教育阶段的上学费用，整个家庭陷于困境。

4. **代际转移因素**　由于父母贫困，子女无法接受良好的教育，缺乏知识技能，只能靠打工来维持温饱，从而导致一代穷，代代穷的"代际转移"。

四、其他弱势群体健康保健措施

（一）政府主导 部门配合

1. **努力促进贫困人群的就业率**　对持有《再就业优惠证》及《就业失业登记证》的人员从事个体经营限额依次扣减或减免其当年实际应缴纳的营业税、城市维护建设税、教育费附加和个人所得税。对有劳动能力和就业愿望的人员，给予免费的指导、培训、技能鉴定和职业介绍。不断拓展再就业渠道，实施再就业援助。

2. **建立完善的社会保障制度**　2012年《国务院关于进一步加强和改进最低

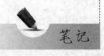
笔记

生活保障工作的意见》,强调要把保障弱势群体基本生活放到更加突出的位置,加大政府投入,加强部门协作,强化监督问责,确保把所有符合条件的困难群众全部纳入最低生活保障范围。全面建立临时救助制度,有效解决低收入群众的突发性、临时性基本生活困难,做好最低生活保障与养老、医疗等社会保险制度的衔接工作,逐步建立农村养老保险制度。

3. **建立健全社会救助体系** 要进一步拓展社会化救助管道。共同构建综合社会救助体系,为贫困人口构建教育、医疗、住房、临时救助等公益救助体系,形成社会化救助帮扶网络。

(二)提高卫生服务可及性

1. **改革公立医院** 随着新医改进程的加快,政府在加大卫生投入的同时,要注重医疗资源的均衡配置问题。公立医院运行机制改革的试点,实现平价药房、医院、病房,控制医药费用的不合理增长,努力为弱势人群解决基本医疗服务。

2. **建立医疗救助定点医院** 目前的医疗保障制度虽然正在逐步完善,但是仍存在低保贫困对象难以垫付医疗费用的实际困难,因此让低收入人群得到及时、便捷的医疗服务,建立医疗救助的定点医院垫付机制,有效促进医疗服务的可及性。

3. **完善社区卫生服务功能** 社区卫生服务是满足弱势人群日益增长的卫生服务需求的关键,努力使低收入人群能够免费或较低费用的享受到社区卫生服务机构的预防保健、医疗救助等健康服务,对提高弱势人群健康水平起到积极促进作用。

(三)积极开展心理教育及培训

1. **增强其他弱势群体自信心** 要使弱势群体走向自立、自尊、自强。必要的社会支持固然十分重要,最终摆脱弱势地位还是要靠弱者自身的努力,外部支持的重要作用在于增强弱者改变其弱势地位的能力。

2. **积极开展心理教育** 关心下岗失业人员和低收入人群的心理健康,通过心理疏导使他们的压力得到及时调节和释放,增强重新就业信心,激发他们对生活的热爱,缓解不良情绪,建立和谐稳定的社会。

案例15-2

"40和50"群体:下岗之后再就业太难

据原琼山区物资局职工梁芳介绍,他属于典型的"40和50"下岗职工,由于年龄偏大,既没有文化又没有技术,再就业非常困难。他下岗之后,留在原单位的宿舍楼当管理人员,帮着收水电费、打扫卫生,每个月只领到500元的下岗工资。而他的妻子在公益性岗位工作,一个月仅领到620元工资。"我们一家三口人,日子过得非常辛苦,尤其是孩子还要上学,只能靠着我出去打零工或者开摩的拉客挣点钱。"梁芳说,"40和50"下岗职工,因为年龄大且没文化没技术,出去找工作一般就只能去当保安,好一点的就

笔记

靠着当工头、做工程的亲戚朋友帮忙,在建筑工地上打工。

同样是"40和50"下岗职工的邓树川也反映,他从单位下岗后,连下岗工资都没有,更别提社保了。"我们只能靠打工挣钱,只能维持正常的生活,一旦生病住院或发生突发事件,本已经贫困的家庭便更是雪上加霜。而且现在很多'40和50'下岗职工的孩子即将大学毕业,同样面临找不到工作的困境。希望更多的人和有关部门关注我们这些下岗职工群体,为我们增加就业渠道。"

讨论:下岗后的职工如何走出生活的阴霾,寻找属于自己的工作?

本 章 小 结

1. 通过对妇女、儿童青少年各阶段特点表现的阐述,分析妇女、儿童各阶段的健康及社会问题,并提出加强妇女保健机构建设,提高妇女地位与权利,加强儿童心理保健、学校健康教育、留守儿童的社会保护、儿童网络引导及意外伤害的预防等社会保健措施来保障妇女儿童健康。

2. 通过对老龄化社会和老年人生理、心理特点的阐述,分析影响老年人健康、生理、心理及引起健康和社会问题的原因,着重提倡健康老龄化状态,完善医保制度,倡导健康生活方式,构建和睦家庭等社会措施来促进老年人健康状况的改善。

3. 通过对残疾定义及分类、残疾人生理、心理特点的阐述,分析影响残疾人健康的社会因素,并提出完善各种残疾人保障政策、预防残疾措施、残疾人健康服务等社会措施来维护残疾人的健康发展。

4. 通过对流动人口的定义、特征、生理心理特点的描述,查找流动人口存在的社会问题,分析影响流动人口健康的社会因素,提出政府政策支持、卫生保健服务、社会保障制度等社会措施促进流动人口健康。

5. 通过对下岗失业人群、低保贫困人群的心理、生理特点的概述,分析影响其他弱势群体健康的社会因素,阐述了实施政府主导、各部门配合、卫生服务可及性、心理教育与培训等社会措施提高弱势群体的健康。

关键术语

弱势群体	vulnerable group	流动人口	floating population
残　疾	disability	失　业	unemployment
残 疾 人	the disabled persons		

讨论题

1. 提高妇女健康的保健措施有哪些?

2. 老年人的社会问题有哪些?

笔记

3.低保贫困人群的主要健康问题有哪些?

思考题

1.填空题

（1）人口老龄化的年龄划分标准为:年龄≥60岁的老年人占社会总人口比例的_____或年龄≥65岁的老年人占社会总人口比例的_____为老龄化社会。

（2）WHO将残疾根据严重程度分为三类:_____、_____、_____。

2.单选题

（1）妇女从怀孕到产褥期这一段特殊生理过程中所采取的保健措施,属于哪个阶段的妇女社会保健措施（　　）

　　A.青春期保健　B.孕产期保健　C.围产期保健　D.更年期保健

（2）下列哪项不是我国人口老龄化的特点（　　）

　　A.人口老龄化速度快

　　B.人口老龄化超前于社会经济发展

　　C.经济发达地区人口老龄化程度低于欠发达地区

　　D.老年人口绝对数量排世界前列

（3）在儿童青少年社会卫生保健三级预防措施中,下列哪种不属于一级预防（　　）

　　A.优生优育　　　　B.社会性宣教

　　C.举办家长学校　D.建立疾病筛查制度和规程

3.名词解释

（1）弱势群体

（2）老龄化

（3）残疾

（4）流动人口

4.问答题

（1）一般学术界把社会弱势群体分为几类?

（2）影响儿童健康的社会因素有哪些?

（白　丽）

第十六章

社会因素相关疾病的防治

学习目标

通过本章的学习,你应该能够

1. 掌握社会因素相关疾病、慢性非传染性疾病、意外伤害、性传播性疾病的概念以及社会因素相关疾病的特点、自杀与吸毒的预防与控制措施和意外伤害的干预理论。

2. 熟悉不同人群自杀的社会根源、性传播性疾病的预防和控制措施以及慢性非传染性疾病的三级预防。

3. 了解吸毒的定义及其社会根源、常见意外伤害的社会根源和预防措施以及精神疾病产生的社会根源。

章前案例

惠特尼·休斯顿之死

2012年12月12日,惠特尼的去世让美国人民深感悲伤,她死亡的原因是什么呢? 尸检报告称,惠特尼的真正死因是意外溺亡,同时心脏病和吸食可卡因也是促进因素。惠特尼是位曾获得格莱美奖的美国歌手、演员、作曲家、电影制作人,并曾担任模特。她以强而有力的嗓音、一字多转音的感染力与宽广的音域为世人所熟知,并成为流行天后。惠特妮在全世界有超过一亿八千万张专辑的销售纪录。根据吉尼斯世界纪录,惠特妮是获奖最多的女歌手(获奖415次,提名562次)。

据悉,惠特尼与歌手鲍比·布朗结婚后,毒瘾缠身,她因为吸毒,几乎断送了演艺事业,歌唱事业陷入低潮。有媒体指出,惠特尼散尽所有钱财,包括2001年高达1亿美元的唱片续约金,几乎破产,连100美元都没有,还要跟朋友借钱度日。

饱受毒品折磨的惠特尼,也是疾病缠身,健康状况每况愈下。2011年,美国八卦杂志National Examiner就曝出惠特尼健康亮红灯面临死亡危险的新闻。据该杂志曝光的照片看,当时惠特尼面容憔悴形容枯槁,完全失去了昔日的巨星风采。据称,此前惠特尼曾宣告自己的呼吸道感染病已痊愈,但其实不然,病情已转为严重肺病,甚至威胁生命。

另外,惠特尼的家庭生活也不顺利。2006年她就曾向法院提交诉状,要求和丈夫鲍比·布朗离婚。据悉,惠特尼与鲍比·布朗的婚姻维持了14年,是毒品维系了他们这段并不美满的婚姻,而鲍比也素有欧美歌坛的"坏小子"

笔记

之称,曾因吸毒被拘禁好几次,而惠特尼在嫁给他之后也染上了毒瘾。甚至其女儿芭比·克里斯蒂娜也疑似吸食可卡因,被媒体曝光。

西方明星吸毒者众多,还可能跟文化有关,明星名人以"吸毒"为时尚、为新锐、为时髦,不吸毒者不入流,无毒不明星,公众和媒体对这一切也较为宽容。比如小甜甜布兰妮、惠特尼·休斯顿的前夫鲍比·布朗,都多次进戒毒所,但再复出时媒体依旧愿意给他们机会。世人所熟知的基努·里维斯、强尼·戴普也都承认:年轻时,便尝遍了所有的毒品。令人惊讶的是,明星们常在媒体和公众场合大方地提起他们的吸毒经历,甚至带着炫耀。

讨论: 1. 惠特尼的吸毒经历给你什么启示?

2. 如何从社会医学的角度来看待吸毒现象?

资料来源: http://baike.baidu.com.cn/view/727896.htm

人类进入21世纪,城乡居民的健康状况在不断改善,人均期望寿命在不断延长,但各种主要由于社会制度、经济发展、文明程度、职业、环境、心理等社会因素所引起的自杀、吸毒、酗酒、意外伤害、性传播疾病、网络成瘾、青少年妊娠等问题,严重危害着人类的健康和社会的稳定。现在心脑血管疾病、恶性肿瘤等慢性非传染性疾病,已经成为我国居民死亡的主要原因,而这些慢性病也主要与环境、生活行为方式等社会因素有关。研究社会因素相关疾病的社会根源及其预防和控制的措施,对于社会发展和人群健康具有重大的意义。

第一节 概 述

一、社会因素相关疾病的概念

社会因素相关疾病(social factors related diseases)是指社会因素起主导作用,与社会发展和进步方向相违背的、危害人群健康的社会性现象。根据这个定义,社会因素相关疾病主要是社会性的人群健康现象,而不仅仅是个人问题。

在社会学领域中,与"社会因素相关疾病"有关的术语主要有三个,一是"社会问题(social problem)",二是"越轨行为(deviant behavior)",三是"社会病(sociopathy)"。"社会问题"是从社会功能和社会发展的角度来看的,其外延很广,涉及所有需要动员社会力量来解决的问题,有构成社会基本要素之间的相互关系失调而导致的人口、生态、环境污染、贫穷、民族和种族、社会文化冲突等问题;也有因社会关系失调导致的社会问题,如婚姻家庭、老年人、独生子女、残疾人、青少年犯罪问题等;还有制度和体制失调带来的社会问题,如物价、教育、劳动就业、社会保障问题等。"越轨行为"主要是从个人与社会的关系角度来看的,其外延则要小得多。一般地说,凡是违背群体标准或期望的行为都可以称为越轨行为,如各种违法违纪行为、犯罪行为等,都可以看作是越轨行为。所有的越轨行为都有可能成为社会问题,很多社会问题都与人们的越轨行为有关。"社会病",

笔记

从人群健康角度看,主要是指由社会环境不良因素导致的,而且违背普遍意义的伦理道德而致个体社会行为失范的社会性健康问题,如吸毒、自杀、卖淫等问题。社会病属于社会因素相关疾病的范畴。

"社会因素相关疾病"、"社会病"都是介于"社会问题"和"越轨行为"之间的一个概念,都更接近"社会问题",是某些社会问题的集合,都与伦理道德的缺陷有关,但"社会因素相关疾病"更侧重与健康相关的社会问题。同时,"社会因素相关疾病",比一般的社会问题与个人行为、特别是个人越轨行为有着更为密切的联系。例如吸毒、卖淫嫖娼、抢劫、酒后驾车等行为从个人的角度看,是越轨行为,但从社会的角度看,如果这些越轨行为的产生根源在社会,而且其影响范围扩展到了整个社会,就可以看作是社会因素相关疾病,当然也可以看作是社会问题。然而,不是所有的社会问题都可以称作是"社会因素相关疾病",更不是所有的社会问题都与个人行为越轨有关。例如老年、老龄化问题是社会发展、社会进步的结果,是标准的社会问题,需要社会努力加以解决,却不能被称作是"社会因素相关疾病"。

二、社会因素相关疾病的特点

1. **公共性** 社会因素相关疾病具有公共性和普遍性。每个人都会有烦恼,它的产生与个人的心理状态、心理特征和价值观念密切相关,也可能会与个人有限的社会联系相关,但个人烦恼不至于导致对社会发展和社会稳定的影响。在一个社区中,当只有一个人酗酒时,我们可以通过分析这个人的生理和心理状态,分析其家庭关系,来了解其酗酒的原因。但是,如果这个社区中有1/4的成年人经常喝得醉醺醺的,我们就不得不对这个社区的政治、经济和社会体制进行分析了。

2. **复杂性** 社会因素相关疾病的产生,社会因素是主要的决定性的原因,但也包括个人的行为、家庭的影响等。对此,持不同观点的人之间常常存在很大的争论。例如有人说吸毒、青少年犯罪是社会造成的,马上就会有人反对,毕竟只有小部分人吸毒或犯罪,这些人吸毒或者犯罪的原因不是来源于社会,而是来源于他们个人——他们或是价值观念有问题,或是个人心理不健康,等等。说性传播性疾病、艾滋病是社会因素相关疾病,与性开放、性道德观念的改变密切相关,很多人都能够接受;但是如果说结核病是社会因素相关疾病,恐怕就很少有人接受了,人们通常认为结核病与个人不良的卫生习惯有关,却不知或不愿意将结核病与社会不平等、贫穷等社会原因联系在一起。

3. **危害性** 这种危害性主要表现为破坏社会稳定,阻碍社会经济的发展,也表现为对社会生活质量的直接影响。从社会医学的角度看,随着人类健康状况的转变,在全世界范围内,社会病对人群健康状况的影响越来越重要。例如自杀作为一种社会因素相关疾病,已经成为全世界前十位的死亡原因之一,我国的第五位死亡原因,19~34岁年龄组第一位的死亡原因;又如,近年来我国酗酒行为的增加是导致交通事故增加的主要原因之一。

4. **群防群治性** 社会病的防治需要全社会的努力,包括改变不合适的社会制度和社会政策,建立健康的社会文化等各个方面。我国解放初期,采取一系列强有力的社会措施,较好地解决或缓解了卖淫嫖娼、吸毒、酒驾等问题,就很好地说明了这一点。

第二节　慢性非传染性疾病

一、概述

（一）慢性非传染性疾病的概念

慢性非传染性疾病（noninfectious chronic disease, NCDs）简称"慢性病"或"慢病"，指从发现之日起算超过3个月的非传染性疾病，不是特指某种疾病，而是对一组起病时间长、缺乏明确的病因证据，一旦发病即病情迁延不愈的非传染性疾病的概括性总称。

这些疾病主要由职业和环境因素、生活与行为方式等暴露引起的，如肿瘤、心脑血管疾病，慢性阻塞性肺疾患，精神疾病等等，一般无传染性。慢性非传染性疾病的发生与吸烟、酗酒、不合理膳食、缺乏体力活动、精神因素等有关。

其特点是：①病因复杂，发病与多个行为因素有关；②潜伏期较长，没有明确的得病时间；③病程长，随着疾病的发展，表现为功能进行性受损或失能，对健康损伤严重；④很难彻底治愈，表现为不可逆性。

在我国慢性病主要包括：①心脑血管疾病，如高血压、冠心病；②恶性肿瘤，如胃癌；③代谢性疾病，如糖尿病；④慢性呼吸系统疾病，如慢性支气管炎；⑤心理异常和精神病，如抑郁症；⑥慢性肝、肾疾病，如肝硬化；⑦其他各种器官的慢性、不可逆性损害。本章主要讨论心脑血管疾病。

（二）慢性非传染性疾病的流行病学特征

1. 慢性病的总体分布　2011年5月，由卫生部疾病预防控制局和中国疾病预防控制中心共同完成的《中国慢性病报告》指出，中国正面临慢性病的严峻挑战。该报告提到的我国死因构成比显示，非传染性疾病导致的死亡约占我国所有死亡的83%，其中心血管疾病占38%，其次为癌症、呼吸系统疾病、其他非传染性疾病、糖尿病。据《2012中国肿瘤登记年报》披露，全国肿瘤发病率为285.91/10万，发病率无论男女，城市高于农村。从年龄段上看，40岁以上年龄组发病率快速升高，80岁年龄组达到最高，城市和农村变化趋势基本相同。由于慢性病病程长、治愈率低、复发率高，造成病人不断累积，加之发病率增加，使得患病人数增加，患病率居高不下。

2. 慢性病流行的社会因素　除了生物遗传因素之外，主要包括：①自然环境因素：中国科学院提交的一项关于我国环境与健康的研究报告显示，75%的慢性病与生产和生活过程中产生的废弃物污染有关；②社会环境因素：卫生政策法规和医疗保障制度、经济发展状况、医疗技术水平、家庭状况、工作环境等；③行为和生活方式因素：膳食结构不合理、身体活动不足、长期吸烟以及过度饮酒等；④精神因素：精神紧张、情绪激动及各种应激状态。

二、慢性病的社会危害

21世纪，社会、经济不断发展，医学在防治传染性疾病方面取得了重大成就，人类寿命的延长和行为生活方式的变化,疾病的流行规律正在发生深刻的变化,在不断与传统的和新发现的传染病作斗争的同时,面临着越来越严重的慢性病的挑战。

1. 慢性病严重危害人群健康 慢性病病程长,多为终身性疾病;预后差、并常伴有严重并发症及残疾。慢性病对人群健康的危害是显而易见的。例如我国现存的600万脑卒中患者中,75%有不同程度的丧失劳动力,40%重度致残;又如随着糖尿病病人寿命的延长,糖尿病的慢性并发症的发生率显著上升,糖尿病致盲率是一般人群的25倍,糖尿病致肾衰竭的发生率比非糖尿病高17倍。慢性病对人群健康的影响还表现在造成患者的心理创伤。慢性病首次发作,可使患者产生不同程度的心理反应,轻的出现适应障碍、主观感觉异常、焦虑、退化、猜疑等,重的可出现愤怒、孤独感、失助、自怜和期待等心理过程。在慢性病反复发作或出现严重功能障碍时,又可出现失望、抑郁、甚至自杀倾向。邢华燕等人2006年在郑州城区所作的老年慢性病患者心理健康状况的研究表明:慢性病患者心理健康总分、性格、情绪、适应、人际和认知分量表分均低于健康对照组。

2. 慢性病增加了家庭的负担 中医有"一人向隅,满堂不乐"之说。当家中出现了一位长期卧床不起的病人,长时间的陪护、转诊,帮助料理生活起居,病人种种异常心理的发泄都会严重地影响家庭有关成员。迅速恶化的慢性病如心肌梗死,会给家庭带来剧烈的震动和痛苦;久治不愈或严重残疾的慢性病如脑卒中致瘫痪,将消耗家庭经济积蓄和家人精力,甚至引起家人因疲劳致病或意外伤害的发生。

3. 慢性病加重了社会的负担 我国主要慢性病发病率的上升,患病人数增加,带来了居民卫生服务需求增长和卫生服务利用率上升,成为卫生费用过快增长的重要原因。卫生部卫生经济研究所的《城市卫生资源配置适应疾病模式转变研究报告》中指出,慢性病医疗费用上升主要与慢性病人均治疗费用增加和患病率上升有关。2003年,我国糖尿病病人人均医疗费用约3 500元,以目前糖尿病病人为2 380万推算,其医疗费用高达833亿元,占2003年GDP的0.71%。2004年,医院出院病人的住院医疗费用中,恶性肿瘤的费用24.51亿元,脑血管病12.87亿元,缺血性心脏病8.57亿元。

慢性病给个人、家庭、社会带来了沉重的经济负担。在某些地区,慢性病与贫困的恶性循环,将使人们陷入"因病致贫、因病返贫"的困境。

三、预防与控制

(一)慢性非传染性疾病防控方针

中国已确立慢性病防控的相关策略,即明确政府责任,坚持预防为主,以社区为基础,关注农村地区,社会广泛参与,提高个人能力。卫生部门将进一步健全与慢性病预防控制形势相适应的防控体系和工作机制,推动形成以家庭为基础、社区为依托、专业机构为指导、社会广泛参与的预防控制格局。

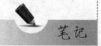
笔记

知识拓展

慢性病自我管理的模型

有专家和学者们提出慢性病自我管理的模型,其实慢性病自我管理干预是一种系统性的干预,管理的目标人群为慢性病患者,干预应有助于帮助他们积极参加下面任何一种或几种形式的自我监测和决策:慢性病症状或者生理过程或进展的自我监测;对如何管理自己的疾病作出决策;对慢性病自我监测后产生的影响进行判断。

(二)慢性非传染性疾病的三级预防

2006年,WHO发布的《预防慢性病:一项至关重要的投资》中指出,各国政府和民众应当走出慢性病不可预防的误区,积极地投资和致力于预防慢性病。根据慢性病的发病因素和疾病自然史的各个阶段,在生物-心理-社会医学模式指导下实施三级预防,有可能控制和降低慢性病发病率、残障率、死亡率,保护人民的健康,提高生命质量。三级预防原则是预防医学的核心,它可体现在个体或群体慢性病发生前后的各个阶段(图16-1)。

1. 一级预防 一级预防(primary prevention)又称病因预防,是在疾病尚未发生时针对病因采取的措施,也是预防、控制和消灭疾病的根本措施。在慢性病自然史中,处于接触危险因素或致病因素阶段,并无任何临床表现。慢性病一级预防的目的是消除疾病的危险因素,预防疾病的发生和促进健康,其具体内容为:①认识和收集慢性病危险因素;②针对慢性病危险因素进行健康行为的培养,不良行为(吸烟、酗酒等)的纠正;③中老年精神心理卫生辅导;④适度体力运动,控制超重;⑤普及科学营养膳食;⑥保护环境、改善居住条件;⑦开展中老年保健和妇幼保健。

开展慢性病一级预防常采取双向策略(two pronged strategy),即把对整个人群的普遍预防和对高危人群的重点预防结合起来。前者称为全人群策略(population strategy),旨在降低整个人群暴露于危险因素的平均水平;后者称为高危策略(high risk strategy),旨在消除高危个体的特殊暴露,突出高危人群的预防有利于提高慢性病一级预防的效率。

慢性病一级预防的主要手段是健康促进和健康保护。健康促进是通过创造促进健康的环境使人群避免或减少慢性病危险因素的暴露,改变机体的易感性,其具体措施包括健康教育、自我保健、环境保护、优生优育、卫生监督等。其中,通过健康教育提高全体居民的自我保健意识和自我保健能力是一级预防的核心。运用健康促进方法来控制慢性病成为疾病预防工作发展的必然,并已被国际成功经验所证实。健康保护是对暴露于慢性病危险因素的高危易感人群实行特殊保护措施,以避免疾病的发生,其具体措施有劳动保护、戒烟戒酒、控制饮食等。

2. 二级预防 二级预防(secondary prevention)亦称发病前期的预防,在慢性病的自然史中属临床前期(亚临床期),为了阻止或延缓疾病的发展而采取的措

笔记

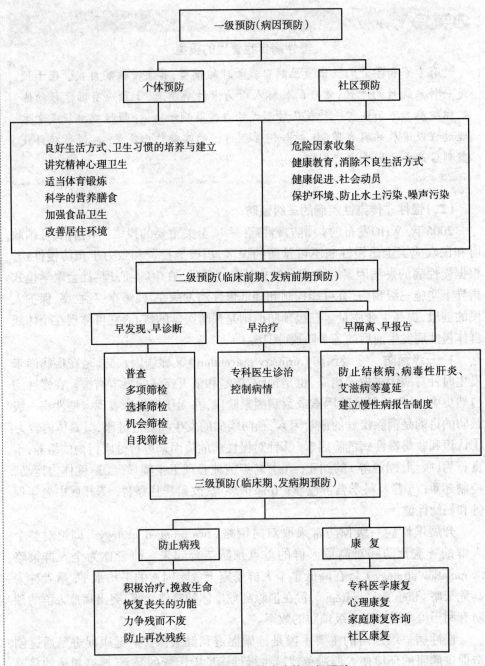

图16-1 慢性非传染性疾病的三级预防

施,以达到阻止疾病向临床阶段发展,减轻疾病的严重程度,防止并发症的目的。这个阶段体内疾病病理过程已潜在,但仍无临床症状,通过体检和实验室检查可以发现异常。

二级预防的措施是早期发现、早期诊断和早期治疗,即"三早"。其核心是早期诊断,而早期诊断的基础是早期发现。早期发现的措施包括疾病筛查、定期健康体检、设立专科门诊,如高血压的筛查、乳房癌的筛查、子宫颈刮片脱落细胞涂片检查、糖尿病专科门诊等,也可以通过群众的自我检查早期发现,如自我检查乳房可以早期发现乳腺癌。早期诊断导致早期治疗,可以改善预后。

做好慢性病的二级预防需要:①向群众宣传慢性病防治知识和有病早治的好处;②提高医务人员对慢性病"三早"的业务水平;③开发适宜慢性病筛查的检测技术。

3. 三级预防 三级预防(tertiary prevention)是疾病的临床期阶段(又称发病期),为了减少疾病的危害而采取的措施,其目的是防止伤残和促进功能恢复,提高生命质量,延长寿命,降低病死率。

慢性病三级预防一般由住院治疗(对症治疗)和社区家庭康复(康复治疗)两个阶段组成。住院治疗的目的在于积极治疗慢性病,促进康复,防止病情恶化,减少合并症,防止伤残,争取患者病而不残。康复阶段是在病情控制后,转入社区,在家庭病床或经家庭护理后,促使患者躯体、功能、心理进一步康复,争取患者残而不废,或者带病延年。

慢性病的保健对于疾病本身来说属于三级预防的范畴,但对于提高慢性病病人的体质,预防发生其他疾病则属于一级预防。因此,慢性病的医疗必须与保健结合,特别是与自我保健相结合。医务工作者要熟悉慢性病的医疗和保健,特别是自我保健形式的一般规律和内容,开展深入浅出、形式多样、生动活泼的自我保健教育,让患者能真正从自我保健中体会到自身的努力对防治慢性病的有利影响。

由医务人员在临床场所实施临床预防已成为医学发展的一大趋势。根据1989年美国医学会代表会议的定义,临床预防医学是通过在临床场所对病伤危险因素的评价和预防干预来实施的,是对健康和无症状的"患者"采取个体预防措施,是在临床环境下的一级预防和二级预防的结合。近年来,随着社区卫生服务的开展,疾病预防控制中心的建立和医院扩大预防的趋势,临床预防医学已经在我国一些慢性病综合防治示范点上得到了应用。

第三节 自 杀

一、概述

(一)自杀的概念和分类

个人在意识清楚的情况下,自愿地(而不是被别人所逼迫)采取手段伤害、结束自己生命的行为,称为自杀(suicide)。自杀作为一种复杂的社会现象,学者们对其分类有不同的看法。美国国立精神卫生研究所自杀预防研究中心分类为"完全性自杀(complete suicide, CS)、自杀企图(suicide attempt, SA)、自杀观念(suicide idea, SI)"。法国社会学家涂尔干按照社会对个人关系及控制力的强弱,把自杀分为四种类型:利他性自杀、自我性自杀、失调性自杀、宿命性自杀。国际上根据自杀的结果,一般分为自杀意念、自杀未遂和自杀成功三种形态。我国学者把自杀分为五种:自杀意念、自杀计划、自杀准备、自杀未遂、自杀死亡。

(二)自杀的流行概况

自杀既是一个严重的健康问题,又是一个严重的社会问题。从全球范围来

笔记

看,自杀在众多死因排序中高居第13位。据国际自杀预防协会报告,2009年全球自杀率16/10万,这意味着全球每年大约有100万人死于自杀。而自杀未遂者则是此数字的10~20倍。这意味着平均每40秒就有一人自杀身亡、每3秒就有一人企图自杀。以《世界统计年鉴》的数据,中国的自杀率从1987年的22.6/10万人下降到2001年的19.9/10万人,中国在2001年还处在接近高自杀率(20/10万人)国家的水平。而2009年中国自杀率为7.95/10万人(数据经过漏报率调整),虽有下降,但不可否认中国自杀率确实一度在世界范围内处于较高水平。自杀,已从个人行为演变至威胁人类发展的一大隐患。

在自杀的方法选择上,我国超过60%的自杀者采取服毒的方法,其他方法包括自缢、溺水、跳楼、制造交通事故、刀伤、枪伤、自焚等。自杀死亡者采用暴力手段者较多,自杀未遂者相反。

与世界其他国家比较,我国自杀死亡人群的分布具有一定的特殊性:

1. **性别分布** 在世界上大多数国家,自杀死亡的男女性别比一般为3:1左右,自杀未遂男女性别比为1:3左右。在我国,大多数研究表明,自杀死亡率的性别比大致为1:1,甚至女性高于男性。

2. **年龄分布** 在世界上大多数国家和地区,自杀死亡率随着年龄的增加而升高,近一20年来,青少年自杀死亡率有升高的趋势,但在各年龄段中,仍以60岁及以上老年人自杀死亡率为最高。有关统计数字表明,我国自杀死亡的年龄分布有两个高峰,一个与世界上大多数国家和地区一致,即老年人的自杀死亡率是最高的;另一个是其他国家少见的,即在25~34岁年龄组有一个小高峰,女性尤为突出。

3. **城乡分布** 在发达国家,农村人口的自杀死亡率远低于城市人口。法国社会学创始人Durkheim认为,与城市居民相比,农村居民之间保持着密切的社会联系,这种社会联系有助于阻止个体自杀行为的产生。然而中国农村居民的自杀死亡率比城市居民高3~5倍。实际上,与世界上大多数国家比较,我国城市居民的自杀死亡率是很低的(10/10万左右),而农村居民的自杀率则相对比较高,一般超过25/10万。

4. **精神障碍** 精神障碍是自杀死亡的重要原因之一。西方国家的研究大都表明在自杀者中,精神疾病的患病率达到90%以上。自杀未遂者中,患有精神障碍的比例在30%~50%左右。在所有精神障碍中,情感障碍尤其是抑郁症与自杀行为的关系最为密切。

二、不同人群自杀的社会根源

19世纪末,法国社会学家涂尔干因其对自杀原因的解释和分类备受学者的重视。涂尔干认为,自杀并不是一种简单的个人行为,而是对正在解体的社会的反应。由于社会的动乱和衰退造成了社会-文化的不稳定状态,破坏了对个体来说是非常重要的社会支持和交往。因而就削弱了人们生存的能力、信心和意志,这时往往导致自杀率的明显升高。

在个体层面上,自杀行为与个人性格、价值观念、人际关系、个人所遭受的社会心理压力、个人的应对方式、获得的社会支持以及精神、躯体健康状况等多种因素有密切的联系。而不同社会文化、不同历史时代、不同人群自杀率的变化与宏观的社会因素有着密切的联系。

(一)农村居民

1. **医疗保健水平较低** 选择死亡,这对每一个人来说都是很艰难的。自杀者通常在冲动的情况下采取自杀行为,但一旦情绪稍有稳定,他们就会有强烈的求生欲望,希望得到救治。在医疗保健条件较好的地区,相当一部分自杀者经过有效的抢救重新获得生活的勇气。但我国农村,大多数乡村医生、诊所、乡卫生院不具备抢救自杀者的物质和技术条件,加上交通不方便,很多地方要花1~2个小时的时间才能将自杀者送达有能力进行救治的医疗机构,导致很多自杀者由于不能得到及时抢救而死亡。

此外,我国绝大多数乡村医生没有接受过精神病学和精神卫生学培训,更没有接受过有关自杀预防知识的训练。对于所在地的自杀高危人群,他们既不能识别,也不知道如何处理,想自杀的人由于得不到专业人员的帮助而容易走上绝路。

2. **有毒化学物质的可获得性** 在我国农村,剧毒化学品(如农药、鼠药)随手可得,几乎每个农民家里都常年存有。政府和农村社区到目前为止对许多剧毒化学品都没有制定相关的管理规定,已有的管理规定也没有得到严格的执行。结果我国农村居民中有2/3的自杀死亡是通过摄入有毒化学品实现的。

3. **农村地区文化水平较低** 受教育程度低的人通常较为贫穷,社会地位低,不能形成有效的心理应付方式,不能承受生活带来的种种打击,在困难的时候较少能够得到外界的社会支持,患了抑郁症、精神分裂症、酒瘾等与自杀行为密切相关的疾病也得不到及时和有效的治疗,因此自杀的危险性比文化程度较高的人群要大。

4. **农村地区家庭结构的变迁和价值观念的改变** 随着经济社会的发展,农村家庭正在发生巨大的变化,正经历由传统家庭向现代家庭转型的重大变迁。由传统的主干家庭和联合家庭为主要形式,到青年农民结婚后都另立门户组成新家庭;老人的居住形式也由原来的与儿孙共居为主变为多样化的居住形式,如独居或在子女家轮流居住等形式。随着 20 世纪 80 年代末兴起的"民工潮"的迅速发展,大批中青年农民远离家乡涌入城市,他们中有些人频繁来回于城乡之间,有些人则长年在城市很少回家乡。农民进城使农村家庭结构发生了明显变化,其中最引人注目的就是形成了一批"隔代家庭"、"空巢家庭",即由老人和孙辈组成的家庭及因子女离开居住地而仅由老年人生活的家庭。在价值观方面,以个人为中心的价值观念正在取代以家庭为中心的价值观念。另外,农村家庭关系中,老人地位下降,以及"孝道"观念淡化等都是导致农村老人自杀率居高不下的原因。

笔记

案例16-1

寡居老人为什么要寻死

据《重庆晚报》2007 年 2 月 27 报道,2007 年春节期间,重庆巫山县庙宇镇文昌村七旬老人梁忠秀在家服毒自杀身亡。邻居说,寡居的老人虽年过七十,但精神矍铄,耳聪目明,为不给子女添负担,老人还自己喂猪、养鸭。老人的 4 个儿子连续 5 年都分别在巫山县城、重庆市及湖北宜昌打工,老人成了"空巢老人"。年前得知儿孙们都要回家过年,老人非常高兴,做了充足的准备。结果等到大年初一儿孙们才陆续赶回家,而从初二开始儿子们就纷纷离家前往打工地。因嫌儿孙春节回家团聚时间太短,老人一时想不开,当二十多个儿孙一起离开她时,她悄悄服毒自尽。

(二)大中学生

心理障碍、生理疾患、学习和就业压力、情感挫折、经济压力、家庭变故以及周边生活环境等诸多因素,都是学生自杀的直接原因。大量事实表明,不抓心理健康教育,是导致学生自杀的重大原因。而学校制度及教育理念的缺陷,也极易造成学生思想的迷失,并最终引发他们严重的价值错位问题,一些心理承受力较差的人倘若不能及时地调整自己,就可能产生自杀冲动。另外,高校的应对机制尚不健全,心理咨询机构还在建设之中,心理咨询工作的人员配备严重不足。在国外,每1000名大学生就有一名专职心理辅导员,而在国内,每5000名大学生都没有一名心理辅导员,远远满足不了需要。而已经建立起来的这些机构,现状也令人担忧,存在着这样那样的问题。

家庭教育对人的心理健康也极为重要。在相当多的情况下,青少年自杀都是家庭教育失败的结果。家庭教育的不成功,部分学生从小娇生惯养,依赖性较强,情商低,适应能力极差。对自杀的大学生的父母的调查表明,不少父母对孩子爱的太过分。家庭出身与自杀没有直接关系,但我们应看到一些家庭与自杀的统计结果似乎有分层的显著差异,那是因为"家庭教育造成的自我定位与社会认知是否协调造成的"。

调查上发现,大多自杀者都存在心理上的抑郁症。《中国青年报》的一份调查结果显示,14%的大学生出现抑郁症状,17%的人出现焦虑症状,12%的人存在敌对情绪。

(三)精神病人

医学界有数据显示,由精神病导致的自杀死亡率,是所有疾病中最高的一种。其原因,除了疾病本身所造成的有明显的幻觉妄想等阳性症状,病人能够听到有人命令他去自杀,或觉得周围的人要陷害他而没有出路,只能自杀;出现严重的抑郁情绪等;还有不少社会因素,包括因经济原因没有得到恰当的治疗,精神症状得不到有效控制;病人缺乏照护或照护不够,容易出现自杀等意外;具有良好的教育背景、具有较高的职业期待者,能够意识到自己精神病的问题和未来可能遭受的歧视与恐惧; 独居或不能与家人一起居住、药物滥用者等。有时病人意识到自己的疾病使自己将来所面临的处境,如就业、学习、婚姻、家庭等,使病人自杀更有可能发生。另外在病人出院后初期,整天独处,不能与家人、社会进行交流与沟通,面临的困难处境,可能遇到的歧视与偏见,使病人容易出现或加重消极观念与行为。

三、预防与控制

研究自杀的最终目的在于预防自杀。遗憾的是到目前为止,世界各国在自杀预防方面还没有取得实质性的进展,精神疾病患者自杀亦未因治疗学的进展而减低。下面分一般措施和高危人群的自杀预防两个方面进行介绍。

(一)自杀预防的一般措施

1. 提高人们的心理健康素质 尽管从宏观的层面上看,影响自杀率的因素主要是社会、经济和文化因素,但具体到个案来看,自杀者总是存在某些医学或心理学的问题,或者说,宏观因素总要通过对个体的影响才能导致自杀。因此,应该把提高社区人群的心理健康水平作为预防自杀的第一个层次。其措施包括:

(1)普及心理卫生常识: 采用广播、电视、报纸、科普小册子、墙报、公众讲座等形式广泛地向社区人群宣传心理卫生知识。对于中小学生,开设针对性较强的心理卫生课,使学生初步了解自己的心理,学会各种生活技能,即分析和解决问题、应付挫折、表达思维和情绪的能力。

(2)建立社区心理咨询和心理保健系统: 在每一个社区内均应设立相应的机构,配备相应的人员,开展心理咨询和心理保健工作,使有心理障碍的患者得到及时有效的治疗,使处于心理危机的个体及时得到专业性的支持和帮助。

2. 普及有关自杀的知识 目前社会上还对自杀存在许多危险的误解,要在社区内采取各种形式开展关于自杀知识的宣传和教育,使人们了解自杀,懂得识别基本的自杀危险信号,对有自杀意念或自杀未遂史的患者,能够采取一种同情,而不是歧视的态度。国际预防自杀协会(IASP)与世界卫生组织(WHO)把每年的9月10日规定为"世界预防自杀日",其目的是提高业内人员和大众对自杀行为的认识,自杀是可以预防的。

知识链接

世界预防自杀日

2012年9月10日是第十个世界预防自杀日,其主题是:"在全球范围内预防自杀: 加强保护灌注希望(Suicide Prevention across the Globe: Strengthening Protective Factors and Instilling Hope)"。

国际预防自杀协会特别发起"点燃一支蜡烛"活动,IASP邀请大家在9月10日世界预防自杀日晚8点点燃一支蜡烛,以示您支持预防自杀工作,以示对自杀者亲友的慰问并悼念他们失去的亲人。

笔记

3. **减少自杀的机会**　有了自杀意念后,还必须有一定的手段才能实现自杀。在自杀意念出现到实施自杀行为之间,还有一个准备自杀的阶段。因此很多学者提出加强对常见自杀手段的管理,以达到减少自杀的目的。

（1）加强武器管理,特别是枪支管理:对个人持枪者严格的法律管理可以有效地减少以枪击为手段的自杀。对处于自杀危机中的持枪者应暂时剥夺其使用枪支的权力。

（2）加强有毒物质的管理:不应发展和推广有高度人类毒性的化学杀虫剂、灭鼠剂等。对工业生产必需的有毒化学物质要进行严格的管理。加强对药品的管理,特别是对镇静药和抗抑郁药的管理,首先是必须实行严格的处方用药制度,没有处方,药房、药店不得出售这类药物;其次,对医生每次处方的量要有严格规定,对抑郁症、精神分裂症和有自杀意念的患者,每次处方的量必须限制在一定的范围内,并由家属负责保管。

（3）加强对危险场所的防护和管理:如对多发自杀行为的大桥、高楼、风景名胜地进行针对性强的管理。

4. **建立预防自杀的专门机构**　世界上许多国家成立了各种专门的预防自杀机构,自杀预防中心、危机干预中心、救难中心、生命线等,利用便利的电话、互联网络进行危机干预和自杀预防。据台湾资料,在1997年向生命线求助的个案中,有0.1%的人自杀死亡（远高于一般人群）,1.7%的人曾有自杀未遂,2.2%的人有过自杀念头。虽然没有足够的证据表明这些机构的工作降低了当地的自杀率,但对于处于危机状况的人提供支持和帮助的作用是肯定的。在南京、北京、上海、广州等大城市也有类似的机构或组织,但由于政府和社会的重视不够,大多面临经费紧张,人员缺乏等诸多问题。

5. **对相关医务工作者和心理咨询工作者进行培训**　许多研究表明,自杀病人常首先求助于初级卫生保健机构或综合性医院,发展中国家的情况尤其如此。然而,大多数医务人员对自杀行为缺乏必要的了解,甚至对与自杀有关的精神疾病,如抑郁症等也缺乏认识,更谈不上危机干预和心理治疗。在我国广大农村地区,自杀的手段以服有机磷农药最为普遍,但许多基层医生缺乏救治有机磷农药中毒的必要技术培训。此外,由于我国心理咨询专业发展较晚,专业队伍结构不合理,许多实际上从事心理咨询工作的人员尤其是非医学专业出身的心理咨询者同样缺乏对自杀的必要知识。因此,加强对相关医务工作者和心理咨询工作者的培训已成为预防自杀的当务之急。卫生部的继续医学教育项目已开始重视这个问题。培训的对象应包括:①急诊室医务人员;②精神科、内科、外科等经常接触自杀病人的医务人员;③心理咨询工作者。

6. **控制自杀个案的媒体报道**　由于近几十年来大众传播媒介的长足长进,自杀案例的报道几乎可以深入现代社会的每一个角落。与此相应的是,部分新闻机构和新闻工作者为了满足社会公众的猎奇心理,大量、详细报道自杀案例,特别是知名人物如影视明星、政界要人、社会名流、青少年偶像的自杀行为,结果导致一些青少年模仿。美国洛杉矶某电视台甚至现场直播了一个自杀案例,引起社会各界的强烈反响。国家应制定法规或法律,严格限制这类报道,特别是对

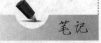

笔记

自杀方法的报道。

（二）特殊人群的自杀预防

1. **精神病人** 精神疾病（特别是抑郁症、精神分裂症恢复期、酒瘾、药瘾）患者是自杀的高危人群之一，是自杀预防的重点。有证据表明，在英格兰和威尔士，随着20世纪80年代抗精神病处方用药的增加，因服毒自杀而住院的人数已成比例地下降。相对来说，对精神病人的自杀预防可操作性较强。

（1）常规治疗：对每一个精神疾病患者，不管是门诊病人还是住院病人，都应该进行系统的自杀危险性评估。对抑郁情绪不是非常严重且有一定抵御自杀冲动的病人，可在家属的配合下进行院外治疗。但要注意控制每次抗抑郁剂的处方量，由病人家属而不是病人管理药品，安排随访进行继续治疗，包括心理治疗。

（2）住院精神病人：除常规治疗外，住院精神病人的自杀预防应注意如下几个方面：

①病房安全措施：包括清除可能用于自杀的工具，建立及时发现自伤和自杀病人的机制，严格有关管理制度等。②对每一个住院病人进行连续的自杀危险性评估。③与病人讨论自杀问题。④严格的住院探视、请假出院（即住院期请假回家）管理制度。国内有报道住院精神病人的自杀行为主要发生在请假出院期间。⑤取得家属、亲人和朋友的重视和支持。⑥出院时对今后的自杀预防做出计划，安排早期随访。

（3）社区精神病人：在国外，由于社区精神病人的自杀率较高，且有增加的趋势，所以有学者提出应将精神病人自杀预防的重点放在社区。预防的原则包括：①系统评估自杀的危险性并记入档案中；②组织适当的社会支持体系；③定期监测病人的自杀危险性；④选择毒性较小的治疗药物，限制每次的处方量，药物不能由病人保管；⑤为病人及其家属安排24小时支持体系。

2. **大中学生的自杀预防** 大中学生是一个特殊的群体，在心理方面，大多数处于从不成熟向成熟发展的过程，学习和就业压力大，当前我国部分大学生还存在突出的经济压力，因此近年来大学生的自杀问题有增加的趋势，社会影响较大，已引起了社会各界的重视。预防措施包括：①改革教育和管理体制，合理安排学习负担，尽量缓解学生经济压力；②培养学生积极向上的人生观和价值观；③开展心理健康教育，提高学生心理健康素质，包括分析问题和解决问题的能力；④从入校开始即建立心理健康档案，并进行定期复查；⑤建立心理咨询机构，由经过专业培训的工作人员向病人提供咨询，有条件的学校应建立危机干预热线；⑥建立合适的专业咨询和转诊机制；⑦培训学生管理干部和学生干部，建立自杀行为的监测体系。

第四节 吸 毒

一、概述

（一）吸毒的现状

2011年《世界毒品报告》显示：从全球范围来看，根据联合国毒品和犯罪办公室的估计,世界上有1.49亿到2.72亿的人口,也就是说,在15~64岁,有3.3%~6.6%在的人在过去的一年曾吸食至少一次非法药物。其中,大麻仍然保持着非法毒品应用最为广泛位置。全球2009年食用大麻的人数在1.25亿和2.03亿之间,占15~64岁之间人口总数的2.8%~4.5%。苯丙胺类兴奋剂(包括甲基苯丙胺、苯丙胺、甲卡西酮和摇头丸),2009年滥用人口总数为1400万~5600万,相当于15~64岁人口总数的0.3%~1.3%。

据联合国国际麻醉品管制局2011年报告表明:2002年以来,美国吸毒者占全国总人口的10.2%,是全球最大的非法毒品市场。欧洲在全球毒品消费市场中仅次于美国,名列第二。2011年,估计欧洲有4880万人吸食过大麻。

据2011年《中国禁毒报告》显示,青少年成为我国毒品消费的主要群体,占整体吸毒人群的87%。冰毒、摇头丸、K粉等新型化学合成毒品成为消费新宠。在很多大中城市,吸食新型毒品的人占吸毒者总数的60%以上,有的城市甚至超过90%。截至2011年11月7日,我国经公安机关查获并登记在册的吸毒青少年人数已达178万人。

(二)吸毒的概念

吸毒是中国的习惯讲法,多用在社会、法学等领域,在医学上多称药物依赖和药物滥用,国际上通用术语则为麻醉品的滥用或药物滥用。通常所说的吸毒(drug abuse)是指通过各种途径(包括吸食、注射等)使用能够影响人的精神状况,为法律所禁止拥有和使用的化学物质的行为。

在医学上,能够影响人类心境、情绪、行为,或者改变意识状态,并具有致依赖(成瘾)作用的物质被称为精神活性物质(psychoactive substances),也称为成瘾物质(substances)、药物(drugs)。精神活性物质最重要的一个特点就是其依赖性,或者称为成瘾性。依赖(dependence)是一组认知、行为和生理综合征,个体尽管明白使用精神活性物质会带来明显的问题,但还在继续使用,不断使用导致耐受性增加、戒断症状和强制性觅药行为。

精神活性物质是来自体外、影响大脑精神活动并导致成瘾的物质,包括酒精、阿片类、大麻、镇静催眠药、抗焦虑药、中枢兴奋剂、致幻剂等。其中,以阿片类物质的成瘾性最大,致幻剂的成瘾性最小。

可产生戒断综合征的依赖性药物主要有八类:

1. 苯二氮䓬类:乙醇,巴比妥类及其他催眠药和镇静药。
2. 苯丙胺:苯丙胺、右旋苯丙胺、甲基苯丙,哌唑甲脂(利他灵)与苯甲吗啉。
3. 大麻:大麻制剂,例如大麻和印度大麻。
4. 阿片类:鸦片、吗啡、海洛因、美沙酮、哌替啶等。
5. 可卡因:可卡因和古柯叶。
6. 致幻剂:麦角酸二乙基酰胺(LSD),麦司卡林(墨仙碱)和裸盖菇素(西洛斯宾)。
7. 挥发性化合物:丙酮,四氯化碳和其他溶媒,例如"嗅胶"。
8. 烟碱:烟草,鼻烟。

在以上可产生依赖性的药物中,阿片类药物依赖流行最广,危害最大。

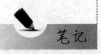
笔记

可怕的致幻剂LSD

　　1938年艾伯特·霍夫曼博士首次合成了麦角酸二乙基酰胺（Lysergids，LSD），并有意服食了250微克LSD，随后与助手骑自行车回家，骑车途中药性发作，因为博士服用的剂量过大，他的思维完全紊乱，话也说不完整，感到天旋地转，仿佛被一面面哈哈镜包围了，周围的景物完全变了形。博士觉得自己快疯了，仿佛看到自己的灵魂离开了肉体悬浮在空中，甚至产生了强烈的恐惧感，害怕自己永远变成一个疯子。幸好第二天一早醒来却发现一切正常。这次的自行车之旅，使LSD在20世纪60年代变得极其有名。

（三）吸毒的危害

1. 吸毒对吸毒者的危害

　　（1）吸毒会产生毒性作用：除了吸毒导致的依赖性和耐受性之外，有资料表明，海洛因使用者的死亡率比同年龄组高20倍，自杀、过量中毒、各种严重的并发症（如注射使用毒品者感染的艾滋病、慢性肝炎等传染性疾病、营养不良等）是导致吸毒者死亡的重要原因。吸毒对身体的毒性作用，表现为嗜睡、感觉迟钝、运动失调、幻觉、妄想、定向障碍等。

　　（2）吸毒会产生戒断反应：戒断反应是长期吸毒造成的一种严重和具有潜在致命危险的身心损害，通常在突然终止用药或减少用药剂量后发生。许多吸毒者在没有经济来源购毒、吸毒的情况下，或死于严重的身体戒断反应引起的各种并发症，或由于痛苦难忍而自杀身亡。

　　（3）感染性疾病：静脉注射毒品给滥用者带来感染性合并症，最常见的有化脓性感染和乙型肝炎，及令人担忧的艾滋病问题。在我国，约2/3的HIV阳性者是吸毒者。由于注射使用毒品者常常共用注射器和针头，导致这些血行传播性疾病在吸毒者同伴之间蔓延；由于吸毒者的性行为通常比较混乱，很多女性吸毒者甚至通过卖淫来筹集毒资，导致通过性行为途径将这些疾病传播到非吸毒人群。此外，还损害神经系统、免疫系统，易感染各种疾病。

2. 吸毒对社会的危害

　　（1）危害家庭安定：家庭中一旦出现了吸毒者，家便不成其为家了。吸毒者在自我毁灭的同时，也破坏自己的家庭，使家庭陷入经济破产、亲属离散、甚至家破人亡的困难境地。

　　（2）破社会生产力：吸毒首先导致身体疾病，影响生产，其次是造成社会财富的巨大损失和浪费，同时毒品活动还造成环境恶化，缩小了人类的生存空间。

　　（3）扰乱社会治安：与吸毒密切相关的种毒、制毒、贩毒行为常常以有组织犯罪的形式存在，加剧诱发了各种违法犯罪活动，扰乱了社会治安，给社会安定带来巨大威胁，而且对局部经济甚至对全球经济产生不可估量的损害。

二、社会根源

吸毒的原因不能用单一的模式来解释,生物学、心理和社会文化因素都与吸毒行为的产生、维持、戒断及以后的复发有着密切的关系。这里主要讨论社会文化因素的影响和作用。

1. 毒品的可获得性　从所有的精神活性物质的使用情况来看,合法的、广泛可以获得的精神活性物质的使用是最为广泛的,例如烟草的广泛可获得性与我国有30%的烟民是密切相关的。我国解放初期,政府对种毒、吸毒、走私毒品和贩毒采取了一系列综合措施,使吸毒现象在20世纪50~70年代几近绝迹。20世纪70年代末以来,随着金三角成为国际海洛因类毒品生产的重要基地,国际毒品贩子千方百计利用我国开放国门的机会,开辟了所谓毒品走私的"中国通道",首先吸毒现象沿毒品走私路线地区死灰复燃,然后逐渐向周边地区扩散,到目前几乎扩展到全国所有的地区。尽管我国政府在打击制毒、贩毒方面做出了巨大的努力,但到目前为止,毒品仍然能够在各地的地下交易中获得。

2. 同伴影响和团伙压力　青少年通常受到同伴的引诱和影响,出于好奇、追求刺激等动机而开始第一次吸毒。在一些亚文化的青少年团伙中,吸毒行为是团伙成员的一个标志,团伙对其成员保持一种社会压力,使其成员维持吸毒行为。同样,一个人在戒毒以后,如果仍然回到戒毒前所在的社会环境,没有戒毒的同伴,从而会继续对他形成一种压力,使他在很短的时间内重新吸毒,这是目前戒毒治疗后复发率居高不下(90%以上)的一个非常重要的原因。

3. 成长环境的影响　成长环境是否良好,是影响青少年是否走上吸毒道路的重要社会因素。研究表明,吸毒者多出身于社会的底层,其家庭常常存在各种各样的缺陷,如单亲家庭、家庭成员中有吸毒者、酗酒者家庭成员之间缺乏交流等。

4. 社会文化对毒品的容忍程度　西方国家有不少人认为吸毒既不是一种疾病,也不是一种犯罪,而是一种生活方式。对吸毒行为的严厉惩罚被认为是对个人自由的干涉。美国有学者认为,吸毒的危害与其说是毒品本身造成的,不如说是将吸毒定义为非法造成的。因此,有人主张将毒品的使用逐渐合法化。在北美和欧洲,有些人极力宣扬所谓的吸食大麻无害论,甚至曾经有人推动大麻使用的合法化。在这种思想的影响下,普通民众更能宽容别人的吸毒行为。从吸毒者的性别分布上看,在全世界范围内都是男性多于女性,其重要原因就是各地文化更能够容忍男孩子的越轨行为,鼓励男孩子的冒险行为,包括吸毒。

知识拓展

国际禁毒日的由来

20世纪80年代以来,吸毒在全世界日趋泛滥,毒品走私日益严重。毒品的泛滥直接危害人民的身心健康,并给经济发展和社会进步带来巨大威胁。日趋严重的毒品问题已成为全球性的灾难,世界上没有哪一个国家和地区能够摆脱毒品之害。由贩毒、吸毒诱发的盗窃、抢劫、诈骗、卖淫和各种恶性暴力犯罪严重危害着许多国家和地区的治安秩序。面对这一严峻形势，1987年6月12日至26日，联合国在维也纳召开有138个国家的3000多名代表参加的麻醉品滥用和非法贩运问题部长级会议。会议提出了"爱生命，不吸毒"的口号。与会代表一致同意将每年6月26日定为"国际禁毒日"，以引起世界各国对毒品问题的重视，号召全球人民共同来抵御毒品的危害。同年12月，第42届联合国大会通过决议，决定把每年的6月26日定为"禁止药物滥用和非法贩运国际日"（即"国际禁毒日"）。

2012年国际禁毒日的主题是："抵制毒品，参与禁毒"。

三、预防与控制

（一）国家政策与法律

我国政府对解决吸毒问题的态度历来是非常明确的。2000年6月26日中国政府发表的《中国的禁毒》白皮书在"坚持严正的禁毒立场"一节中提出了我国禁毒的主要宏观政策。包括：

1. **把禁毒作为事关中华民族兴衰存亡的大事来抓**　将禁毒作为一项基本政策纳入国民经济和社会发展规划，并规定为各级政府的一项重要职责，逐级建立适合中国国情的禁毒工作责任制，保障禁毒工作常抓不懈。

2. **实行综合治理的禁毒战略**　把禁毒作为一项复杂的社会系统工程和长期的战略任务，综合运用法律、行政、经济、文化、教育和医疗等多种手段，动员和组织全社会力量参与禁毒斗争。

3. **坚持依法禁毒**　按照依法治国的方略，不断建立健全禁毒法律法规体系，依法管理管制麻醉药品、精神药品和易制毒化学品，防范、惩治毒品犯罪，坚决打击各类毒品违法犯罪活动，开展戒毒治疗和康复工作，矫治挽救吸毒人员，确保禁毒工作在法制轨道上进行。

4. **确定"'四禁'并举、堵源截流、严格执法、标本兼治"的工作方针**　坚持禁吸、禁贩、禁种、禁制，控制非法供应和防止滥用并重，禁止和打击一切从事毒品违法犯罪活动。

5. **把预防青少年吸毒作为禁毒工作的基础工程**　对青少年立足于教育和保护，采取各种有力措施，组织、协调政府有关部门和各种社会组织做好预防工作，教育青少年珍爱生命，拒绝毒品。

6. **积极参与和推动国际禁毒合作**　中国政府支持开展国际禁毒合作，并在国际禁毒领域认真履行三项主张：坚持广泛参与、责任共担的原则；全面实施综合、均衡的国际禁毒战略；高度重视替代发展，促进从根本上解决毒品问题。

（二）吸毒的三级预防

一级预防是针对普通人群的预防，其主要目的是提高普通公众对毒品及其危害的认识，采取的主要手段包括利用各种传播媒介，如广播、电视、报纸、标语口号、张贴画等，在中小学生中，进行有关毒品和毒品危害的课堂教育。二级

笔记

预防为针对易感人群主要是高危人群的预防,这种预防活动重在促进预防对象的健康生活方式,帮助他们形成抵制毒品的能力。三级预防的主要目的在于降低毒品需求,是针对已经吸毒的人群而进行的,包括为吸毒者提供脱毒(戒毒治疗)、康复、重返社会、善后照顾等一系列的服务,以期减少吸毒人数,降低吸毒者对毒品的需求,预防吸毒的各种并发症。

(三)吸毒的干预对策

1. 加强学习 加强法律法规学习,提高心理素质。通过观看戒毒、禁毒录像,讲解有关法律法规,使其纠正对毒品的不良认知,增强法制观念,提高守法意识。

2. 心理卫生的教育 吸毒者往往有这样那样的心理问题,他们的家庭也常常是有问题家庭,他们心理不成熟,没有建立良好的生活模式或生活习惯。他们不能正确、适当、健康地表达自己的愿望、情感、意志、思想、技能等。与正常人相比,他们不能像正常人那样面对现实,不能等待和忍耐。他们的家庭要么是破裂家庭,要么是名存实亡。因此,我们应从心理卫生方面给予辅导、教育,以提高他们对毒品的抵御能力。

3. 行为治疗 以军事训练和劳动、文娱、体育活动为主。通过职业和技能训练有助于他们自立于社会和增加谋生手段,也能促使他们通过正当的渠道表现自我,这对于帮助他们抵御毒品和防止复吸是行之有效的。

4. 家庭和社区的干预 与家庭及单位积极沟通,获得亲人与朋友的理解、关怀、支持和帮助,尽量为他们提供一个相对宽松的家庭、社会环境,更有利于戒毒人员彻底戒毒。

第五节　意外伤害

一、概述

(一)意外伤害的概念

伤害(injury)是指由于运动、热量、化学、放射线的能量交换,在机体组织无法耐受的水平上,所造成的组织损伤或由于窒息而引起的缺氧称为伤害。伤害包括故意伤害(intentional injury)和意外伤害(unintentional injury)两类。故意伤害是指有意识地加害于自己或他人,并常伴有暴力行为、他杀、自杀等。意外伤害则是指无意识的、意料之外的突发事件造成的人体损伤。意外伤害除了引起人体损伤外,也可能造成精神创伤或心理障碍。

意外伤害是人类社会与自然环境有关的各种变量之间互相作用的结果。随着医学模式的转变和生物-心理-社会医学模式的产生,人们发现意外伤害不仅与物理、化学等致伤因素有关,更重要的是与年龄、性别、职业、文化程度、个人行为生活方式、个人生理条件、心理状况以及安全法规和设施、安全知识的普及、经济水平、医疗条件、科学技术水平、风俗习惯等生物、心理、社会因素有关。

(二)意外伤害的分类

对于意外伤害,有两种常用的分类方法。第一种是根据伤害发生的地点分为机动车伤害、发生在工作场所的伤害、发生在家庭的伤害及发生在公共场所

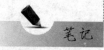

的伤害。第二种是根据伤害的性质分类,目前通用的方法是国际疾病分类系统(ICD)和中国疾病分类。在ICD-10中,将意外伤害分为交通伤害、溺水、跌倒、火灾与烫伤、窒息、医源性伤害、职业(工业或农业等)伤害等。

(三)意外伤害的流行概况

在现代社会中,意外伤害不仅是一个严重的社会问题,而且是一个重要的公共卫生问题,是世界各国的主要死亡原因之一。世界卫生组织对58个国家的资料分析,不论发达国家或发展中国家,意外伤害都是前5位死亡原因之一,尤其是儿童和青少年。意外死亡与传染病、慢性非传染性疾病已成为危害人类健康的三大主要的疾病负担。

资料显示,在全球范围内,每年约有350万人死于意外伤害事故,约占人类死亡总数的6%,是除自然死亡以外人类生命与健康的第一杀手。世界卫生组织和联合国儿童基金会联合发表的《世界预防儿童受伤报告》称,全球每天有2000多名儿童死于意外伤害。报告显示,车祸、溺水、烧灼伤、摔落和中毒是儿童意外死亡的五大原因。其中,95%的儿童受伤事件发生在发展中国家,非洲儿童意外伤害死亡率最高。

据中国死因监测系统数据显示,2010年我国人群伤害死亡率为62.39/10万,占总死亡的8.90%,居死因顺位第5位。男性因伤害死亡是女性的两倍;农村明显高于城市,东、中、西部依次递增;道路交通伤害是我国人群伤害死亡的第一位原因;溺水是我国1~17岁儿童死亡事故的首因;跌倒是老年人最常见的伤害类型。

二、常见意外伤害的社会根源

(一)车祸

车祸(traffic accident)是意外伤害的主要原因。世界卫生组织公布的资料显示,世界每年有120万人死于交通事故。英国卫报报道,世界平均每半分钟就发生一起交通事故,事故的死亡人数主要都发生在发展中国家,估计中国和印度每年各自都至少有10万人在道路交通事故中死亡。根据我国公安部交管局自2001年至2010年全国道路交通事故情况通报统计发现,我国道路交通事故死亡人数自2005年开始逐年下降。2005年,我国道路交通事故死亡人数为9.9万人,到了2006年,下降为8.9万人,2010年则下降至6.5万人,为10年来的最低点。不过在2001年至2010年这10年里,我国已经有近90万人死于各类道路交通事故。

1. 引发车祸的因素 车祸的发生是由生物、心理、社会等多种因素综合作用的结果,其中心理、社会因素对车祸的发生、发展起着决定性的作用。

(1)自然环境因素:自然环境因素包括气候、地理、地域等几方面,如雨、雾、雪等气候的变化,高温、寒冷环境,路况、路线的急剧变化等。

(2)生物因素:①年龄与性别:一些资料显示,车祸死亡的高发年龄在15~44岁年龄组,且男性车祸致死率是女性的15倍。男性驾驶员的车祸密度较女性稍低,但男性驾驶员发生致死性车祸的危险性是女性的3倍,这是由于男性暴露程度高的缘故。无论男女,35岁以下驾驶员的致死性车祸发生率均是55岁以上年龄段驾驶员的3倍，其原因主要与青少年车祸密度高以及危险行为有关。②生理条件：驾驶员的健康状况对车祸的发生影响很大。驾驶员视力不好、应急和判断能力低，尤其是驾驶过程中急性疾病发作，如癫痫发作、突发性头痛、头昏、眼花等与车祸的发生密切相关。有研究资料表明，患有癫痫、糖尿病和脑血管病的司机车祸发生率是其他司机的2倍。③生物周期：Thonmen认为人体生物周期分为体力周期、情感周期以及智力周期。这三个周期从出生时开始，持续一辈子而没有很大变化。在正负半期的过渡期情绪极不稳定，过渡期一般为一天，这一天被称为危险期，是车祸的高发时期。按照随机模型计算，如果车祸的发生不受生物周期的影响，则只有20.3%的车祸发生在危险期，而实际上，发生在危险期的车祸占37.7%。情感周期和智力周期的危险期发生的车祸显著增加。如果两个周期的危险期重合，则发生车祸的危险性进一步增大。有资料表明月经周期与车祸的发生也存在很强的关联性。④驾驶技术：驾驶员技术水平低、经验不足也是车祸发生的重要原因之一，许多研究都表明驾龄与车祸发生率呈负相关。驾驶员驾龄越短，经验越不丰富，应急能力越低，因此，其车祸发生率相对高一些。

（3）心理、行为因素：①个性心理特征：个性心理特征是个人带有倾向性的、本质的、比较稳定的心理特征（兴趣、爱好、能力、气质、性格等）的总和。有研究发现，车祸的发生与司机好胜、铤而走险的个性心理有很大的关系。②生活事件：Holt曾研究过应激性生活事件与车祸的关系。将因车祸而住院的司机分为两组，一组是车祸的责任者，另一组是车祸的非责任者，然后进行生活事件量表测试和一般健康调查。结果表明，责任组经历的应激性生活事件比非责任组多，差异具有显著性意义。特别是在车祸发生前3个月内，责任组比非责任组经历的应激性生活事件明显要多。责任司机所发生的生活事件主要与夫妻感情破裂、失恋、离婚、丧偶等家庭、婚姻问题有关。可见，重大生活事件的刺激是引起车祸发生的重要原因之一。③不良行为：酗酒对司机的操作能力有决定性的影响，这一点在许多实验室和现场的研究中都得到证实。血中酒精浓度（BAC）达到0.5g/L，司机出现注意力不集中，刹车和回避的准确性下降，驶向公路边缘的趋势性增加。在疲劳状况下，即使少量的酒精也可以引起司机操作能力的明显下降。即使在BAC较低的司机中，发生车祸的相对危险性也显著增高。司机的BAC为0.4g/L时，发生车祸的可能性比BAC为0.06g/L时高2倍；BAC为1.5g/L时，发生车祸的可能性比BAC为0.06g/L时高3倍。酒精对司机操作能力的影响主要表现为：司机对信息的接受和感知能力下降；司机的视野变窄，认识的准确性降低；司机的自我控制和综合定向能力下降；司机的反应时间延长，操作和判断能力下降。

药物滥用可能引起车祸，国外曾有很多报道，部分肇事驾驶员在车祸发生前使用过兴奋剂或麻醉剂。配对调查结果表明，有吸烟习惯的司机夜间车祸发生率明显比对照组高。这是由于司机吸烟时，驾驶室内充满了烟雾，司机视力受到影响所致。

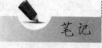

笔记

案例16-2

高晓松醉驾入刑

据《法制晚报》2011年5月10日报道,5月9日晚上10时50分,著名音乐人高晓松在东城区驾车与前车追尾,造成四车连撞,4人轻伤。因涉嫌酒后驾车,高晓松被警方带走。据目击者称,"他(高晓松)一下车,走路都直打晃,估计是喝多了。"

2011年5月17日,一直备受关注的"高晓松醉驾案"在北京市东城区中级人民法院开庭审理,这是自5月1日北京市实施"酒驾入刑"以来第一宗娱乐圈明星酒驾案件。法庭上,经过控辩双方的举例辩诉,法院在肯定高晓松在肇事后主动配合公安机关办案及积极参与受害方赔偿行为上,最后还是给出"拘役6个月,罚金4000元"的最高量刑。

(4)社会经济因素:由于经济发展水平的不同,不同国家和地区车祸的发生率存在明显的差异,发达国家每千人口机动车车辆数远高于发展中国家,机动车车祸发生率也高于发展中国家,但发展中国家机动车车祸死亡率几乎为发达国家的10倍以上。在发展中国家,随着人口的急剧增长、社会经济的发展以及车辆数的剧增,车祸发生率有明显增加的趋势。不同国家车祸发生水平的明显差异反映了公路条件、交通管理及社会经济状况对车祸的影响。目前,发达国家交通管理水平相当高,有相当严格的交通管理制度,先进的交通管理体系和交通管理设施,对防止车祸的发生起了一定的作用。发展中国家管理制度不健全,管理设施差,交通管理人员严重不足,这是造成车祸的直接原因。

2. 车祸的预防和控制 由于世界各国经济发展水平和社会文化方面的差异,同一干预措施在不同的国家可能产生不同的结果。因此,应从本国实际出发,选择综合效果好的干预措施予以实施。

(1)强迫使用安全带:1975年,美国几乎各州都实施了强迫使用安全带的法规。使用安全带与不使用安全带的致死性车祸之比为1:3.35。一般来说,司机使用安全带,时速在60英里以内所发生的撞车事故不会导致死亡。估计1975~1978年,由于安全带的使用,减少了37 000人死亡。许多研究表明,使用安全带可以减少撞车事故中约50%的死亡率。我国公安部出台的2013年新交通法规规定"驾驶员不系安全带,记3分,罚100元; 副驾不系安全带,记1分,罚50元"。

(2)其他重要法规:由于酗酒造成的车祸占全部车祸的30%~50%,因此世界各国都非常重视酒后行车的检查和预防。车祸发生后,一般要对司机的BAC做常规检查。BAC是芬兰法庭对肇事司机进行判决的依据之一,任何BAC超过1.0g/L的司机都被判有罪。目前世界上还没有一个统一的BAC允许值。大多数国家的BAC允许值低于0.5g/L,但美国低于1.0g/L。由于检验方法和标准有所不同,以BAC来做国家之间的比较还存在一定的局限性。美国许多州将年轻人购买和消费酒精饮料以及领取驾驶执照的最低年龄问题提高,使青少年机动车车祸率有所下降。

笔记

知识链接

醉酒驾车规定为犯罪

2011年2月25日,十一届全国人大常委会第十九次会议表决通过了刑法修正案(八),对刑法相关条款进行了修改、增加,首次将醉酒驾车这种严重危害群众利益的行为规定为犯罪,并于5月1日正式实施。具体规定为:"在道路上驾驶机动车追逐竞驶,情节恶劣的,或者在道路上醉酒驾驶机动车的,处拘役,并处罚金。"醉酒驾驶的界定标准为:每百毫升血中液的酒精含量高于80(含)毫克。饮酒后驾车的处罚标准为罚款500元,记12分,暂扣驾照3个月;醉酒驾驶的处罚标准为行政拘留15天,罚款1500元,记12分,暂扣驾照6个月。另外,根据最新的刑法修订案,2011年5月1日之后,醉酒驾驶行为将涉嫌"危险驾驶罪",会被处以拘役和罚金。

我国公安部出台的2013年新交通法规取消了原醉酒后驾驶机动车记12分的内容,规定饮酒后驾驶机动车记12分。

(3)教育培训:以教育的手段促使人们认识车祸危害的严重性,加强对司机及公众的交通安全知识的学习和宣传。有效的预防车祸的方法之一是在学校进行驾驶和交通安全知识教育。美国汽车协会在 20世纪30年代组织实施了学校驾驶教育计划,到60年代末期培训中学生180余万人。美国有一半的中学设置有驾驶课程。对车祸的发生率、受伤率以及经济损失的减少起着积极的作用。

提高执照司机的操作能力有利于减少车祸的伤亡。应对司机进行严格的技术考核、培训宣教、监督与管理。一些国家公路管理局设立了交通安全办公室,专门研究车祸问题,他们对每次违章行为和车祸事故根据严重程度记分,累计达到一定分数后,就对司机进行警告,访视或吊销执照。对那些被吊销执照或有吸毒暴力行为的司机设有专门的档案。

(4)改善交通条件:为了减少车祸,应在公路标志、信号、监理以及汽车的设计制造方面进行大量研究。目前新问世的保护机动车乘员的措施有安全气袋和儿童安全座椅,能够有效地增加乘员的安全。许多工程师正在设计完全由电子设备操作的原型汽车,大大减少司机的操作。此外,科学利用道路,改进路况都有助于减少车祸。如扩建、新建高质量的道路,增修地下通道或天桥,在城市繁华区用护栏把行人和行车道分开,能有效地减少对行人的伤害。

总之,车祸的原因是复杂的,车祸的危害是严重的,车祸的预防相当困难,但完全可以通过各种途径和方法减少车祸的发生。只有各部门积极配合,才能有效地防止车祸的发生,保护居民财产,增进居民健康。

(二)中毒

1. 意外中毒类型 意外中毒是常见的意外伤害之一,中毒的类型随中毒物的不同而不同。常见的引起意外中毒的物质有:药品、煤气、洗涤剂、煤油、汽油、杀虫剂、灭鼠剂、有毒植物的根茎和果实等。常见的意外中毒类型有:①药物中毒;②农药中毒;③一氧化碳中毒;④食物中毒;⑤职业中毒。

美国全国卫生统计中心公布的数据显示,近年来,越来越多的美国人死于药物中毒,药物中毒已成为造成美国人伤害死亡的第二大原因。从1999年至2006年,美国因药物中毒死亡的人数几乎翻番,由近2万人增加到3.7万人。2006年因中毒死亡的案例中,超过90%的案例与药物有关。

根据中国卫生部在其官方网站发布的信息可知,2012年全国食物中毒类突发公共卫生事件共173起,中毒6272人,死亡146人。此外,意外中毒常好发于儿童,尤其是5岁以下儿童,因误食而中毒。农药中毒是农村地区常见的致伤和致死的重要原因。在寒冷地区,冬季室内一氧化碳中毒是最常见的中毒原因。

2. 预防措施

(1)建立健全毒物包装法规:毒物预防包装法能成功地减少中毒发生和死亡。美国1970年颁布毒物预防包装法,规定了药品、日用品的包装和瓶盖,必须使儿童无法开启。在许多发展中国家,很多药品依然使用纸袋进行分装,盛装液体药物的瓶子没有适当的瓶盖。一些传统的中草药的包装几乎全是纸袋。因此,加强毒物包装立法,使药品、日用品生产厂家生产能减少儿童中毒的安全包装,是强有力的干预措施。

(2)加强毒物的存放和管理:家庭内毒物或潜在毒物的正确贮藏是干预的重要环节。毒物及潜在毒物应有明确标签,应放置在柜橱中并加锁,并且放于儿童不能拿到的地方。Pedtridou曾报道有家庭因把潜在有毒物质贮藏在冰箱而引起儿童中毒。

(3)普及预防中毒知识,减少中毒时间:开展毒物预防和救助的健康教育,引起社会广泛关注。例如,一氧化碳对人的危害,主要取决于空气中一氧化碳的浓度和接触时间。因此,在抢救一氧化碳中毒病人时,时间因素是非常关键的。遇到一氧化碳中毒者应立即打开门窗,迅速将病人送往医院救治。国外家中多备有吐根等催吐剂,可及早使用以排出毒物。

(4)健全农药管理制度:农药应妥善保管,不准与粮食以及其他食品混放。搬运时,不应与食品混装,应贴上有毒标志以防误用误食。

(5)建立中毒控制中心:中毒控制中心掌握社区内中毒发生的信息,能够对中毒采取第一援助和医疗处理。社区居民如发现中毒,可立即电话救援。在美国,经中毒控制联合会认可的地区性中毒控制中心已有36个。

(6)提高基层医师的应急处理能力:培训基层医务人员,向他们普及意外中毒的基本知识、技能和经验,特别是及时发现和确诊中毒病人的知识,以便及时抢救病人。

(三)溺水

在美国0~19岁儿童意外伤害死亡中,溺水是第二位死因。Brenner研究指出,溺水死亡率在美国大龄儿童中以每年5%的速度下降,但在婴儿中却以每年1.6%的速度递增。国内资料显示,溺水是1~14岁儿童意外死亡的首要原因,是婴儿意外死亡的第二位原因。因此,加强溺水伤害的预防成为当务之急。

加强儿童看护将儿童与室内及环境中的危险水源隔离,是减少儿童溺水的有力措施。学龄前儿童受发育水平所限,对环境中危险的识别能力差,即使是很浅的水也能造成伤害。家庭中的浴缸、水桶等水源,城市中的喷泉、公园,郊区及农村中常有沟渠、水井、江河湖泊,当儿童疏于看护时,很容易发生溺水。国内一项调查显示,儿童落水原因中,岸边行走或岸边玩耍时不慎落水的占73.8%。因此,低龄儿童应专人看护,远离水源,城市及农村中靠近住处的水源,应采取加盖或架设护栏,以减少溺水发生。

妇幼卫生项目研究提示,儿童溺水死亡主要发生在夏季,5~8月溺水死亡占全年的55.8%。在学校开设游泳安全教育,能增强学生对游泳潜在危险的认识。儿童游泳应在家长或老师的带领下选择安全的场所,如配有救生员的游泳池,禁止在地形复杂的江河湖泊中游泳。游泳时,每位儿童都要配备游泳圈等安全器材,避免在水中打闹。指导儿童游泳者要懂得基本的心肺复苏技术,从而最大限度地保证游泳安全。

三、预防与控制

意外伤害一般分三个阶段:伤害前阶段、伤害阶段、结局阶段。意外伤害的预防措施应包括预防伤害发生(一级预防)、院前急救与医院治疗(二级预防)、社区康复(三级预防)。只有把健康促进、自救互救、现场调查、临床救护、功能恢复和基础研究结合起来,建立起地区间和学科间的合作,才能使意外伤害得到有效控制。

(一)四"E"干预理论

目前,比较成熟的干预理论为"四E干预",即工程干预(engineering intervention)、经济干预(economic intervention)、强制干预(enforcement intervention)、教育干预(educational intervention)。工程干预是指通过对环境与产品的设计和革新,使其伤害风险减少或无风险;经济干预是指通过经济鼓励手段或罚款来影响人们的行为;强制干预是指国家通过法律措施对增加伤害危险的行为进行干预;教育干预是指通过健康教育增强人们对伤害危险的认识,改变人们的行为方式。

(二)Haddon预防理论

Haddon 认为,伤害的发生取决于宿主、媒介物和环境三因素互相作用的结果,三因素的互相作用贯穿在事件发生前、发生中和发生后的全过程。其主体策略为:①预防危险因素的形成;②减少危险因素的含量;③预防已有危险因素的释放或减少其释放的可能性;④改变危险因素的释放率及其空间分布;⑤将危险因素从时间、空间上与受保护者分开;⑥用屏障将危险因素与受保护者分开;⑦改变危险因素的基本性质;⑧增加人体对危险因素的抵抗力;⑨对已造成的损伤提出针对性控制与预防措施;⑩使伤害患者保持稳定。

第六节 性传播疾病

一、概述

(一)性传播疾病的概念

性传播疾病(sexually transmitted diseases, STD)是一组主要由性行为接触或

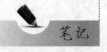

类似性行为接触为主要传播途径的危害人群身心健康的传染性疾病,过去称为性病。以往性病(venereal diseases, VD)是指通过性交传染的、具有明显生殖器损害症状的全身性疾病,亦称为经典性病。包括梅毒、淋病、软下疳和性病性淋巴肉芽肿。现代性传播疾病与经典性病的概念有明显的区别:①性病种类增加,由原来4种扩展为20多种疾病。如尖锐湿疣、生殖器疱疹、白色念珠菌病、滴虫病、肝炎、传染性软疣、阴虱、疥疮、阿米巴病、艾滋病等;②感染范围扩大,不局限于生殖器部位;③传播方式改变,口-生殖器和肛门-生殖器也为常见途径。

很久以来,STD就被认为是一个重要的公共卫生问题,一种没有争议的社会病。在1912年,美国性传播性疾病问题委员会主席Prince Morrow就指出,全世界至少有1/8的人受到STD的侵害。尽管在最近几十年间,人类有了更多的控制STD的手段,然而,STD对人类的危险仍然是非常严重的,尤其是20世纪80年代获得性免疫缺陷综合征(acquired immunodeficiency syndrome, AIDS,艾滋病)的出现,更使STD成为深受关注的全球性问题。目前已经发现,能通过性行为途径传播的疾病多达30多种,其中主要通过性交传播的有数种。STD的主要受害者是有性行为的成年人和女性患者生产的婴儿。

(二)性传播疾病的传播途径

所谓通过"性传播",不一定就指生殖器性交而言。性传播是一种传播方式,可以有直接传染方式,也可以是间接传染方式,还存在着由父母亲传给胎儿或新生儿的方式。

1. 性途径传播 包括接吻、触摸在内的性行为均可传播STD,是主要的传播途径。诸如奈瑟淋病双球菌、艾滋病病毒、支原体、衣原体、阴道滴虫等多种病原体可存在于阴道分泌液和精液中,性伙伴一方患病就能通过性行为传染给对方,而梅毒、生殖器疱疹、软下疳的病原体虽不存在于精液中,但可通过皮肤黏膜的直接接触传染对方。妇女比男性更容易感染性病,包皮过长者较易感染性病。

2. 非性接触传播 性病患者的分泌物中有大量病原体,间接接触被病原携带者或病人泌尿生殖道分泌物污染的衣服、用具、物品、被褥、便器等,也可能被感染。另外,还包括血源传播、母婴传播、医源性传播、人工授精、器官移植及性暴力等。

(三)性传播疾病的流行概况

性病在全世界很多国家中已构成严重的公共卫生问题,艾滋病的出现,给许多国家社会经济的发展带来消极影响,甚至已危及到整个民族的生存。据WHO估计,全球每年新发可治愈的性病3.33亿,也就是说每天约有1百万人受到感染。目前,占据前4位的STD分别为梅毒、淋病、衣原体和毛滴虫病,WHO估计每年新发病例数分别为0.12亿、0.62亿、0.89亿和1.7亿。另外,艾滋病发病急剧增加,衣原体感染、新发现的生殖器疱疹成倍增加(表16-1)。

在新中国成立前所谓经典性病(VD)泛滥,当时全国有患者1000多万人。新中国成立以来,在政府领导下,于1964年宣布我国内地已基本消灭性病(主要指梅毒),取得了举世瞩目的成绩。然而20世纪70年代末以来,性病死灰复燃。性病在我国已跃居为第二大常见传染病。目前STD增加的原因:①各种疾病对抗

笔记

生素抵抗性增强,新的耐药菌株不断产生给有效治疗带来困难;②一般女性STD患者增加,患持久性性病有所增加,如单纯疱疹病毒感染;③STD感染危险性除职业性女性(妓女)以外,已向普通人群中传播并扩大。

据WHO UNAIDS的统计,到2010年底,全球有3400多万(3090万~3690万)人感染艾滋病病毒,存活者90%在发展中国家,专家估计全球现在仍以每分钟增加11个,每天以超过1.6万个HIV新感染者的速度在增长。2012年中国艾滋病调查报告显示:截至2011年底,估计我国存活艾滋病感染者和病人78万,全人群的感染率大致为0.058%。其中存活艾滋病病人15.4万,年新感染4.8万,死亡2.8万。

表16-1 全球不同地区成人HIV感染率(%)估计

地 区	成人HIV感染率(95%可信区间)	
	2004年	2006年
撒哈拉以南非洲	6.0(5.3~6.8)	5.9(5.2~6.7)
中东与北部非洲	0.2(0.1~0.3)	0.2(0.1~0.3)
南亚与东南亚	0.6(0.4~1.0)	0.6(0.4~1.0)
东亚	0.1(<0.1)	0.1(<0.1)
大洋洲	0.3(0.2~0.8)	0.4(0.2~0.9)
拉丁美洲	0.5(0.4~0.7)	0.5(0.4~1.2)
加勒比海地区	1.1(0.9~1.5)	1.2(0.9~1.7)
东欧与中亚	0.7(0.5~1.1)	0.9(0.6~1.4)
中欧与北欧	0.3(0.2~0.4)	0.3(0.2~0.4)
北美	0.7(0.4~1.0)	0.8(0.6~1.1)
全球	1.0(0.8~1.2)	1.0(0.9~1.2)

二、社会根源

社会医学认为,决定STD传播和流行的主要因素是社会因素,病原体不过是社会因素导致性传播性疾病的工具而已。

1. **对性的禁锢** 性禁锢与性病传播的关系,首先在于性禁锢会阻碍人们获得必要的、正确的性知识和性病防治知识。到目前为止,还有许多人,特别是性行为活跃的年轻人仍然不懂得采取合适的措施来进行自我保护,科学研究证明能够有效地减少性病传播机会的安全套的推广和使用,仍然存在不少的阻力。其次,对性的禁忌和神秘化,导致对性功能障碍和性病的严重社会歧视,这种社会歧视使得很多人得了性病之后,羞于去医院就诊,结果又把它传给别人。

2. **性放纵** 性放纵是与性禁锢相反的文化观念和行为取向。性放纵者在观念上主张完全的性自由,在行为上表现为随意地进行性活动。自阴暗的中世纪性禁锢过去以后,许多西方人的性观念逐渐开放,20世纪30年代和60年代兴起了两次大规模的"性解放"运动,这种运动一方面对打破性的禁锢起了积极的作用,另一方面也为主张性放纵的人提供了保护伞,很多人在"性解放"的旗帜下,

笔记

要求打破现代的家庭婚姻制度,实行群婚、试婚、不婚同居、夫妻互换、卖淫嫖娼、同性恋等淫乱行为。性行为的放纵是STD如梅毒、淋病、生殖器疱疹、艾滋病等严重危害健康的疾病流行的主要根源。我国20世纪80年代以来,逐渐出现性放纵趋势,在年轻人中尤其如此,西方社会各种形式的性乱行为已开始在某些"前卫"人群中流传。这是目前我国性病流行和传播的主要社会文化基础。

3. 人口流动　从国际上看,经济的全球化和交通事业的发展,导致了世界范围内的大规模人口流动;从国内看,我国目前正处在快速现代化时期,商业、服务行业、旅游业的快速发展,使国内流动人口的规模每年都在大幅度扩大。流动人口通常是性行为相对活跃的人群,在STD的传播中具有重要的影响。主要由血液和性行为传播的艾滋病能够在短短的时间内遍及到世界的每一个角落,就与国际和国内大规模的人口流动密切相关。

三、预防与控制

(一)性传播疾病的防治方针

诸多社会因素极大地影响着STD的发生、传播和流行,因此STD的防治工作是一项艰巨而复杂的社会系统工程。我国《性病防治管理办法》明确指出,我国对STD防治实行预防为主、防治结合、综合治理的方针。仅依靠卫生医疗部门是不够的,必须结合社会主义精神文明建设,强化法制教育,动员全社会的力量共同参与,形成各级政府领导下的多部门分工合作、各司其责、密切配合、齐抓共管的防病网络,才可能有效地控制流行。

(二)性传播疾病的防制策略

1. 要积极努力形成健康的性观念,提倡健康的性行为　所谓健康的性观念,既不是对性的禁锢,也不是对性的放纵,应以如下四点为基本条件:

(1)对自己的性欲望,既不过于压制,也不无限地、过分地追求满足。人的性欲望的强弱,有很大的个体差异,不能硬性地规定只能有多少性行为或必须有多少性活动。

(2)对性行为所造成的社会后果,要有充分的心理准备;在不能担负其社会责任时,对性行为要采取谨慎克制的态度。

(3)个人的性行为要符合社会法律和道德规范。虽然在许多社会中,并不是所有的法律和道德对性行为的要求都是合理的,但是违反这些法律和道德仍然对个体健康的发展不利。

(4)健康的性行为必须以正确的性卫生知识为基础,要防止疾病的产生与传播。

2. 要采取适当的形式,广泛宣传性病防治知识　让人们了解各种常见性病的传播途径、临床表现和防治方法,推介正规的治疗机构为性病患者服务。要通过宣传,消除社会公众对性病的各种错误认识,改变社会公众对性病病人的歧视,使性病患者能够正视自己的疾病,接受及时有效的治疗。

3. 要加强对STD的监测　监测是防治工作的一个重要组成部分,其目的在于及时掌握STD的流行动态,考核防治效果,为制定社会性的干预措施提供依据。

对STD监测的内容至少要包括如下几个方面：①对重点人群的监测：根据流行病学研究资料，对高危人群进行重点监测；②对重点疾病如梅毒、淋病、艾滋病进行重点监测；③对STD的治疗情况进行检测。

4. 对性病高危人群，要有针对性地进行深入的预防工作　性病高危人群，如商业性工作者、同性恋者、吸毒者、特殊服务行业人员等常常与主流社会存在一定的社会和心理距离，各种常规传播媒介难以介入到他们中间去。因此，要采取特殊的措施，向他们介绍性病预防知识，使他们能够自觉地接受监测，主动使用预防性病的安全措施，拒绝不安全的性行为。

第七节　精神疾病

一、概述

（一）精神疾病的概念

精神疾病（mental illness）是指在各种生物学、心理学以及社会环境因素影响下，大脑功能失调，导致认知、情感、意志和行为等精神活动出现不同程度障碍为临床表现的疾病。

精神疾病根据其临床表现主要分为轻型精神疾病与重型精神疾病。常见的轻型精神疾病有强迫症、抑郁症等。常见的重型精神疾病有精神分裂症、躁狂症等。轻型精神疾病主要是表现在感情障碍（如焦虑、忧郁等）、思维障碍（如强迫观念等），但患者思维的认知、逻辑推理能力及其自知力都基本完好。而重型精神病，如精神分裂症的初期患者也可出现焦虑、强迫观念等表现，但此类患者的认知、逻辑推理能力将会变得很差，自知力也几乎全部丧失。这种轻重之分也是相对的，一些重型精神疾病的早期常呈现轻型表现。

很多人对于精神疾病与心理疾病的区别不是很清楚。事实上，精神疾病是许多"障碍"性症状的总称，可以称之为"障碍症"，精神疾病的范畴极大，包括器质性疾病引起的精神障碍和非器质性精神障碍，心理疾病是非器质性精神障碍中的一部分。

（二）精神疾病的流行概况

精神疾病对人民健康造成极大危害并影响到整个社会经济的发展。WHO公布的数据显示，全球约有4.5亿精神健康障碍患者，其中四分之三生活在中低收入国家。由于资源严重不足，每年有三分之一的精神分裂症患者、半数以上的抑郁症患者和四分之三的滥用酒精导致精神障碍者无法获得简单、可负担得起的治疗或护理。此外，在世界范围内，每40秒就有一人死于自杀。精神健康障碍已成为严重而又耗资巨大的全球性卫生问题。

根据中国疾病预防控制中心精神卫生中心在2009年公布的数据，我国各类精神疾病患者人数在1亿人以上，重性精神病患人数已超过1600万。在20世纪50年代，我国成年人群精神障碍患病率还仅为2.7%，到了2009年，这个数字则达到17.5%。其中，上升最快的是抑郁症，其发生率已经达到4%以上，需要治疗的患者人数已经超过2600万。按DALY计算，精神疾病在我国疾病总负担中排名首位，约占疾病总负担的20%,已超过心脑血管疾病、呼吸系统疾病及恶性肿瘤等疾患。即全部疾病和外伤所致残疾及劳动力丧失有1/5是由精神问题所致,超过了全球平均水平。目前所有的研究和预测都提示精神与行为问题增长的趋势还将继续,到2020年,WHO推算中国精神疾病负担将上升至疾病总负担的1/4。

二、社会根源

人类的所有疾病,从传染性疾病到慢性非传染性疾病都有其社会根源,与其他疾病比较,精神疾病的产生、发展与转归与社会因素有着更为密切的关系。

(一)社会文化因素

1. 文化信念的影响 所有的社会都对正常与异常、健康与疾病有一套范围广泛的社会规范,它是由人们所共同拥有的文化信念所决定的。在不同的文化背景中,这些社会规范并不统一,即使在同一文化背景中,在不同的场合、对不同的人群也不尽一致。因此,对同一行为表现,不同的文化可能会做出完全相反的判断。例如,附体、着魔、"替神讲话(glossolabia)"、与神灵通话、听到祖先讲话的声音等现象,在现代世俗社会中,会被看做妄想、幻觉之类的症状,成为诊断精神疾病的重要依据;相反,在笃信宗教的人群中或在某些传统社会中,这些完全是可以接受的,是正常的表现。另一个典型的例子是,虽然同性性行为具有明确的生物学异常背景(违背人类的种族保存本能),但是否认定为异常则因社会文化背景的不同而不同。在中国明清时期的某些亚文化中,同性性行为是一种优雅的、时髦的行为;美国在20世纪70年代以前的很长时间内,一直将同性恋列入精神疾病的诊断范围,但在此之后,由于受到同性恋团体的压力,逐渐把同性恋看作是一种正常人的不同生活方式。

2. 社会发展的影响 纵观精神病学的发展历史,不难发现精神疾病的界定有一个随社会发展而逐渐增加的过程。总的趋势是被定义的精神疾病种类越来越多,分类越来越细。当然,这个过程反映了精神病学知识的扩展和深入,但无疑也与社会经济发展和人们生活水平的提高有密切的联系。一般说来,在经济收入低、社会发展落后的人群中,一些轻微的情绪和躯体障碍算不上是"疾病"现象,而在生活较为富裕、社会发展水平较高的社会中,则会被认为是需要治疗的疾病表现。典型的例子是,老年期大脑退行性变化所导致的人格改变和认知能力下降曾长期被认为是生命周期的正常表现,而现在则越来越多地认为属于精神不正常范畴。

3. 医学化的影响 近年来不断有学者提出医学化的概念,指的主要是医学界将原来不属于医学问题的现象纳入自己研究和服务范畴的倾向。这些现象有的是生理性的,如老龄、月经、怀孕、生育等;有的是社会问题或行为问题,如社会隔离、贫穷、失业、不幸福、孤独感、有害物质滥用、自杀等等。

在精神病学领域,医学化最初是把一些社会和行为问题当作精神卫生问题来研究。例如20世纪初,美国许多犯罪行为被重新定义为精神疾病。心理动力学对犯罪动机的强调,在一定程度上改变了社会对越轨行为的看法,近年来对犯罪行为的生物医学某些研究发现,一些犯罪者,特别是攻击型犯罪者脑内的某些

笔记

生物学改变,进一步将一些犯罪行为纳入精神卫生的范围。更为典型的情况,是把自杀、有害物质滥用、性变态和性犯罪当作精神障碍。从这个角度上看,医学化倾向也是导致现代精神疾病诊断增加的重要原因。

(二)社会结构因素

社会结构是指社会整体的构成要素以及它们之间相对稳定的关系。大量研究表明,在不同的社会结构群体(如不同的社会阶层、性别、种族、婚姻状况、文化程度等)中,精神疾病的分布是不同的。其中关于精神疾病与社会阶层和婚姻状况关系的研究结果是最一致的。一般来说,处于社会劣势的群体(如低社会阶层)精神疾病患病率较高,而处于社会优势的群体(如高社会阶层)精神疾病患病率较低,尽管在个别精神疾病的分布方面存在相反的表现。

(三)社会动荡因素

在社会学中,由于政治、经济和军事因素所造成的社会结构、组织和价值观念的急剧改变与社会发展同属社会变迁的范畴。相关研究一致表明,社会经济萧条或经济状况激烈震荡、政治动荡、战争、种族迫害、重大自然灾害(如严重的地震、洪水、飓风、大规模的火灾)等社会动荡对精神健康具有肯定的不良影响。

社会动荡和动乱导致精神健康损害的机制主要有三个方面:

(1)原有社会、经济、文化和心理基础的破坏:如原有价值观念、信仰系统和行为准则的破坏,新的系统一时难以建立起来,使人们产生一种价值失落感和精神沮丧;原有生活基础遭受破坏,失业导致经济安全感的缺乏;犯罪行为增加导致社会安全感的缺乏;原有社会支持系统遭到破坏,个人应付精神应激的能力下降;原有卫生保健系统遭到破坏,精神疾病病人不能及时得到有效的治疗。

(2)导致精神应激的增加:如遭遇动乱造成的财产、亲人和人际关系的损失、角色定位困难、人身自由失去保障、痛苦场面等强烈刺激都会导致应激水平的升高。

(3)被动移民和难民增加:一般来说,较大规模的社会动乱总是伴随着被动移民和难民的流动,这些移民和难民在新的生活环境中,必须面对经济困难、价值观念冲突、语言不同等导致的社会隔离、不安全感和适应性焦虑。

三、预防与控制

(一)三级预防

1. 一级预防 主要内容包括:

(1)增进精神健康的保健工作,充分加强精神卫生知识的普及和宣教,及时提供正确的心理咨询服务,提高人们对精神健康的自我保健,是减少与各种应激因素有关的心理障碍发生的有效途径。

(2)加强遗传咨询,防止近亲结婚,减少精神疾病发生率。

(3)对一些具有易患精神疾病的"高危人群",包括具有特殊心理素质者和从事高心理压力职业者,应采取特殊的心理干预措施,提供心理宣泄的途径,预防和减少精神障碍的出现。

(4)定期进行精神疾病的流行病学调查,研究精神疾病在人群的发生率、发

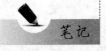

病规律、影响因素和分布情况,结合地区人口构成的变化,为相关部门制订规划、进行决策,从宏观上预防精神疾病的发生提供依据。

2. 二级预防 由于许多精神疾病具有慢性或亚急性起病、症状隐匿、临床表现缺乏明确特征性等特点,往往失去及时干预的机会。因此,二级预防是精神疾病防治工作中极为重要的环节。其主要内容包括:

(1)积极、深入并有计划地向群众宣传精神疾病的有关知识,提高人们早期识别精神障碍的能力,尽早发现精神异常者。同时,要改善人们对精神障碍以及精神疾病患者的偏见,及时就医,把疾病控制在萌芽状态。

(2)对确认或可疑的精神障碍者,指导患者及家属及时就诊,明确诊断,积极治疗,争取使疾病达到完全缓解。同时,积极进行随访与巩固治疗,减少复燃和复发。

(3)在综合医院内设立精神科和心理咨询科,做好会诊–联络和咨询及培训工作,帮助非精神科医师早期发现、早期治疗精神疾病患者。

3. 三级预防 其主要内容包括:

(1)积极谋求各级政府部门对精神疾患的重视和支持,协调各相关部门工作,构成精神障碍防治康复体系,为减少精神残疾、提高精神障碍患者的生活质量和生活保障提供帮助。

(2)对经过治疗,病情趋于稳定的患者,进行多种形式的心理治疗和康复训练。让患者正确认识疾患,进一步正确认识自己,克服性格弱点,正确应对现实生活中的各种心理社会问题和矛盾。同时,督促患者按时按量服药,防止疾病恶化、努力减少残疾,使患者最大限度地恢复心理和社会功能。

(3)建立各种工娱治疗站、作业站、娱乐站,对患者进行各种康复训练,同时进行健康教育和疾病咨询,使患者早日恢复家庭生活和社会功能。

(4)做好出院患者的定期随访工作,使患者能够接受及时而有针对性的医疗指导和服务。调整出院患者的生活环境,动员家庭成员支持和参与患者的康复活动,指导家庭成员为患者制订生活计划,努力解决患者的心理健康问题和日常生活中的实际困难。

(5)关心和满足精神疾病患者的合理要求,重视心理、社会环境对疾病预后、复发的影响。想方设法,妥善解决精神障碍患者以及精神残疾者恢复工作或重新就业,对支持其心理状态与投身于社会大环境接受锻炼有着相当重要的作用。

(二)立法

自1938年法国出台世界第一部《精神卫生法》以来,至今已有100多个国家颁布了相关法律。我国自1985年开始,起草酝酿27年,几经修改,2012年10月26日,《中华人民共和国精神卫生法》经十一届全国人大常委会第二十九次会议审议通过,将于2013年5月1日起实施。《精神卫生法》共7章85条,对精神卫生工作的方针原则和管理机制、心理健康促进和精神障碍预防、精神障碍的诊断和治疗、精神障碍的康复、精神卫生工作的保障措施、维护精神障碍患者合法权益等作了明确规定。《精神卫生法》的颁布实施对于规范精神卫生服务,预防精神障碍发生,维护精神障碍患者的合法权益,具有重要意义。

本 章 小 结

1. 社会因素相关疾病是指主要由社会因素引起的,与社会发展和进步方向相违背的,危害人群健康的社会性现象。具有公共性、复杂性、危害性、群防群治性等特点,是介于社会问题和越轨行为之间的概念。

2. 慢性病已经成为我国居民死亡的主要原因,其发生与吸烟、酗酒、不合理膳食、缺乏体力活动、精神因素等有关,慢性病严重危害着人群的健康,给社会、家庭造成了很大负担,必须在生物–心理–社会医学模式指导下实施三级预防,控制和降低慢性病发病率、残障率、死亡率。

3. 研究自杀的最终目的在于预防自杀。不同人群自杀有其特殊的社会根源,要针对不同的人群采取相应的防治措施,降低自杀率。

4. 吸毒是一个公共卫生问题,不仅影响吸毒者的健康,而且影响其家庭和社会的安定,所以既要加强政府层面防控政策,也要重视吸毒的三级预防。

5. 意外伤害不仅是一个严重的社会问题,而且是重要的公共卫生问题。车祸、中毒、溺水等意外伤害是世界各国人群的主要死亡原因之一。研究其预防干预理论,采取相应措施,降低意外伤害致残致死率。

6. 性传播性疾病是一组主要由性行为接触或类似性行为接触为主要传播途径的危害人群身心健康的传染性疾病。尤其是AIDS的出现,严重危害人群健康,危及人群生命。采用合理的方法进行教育和控制至关重要。

7. 精神疾病与其他疾病相比较,其产生、发展与转归与社会因素有着更为密切的关系。研究其社会根源,采取相应的防治方法,对于降低其发病率有重要意义。

关键术语

社会因素相关疾病
social factors related diseases

社会问题
social problem

越轨行为
deviant behavior

社 会 病
sociopathy

慢性非传染性疾病
noninfectious chronic disease, NCD

自 杀
suicide

吸 毒
drug abuse

意外伤害
unintentional injury

车 祸
traffic accident

性传播疾病
sexually transmitted diseases, STD

精神疾病
mental illness

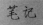
笔记

讨论题

1.农村老人自杀事件日益增多的社会因素有哪些? 如何防控?
2.性传播性疾病死灰复燃后逐年增加,其预防和控制措施有哪些?

思考题

1.填空题

(1)我国学者把自杀分为五种:＿＿＿＿＿、自杀计划、自杀准备、＿＿＿＿＿、自杀死亡。

(2)意外伤害的预防干预理论中的"四E干预理论"是指＿＿＿＿＿、经济干预、强制干预、＿＿＿＿＿。

2.单选题

(1)下列不属于慢性非传染性疾病特点的是(　　　)

    A.病因复杂　B.潜伏期短　C.病程长　D.对健康损伤严重

(2)在吸毒的三级预防措施中,下列哪种不属于第三级预防(　　　)

    A.戒毒治疗　B.康复治疗　C.重返社会　D.高危人群的预防

(3)在影响车祸发生的因素中,生物周期属于下列哪一方面的因素(　　　)

    A.生物因素　B.自然环境因素　C.心理行为因素　D.社会经济因素

3.名词解释

(1)社会因素相关疾病

(2)慢性非传染性疾病

(3)吸毒

(4)自杀

(5)意外伤害

(6)性传播性疾病

4.问答题

(1)社会因素相关疾病有什么特点?

(2)自杀预防的一般措施有哪些?

(胡晓燕)

参考文献

1. 卢祖洵. 社会医学. 北京: 科学出版社, 2003.

2. 卢祖洵. 社会医学. 第2版. 北京: 科学出版社, 2009.

3. 卢祖洵. 社会医疗保险学. 第3版. 北京: 人民卫生出版社, 2012.

4. 卢祖洵, 金生国. 国外社区卫生服务. 北京: 人民卫生出版社, 2001.

5. 金生国, 卢祖洵, 姚岚. 中国社区卫生服务. 北京: 人民卫生出版社, 2007.

6. 李鲁. 社会医学. 第2版. 北京: 人民卫生出版社, 2003.

7. 李鲁. 社会医学. 第3版. 北京: 人民卫生出版社, 2007.

8. 李鲁. 社会医学. 第4版. 北京: 人民卫生出版社, 2012.

9. 龚幼龙. 社会医学. 北京: 人民卫生出版社, 2000.

10. 龚幼龙. 社会医学. 第2版. 上海: 复旦大学出版社, 2005.

11. 龚幼龙, 严非. 社会医学. 第3版. 上海: 复旦大学出版社, 2009.

12. 龚幼龙. 卫生服务研究. 上海: 复旦大学出版社, 2002.

13. 张拓红, 陈少贤. 社会医学. 北京: 北京大学医学出版社, 2006.

14. 张拓红. 社会医学. 第2版. 北京: 北京大学医学出版社, 2010.

15. 鲍勇. 社区卫生服务概论. 南京: 东南大学出版社, 2010.

16. 鲍勇. 社区卫生服务流程化管理. 南京: 东南大学出版社, 2010.

17. 鲍勇. 社区卫生服务绩效评价. 南京: 东南大学出版社, 2010.

18. 鲍勇. 社会医学教程. 上海: 上海科技出版社, 2007.

19. 梁万年. 卫生事业管理学. 第2版. 北京: 人民卫生出版社, 2007.

20. 张大庆, 和中浚. 中外医学史. 北京: 中国中医药出版社, 2009.

21. 郭继志, 姜润生. 社会医学. 北京: 科学出版社, 2006.

22. 姜润生, 初炜. 社会医学. 北京: 科学出版社, 2010.

23. 梁浩材. 社会医学. 长沙: 湖南科学技术出版社, 1999.

24. 耿庆茹. 社会医学. 第2版. 西安: 陕西科学技术出版社, 2008.

25. 郭继志, 赵拥军, 徐凌忠. 社会医学. 济南: 山东人民出版社, 2010.

26. 风笑天. 现代社会调查方法. 第4版. 武汉: 华中科技大学出版社, 2009.

27. 刘克俭, 顾瑜琦. 行为医学. 上海: 复旦大学出版社, 2003.

28. 陈锦治. 社区预防与保健. 南京: 东南大学出版社, 2004.

29. 高尔生, 吴擢春. 医学人口学. 上海: 复旦大学出版社, 2004.

30. 叶广俊, 渠川琰, 戴耀华. 儿童青少年卫生与妇幼保健学. 北京: 化学工业出版社, 2004.

31. 胡继春. 医学社会学. 武汉: 华中科技大学出版社, 2005.

32. 杜乐勋, 张文鸣. 中国医疗卫生发展报告No.3 (医疗卫生绿皮书). 北京: 社会科学文献出版社, 2007.

33. 李立明,率肇. 临床流行病学. 北京: 人民卫生出版社,2011.

34. "健康中国2020"战略研究报告编委会. "健康中国2020"战略研究报告. 北京: 人民卫生出版社,2012.

35. 肖水源. 社会医学. 北京: 人民卫生出版社,2000.

36. 洪倩,郭清. 社会医学. 合肥: 安徽科学技术出版社,2003.

37. Earl Babbie. The Practice of Social Research. 第11版,北京: 清华大学出版社,2007.

38. Fredric D, Wolinsky,著. 孙牧虹,译. 健康社会学. 北京: 社会科学文献出版社,1999.

39. William C, Cockerham,著. 杨辉,张拓红等,译. 医学社会学. 北京: 华夏出版社,2000.

40. 张效廉. SARS风暴中的中国经济. 北京: 中国经济出版社,2003.

41. 田雪原. 大国之难——当代中国的人口问题. 北京: 今日中国出版社,1997.

42. 董维真. 公共健康学. 北京: 中国人民大学出版社,2009.

43. 祖述宪. 思想的果实——医疗文化反思录. 青岛: 青岛出版社,2009.

44. 张朝,李天思,孙宏伟. 心理学导论. 北京: 清华大学出版社,2008.

45. 季成叶. 体质自我评价与健康运动处方. 北京: 北京体育大学出版社,2001.

46. 孙宏伟,吉峰. 医学心理学. 济南: 山东人民出版社,2010.

47. 郭念峰. 心理咨询师(基础知识). 北京: 民族出版社,2011.

48. 张文. 行为医学. 北京: 北京医科大学出版社,2000.

49. 李恩昌,郭继志,李杲. 健康型社会. 北京: 人民军医出版社,2011.

50. 张亚林. 行为疗法. 贵阳: 贵州教育出版社,1999.

51. 白远良. 中国卷烟消费对医疗支出的影响. 重庆: 重庆大学出版社,2006.

52. 杨福江. 预防医学. 郑州: 郑州大学出版社,2008.

53. 阿勋. 开启潜意识: 看透你未知的心. 北京: 中信出版社,2010.

54. 李宁秀. 社会医学. 成都: 四川大学出版社,2003.

55. 刘勇强. 教师心理问题有多严重. 心理世界,2005,11: 57-60.

56. 卫红. 生命质量新说. 广西质量监督导报,2010,2: 43.

57. 邹宇华,邓冰. 社会医学(案例版). 北京: 科学出版社,2008.

58. 方小衡,李正直. 卫生事业管理学(案例版). 北京: 科学出版社,2008.

59. 邓恩. 公共政策分析导论. 北京: 中国人民大学出版社,2011.

60. 郭岩. 卫生事业管理. 北京: 北京大学医学出版社,2011.

61. 谢明. 公共卫生政策分析概论. 北京: 中国人民大学出版社,2011.

62. 陈世香. 公共政策案例分析. 武汉: 武汉大学出版社,2011.

63. 陈谭. 公共政策案例分析. 北京: 社会科学文献出版社,2008.

64. 傅善来,蒋有倩. 走出亚健康. 上海: 上海科技出版社,2000.

65. 杨秉辉. 全科医学概论. 北京: 人民卫生出版社,2001.

66. 倪军杰,鲍勇. 家庭医生技能实训教程. 上海: 上海交通大学出版社,2012.

67. 邹宇华,邓冰. 社会医学. 北京: 科学出版社,2008.

68. 林光汶. 中国卫生政策. 北京: 北京大学医学出版社,2010.

69. 陈锋,高坚瑞. 社区保健学. 长沙: 湖南科学技术出版社,2003.

70. 卫生部统计信息中心. 2008中国卫生服务调查研究: 第四次家庭健康询问调查分析报告.

北京: 中国协和医科大学出版社, 2009.

71. 卫生部. 中国0–6岁儿童营养发展报告(2012), 2012.

72. 卫生部. 中国卫生统计年鉴(2011卷). 第1版. 北京: 中国协和医科大学出版社, 2011.

73. 陈聪, 胡元佳, 等. 人口老龄化对我国卫生费用的影响. 中国卫生统计, 2012, 29(3): 430–432.

74. 应桂英, 李宁秀, 等. 健康危险因素评估方法的应用及其效果. 中国健康教育, 2004, 20(1): 70–71.

75. 王力, 王丽辉. 健康、健康管理、健康管理师及中国健康管理的发展前景. 中国疗养医学, 2011, 20(12): 1065–1067.

76. 张阅, 吴建国, 等. 国外健康管理对我国疾病管理的启示. 江苏卫生事业管理, 2011, 22(3): 117–119.

77. 卫生部统计信息中心. 2008中国卫生服务调查研究: 第四次家庭健康询问调查分析报告. 北京: 中国协和医科大学出版社, 2009.

78. 陈文玲, 易利华. 2011年中国医药卫生体制改革报告. 北京: 中国协和医科大学出版社, 2011.

79. 钟晓妮, 周燕荣. 健康与社会经济发展关系研究. 现代预防医学, 2007, 34(4): 741–744.

80. 陈定湾, 何凡. 不同社会阶层的健康公平性分析. 中国农村卫生事业管理, 2007, 27(2): 88–90.

81. 刘丽杭, 唐景霞. 社会经济地位对居民健康公平的影响. 中国卫生经济, 2004, 23(6): 40–42.

82. 陈定湾, 何凡. 不同社会阶层的健康公平性分析之二. 中国卫生经济, 2006, 25(8): 17–19.

83. 杨晓光, 翟凤英, 朴建华, 等. 中国居民营养状况调查. 中华预防医学杂志, 2010, 11(1): 5–7.

84. 马冠生, 李艳平, 武阳丰, 等. 1992至2002年间中国居民超重率和肥胖率的变化. 中华预防医学杂志, 2005, 39(5): 311–315.

85. 卫生部统计信息中心. 2012年中国卫生统计提要. 北京: 中华人民共和国卫生部, 2012.

86. 玄泽亮, 傅华. 城市化与健康城市. 中国公共卫生, 2003, 19(3): 236–238.

87. 梁挺, 张小远. 国外宗教与健康关系的研究述评. 医学与哲学(人文社会医学版), 2010, 31(12): 33–35, 56.

88. 丁利陆, 肖迅. 宗教对精神疾病患者及家属影响的对照研究. 中国健康心理学杂志, 2010, 18(3): 267–268.

89. 杨凤. 城市化迅猛发展对人口健康的隐患. 健康研究, 2010, 30(4): 275–279.

90. 罗勇. 中国城市化面临的健康问题及对策. 中国公共卫生, 2010, 26(12): 1532–1534.

91. 陈丹仪, 沈竟康, 陈凯先, 等. 我国人口与健康状况简析. 生命科学, 2005, 17(1): 1–9.

92. 陈刚, 吕军, 张德英, 等. 流动人口妇女儿童卫生保健服务现状及对策研究概述. 中国全科医学, 2006, 9(7): 541–543.

93. 刘慧君, 李树茁. 性别失衡下的人口健康与公共安全. 国际视野与历史经验: 人口学刊, 2011, (5): 32–40.

94. 袁惠燕. 高血压的健康管理. 中国社区医师; 医学专业, 2012, 14(4): 388–389.

95. 张颖彬, 赵国艳. 肥胖健康管理. 中国实用医药, 2009, 35(4): 210–211.

96. 陈霄, 杨志敏. 健康管理的研究进展与展望. 医学信息学杂志, 2010, 1(4): 1–5.

97. 马芬, 王丽. 健康管理与可控的健康危险因素. 疾病控制杂志, 2007, 11(6): 606–609.

98. 应桂英, 李宁秀, 等. 健康危险因素评估方法的应用及其效果. 中国健康教育, 2004, 20(1): 70–71.

99. 陈柳钦. 健康城市建设及其发展趋势. 中国市场, 2010, (33): 50–63.

100. 吴琴琴, 冯超, 等. 医院开展健康管理工作模式的探讨. 现代预防医学, 2008, 35(22): 4410–4416.

101. 曹海涛, 潘毅慧, 等. 上海市闸北区社区综合健康管理模式研究. 健康管理, 2011, 14(7A): 2195–2196.

102. 曹海涛, 潘毅慧, 等. 闸北区社区综合健康管理模式研究. 社区卫生保健, 2011, 10(5): 309–310, 322.

103. WHO. World Health Statistics 2011. Geneva: WHO, 2011.

104. United Nations Development Programme . Human Development Report 2011– Sustain ability and Equity: A Better Future for All. New York City: UNDP, 2011.

105. WHO/EURO/HCPO. Twenty steps for developing healthy cities project. Copenhagen: WHO/EURO, 1995.

106. WHO. World Health Statistics 2012. Geneva: WHO, 2012.

107. Stephen M, Arnold D. Health care management. 3rd Edition. New York: Delmar Publishers Inc. 1994.

108. José A, Tapia G. Economic growth and health progress in England and Wales: 160 years of a changing relation[J] . Social Science & Medicine, 2012, (74): 688–695.

109. Vilhelm B, Tage S. Kristensen. Social class and self–rated health: can the gradient be explained by differences in life style or work environment ? Social Science & Medicine, 2000(51): 1019–1030.

110. WHO. Reducing Risks, Promoting Healthy Life. The world health report, 2002.

111. Lisa F, Berkman, Ichiro K. Social Epidemiology. London: Oxford University Press, 2000.

112. WHO. Health Systems: Improving Performance. The world health report, 2000.

113. Nancy MP, Strauss, Ronald P, . et al. The Social Medicine Reader. 2nd Edition, Duke University Press, 2005.

以下网址登载的相关文献：

1. 国家卫生部网址: http://www.moh.gov.cn

2. 国家统计局网址: http://www.stats.gov.cn

3. 中国人口网: http://www.chinapop.gov.cn

4. 国际卫生技术评估机构网络: http://www.inahta.org

5. 国际卫生技术评估协会网址: http://www.istahc.org

6. 联合国网址: http://www.un.org.com

7. 美国社会与人类服务部网址: www.dhhs.gov

8. 世界卫生组织网址: http://www.who.int

9. 世界银行网址: http://www.worldbank.org

10. 联合国儿童基金会网址: http://www.unicef.org/

11. 美国哈佛大学社会医学系网址: http://www.hms.harvard.edu/dsm/index.html

12. 美国北卡大学社会医学系网址: http://www.med.unc.edu/wrkunits/2depts/soclmed/

13. 英国Bristol大学社会医学系网址: http://www.epi.bris.ac.uk/

思考题参考答案

第一章

1. 填空题

（1）医学　社会科学　（2）社会卫生状况　影响健康的社会因素　社会卫生策略与措施

2. 单选题

（1）A　（2）D

3. 名词解释

答案见本章内容。

4. 问答题（答题要点）

（1）倡导积极的健康观；弘扬正确的医学模式；发现社会卫生问题；制订卫生政策和策略；常见病的社会防治；加强社会医学教育；促进人群健康。

（2）实践性；政策性；社会性；创新性。

第二章

1. 填空题

（1）神灵主义医学模式　自然哲学医学模式　机械论医学模式　生物医学模式　生物-心理-社会医学模式

（2）生物遗传因素　生物遗传因素　行为与生活方式因素　医疗卫生服务因素

2. 单选题

（1）C　（2）D　（3）A

3. 名词解释

答案见本章内容。

4. 问答题（答题要点）

（1）推进医学理论的发展；指引医学实践的改进；促进医学教育的革新。

（2）疾病谱和死亡谱的改变；人们对卫生保健需求的提高；医学发展的社会化趋势；人们对健康和疾病认识的深化；健康影响因素的多元化；卫生保健的实践启示。

第三章

1. 填空题

（1）人们所处的社会经济地位不同　（2）日常生活环境　社会结构性因素

笔记

（3）高危人群　高危因素　高危环境

2. 单选题

（1）C　（2）D

3. 名词解释

答案见本章。

4. 问答题（答题要点）

（1）预防疾病和损伤,促进和维持健康;解除由病灾引起的疼痛和疾苦;照料和治愈有病的人,以及那些不能治愈的人;避免早死,追求安详死亡。

（2）疾病的防治涉及社会各部门的配合,而不是卫生部门能够独立完成的。"大卫生观"则强调卫生系统必须由封闭转为开放,要求社会各部门共同参与、共同计划、共同实施才能取得成功。

（3）这是因为: 第一,造成健康不公平的许多因素对个人来说自由选择的余地不大。人们无法或无力选择自己的工作或生活环境,而这是导致健康不公平的主要原因。第二,造成健康不公平的许多原因都源于社会因素。因此,政府和社会对于有效改善健康的不公平程度负有重要责任。

第四章

1. 填空题

（1）抽样调查　（2）开放性问题　（3）匿名法

2. 单选题

（1）B　（2）A　（3）A

3. 名词解释

答案见本章。

4. 问答题（答题要点）

（1）选择课题;设计研究方案;实施研究方案;整理分析资料与解释结果;研究总结及结果分发。

（2）避免用不确切的词;避免提断定性问题;避免引导性提问;问题要时间限定;避免提笼统或不确切的问题;避免一问多答。

第五章

1. 填空题

（1）人群健康状况　卫生政策　社会经济状况　卫生保健　卫生资源　卫生行为

（2）婴儿健康　母亲的健康状况　保健水平

2. 单选题

（1）C　（2）D　（3）D

3. 名词解释

答案见本章。

笔记

4. 问答题(答题要点)

(1)社会卫生状况是社会医学的重要组成部分;社会卫生状况是卫生事业科学管理的基础工作;社会卫生状况为制定卫生政策与计划提供依据;社会卫生状况可用于探索卫生状况变化与发展趋势。

(2)人力资源指标;物质资源指标;财政投入指标;信息系统资源。

第六章

1. 填空题

(1)环境 文明 (2)教育 收入 (3)职业倦怠 失业 (4)人际关系凝聚力

2. 单选题

(1)C (2)A

3. 名词解释

  答案见本章。

4. 问答题(答题要点)

(1)通过影响社会财富和卫生资源的分配;通过影响卫生政策;通过规范人们的行为。

(2)社会经济发展与人群健康改善的关系是辩证统一的关系,两者相辅相成;社会经济发展水平在某种程度上决定着人们的健康水平,经济发展可以提供物质生存条件、优化人们的生活、增加健康投资,进而对健康改善起促进作用;经济发展对健康也带来的负面效应;健康改善对经济发展有促进作用。

(3)文化是一种思考和行动的范型,贯穿于某一群体(如民族等)的活动中,并使得这一群体有别于其他群体;文化对人类健康的广泛影响主要体现在:教育对健康的影响、风俗习惯对健康的影响、宗教对健康的影响。

第七章

1. 填空题

(1)认知过程 情感过程 意志过程 (2)压力源 压力反应 压力管理

2. 单选题

(1)B (2)C

3. 名词解释

  答案见本章。

4. 问答题(答题要点)

(1)社会功能主义的观点,认为急剧的社会变革或动荡,社会失范,人们感到困惑迷茫,易导致行为生活方式不健康,第二次世界大战期间全世界的吸烟人数陡增就是例证。社会环境影响论者还提出某些不良行为生活方式的产生可能源自于生活环境的压力。

（2）有雄心壮志,喜欢竞争,出人头地,性情急躁,缺乏耐心,容易激动,有时间紧迫感,总想一心二用,行动匆忙,工作投入,对人有敌意。

第八章

1. 填空题

（1）鉴别量表　预测量表　评估量表 （2）评价内容综合性　评价指标主观性　生命质量动态性

2. 单选题

（1）B （2）A

3. 名词解释

答案见本章。

4. 问答题(答题要点)

（1）心理状态、生理状态、社会功能状态、自评健康与幸福感。

（2）设计者的测量主题和测量目的;评价的层次;普适性量表与特异性量表;量表的特性;内容的文化适应性。

第九章

1. 填空题

（1）标准化　定量化　个体化　系统化　整体化 （2）实际年龄

2. 单选题

（1）C （2）B

3. 名词解释

答案见本章。

4. 问答题(答题要点)

（1）生活方式管理;需求管理;疾病管理;灾难性病伤管理;残疾管理;综合人群健康管理。

（2）个体的评价年龄也大于实际年龄,但评价年龄与增长年龄之差较小。例如,个体实际年龄为42岁,评价年龄为48岁,增长年龄为47岁,评价年龄与增长年龄之差为1岁。说明个体的危险因素主要来自既往病史或生物遗传因素,不容易降低和改变这些因素。

第十章

1. 填空题

（1）医疗服务　预防保健服务　康复服务 （2）数量　结构　分布

2. 单选题

（1）A （2）B （3）C

3. 名词解释

答案见本章。

4. 问答题（答题要点）

（1）社会因素对卫生系统的影响；评价人群的卫生服务需要；合理分配和使用卫生资源；卫生系统组织结构与功能研究；卫生系统的经济分析；卫生服务效果评价。

（2）内容主要包括：对人的尊重和以服务对象为中心两个方面和8个维度。

第十一章

1. 填空题

（1）优势　劣势　威胁　机会　（2）绩效　效率　效益

2. 单选题

（1）D　（2）C

3. 名词解释

答案见本章。

4. 问答题（答题要点）

（1）功能导向；调控功能；利益分配功能。

（2）卫生政策问题；卫生政策目标；卫生政策方案的拟订；卫生政策方案的抉择；卫生政策推行与实施；卫生政策效果评价；卫生政策评价标准；卫生政策模型；卫生政策影响因素；卫生政策信息。

第十二章

1. 填空题

（1）使全世界人民获得尽可能高水平的健康　（2）以农村为重点　中西医并重　动员全社会参与

2. 单选题

（1）A　（2）B

3. 名词解释

答案见本章。

4. 问答题（答题要点）

（1）与贫困作斗争；在所有的环境中促进健康；部门间的协调、协商和互利；将卫生列入可持续发展规划。

（2）社会公正；社区参与；成本效益；部门间协作行动；预防为主。

第十三章

1. 填空题

（1）家庭角色　家庭权利　沟通方式　家庭价值系统　（2）家庭健康档

笔记

案　家庭健康教育

2. 单选题

（1）C　（2）D　（3）A

3. 名词解释

答案见本章。

4. 问答题（答题要点）

（1）家庭健康评估的重点是家庭系统，因为家庭成员交互作用时所产生的有形和无形规则构成了比较稳定的家庭系统，家庭健康评估还要注重家庭周期发展的动态变化，同时评估家庭的问题和优势，并且全面、完整、多方面收集资料。

（2）家庭生活周期具体可以划分为青年单身周期、已婚夫妻无子女家庭周期、养育婴幼儿家庭周期、学龄儿童的家庭周期、有青少年子女的家庭周期、子女离家家庭周期、中年父母家庭周期、老年家庭周期。

第十四章

1. 填空题

（1）基础性　综合性　连续性　可及性　协调性　（2）生活型　功能型　（3）纵向　横向

2. 单选题

（1）A　（2）C

3. 名词解释

答案见本章。

4. 问答题（答题要点）

（1）人口的急剧增长和人口老化；疾病谱和死亡谱的改变；医学模式及健康观的转变；医疗费用的过快增长；调整卫生资源配置；人群对卫生服务需求增加。

（2）社区预防；社区保健；社区医疗；社区康复；社区健康管理；社区计划生育。

第十五章

1. 填空题

（1）10%　7%　（2）缺损　残疾　残障

2. 单选题

（1）B　（2）C　（3）D

3. 名词解释

答案见本章。

4. 问答题（答题要点）

（1）生理性弱势群体；社会性弱势群体；自然性社会弱势群体。

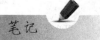

（2）营养因素；体育锻炼；家庭因素；社会经济因素；生活作息。

第十六章

1. 填空题

（1）自杀意念　自杀未遂　（2）工程干预　教育干预

2. 单选题

（1）B　（2）D　（3）A

3. 名词解释

　　答案见本章。

4. 问答题（答题要点）

（1）具有公共性；产生根源非常复杂；对社会具有严重的危害性；群防群治性。

（2）提高人们的心理健康素质；普及有关自杀的知识；减少自杀的机会；建立预防自杀的专门机构；对医务工作者和心理咨询工作者进行培训；控制自杀个案的媒体报道。

社会医学常用调查表

（一）第四次国家卫生服务调查：家庭健康询问调查表（表1和表2）

户主姓名＿＿＿＿＿　　　　　电话号码＿＿＿＿＿

家庭地址：＿＿＿＿县（市/区）＿＿＿＿乡镇（街道）

＿＿＿＿村（居委会）＿＿＿＿＿＿＿＿＿（详细地址）

县（市或区）行政区划代码□□□□□□

乡镇（街道）编码□　　村（居委会）编码□　　住户编码□□

调查完毕后，填写下表（结果填在右侧空格中）

半年内常住人口数（人）	
其中：15~49岁已婚育龄妇女数（人）	
5岁以下儿童数（人）	
60岁以上老年人口数（人）	
调查前两周内患病伤人数（人）	
调查前12个月内出院人数（人）	
（农村地区）外出务工及随行的家庭成员数（人）	
该住户是：（1）第一次抽中户　（2）替补调查户	

调查完成日期＿＿＿＿年＿＿月＿＿日　　调查员签名＿＿＿＿＿＿

核实日期＿＿＿＿年＿＿月＿＿日　　调查指导员签名＿＿＿＿

笔记

427

表1 家庭一般情况调查表

本表由最熟悉家庭情况的人回答

序号	问题及选项	回答
1	您家共有几口人?(包括户籍人口及近半年内居住在本户的亲戚、保姆等)	
2	近半年内,有几口人常住在家里(人)?	
3	(农村地区询问)在县外务工并且半年内不常在家居住的人员数?(包括随行人员,如配偶、孩子和父母等)	
4	您家住房类型是:(1)楼房 (2)砖瓦平房 (3)土坯平房 (4)其他	
5	您家生活住房建筑面积约多少(平方米)?	
6	您家有几台电视机(台)?	
7	您家电话拥有情况:(1)固定电话 (2)移动电话 (3)二者均有 (4)二者均无	
8	您家饮用水类型:(1)自来水 (2)手压机井水 (3)受保护的水井 (4)雨水收集 (5)受保护的泉水 (6)未受保护的水井 (7)未受保护的泉水 (8)卡车或手推车送水 (9)地表水 (10)罐装水并用上述(1)~(5)做饭和洗手 (11)罐装水并用上述(6)~(9)做饭和洗手 (12)其他	
9	您家厕所类型:(1)完整下水道水冲式 (2)粪尿分集式 (3)三联沼气 (4)双瓮漏斗式 (5)三格化粪池 (6)双坑交替式 (7)通风改良式 (8)阁楼式 (9)深坑防冻式 (10)有盖板的坑式厕所 (11)无盖板的坑式厕所 (12)粪桶 (13)无设施或灌木丛或田间 (14)其他	
10	离您家最近的医疗单位有多远? (1)不足1公里 (2)1公里 (3)2公里 (4)3公里 (5)4公里 (6)5公里及以上	
11	从您家到最近医疗单位需要多少时间(分钟)?(以容易获得的最快方式,如乘交通工具或步行)	
12	您家年收入是多少(元)?(城市地区为家庭现金收入,农村地区为纯收入)	
13	您家前一年生活消费性支出共为多少(元)?	
14	其中:食品支出多少(元)?	
15	衣着及日用品支出多少(元)?	
16	交通、通信支出多少(元)?	
17	住房、水电及燃料支出多少(元)?	
18	教育支出多少(元)?	
19	文化及娱乐支出多少(元)?	
20	药品、医疗服务及用品支出多少(元)?	

笔记

续表

序号	问题及选项	回答
21	其他支出多少(元)?	
22	在外就学子女的费用(元)?	
23	去年您家享受国家或集体的任何形式的补助折合成人民币总共是多少(元)?**(没有填0)**	
24	您家是否被确定为政府的医疗救助对象? （1）是 （2）否 （3）不知道	
25	您家是否被列为本地的贫困户或低保户? （1）贫困户 （2）低保户 （3）两者都是 （4）都不是	
26	若是,您认为导致经济困难的最主要原因是什么? （1）劳动力人口少 （2）自然条件差或灾害 （3）因疾病损伤影响劳动能力 （4）因治疗疾病 （5）失业或无业 （6）人为因素 （7）其他	
下列问题只在开展新型农村合作医疗地区调查,非合作医疗地区继续表2的调查内容		
27	您家是否参加了新型农村合作医疗? （1）参加 （2）从未参加 （3）曾参加现已退出	
28	您家没有参加或退出的最主要原因是什么? （1）不值得参加 （2）付不起参合费 （3）因为报销少,还是看不起病 （4）不愿意支付参合费 （5）报销太麻烦 （6）不信任该制度的管理或管理不好 （7）对该制度了解不够 （8）身体好没必要参加 （9）其他	
下列问题只询问目前参加新型农村合作医疗的住户,非合作医疗户继续表2的调查内容		
29	您家为什么要参加新型农村合作医疗? （1）可以抵抗疾病风险 （2）可以报销或减免 （3）响应政府号召 （4）周围多数人参加了 （5）不参加不行 （6）其他	
30	您全家共有几口人加入了新型农村合作医疗(人)?	
31	合作医疗看病报销的情况是否定期向您公布? （1）定期公布 （2）不定期公布 （3）从不公布 （4）不知道	
32	自从参加新型农村合作医疗以来,您家有人通过它减免或报销过医药费吗? **(包括使用家庭账户)** （1）报销了住院费 （2）报销了门诊费 （3）住院门诊均报销过 （4）未报销过任何费用	
33	您认为参加新型农村合作医疗对您家有没有好处? （1）有 （2）没有 （3）说不好	
34	明年您家是否还愿意参加合作医疗? （1）愿意 （2）不愿意 （3）说不好	

笔记

表2 家庭成员健康询问调查表

被调查成员编码(01为户主,其他按调查顺序)

A. 个人基本情况

1	成员姓名:(01填写户主的姓名)
2	与户主关系: (1)户主　(2)配偶　(3)子女　(4)孙子女 (5)父母　(6)祖父母　(7)兄弟姐妹　(8)其他
3	下列调查问题由谁回答(调查员填写): (1)自己回答　(2)由他人代答
4	他人代答的原因: (1)本人外出　(2)本人太小　(3)本人头脑不清 (4)本人不愿意回答　(5)其他
5	性别: (1)男　(2)女
6	民族: (1)汉族　(2)蒙族　(3)回族　(4)藏族　(5)维族　(6)苗族　(7)其他
7	出生日期:　(年)　(填写4位数,如1998)
8	(月)

问题9~12由15岁及以上人口(1993年6月以前出生)回答,其他人跳问13

9	婚姻状况: (1)未婚　(2)在婚　(3)离婚　(4)丧偶　(5)其他
10	文化程度: (1)没上过学　(2)小学　(3)初中　(4)高中/技校 (5)中专/中技　(6)大专　(7)大学及以上
11	就业状况: (1)在业　(2)离退休　(3)在校学生　(4)无业或失业

被调查成员编码

12	(询问在业或离退休人员)职业类型: (1)机关、企事业单位管理者　(2)专业技术人员　(3)一般办事人员 (4)商业/服务业员工　(5)个体工商户　(6)非农户产业工人 (7)从事非农劳动的农民　(8)农业劳动者(从事农林牧渔工作)　(9)其他
13	您目前参加了哪种社会医疗保险? (1)城镇职工基本医疗保险　(2)公费医疗 (3)城镇居民医疗保险　(4)新型农村合作医疗 (5)其他社会医疗保险　(6)没参加
14	如果参加了城镇居民医疗保险或新型农村合作医疗,请问您个人每年需要支付多少入保或参合费用(元)?
15	您是否购买了商业医疗保险? (1)是　(2)否
16	若购买商业医疗保险,个人每年需要支付多少参保费(元)?

B. 患病及受伤情况

17	调查前14天内,您是否有身体不适? (1)是(转问表6)　(2)否
18	半年内您是否患有经医生诊断的慢性疾病? (1)是　(2)否(跳问31题)
19	(1)第一种疾病(疾病名称)(如果有多种慢性病,按患病严重程度由高到低依次填写)
20	查填第一种疾病编码
21	确诊时间: (1)半年前　(2)半年内

笔记

430

续表

22	半年内是否进行了治疗？ （1）是 （2）否
被调查成员编码	
23	（2）第二种疾病(疾病名称)
24	查填第二种疾病编码
25	确诊时间：（1）半年前 （2）半年内
26	半年内是否进行了治疗？ （1）是 （2）否
27	（3）第三种疾病(疾病名称)
28	填查第三种疾病编码
29	确诊时间：（1）半年前 （2）半年内
30	半年内是否进行了治疗？ （1）是 （2）否
31	过去12个月内,您是否因病伤、体检、分娩等原因住过医院？ （1）是 （2）否
32	如有住院,住了几次(次)？ **（填完次数后,转问表7住院调查表）**
33	过去12个月内,是否有医生诊断您需要住院,而您没住的情况？ （1）是 （2）否**(跳问37)**
34	若有,共有几次(次)？
35	如有2次及以上,是否是因同一种病伤？ （1）是 （2）否
36	最近这次未住院的原因：（1）没必要 （2）无有效措施 （3）经济困难 （4）医院服务差 （5）无时间 （6）无床位 （7）其他
被调查成员编码	
37	过去12个月内,您是否因下列原因接受医生或护士的诊疗或者活动受限一天及以上的情况？(原因包括: 交通事故、跌倒、击伤、咬伤、溺水、烧伤或烫伤、中毒、他伤、自害等) （1）是 （2）否**(跳问42)**
38	若有,过去12个月内共有几次(次)？
39	最后这次受伤的原因： （1）交通事故 （2）跌倒 （3）硬物击伤 （4）锐器伤 （5）爆炸伤 （6）动物咬伤 （7）溺水 （8）窒息 （9）电击伤 （10）烧伤或烫伤 （11）意外中毒 （12）自害 （13）他伤(人与人之间) （14）其他
40	最后这次受伤发生的地点：（1）道路 （2）劳动/工作场所 （3）家庭 （4）学校 （5）公共场所 （6）其他
41	最后这次受伤的严重程度： （1）导致残疾 （2）住院10天及以上,未残疾 （3）住院1~9天 （4）就诊或休息一天
42	过去12个月内,您是否被医生诊断为患有结核病？ （1）是 （2）否**(跳问47题)**
43	是否进行了治疗？ （1）是 （2）否**(跳问46题)**
44	治疗了多长时间？ （1）小于1月 （2）1~3月 （3）4~6月 （4）6月以上 （5）不知道
45	目前患病状况：（1）医生诊断痊愈 （2）治疗中 （3）未愈,放弃治疗 （4）现未治疗,不知道是否痊愈

笔记

续表

46	未治疗的原因是什么？ （1）吃药有副作用 （2）经济困难 （3）不知道免费治疗 （4）无有效措施 （5）不方便 （6）其他

被调查成员编码

5~14岁儿童结束调查,5岁以下儿童转问表4

C.15岁及以上成员健康及行为(只询问15岁及以上人口)

47	您是否测过血压？ （1）是 （2）否**(跳问51)**
48	您最近一次测血压是在什么时间？ （1）1个月内 （2）2~3个月内 （3）4~6个月内 （4）6~12个月内 （5）12个月以前
49	是否曾经有医生诊断您患有高血压病？ （1）是 （2）否**(跳问51)**
50	近3个月内,是否有医生对您进行高血压病防治的健康指导？ （1）是 （2）否
51	过去12个月内,您是否做过健康体检?**(不包括因病做的检查)** （1）是 （2）否
52	今天您在行动方面： （1）可以四处走动,无任何困难 （2）行动有些不便 （3）卧病在床
53	今天您自我照顾(盥洗和穿衣)方面： （1）无任何问题 （2）有些问题 （3）无法自己盥洗或穿衣服
54	今天您从事平常活动(工作、读书或做家务)方面： （1）从事日常活动无任何问题 （2）有些问题 （3）无法从事日常活动
55	今天您身体疼痛或不适方面： （1）无任何疼痛或不适 （2）自觉有中度疼痛或不适 （3）自觉极度疼痛或不适
56	今天您在焦虑或沮丧方面： （1）不觉得焦虑或沮丧 （2）自觉中度焦虑或沮丧 （3）自觉极度焦虑或沮丧

被调查成员编码

57	请您在刻度尺上,指出最能代表您今天健康状况好坏的那一点 0 10 20 30 40 50 60 70 80 90 100 最差健康状况 最好健康状况
58	您是否吸烟？ （1）吸烟**(第一支开始,累计100支)** （2）已戒烟 （3）不吸烟**(跳问63)**
59	您开始吸烟的年龄(岁)？ **(对已戒烟者,跳问63)**
60	您当前的吸烟频度有多大？ （1）每天吸 （2）偶尔吸**(跳问63)**
61	最近一年您平均每天吸多少支烟(支)？
62	每月抽烟大约花多少元?**(自己不买烟者,填0)**
63	近半年,您的饮酒频率有多大？ （1）每周至少饮酒3次 （2）每周饮酒1~2次 （3）不饮或偶尔聚会时少量饮
64	如果每周饮酒,您平均每次饮酒的量相当于多少饮酒单位(标准饮酒单位)？ **(由调查员换算)** （1两40度及以上白酒=2；1两40度以下白酒=1.5； 　　　　　　　　1斤葡萄酒=5；1瓶啤酒=2；1听啤酒=1；1斤黄酒=6.5）

笔记

续表

65	近半年,您平均每周参加体育锻炼多少次? (1)6次及以上 (2)3~5次 (3)1~2次 (4)不足1次 (5)从不锻炼(跳问68)
被调查成员编码	
66	您最经常参加锻炼项目或健身活动是什么? (1)球类运动 (2)器械运动 (3)健身操、舞蹈等 (4)游泳 (5)走、慢跑、太极、瑜伽等 (6)其他
67	平均每次锻炼多长时间(分钟)?
68	若您不能保证每周参加体育锻炼,原因是什么? (1)从事体力活动,不需要额外运动 (2)没时间锻炼 (3)没有适合场所或不方便 (4)身体好,不需要锻炼 (5)不愿意活动 (6)身体不好,不能运动 (7)其他
69	您的卫生保健知识主要是从哪里获得的?(**最多可选3项**) (1)医生 (2)电视 (3)广播 (4)报刊书籍 (5)学校 (6)家人 (7)同事或朋友 (8)其他 (9)不知道,说不好
70	您听说过"艾滋病"吗? (1)是 (2)否
71	您知道哪些途径可以感染上艾滋病? (**最多可以选择3项**) (1)血液传播 (2)母婴传播 (3)性传播 (4)握手拥抱 (5)空气传播 (6)不知道
72	(**由调查员确定**)该成员是否为15~49岁已婚育龄妇女(1958年7月至1993年6月之间出生)? (1)是 (2)否
73	(**由调查员确定**)该成员是否为60岁及以上老年人(1948年6月以前出生)? (1)是 (2)否

(二)生活事件量表(LES)(杨德森、张亚林编制)

性别: 年龄: 职业: 婚姻状况: 填表日期: 年 月 日

指导语:下面是每个人都有可能遇到的一些日常生活事件,究竟是好事还是坏事,可根据个人情况自行判断。这些事件可能对个人有精神上的影响(体验为紧张、压力、兴奋或苦恼),影响的轻重程度是各不相同的。影响持续的时间也不一样。请您根据自己的实际情况,实事求是地回答下列问题,填表不记姓名,完全保密,请在最合适的答案上打钩。

笔记

生活事件名称	事件发生时间				性质		精神影响程度					影响持续时间				备注
	未发生	一年前	一年内	长期性	好事	坏事	无影响	轻度	中度	重度	极重	三月内	半年内	一年内	一年以上	
举例: 房屋拆迁			√		√		√						√			
家庭有关问题																
1. 恋爱或订婚																
2. 恋爱失败、破裂																
3. 结婚																
4. 自己(爱人)怀孕																
5. 自己(爱人)流产																
6. 家庭增添新成员																
7. 与爱人父母不和																
8. 夫妻感情不好																
9. 夫妻分居(因不和)																
10. 夫妻两地分居(工作需要)																
11. 性生活不满意或独身																
12. 配偶一方有外遇																
13. 夫妻重归于好																
14. 超指标生育																
15. 本人(爱人)做绝育手术																
16. 配偶死亡																
17. 离婚																
18. 子女升学(就业)失败																
19. 子女管教困难																
20. 子女长期离家																
21. 父母不和																
22. 家庭经济困难																
23. 欠债500元以上																
24. 经济情况显著改善																
25. 家庭成员重病、重伤																
26. 家庭成员死亡																
27. 本人重病或重伤																
28. 住房紧张																
工作学习中的问题																
29. 待业、无业																
30. 开始就业																

笔记

续表

生活事件名称	事件发生时间				性质		精神影响程度					影响持续时间				备注
	未发生	一年前	一年内	长期性	好事	坏事	无影响	轻度	中度	重度	极重	三月内	半年内	一年内	一年以上	
31. 高考失败																
32. 扣发奖金或罚款																
33. 突出个人成就																
34. 晋升、提级																
35. 对现职工作不满意																
36. 工作学习中压力大(如成绩不好)																
37. 与上级关系紧张																
38. 与同事邻居不和																
39. 第一次远走他乡异国																
40. 生活规律重大变动(饮食睡眠规律改变)																
41. 本人退休离休或未安排具体工作																
社交与其他问题 42. 好友病重或重伤																
43. 好友死亡																
44. 被人误会、错怪、诬告、议论																
45. 介入民事法律纠纷																
46. 被拘留、受审																
47. 失窃、财产损失																
48. 意外惊吓、发生事故、自然灾害																
如果您还经历过其他的生活事件,请依次填写																
49.																
50.																
正性事件值:																
负性事件值:																
总值:																

笔记

（三）良好适应状态指数评价量表（QWB）

A. 计算权重的健康要素

标号	等级号	分级意义	权重
移动 （MOB）	5	不因为健康原因而使驾驶或使用公共交通工具（如公共汽车、火车、飞机、地下通道）受限	– 0.000
	4,3	因为健康原因而不能驾驶或使用公共交通工具（<16岁,不能坐车,或比同龄人需要更多的帮助才能使用公共交通工具）	– 0.062
	2,1	作为一个卧床病人而住院（疗养院、临终治疗医院、养老院、精神病院等）	– 0.090
	0	死亡	– 0.090
生理活动 （PAC）	4	不因健康原因活动受限	– 0.000
	3,2	举手、弯腰、屈腿、上下楼梯及（或）攀登,使用拐杖,活动受限,走路不如同龄人快和远; 使用轮椅,不需他人帮助而能自行控制其运动	– 0.060
	1	一天大部分时间躺在床上,使用轮椅,没有他人帮助不能控制其运动	– 0.077
	0	死亡	– 0.077
社会活动 （SAC）	5	不因健康原因,其主要的角色功能（工作、持家、学习、退休）和其他活动（人际的、社区的、宗教的、社会的和娱乐的）受限	– 0.000
	4,3,2	因健康原因,不能执行主要的角色功能和其他活动,但能照顾自己（进食、洗澡、穿衣、上厕所）	– 0.061
	1	因健康原因不能照顾自己（或比同龄人需要更多的帮助）	– 0.106
	0	死亡	– 0.106

B. 症状/复合健康问题的权重系数

综合性描述	权重
1. 死亡	– 0.407
2. 意识丧失,如卒中（中风）昏厥或昏迷	– 0.407
3. 面部、躯体、手臂或腿部大面积烧伤	– 0.367
4. 疼痛、流血、瘙痒、性器官排泄物——不包括正常的月经来潮	– 0.349
5. 学习、记忆或思考困难	– 0.340
6. 上肢、下肢缺失、畸形弯曲、瘫痪（不能移动）或骨折——包括带假肢或支撑架	– 0.333
7. 疼痛、僵直、虚弱、麻木或胸部、腹部（包括疝气、脱肛）、两肋、颈部、背部、腰部或任何手、足、上肢、下肢关节不舒服	– 0.299
8. 大小便时疼痛、烧灼感、出血、瘙痒或其他困难	– 0.292
9. 胃部不适、反胃、呕吐或大便失控,伴有或不伴有发热、寒战、疼痛	– 0.290
10. 疲劳、虚弱或体重下降	– 0.259
11. 咳嗽、哮喘、气短,伴有或不伴有发热、寒战、疼痛	– 0.257

笔记

续表

综合性描述	权重
12. 阵发性的不安、压抑或尖叫	- 0.257
13. 头痛、眩晕、耳鸣,阵发性地感到发热、神经过敏或颤抖	- 0.244
14. 面部、躯干、四肢大面积的发疹和充血	- 0.240
15. 讲话困难,如发音不清、口吃、嘶哑或不能讲话	- 0.237
16. 单眼或双眼疼痛或不适(如充血或发痒),矫正后的视物困难	- 0.230
17. 与年龄和身高不相称的超重或面部、躯体、四肢的皮肤缺陷,如粉刺、疣、瘀伤或色素沉着	- 0.186
18. 耳朵、牙齿、颌、喉、嘴唇、舌疼痛,脱牙和义齿——包括带固定器,鼻塞、流涕或听力障碍——包括戴助听器	- 0.170
19. 因健康原因而取药或治疗饮食	- 0.144
20. 戴眼镜或用放大镜	- 0.101
21. 呼吸烟雾或不清洁的空气	- 0.107
22. 没有症状或健康问题	- 0.000

(四)36条目简明健康量表(SF-36)

说明:本调查涉及你对自身健康的观点。这些信息将有助于追踪你从事日常活动的能力及自身感觉。请回答所有问题,按指定方法作标记(直接在数字上画圈)。如果你对答案不确定,请给出你认为最好的答案。

1. 总体来说,你认为自己的健康状况:

①棒极了　②很好　③好　④过得去　⑤糟糕

2. 与一年前相比,你如何评价现在的健康状况

①比一年前好多了　②比一年前好一点　③和一年前差不多

④比一年前差一点　⑤比一年前差多了

3. 下列项目是你平常在一天中可能做的事情。你现在的健康限制你从事这些活动吗? 如果是的话,程度如何?

3a. 高强度活动,如跑步、举重物、参与剧烈运动等

①是,很受限　②是,稍受限　③不,完全不受限

3b. 中等度活动,如移动桌子,推动真空吸尘器(或拖地板)、打保龄球,打高尔夫球(或打太极拳)

①是,很受限　②是,稍受限　③不,完全不受限

3c. 举或搬运杂物

①是,很受限　②是,稍受限　③不,完全不受限

3d. 爬楼层楼梯

①是,很受限　②是,稍受限　③不,完全不受限

3e. 爬一层楼梯

①是,很受限　②是,稍受限　③不,完全不受限

3f. 弯腰、屈膝

①是,很受限　②是,稍受限　③不,完全不受限

3g. 步行1500米以上

①是,很受限　②是,稍受限　③不,完全不受限

3h. 步行几个路口

①是,很受限　②是,稍受限　③不,完全不受限

3i. 步行一个路口

①是,很受限　②是,稍受限　③不,完全不受限

3j. 自己洗澡或穿衣

①是,很受限　②是,稍受限　③不,完全不受限

4. 在过去4周,你有多少时间因为生理健康原因,在工作或从事其他日常活动时有下列问题?

4a. 减少了工作或从事其他活动的时间

①所有时间　②大多数时间　③一些时间　④一点时间　⑤没有时间

4b. 减少了工作量或活动量

①所有时间　②大多数时间　③一些时间　④一点时间　⑤没有时间

4c. 从事工作或其他活动的种类受限

①所有时间　②大多数时间　③一些时间　④一点时间　⑤没有时间

4d. 从事工作或其他活动有困难(如,费劲)

①所有时间　②大多数时间　③一些时间　④一点时间　⑤没有时间

5. 在过去4周,你有多少时间因为任何情感问题(如感到抑郁或忧虑),在工作或从事其他日常活动时有下列问题?

5a. 减少了工作或从事其他活动的时间

①所有时间　②大多数时间　③一些时间　④一点时间　⑤没有时间

5b. 减少了工作量或活动量

①所有时间　②大多数时间　③一些时间　④一点时间　⑤没有时间

5c. 从事工作或其他活动不像平常那么专心

①所有时间　②大多数时间　③一些时间　④一点时间　⑤没有时间

6. 在过去4周,你的生理健康或情感问题在何种程度上干扰了你与家人、朋友、邻居或团体的正常社会活动?

①完全没有　②轻度　③中度　④重度　⑤极度

7. 在过去4周,你经受了多少躯体疼痛?

①完全没有　②很轻微　③轻微　④中等　⑤严重　⑥很严重

8. 在过去4周,疼痛在多大程度上干扰了你的正常工作(包括户外工作和家务劳动)?

①完全没有　②一点点　③中度　④重度　⑤极度

9. 这些问题将问及你过去4周的感觉和情感体验。对每一个问题,请给出与你想法最接近的一个答案。在过去4周,有多少时间:

9a. 你觉得干劲十足?

　　①所有时间　②大多数时间　③一些时间　④一点时间　⑤没有时间

9b. 你非常紧张?

　　①所有时间　②大多数时间　③一些时间　④一点时间　⑤没有时间

9c. 你感到情绪低落、沮丧,怎么也快乐不起来?

　　①所有时间　②大多数时间　③一些时间　④一点时间　⑤没有时间

9d. 你觉得平静、安适?

　　①所有时间　②大多数时间　③一些时间　④一点时间　⑤没有时间

9e. 你觉得精力旺盛?

　　①所有时间　②大多数时间　③一些时间　④一点时间　⑤没有时间

9f. 你感到心灰意冷吗?

　　①所有时间　②大多数时间　③一些时间　④一点时间　⑤没有时间

9g. 你觉得累极了?

　　①所有时间　②大多数时间　③一些时间　④一点时间　⑤没有时间

9h. 你快乐吗?

　　①所有时间　②大多数时间　③一些时间　④一点时间　⑤没有时间

9i. 你觉得疲劳?

　　①所有时间　②大多数时间　③一些时间　④一点时间　⑤没有时间

10. 在过去4周,有多少时间你的社会活动(如访问朋友,亲戚等)受你的生理健康或情感问题的影响?

　　①所有时间　②大多数时间　③一些时间　④一点时间　⑤没有时间

11. 下列每一种情形与你实际情况符合的程度如何?

11a. 和其他人相比,我似乎更容易生病

　　①全部符合　　　②大部分符合　③不知道

　　④大部分不符合　⑤全部不符合

11b. 我和我认识的人一样健康

　　①全部符合　　　②大部分符合　③不知道

　　④大部分不符合　⑤全部不符合

11c. 我预计我的健康状况将变得更差

　　①全部符合　　　②大部分符合　③不知道

　　④大部分不符合　⑤全部不符合

11d. 我的身体棒极了

　　①全部符合　　　②大部分符合　③不知道

　　④大部分不符合　⑤全部不符合

(五)世界卫生组织生存质量测定简表(WHOQOL-BREF)

　　以下问题涉及您对生活质量、健康或生活其他方面的看法。在我读出每一个问题的同时,请您做出选择。请选择最适当的答案。如果您暂时不能确定,则头脑中的第一反应往往是最正确的。所有问题都请您按照自己的标准、愿望或自己的感觉来回答。注意所有问题都是您最近4周内的情况。

笔记

		很差	差	一般	好	很好
1.	您如何评价自己的生活质量?	1	2	3	4	5

		非常不满意	不满意	一般	满意	很满意
2	您对自己健康状况满意吗?	1	2	3	4	5

下列问题是有关您在过去4周中经历某些事情的感觉。

		根本没有	有点	中等	很大	极其
3	您因躯体疼痛而妨碍您去做需要做的事感到有多烦恼?	5	4	3	2	1
4	您对保持日常生活的医学治疗的需求程度有多大?	5	4	3	2	1
5	您觉得生活有乐趣吗?	1	2	3	4	5
6	您觉得自己的生活有意义吗?	1	2	3	4	5

		根本不	有点	中等	很大	极其
7	您能集中注意力吗?	1	2	3	4	5
8	日常生活中您感觉安全吗?	1	2	3	4	5
9	您的生活环境对健康好吗?	1	2	3	4	5

下列问题有关您在过去4周中做某些事情的能力。

		根本没有	有点	中等	多数有(能)	完全有(能)
10	您有充沛的精力去应付日常生活吗?	1	2	3	4	5
11	您认为自己的外形过得去吗?	1	2	3	4	5
12	您有足够的钱来满足自己的需要吗?	1	2	3	4	5
13	在日常生活中,您需要的信息都能得到吗?	1	2	3	4	5
14	您有机会进行休闲活动吗?	1	2	3	4	5

		很差	差	一般	好	很好
15	您行动的能力如何?	1	2	3	4	5

笔记

		非常不满意	不满意	一般	满意	很满意
16	您对自己的睡眠情况满意吗？	1	2	3	4	5
17	您对自己做日常生活事情的能力满意吗？	1	2	3	4	5
18	您对自己的工作能力满意吗？	1	2	3	4	5
19	您对自己满意吗？	1	2	3	4	5
20	您对自己的人际关系满意吗？	1	2	3	4	5
21	您对自己的性生活满意吗？	1	2	3	4	5
22	您对自己从朋友那里得到的支持满意吗？	1	2	3	4	5
23	您对自己居住地的条件满意吗？	1	2	3	4	5
24	您对您能享受到的卫生保健服务满意吗？	1	2	3	4	5
25	您对自己的交通情况满意吗？	1	2	3	4	5

下列问题是关于您在过去4周中经历某些事情的频繁程度。

		从不	很少	有时	经常	总是
26	您有消极感受吗？如情绪低落、绝望、焦虑、忧郁。	5	4	3	2	1

（六）欧洲生存质量测定量表（EQ-5D）

请在下列各组选项中,指出哪一项叙述最能描述您今天的健康状况,并在相应选项上打"√"。

1. 行动

（1）我可以四处走动,没有任何问题

（2）我行动有些不便

（3）我卧病在床

2. 自我照顾

（1）我能照顾自己,没有任何问题

（2）我在盥洗、洗澡或穿衣方面有些问题

（3）我无法自己盥洗、洗澡或穿衣

3. 平常活动(如工作、读书、家事、家庭或休闲活动）

（1）我能从事日常活动,没有任何问题

（2）我在从事日常活动方面有些问题

（3）我无法从事日常活动

4. 疼痛/不舒服

（1）我没有任何疼痛或不舒服

（2）我觉得中度疼痛或不舒服

笔记

（3）我觉得极度疼痛或不舒服

5. 焦虑/沮丧

（1）我不觉得焦虑或沮丧

（2）我觉得中度焦虑或沮丧

（3）我觉得极度焦虑或沮丧

心目中最好的
健康状况

100

9 0

8 0

7 0

6 0

5 0

4 0

3 0

2 0

1 0

0

为了帮助一般人陈述健康状况的好坏，我
们画了一个刻度尺（有点像温度计），在这刻度尺
上，100代表您心目中最好的状况，0代表您心目
中最差的状况。

我们希望就您的看法，在这个刻度尺上标出
您今天健康状况的好坏。请从下面方格中画出
一条线，连到刻度尺上最能代表您今天健康状况
好坏的那一点。

您今天的
健康状况

心目中最差的
健康状况

一、教学目的

社会医学是研究社会卫生状况、社会因素和健康之间的相互关系及其规律，以及社会卫生措施的一门交叉学科。社会医学的教学目的主要是使学生树立正确的医学模式，认识疾病和健康的社会属性，掌握社会医学的基本理论和方法，具备制订社会卫生措施的基本知识和技能。

二、前期需要掌握的课程名称

临床医学基础、卫生统计学、流行病学

三、学时建议

教学内容	学习要点	学时安排
第一章	1. 社会医学的概念、性质、内容与任务 2. 社会医学与相关学科的关系 3. 社会医学的发展历史	2学时
第二章	1. 医学模式的概念、特点与作用 2. 医学模式的演变过程 3. 生物-心理-社会医学模式及其产生的原因 4. 生物-心理-社会医学模式的影响	2~4学时
第三章	1. 健康与疾病的社会性 2. 医学与卫生事业发展的社会属性 3. 健康与社会经济发展的双向性 4. 健康公平性 5. 健康高危险性理论 6. 健康社会因素决定论 7. 健康社会资本理论	2学时
第四章	1. 社会医学研究的范围、类型及特点 2. 社会医学调查研究 3. 社会医学定量研究与定性研究	2~4学时
第五章	1. 社会卫生状况的定义、内容 2. 社会卫生状况评价指标 3. 世界卫生状况 4. 中国卫生状况	2学时

笔记

续表

教学内容	学习要点	学时安排
第六章	1. 社会因素的内涵、社会因素对健康的作用特点及机制 2. 社会经济因素与健康 3. 社会发展因素与健康 4. 社会文化因素与健康	2学时
第七章	1. 心理健康以及气质、性格、认知、情绪的基本概念和相关理论 2. 心理因素与健康 3. 行为与生活方式与健康 4. 心理与行为生活方式的干预	2学时
第八章	1. 生命质量、健康相关生命质量的概念 2. 生命质量的评价内容 3. 生命质量评价量表 4. 生命质量评价量表的构建 5. 生命质量评价的应用	2学时
第九章	1. 健康管理及其工作模式 2. 健康危险因素及其评价方法 3. 健康危险因素评价方法的应用	2学时
第十章	1. 卫生服务研究的概念、目的、意义、方法和内容 2. 卫生服务的需要、需求和利用以及卫生服务研究的基本原理 3. 卫生资源配置 4. 卫生服务综合评价	2~4学时
第十一章	1. 卫生政策分析的概念、内容和要素 2. 卫生政策分析方法(利益相关集团分析、SWOT分析等) 3. 卫生政策的制定与实施	2学时
第十二章	1. 国际卫生组织及其活动 2. 全球卫生策略 3. 中国社会卫生策略	2学时
第十三章	1. 家庭的概念、类型、结构和功能 2. 家庭健康评估 3. 家庭保健 4. 家庭健康评估	2学时
第十四章	1. 社区卫生服务的概念、特性、服务对象 2. 社区卫生服务内容、方式和组织机构 3. 社区卫生服务运行机制与管理模式	2~4学时
第十五章	1. 弱势群体的概念及其社会保健措施 2. 老年社会医学 3. 残疾人社会医学 4. 流动人口社会医学 5. 其它弱势群体社会医学	2学时

笔记

教学内容	学习要点	学时安排
第十六章	1. 社会因素相关疾病的概念和特点 2. 慢性非传染性疾病 3. 自杀 4. 吸毒 5. 意外伤害 6. 性传播性疾病 7. 精神疾病	2~4学时

中英文名词索引

笔记

笔记